乡镇卫生院卫生技术人员在职培训系列教材

基本公共卫生服务技术培训指导手册

主 编 卢 安 崔 泽 席 彪

U0212107

中国协和医科大学出版社

图书在版编目（CIP）数据

基本公共卫生服务技术培训指导手册／卢安，崔泽，席彪主编. —北京：中国协和医科大学出版社，2014.1

（乡镇卫生院卫生技术人员在职培训系列教材）

ISBN 978-7-5679-0017-2

Ⅰ．①基… Ⅱ．①卢… ②崔… ③席… Ⅲ．①公共卫生-卫生服务-中国-技术培训-手册 Ⅳ．①R199.2-62

中国版本图书馆 CIP 数据核字（2014）第 007567 号

乡镇卫生院卫生技术人员在职培训系列教材

基本公共卫生服务技术培训指导手册

主　　编：卢　安　崔　泽　席　彪
责任编辑：吴桂梅

出版发行：**中国协和医科大学出版社**
　　　　　（北京东单三条九号　邮编 100730　电话 65260378）
网　　址：www.pumcp.com
经　　销：新华书店总店北京发行所
印　　刷：北京佳艺恒彩印刷有限公司

开　　本：787×1092　　1/16 开
印　　张：30.5
字　　数：750 千字
版　　次：2014 年 5 月第 1 版　　　2014 年 5 月第 1 次印刷
定　　价：65.00 元

ISBN 978-7-5679-0017-2

乡镇卫生院卫生技术人员在职培训系列教材

基本公共卫生服务技术培训指导手册

主　　审：刘　民　北京大学公共卫生学院　**教授**
　　　　　曾　诚　四川大学公共卫生学院　**教授**
　　　　　王亚东　首都医科大学管理学院　**教授**
　　　　　蒋健敏　浙江省疾病预防控制中心　**教授**
　　　　　柴志凯　山西省疾病预防控制中心　**主任医师**

主　　编：卢　安　崔　泽　席　彪
副　主　编：田庆宝　卜保鹏　曾　强　王丽芳　范松丽

编　　者：
　　　　　田庆宝　卜保鹏　王丽芳　栗克清　刘　静
　　　　　范松丽　董　辉　关志国　张云淑　黎采青
　　　　　田军彪　黄春霞　何道月　李　杰　陈少鹏
　　　　　李　雪　张永茂　安　鸿　李明月　田秋菊
　　　　　冯珍珍

课题主持人：席　彪　解江林

课题秘书：吕　萍

前　言

　　实施国家基本公共卫生服务项目，是促进基本公共卫生服务均等化的重要内容，也是深化医药卫生体制改革的重点任务。为城乡居民免费提供基本公共卫生服务，是我国政府坚持"以人为本、落实预防为主"卫生工作方针的具体体现，也是我国公共卫生领域的一项长期的、基础性的制度安排。通过对城乡居民健康问题进行干预，减少主要健康危险因素，有利于预防和控制传染病及慢性病的蔓延，有利于提高居民对公共卫生服务的可及性，逐步缩小城乡、地区和人群之间的差距，使城乡居民逐步享有均等化的基本公共卫生服务。基本公共卫生服务项目自 2009 年实施以来，内容不断丰富，力度不断增加。基本公共卫生服务项目已经成为基层卫生服务机构的一项主要工作。

　　2009 年版的基本公共卫生服务项目为 10 项，包括城乡居民健康档案管理服务、健康教育服务、预防接种服务、0~6 岁儿童健康管理服务、孕产妇健康管理服务、老年人健康管理服务、高血压患者健康管理服务、社区 2 型糖尿病患者健康管理服务、重性精神疾病患者管理服务、传染病及突发公共卫生事件报告和处理服务。2011 版的基本公共卫生服务项目增加了卫生监督协管服务成为 11 项。2013 年版的基本公共卫生服务项目的一些名称有所调整，并且增加了中医药健康管理，将高血压、2 型糖尿病管理归并于慢性病管理，仍然是 11 项，同时强调，逐步将计划生育咨询指导、优生优育健康知识宣传等服务融入健康教育、孕产妇健康管理等服务中。今后，随着卫生投入的增加和医改的不断深入，基本公共卫生服务项目的内容还将不断扩大。基本公共卫生服务项目的实施，将在完善公共卫生服务体制和机制方面、加强预防保健以及重大疾病防控方面产生重要影响，从而开启我国"人人享有基本卫生保健"的新征程。

　　保质保量按照要求实施好每一项基本公共卫生服务项目，是项目实现预期目的的基本保证。评估发现，广大人民群众对于开展基本公共卫生服务十分欢迎和配合；基层卫生工作人员对做好基本公共卫生服务充满信心，各级政府支持基本公共卫生服务的力度不断加大。然而，影响这项工作效果和效益的问题主要发生在技术层面。调查发现，由于不规范、不严格、不标准地执行项目引发出一些问题，进而影响了项目效果。也就是说，项目操作不规范成为影响项目良好效果的重要因素。

　　为此，我们根据国家基本公共卫生服务项目的要求，针对基层卫生服务机构在实施基本公共卫生服务项目中出现的问题，重点关注卫生技术人员在实际操作过程中的不足，将 11 项公共卫生服务项目进行了逐层分解和标准化，描述每个项目的基本要求，进而把最终分解出的每项任务的操作流程按照执行该技术的标准"操作步骤"、操作该技术所需要的"专业知识"、完成该操作达到预期效果的"态度要求"、在操作过程中容易出现失误可能导致不良后果的"重要提示"以及完成该任务需要的"物品和材料"进行说明和规定，使其成为基层卫生技术人员工作的指导和学习培训的工具。

参加本书编写的是各相关医疗卫生服务领域的专家，他们根据实际工作经验和在公共卫生服务方面的研究结果，在面向基层咨询意见的基础上，认真完成了编写任务，该教材模式，经过卫生部近 10 年来的支持研究并且在 7 个省市自治区获得良好试验效果，同时受到广大基层卫生技术人员的欢迎和好评。

当然，本书也存在一些不足，恳请广大读者给予指正。本书将随着我国基本公共卫生服务项目的不断增加而不断丰富和完善。

卢 安 崔 泽 席 彪

2013 年 8 月 28 日

目　　录

1 城乡居民健康档案管理

【服务概要】 对辖区内常住居民，包括居住半年以上的户籍及非户籍居民建立健康档案，并不断更新健康相关信息，保存健康档案。建立健康档案的对象以 0~6 岁儿童、孕产妇、老年人、慢性病患者和重性精神疾病患者等人群为重点。

【服务流程】

1. 居民健康档案建立流程图

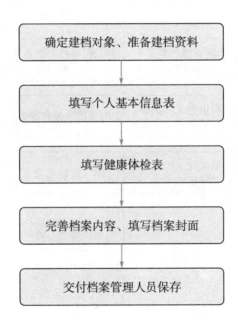

确定建档对象、准备建档资料

↓

填写个人基本信息表

↓

填写健康体检表

↓

完善档案内容、填写档案封面

↓

交付档案管理人员保存

2. 健康档案管理使用流程图

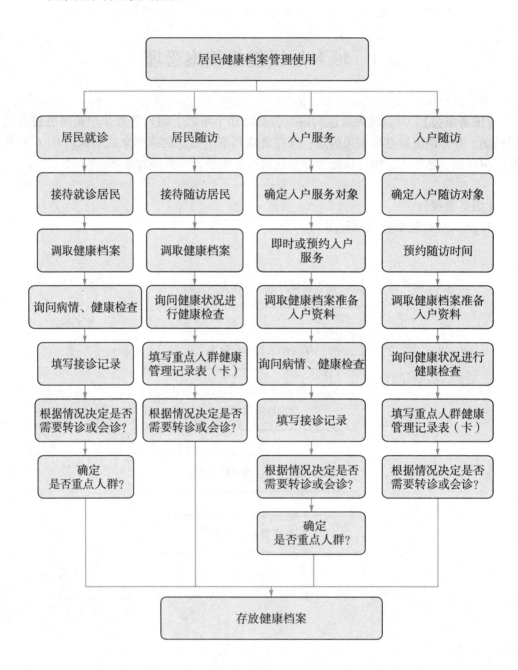

城乡居民健康档案管理

1.1 建立居民健康档案

【**服务概要**】 按照《国家基本公共卫生服务规范（2011 年版）》的要求对辖区内常住居民建立健康档案，并根据其主要健康问题和服务提供情况填写相应记录，同时为服务对象填写并发放居民健康档案信息卡。

【**服务流程**】

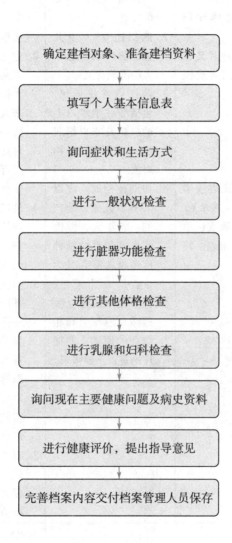

确定建档对象、准备建档资料

↓

填写个人基本信息表

↓

询问症状和生活方式

↓

进行一般状况检查

↓

进行脏器功能检查

↓

进行其他体格检查

↓

进行乳腺和妇科检查

↓

询问现在主要健康问题及病史资料

↓

进行健康评价，提出指导意见

↓

完善档案内容交付档案管理人员保存

【操作说明】

1.1.1　确定建档对象并准备建档资料以方便建立健康档案

操作步骤	知识要求	态度要求
1. 确定建档对象 （1）到派出所、居委会等机构了解辖区内居住人口总体情况，以便对建档工作进行总体计划安排。 （2）属于建档对象范畴，同时又自愿建立健康档案者确定为建档对象。 2. 准备建档资料 （1）居民健康档案封面。 （2）个人基本信息表。 （3）健康体检表。 （4）重点人群健康管理记录表或卡（见各专项服务规范相关表单）。 （5）其他医疗卫生服务记录表、单（接诊记录表、会诊记录表、转诊单）。 （6）居民健康档案信息卡。	1. 能够解释户籍、非户籍、慢性病患者、重性精神疾病患者的概念。 2. 能叙述 0～6 岁儿童、孕产妇、老年人的准确含义。 3. 辖区内常住居民，包括居住半年以上的户籍及非户籍居民，均属于建档对象。 4. 初期建档时，应以 0～6 岁儿童、孕产妇、老年人、慢性病患者和重性精神疾病患者等人群为重点。 5. 健康档案的建立要遵循自愿与引导相结合的原则，要循序渐进，不要强求。	1. 建立居民健康档案是社区卫生服务的基础性工作，必须认真对待，严格操作。不可虚建档案，更不可编造信息，杜绝弄虚作假。 2. 建立健康档案需要获取居民的真实信息，在访问居民时要给予特别说明，对流动人口、外来人口、贫困家庭和智障人员要一视同仁。 3. 对健康档案中的每条信息都要进行确认并填写清楚，字迹工整。 4. 健康档案是用于个体化健康管理的历史记录，是健康管理的核心载体。对此一定要有清醒的认识。 5. 当统计辖区人口时，需要相关部门协助，对派出所或居委会工作人员说明建立居民健康档案是国家实现基本公共卫生服务均等化的重要组成部分，以取得理解和支持。 6. 对居民要耐心解释建立健康档案的重要性，以取得他们的配合。 7. 对态度犹豫的居民，要及时宣传，说明收集健康信息会遵循保密原则等，打消其顾虑，积极争取建立健康档案。
重要提示： 1. 可以引导居民建立健康档案，切忌欺骗或强求。 2. 勿以自愿建立健康档案为借口而消极、懈怠此项工作。 3. 错误的信息记录会对日后诊断疾病或健康管理造成误导，甚至引起严重后果。		**所需物品：** 1. 健康档案各种表、单（附件1～8）。 2. 档案袋或档案盒。 3. 蓝、黑色签字笔。

1.1.2　采集基本信息以完成个人基本信息表

操作步骤	知识要求	态度要求
1. 填写工作单位：填写目前所在工作单位的全称。离退休者填写最后工作单位的全称；下岗待业或无工作经历者须具体注明。 2. 填写联系人姓名：填写与建档对象关系紧密的亲友姓名。 3. 填写民族：少数民族应填写全称，如彝族、回族等。 4. 填写血型：在前一个"□"内填写与 A、B、O、AB 血型对应编号的数字；在后一个"□"内填写是否为"Rh 阴性"对应编号的数字。 5. 填写文化程度：指截至建档时间，本人接受国内外教育所取得的最高学历或与现有水平所相当的学历。 6. 填写既往史：包括疾病史、手术史、外伤史和输血史。 (1) 疾病：填写现在和过去曾经患过的某种疾病，包括建档时尚未治愈的慢性病或某些反复发作的疾病，并写明确诊时间，如有恶性肿瘤，请写明具体的部位或疾病名称；如有职业病，请填写具体名称。 (2) 手术：填写曾经接受过的手术治疗，并填写具体手术名称和手术时间。 (3) 外伤：填写曾经发生的后果比较严重的外伤经历。 (4) 输血：填写曾经接受过的输血情况，并填写具体输血原因和发生时间。 7. 生活环境：农村地区在建立居民健康档案时需根据实际情况选择填写此项。 8. 对有疑义的信息做再次确认。	1. 能解释血型、暴露史、既往史的概念。 2. 能叙述最主要健康信息的内容。 3. 编号栏应填写居民健康档案编号的后 8 位编码。可于最后和档案封面一并填写。 4. 有备选项的项目，在该项目栏的"□"内填写与相应选项编号对应的数字。 5. 有横线的位置要在横线上根据实际情况填写，主要对前面的项目作出说明和解释。 6. 涉及日期类项目按年（4 位）、月（2 位）、日（2 位）格式填写。	1. 要严格按顺序逐项询问，认真填写，字迹清楚。 2. 语言要通俗易懂，避免使用医学专业术语。 3. 信息采集过程中不要因求快而影响服务对象真实信息的表达，不能诱导答案。 4. 态度和蔼，举止和言语不要流露出吃惊、赞成或反对，更不能有讥讽的态度。 5. 对涉及少数民族宗教信仰的信息要给予尊重。 6. 对不愿讲实际情况的居民要耐心解释。 7. 要承诺对信息保密。
重要提示： 1. 一律用蓝、黑色签字笔填写，不能用铅笔或红色笔书写。字迹清楚，书写工整。 2. 居民的个人信息有变动时，可在原条目处修改，并注明修改时间。 3. 数字或代码一律用阿拉伯数字书写。数字和编码不要填出格外，如果数字填错，用双横线将整笔数码划去，并在原数码上方工整填写正确的数码，切勿在原数码上涂改。 4. 不真实或不准确的信息会对未来诊治疾病造成误导，导致严重后果。		**所需物品：**个人基本信息表，蓝、黑色签字笔。

1.1.3 询问症状和生活方式以获得居民生活状态资料

操作步骤	知识要求	态度要求
1. 询问症状 （1）询问是否具有《健康体检表》栏目中所列常见症状，如有将其前面的号码填入后面的"□"中，可多选。 （2）没有任何症状时将"1"填在第一个"□"中。 （3）有《健康体检表》栏目中所列常见症状以外的其他症状时，将"25"填在最后一个"□"中，并在后面的横线上写明具体症状。 2. 询问生活方式 （1）体育锻炼：有进行主动的体育锻炼时，记录锻炼的方式、频率、每次锻炼的时间和坚持的年限。锻炼方式仅填写最常采用的具体锻炼方式。 （2）饮食情况：询问以荤食为主还是以素食为主，或是荤素均衡；有无嗜盐、嗜油、嗜糖等习惯。 （3）吸烟情况：①询问是否吸烟，如有吸烟，进一步询问每天吸多少支，开始吸烟的年龄；②如不吸烟，进一步询问是从来不吸烟还是已经戒烟，戒烟者需要询问曾日吸烟量，开始吸烟年龄、戒烟年龄。 （4）饮酒情况：①询问是否饮酒，如饮酒，要询问饮酒频率，经常或每天饮酒者要进一步询问日饮酒量、是否戒酒、开始饮酒年龄、饮酒种类；②从不饮酒者、偶尔饮酒者不必填写其他有关饮酒情况项目；③日饮酒量应折合相当于白酒多少两。 （5）职业病危害因素接触史：①询问主要从事过哪些职业，判断是否存在职业病危险因素接触史；②如有，应询问工种、从业时间；③进一步询问接触毒物的种类、有无采取防护及具体防护措施，接触毒物的种类需填写具体接触的粉尘、放射物质、物理因素、化学物质的名称，或填写不详。	1. 能叙述问诊的方法、技巧及注意事项。 2. 能解释职业病危险因素相关知识。 3. 日饮酒量的计算方式：白酒1两折合葡萄酒4两/啤酒1瓶/果酒4两。 4. 能解释和举例说明嗜盐、嗜油、嗜糖和均衡饮食。	1. 如实填写，确保不漏项。 2. 询问症状的过程中，语言要通俗易懂，避免使用具有特殊意义的专业术语。 3. 信息采集过程中不要因为求快而影响服务对象真实信息的表达，不能诱导答案。 4. 举止和言语不要流露出对抽烟、饮酒者吃惊、赞成或反对等，更不能有讥讽的态度。 5. 对智障人员、表述困难者或外来人口要耐心解释，必要时请家中其他人员帮助，不应歧视，更不能敷衍应付。 6. 注意有宗教信仰者的生活习惯。
重要提示： 1. 个人症状和生活方式信息对判断疾病意义重大，要经确认后记录。 2. 信息记录不准确、不规范将使其丧失作用。 3. 体育锻炼指主动锻炼，即有意识地为强体健身而进行的活动，不包括因工作或其他需要而必须进行的身体活动。	**所需物品：**健康体检表。	

1.1.4 进行一般状况检查以获得居民基本健康指标

操作步骤	知识要求	态度要求
1. 测量体温、脉率、呼吸、血压、身高、体重、腰围等，将数值填入对应的栏目中。 2. 计算体质指数，将数值填入后面的栏目中。 3. 如果对象为老年人，要进行健康状态自我评估、生活自理能力自我评估、认知功能和情感状态评估。 (1) 指导老年人完成健康状态自我评估，将结果填入后面的"□"中。 (2) 指导老年人完成生活自理能力自我评估：指导填写老年人生活自理能力评估表（附表9）。将结果填入后面的"□"中。 (3) 老年人认知功能判断：①粗筛：告诉被检查者"我将要说3件物品的名称（如铅笔、卡车、书），请您立刻重复"。过1分钟后请其再次重复。如被检查者无法立即重复或1分钟后无法完整回忆3件物品名称为粗筛阳性；②粗筛阳性时需进一步行"简易智力状态检查量表"检查评分（附件10）。 (4) 老年人情感状态判断：①粗筛：询问被检查者"你经常感到伤心或抑郁吗"或"你的情绪怎么样"。如回答"是"或"我想不是十分好"，为粗筛阳性；②粗筛阳性时需进行老年抑郁量表检查评分（附件11）。	1. 能正确测量体温、脉搏、呼吸、血压、身高、体重、腰围等。 2. 能叙述问诊的方法、技巧及注意事项。 3. 能正确使用老年人简易智力状态检查量表。 4. 能正确使用老年抑郁量表。 5. 能计算体质指数：体质指数 = 体重（kg）/身高的平方（m^2）。 6. 能说出血压、体温、脉率的正常范围。	1. 测量时操作者的手要温暖，动作要轻柔，尽量避免因检查带来的不适。 2. 询问过程中语言要通俗易懂，使用服务对象能听懂的语言，避免使用具有特殊意义的专业术语。 3. 认真负责，按规程操作，对模糊数值要再次确认，如实填写，不漏项。 4. 测量、评估过程中对服务对象提出的与主题无关的问题要有耐心，不要粗暴打断，以免影响进一步检查的氛围。 5. 要尊重老年人，特别是对行动迟缓、听力减退、认知障碍的老年人要耐心交流，体现出同情心和关怀感。 6. 对老年人提出的问题要耐心解释和回答。
重要提示： 1. 对老年人进行测量、检查时注意避免跌倒导致损伤。 2. 不准确的检查结果易引起对老年人健康状况的误判。		**所需物品：** 1. 体温计、身高体重计、皮尺、血压表、计时器等。 2. 健康体检表、老年人生活自理能力评估表、老年抑郁量表、老年人简易智力状态检查量表。

城乡居民健康档案管理

1.1.5 进行五官检查以获得五官体征信息

操作步骤	知识要求	态度要求
1. 口腔检查 （1）观察口唇有无苍白、发绀、皲裂、疱疹。 （2）观察牙齿排列是否整齐，有龋齿、义齿、缺齿时按规定格式记录。 （3）观察咽部有无充血和淋巴滤泡增生。 2. 视力检查 （1）填写采用对数视力表测量后的具体数值。 （2）对佩戴眼镜者，需戴其平时常用眼镜测量矫正视力。 3. 听力检查 （1）在被检查者耳旁轻声耳语："您叫什么名字"，判断被检查者听力状况。 （2）能说出自己名字的记录为"1"，不能说出自己名字的记录为"2"。 4. 运动功能检查 （1）请被检查者完成以下动作："两手触脑后部"、"捡起这支笔"、"从椅子上站起，走几步，转身，坐下"。粗测判断被检查者运动功能。 （2）三个动作均能顺利完成，记录为"1"，有任何一个动作不能独立完成，记录为"2"。 5. 将检查结果准确记录在健康体检表上。	1. 能正确进行口腔检查。 2. 能够对视力、听力、运动功能进行粗测判断。 3. 能解释龋齿、义齿的概念。 4. 能识别咽部充血、淋巴滤泡增生等体征。	1. 认真负责，态度和蔼可亲，耐心、细致。 2. 检查老年人运动功能时，要采取必要的防护措施，以免跌倒导致损伤。 3. 有些年轻人不愿配合检查，应给予耐心解释以取得配合。 4. 对卧床、智障、运动不便或有缺陷的人要和蔼亲切，不能歧视。
重要提示： 1. 做听力检查时，检查者的脸应在被检查者视线之外。 2. 检查环境嘈杂会影响检查质量。 3. 对老年人进行检查时注意避免跌倒导致损伤。		**所需物品：** 压舌板、手电筒、对数视力表、健康体检表。

1.1.6　进行心、肺、皮肤、淋巴结等检查以获得相应健康信息

操作步骤	知识要求	态度要求
1. 观察皮肤有无苍白、潮红、发绀、黄染、色素沉着、皮疹、出血点、紫癜、淤斑、肝掌、蜘蛛痣、溃疡等。 2. 检查巩膜有无黄染，结膜有无充血。 3. 检查淋巴结有无增大：重点检查锁骨上和腋窝淋巴结；如有增大，要在后面的横线上记录部位、数量、大小、质地、形态、活动度，有无压痛、破溃和瘘管等。 4. 肺脏检查：检查有无桶状胸、异常呼吸音、干湿性啰音及其他杂音等。 5. 心脏检查：主要检查心率快慢，心律是否规整及有无心脏杂音等。 6. 腹部检查：检查有无肝脾大、腹部包块、压痛及移动性浊音。有以上体征时均需做进一步描述。 7. 下肢水肿：选择最贴切的一项记录到后面的"□"中。 8. 足背动脉搏动：选择最贴切的一项记录到后面的"□"中。 9. 肛门指诊：当建档对象为老年人时需要进行该项检查。	1. 能规范演示皮肤、黏膜、浅表淋巴结的检查方法，描述心、肺、腹的视、触、叩、听检查，能识别常见的阳性体征。 2. 能正确检查足背动脉搏动情况，正确识别下肢水肿。 3. 能描述肛门指检的方法，能正确识别各种阳性体征。 4. 能解释心律、心脏杂音、桶状胸、瘘管等概念。	1. 认真负责，态度和蔼，耐心、细致。 2. 操作熟练、动作准确、轻柔，尽量避免因检查引起的不适。 3. 检查过程中注意保护服务对象的隐私。 4. 准确的检查结果源自正确熟练的操作技巧，因此，要加强基本功训练，对阳性结果要给予确认，对可疑阳性结果应与同事或有经验的人员商讨。 5. 对老年人、智障人员、表述困难、行动困难及不配合的人员要耐心解释，不能歧视，更不能敷衍应付。
重要提示： 1. 做肛门检查时要特别注意环境私密和避人。 2. 男性医生对女性进行妇科检查时应有其他女性在场。		**所需物品：**健康体检表、指套或一次性手套、听诊器。

1.1.7 进行乳腺及妇科检查以获得相应健康信息

操作步骤	知识要求	态度要求
1. 乳腺检查：检查外观有无异常，有无异常泌乳及包块。 2. 妇科检查 （1）外阴：检查发育情况及婚产式（未婚、已婚未产或经产式），有异常情况需具体描述。 （2）阴道：检查是否通畅，黏膜情况，分泌物量、色、性状以及有无异味等。 （3）宫颈：检查大小、质地，有无糜烂、撕裂、息肉、腺囊肿；有无接触性出血、举痛等。 （4）宫体：检查位置、大小、质地、活动度；有无压痛等。 （5）附件：检查有无块物、增厚或压痛；若扪及块物，记录其位置、大小、质地；表面光滑与否、活动度、有无压痛以及与子宫、盆壁关系，注意应左右两侧分别记录。 3. 将检查结果准确记录到健康体检表。	1. 能演示乳腺检查的方法。 2. 能识别乳腺常见的阳性体征。 3. 能演示妇科检查的方法。 4. 能描述妇科检查的程序并识别常见的阳性体征。	1. 向服务对象充分解释妇科检查、乳房检查的重要性，使其能够积极配合，操作过程中还要适时询问其感受以调整动作减少不适。 2. 检查过程中注意保护服务对象的隐私。 3. 认真负责，态度和蔼，耐心、细致。 4. 操作熟练、动作准确、轻柔，尽量避免因检查引起的不适。
重要提示： 1. 做乳腺、阴道检查时要特别注意环境私密和避人。 2. 男性医生对女性进行妇科检查时应有其他女性在场。		**所需物品：** 健康体检表、指套或一次性手套、阴道镜。

1.1.8 询问现存主要健康问题及病史以获得相应健康信息

操作步骤	知识要求	态度要求
1. 询问并填写现存主要健康问题：指曾经出现或一直存在，并影响目前身体健康状况的疾病。可以多选（如有糖尿病、高血压、慢支、肺气肿、肺心病等常见健康问题时将其列入其他系统疾病）。 2. 询问并填写住院治疗情况 （1）指最近 1 年内住院治疗情况，应逐项填写。 （2）日期填写年、月，年份必须写 4 位。如因慢性病急性发作或加重而住院（包括家庭病床），要在原因栏中特别说明。 （3）医疗机构名称要写全称。 （4）最近 1 年内住院（包括家庭病床）超过 2 次的，要填写最近 2 次住院治疗情况。 3. 询问并填写主要用药情况 （1）对长期服药的慢性病患者了解其最近 1 年内的主要用药情况。 （2）西药填写化学名（通用名），中药填写药品名称或中药汤剂，用法、用量按医生医嘱填写。 （3）用药时间指在此时间段内一共服用此药的时间长度，单位为年、月或天。 （4）服药依从性是指对此药的依从情况：①规律：指按医嘱服药；②间断：指未按医嘱服药，频次或数量不足；③不服药：即医生开了处方，但患者未使用此药。 4. 询问并填写非免疫规划预防接种史：填写最近 1 年内接种疫苗的名称、接种日期和接种机构。疫苗名称填写应完整准确。 5. 进行中医体质辨证：在有条件的基层医疗卫生机构，中医医务人员或经过培训的其他医务人员依据《中医体质分类与判定标准》对服务对象进行分类。 6. 询问完毕，对服务对象的配合给予感谢，并核查结果是否已记录到健康体检表，确认后结束。	1. 能叙述国际疾病分类标准 ICD-10。 2. 能解释《中医体质分类及判定标准》，能进行中医体质辨识。 3. 能指出《中医病证分类与代码》（GB/T15657-1995，TCD）。	1. 认真负责，如实填写，不漏项。 2. 询问主要用药情况时，要耐心，必要时电话询问服务对象的亲属得到求证。 3. 语言要通俗易懂，使用服务对象能听懂的语言，避免使用具有特殊意义的专业术语。 4. 对服务依从性不好的服务对象，可以询问原因，不要有埋怨的情绪。 5. 对确实不能说出药物名称的服务对象，必要时可以让其把所服用药物拿出来登记。 6. 理解服务对象对某种情况的遗忘，应鼓励其仔细回忆，不要草率催促。询问过程中要精力集中，不要反复看时间或使用手机。
重要提示： 1. 中医体质辨证在有条件的地区开展。 2. 该项目中，高血压病不列入血管疾病和脑血管疾病，列入其他系统疾病。	**所需物品：** 1. 健康体检表。 2. 国际疾病分类标准（ICD-10）。 3. 中医体质分类及判定标准。 4. 中医病证分类与代码（GB/T15657-1995，TCD）。	

1.1.9 做出健康评价以确定居民健康状况并给予健康指导

操作步骤	知识要求	态度要求
1. 健康评价 （1）有辅助检查时，待辅助检查结果明确后再做健康评价。 （2）如果体检项目均无异常，在健康评价栏的"□"内填写"1"。 （3）如果体检项目中有任何一项异常时，在"□"内填写"2"，并按异常项目重要性的先后次序，将最重要的4项依次填入该栏目的横线上。 2. 健康指导 （1）确诊为糖尿病和（或）高血压者，纳入相应慢性病健康管理。 （2）属于0~6岁儿童、孕产妇、65岁以上的老年人、重性精神疾病患者、传染病时纳入相应特殊人群健康管理。 （3）对存在其他健康问题的，按要求填写接诊记录表，给出处置意见。 （4）需要转诊者，填写转诊（转出）单，转入上级医院。 （5）对存在健康危险因素者，给出危险因素控制措施。将干预措施前面的标号填入该栏目的"□"内。可多选。需要减体重时要给出短期目标和长期目标；需要接种疫苗时要写出建议的疫苗名称；给出其他措施时需要文字说明。 （6）各项检查无异常时，给予一般性的健康指导。 3. 填写居民健康档案信息卡，交付服务对象。	1. 能阐述社区常见健康问题的处理方法。 2. 能解释一般人群、特殊人群健康生活方式的要点。 3. 能叙述社区常见慢性疾病健康指导的内容。 4. 能解释健康危险因素相关知识。 5. 能叙述减体重的具体指标和方法。	1. 分析、告知过程中要体现耐心、细致、负责、尊重的态度。 2. 语言要通俗易懂，应避免服务对象难懂的专业术语。 3. 对服务对象提出的疑问，要给予解释说明，不能表现出不耐烦的言语、动作和表情，以免破坏其情绪，影响健康指导的效果。 4. 对患某种疾病伴有心理压力者，要对疾病的状态给予详细的说明，劝其不盲听盲信，要相信科学，坚持持续锻炼和行为调整，保持健康的心态。
重要提示： 1. 健康评价的异常栏中，只填写异常的具体内容，如血压高、血糖高等，不填写疾病名称，如高血压病、糖尿病等。 2. 进行健康指导应由责任医生本人完成。 3. 对重性精神疾病患者要避免语言刺激。		**所需物品：** 健康体检表、检查报告单、健康教育处方、双向转诊（转出）单、接诊记录表。

1.1.10 完善档案内容以交付档案管理人员保存

操作步骤	知识要求	态度要求
1. 仔细阅读和审查健康档案，有辅助检查时，将辅助检查结果填入体检表。 （1）尿常规中的尿蛋白、尿糖、尿酮体、尿潜血可以填写定性检查结果：阴性填（-），阳性根据检查结果填写（+）、（++）、（+++）或（++++），也可以填写定量检查结果，定量结果需写明计量单位。 （2）血常规、空腹血糖、尿微量白蛋白、糖化血红蛋白、肝功能、肾功能、血脂等检查如实填写，计量单位不一致时需要换算。 （3）便潜血、乙型肝炎表面抗原只需定性检查结果。 （4）心电图、胸部X线片、B超、宫颈涂片等检查结果若有异常，需具体描述异常结果。其中B超需写明检查的部位。 （5）其他：表中列出的检查项目以外的辅助检查结果填写在其他一栏。 2. 粘贴检查报告单：各种化验及检查的报告单据，有序整齐地粘贴在健康体检表的后面。报告单超出体检表范围的需要折叠粘贴。 3. 逐项检查个人基本信息表、健康体检表，确保无遗漏项目。 4. 填写健康档案封面 （1）逐项填写健康档案封面，建档日期填写档案完成日期。 （2）检查或补充填写其他表、单上面的编号。 5. 交付档案管理人员保存：整理健康档案逐页的顺序，装入档案袋，交付档案管理人员以完成健康档案建立。	1. 能解释常用辅助检查的基本原理。 2. 能采用17位编码制统一为居民健康档案进行编码。 3. 能够使用《中华人民共和国行政区划代码》（GB2260）。健康档案编号第一段为6位数字，表示县及县以上的行政区划。 4. 能使用国家标准《县以下行政区划代码编码规则》（GB/T10114-2003）。健康档案编号第二段为3位数字，表示乡镇（街道）级行政区划。 5. 健康档案编号第三段为3位数字，表示村（居）民委员会等，具体划分为：001-099表示居委会，101-199表示村委会，901-999表示其他组织。 6. 健康档案编号第四段为5位数字，表示居民个人序号，由建档机构根据建档顺序编制。 7. 能说出血、尿、便常规检查的正常指标范围。	1. 认真负责，如实填写，确保不漏项。 2. 交付档案管理人员时，请求当面验收。 3. 粘贴检查报告单应牢固、整齐，便于查阅。 4. 当服务对象质疑某些辅助检查项目没有做时，要耐心、客观地做出解释，不能回避、搪塞。 5. 认真填写档案编码，不要填出格外，争取不出错误。如果数字填错，用双横线将整笔数码划去，并在原数码上方工整填写正确的数码，切勿在原数码上涂改。
重要提示： 1. 辅助检查项目要求各地根据实际情况及不同人群情况，有选择地开展。老年人、高血压、2型糖尿病和重性精神疾病患者的免费辅助检查项目应按照各专项规范要求执行。 2. 对不作要求的辅助检查项目用"/"划去。		**所需物品：**居民健康档案封面、个人基本信息表、健康体检表、重点人群健康管理记录表（卡）、其他医疗卫生服务记录表、糨糊、剪刀、档案袋。

1.2 居民健康档案的管理使用——居民就诊

【服务概要】 已建档居民到乡镇卫生院、村卫生室、社区卫生服务中心（站）就诊时，接诊医生调取其健康档案，根据接诊情况填写接诊记录，及时更新、补充相应记录内容。对于需要转诊、会诊的随访居民，应填写转诊、会诊记录。所有的服务记录由责任医务人员或档案管理人员统一汇总、及时归档。

【服务流程】

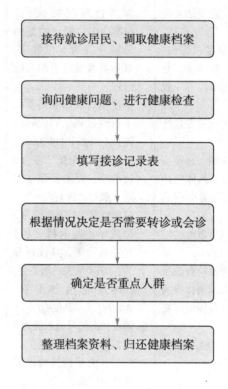

【操作说明】

1.2.1 接待就诊居民并调取健康档案以便查阅健康信息

操作步骤	知识要求	态度要求
1. 接待就诊居民 （1）就诊居民因急性或短期健康问题接受咨询或寻求医疗卫生服务时，首先询问其是否已经建立了健康档案。 （2）如果没有，说明建立健康档案的意义，引导即时或预约建立健康档案。 （3）如果就诊居民已经建立健康档案，请其出示健康档案信息卡，依此调取其健康档案。 （4）如果已经建立健康档案，但不能出示健康档案信息卡，应根据其他信息调取健康档案，并向其说明保存和携带健康档案信息卡的意义，嘱其下次接受服务时携带其健康档案信息卡。 2. 调取健康档案 （1）根据健康档案信息卡或其他信息调取居民健康档案。 （2）根据实际情况，具体调取工作可以由助手或护士去完成。	1. 能阐述建立健康档案的意义。 2. 能说出良好沟通的基本知识和技巧。	1. 关心就诊居民，态度和蔼、语言通俗易懂。 2. 有急性健康问题时原则上先做处理，不要因调取健康档案耽误时间，使就诊居民产生烦躁情绪。 3. 如果就诊居民忘记携带健康档案信息卡，不要有抱怨情绪，更不能因此不接待或者简单粗暴地让其本人或家属回去取。 4. 通常应由助手或护士去取健康档案。注意不要让就诊居民或其家属调取健康档案，以免发生丢失或遗漏。
重要提示： 1. 不应因没有建立健康档案或忘记携带健康信息卡而影响服务质量。 2. 健康档案的信息对判断本次健康问题非常重要，要充分利用好这些信息。		**所需物品：**居民健康档案、健康档案信息卡。

1.2.2 询问健康问题并进行健康检查以便获得即时的健康信息

操作步骤	知识要求	态度要求
1. 询问健康问题 （1）询问就诊居民前来就诊的主要目的，是就诊还是咨询？ （2）如果因不适就诊，进一步询问病痛的发生情况、持续时间、发展变化等情况。 （3）如果是健康咨询，要询问是自己的问题还是他人的问题，或者针对某一问题。 2. 进行健康检查 （1）针对健康问题进行系统和有针对性的健康检查。 （2）需要辅助检查时，要解释辅助检查的目的和意义，并征得随访居民的同意。 （3）有些辅助检查需要就诊居民自己付费，更需要说明。 3. 如果是对某一个问题的咨询，仅作一般诊疗登记，不填写接诊记录表。	1. 能叙述问诊的方法、技巧及注意事项。 2. 能叙述社区常见健康问题。 3. 能叙述常用辅助检查的目的、意义和注意事项。 4. 能解释我国基本医疗保障相关内容。 5. 能够熟练进行物理检查。	1. 认真负责，态度和蔼可亲，耐心、细致。 2. 语言要通俗易懂，应避免使用就诊居民难懂的专业术语。 3. 当随访居民询问非自身的问题时，不要出现不耐烦的言语、动作和表情，应热情回答和解释。 4. 对急性病痛的患者，检查时操作要熟练、准确，减少重复。动作要轻柔，尽量避免因检查造成的不适。 5. 检查过程中注意保护就诊居民的隐私。
重要提示： 1. 一定要与就诊居民一起做出辅助检查的决定。 2. 自费检查项目要征询就诊居民同意后实施。 3. 急性病痛就诊时要争分夺秒，当机立断，以免耽误救治。		**所需物品：**听诊器、血压计、体温表、叩诊锤等物理检查设备，居民健康档案。

1.2.3 填写接诊记录表以留存个人健康信息

操作步骤	知识要求	态度要求
1. 填写就诊者的主观资料：主要记录主诉、咨询的问题和卫生服务要求等。 2. 填写就诊者的客观资料：填写查体、实验室检查、影像学检查等结果。 3. 健康评估：浏览健康档案，分析就诊居民既往健康状况和本次就诊的主、客观资料，做出最终评估，包括初步印象、可能的疾病诊断或健康问题评估。 4. 提出处置计划：在评估基础上制定处置计划。 （1）诊断计划：为了明确诊断，需要做的进一步检查，有些检查是创伤性的，有些需要一些检查前准备，均需要向随访居民做出解释和指导。 （2）治疗计划：药物或其他方法，有些情况下，可以暂不急于明确诊断，进行试验性治疗，需要征得随访居民的同意。 （3）指导计划：包括生活方式指导和危险因素干预指导。 5. 填写其他项目：注意填写姓名、编号、医生签字和接诊日期。	1. 能叙述辅助检查的相关知识。 2. 能叙述社区常见健康问题的判断和处理。 3. 具有能熟练填写接诊记录表的基本知识基础。	1. 认真负责，如实填写，确保不漏项。 2. 当做出诊断计划和治疗计划时，要注意与就诊居民充分沟通，对提出的疑问做出耐心细致的解释，让其了解诊断和治疗计划的目的和意义。 3. 对贫困人员、残疾者要富有同情心并给予帮助。
重要提示： 1. 基层医疗卫生机构的临床检查和决策要与自身条件相匹配。 2. 做出疾病诊断和健康评价一定要慎重，并要有足够的证据支持。 3. 切勿草率做出诊断，以免给就诊者增加不必要的精神压力。	**所需物品：** 健康体检表、接诊记录表。	

1.2.4 确定是否需要转诊、会诊以便提供及时医疗照顾

操作步骤	知识要求	态度要求
根据情况判断是否需要会诊、转诊： 1. 综合分析病情，确认各项症状的特点和检查结果，进行初步判断。 2. 根据具体情况判断需要会诊时，明确提出需要会诊的问题。 （1）预约会诊医生。 （2）进行会诊，填写会诊记录单。 （3）执行会诊意见，留观或预约复诊时间。 3. 根据具体情况判断需要转诊时 （1）预约接诊医院、科室、接诊医生。 （2）填写双向转诊（转出）单：①初步印象：转诊医生根据患者病情做出的初步判断；②主要现病史：患者转诊时存在的主要临床问题；③主要既往史：患者既往存在的主要疾病史；④治疗经过：经治医生对患者实施的主要诊治措施。 （3）准备转诊资料及随诊医护人员。 （4）选择转诊工具。 （5）做好转诊途中的准备。 （6）安排人员向接诊机构和医生交待病情。	1. 能阐述社区常见健康问题的判断和处理原则。 2. 能熟练填写转诊（转出）单、会诊单等。 3. 能描述常见健康问题的转诊指征。 4. 能叙述特殊患者转送时的注意事项。	1. 决定是否需要转诊、会诊时要慎重，不要草率做出转诊决定，要把理由和想法与就诊者沟通，取得其理解和配合。 2. 要认真填写转诊（转出）单、会诊单等，确保不漏项。
重要提示： 1. 转诊、会诊单一定要由接诊医生亲自填写。 2. 在国家没有明确的转诊、会诊指南之前，接诊医生应按照自己的经验和常识判断决定。		**所需物品：**居民健康档案、转诊（转出）单、会诊单。

1.2.5 确定就诊居民是否属于重点人群以便决定填写重点人群健康管理记录表

操作步骤	知识要求	态度要求

确定就诊居民是否同时是重点人群：
1. 如果就诊居民不属于重点人群，直接进入下一步骤，进行健康档案的整理和存放。
2. 如果就诊居民属于重点人群，应填写重点人群健康管理记录表（卡），作为一次随访记录。详细填写参考各类重点人群健康管理服务指导。健康管理记录表（卡）如下：
0~6岁儿童健康管理记录表：
    新生儿家庭访视记录表
    1岁以内儿童健康检查记录表
    1~2岁儿童健康检查记录表
    3~6岁儿童健康检查记录表
孕产妇健康管理记录表：
    第1次产前随访服务记录表
    第2~5次产前随访服务记录表
    产后访视记录表
    产后42天健康检查记录表
预防接种卡
高血压患者随访服务记录表
2型糖尿病患者随访服务记录表
重性精神疾病患者管理记录表：
    重性精神疾病患者个人信息补充表
    重性精神疾病患者随访服务记录表
3. 填写完毕，认真审查，对疑问进一步确认，结束。
	1. 能叙述各类重点人群及健康管理服务规范。
	2. 能熟练填写各种重点人群健康管理记录表（卡）。
		1. 填写重点人群健康管理记录表（卡）时，要有认真负责的态度，不能敷衍、草率。应适时解释填写的意义。
		2. 要求如实填写，不漏项。
		3. 对当时记不起来或说不清楚的项目，不应催促，要帮助其回顾或是电话联系其家人确认。
		4. 特别人群均有特殊情况，应根据不同人施以适当的方式。特别对老年人、智障者、精神病人等要耐心开导，不歧视，不用刺激性语言。

重要提示： 1. 准确、快速填写重点人群健康管理记录表（卡），避免随访居民长时间等待产生烦躁情绪。 2. 特殊人员要特别对待。		**所需物品：**居民健康档案、重点人群健康管理记录表（卡）。

1.2.6 整理并存放健康档案以存档备查

操作步骤	知识要求	态度要求
1. 整理健康档案 （1）将辅助检查报告单粘贴在接诊记录表上。 （2）按照以下顺序整理健康档案： 　　审查健全居民健康档案封面，依次放置。 　　审查健全个人基本信息表，依次放置。 　　审查健全健康体检表，依次放置。 　　审查健全重点人群健康管理记录表（卡），依次放置。 　　审查健全接诊记录表，依次放置。 　　审查健全会诊记录表，依次放置。 　　审查健全双向转诊单，依次放置。 （3）叠放整齐并装订。 2. 归还健康档案：由接诊医生、助理或护士等将整理好的健康档案交付档案管理人员。	1. 能叙述健康档案的内容和排列顺序。 2. 能叙述健康档案包含的表格名称。	1. 将检验报告单按时间顺序和种类依次排列整齐，粘贴在接诊记录表上。 2. 不能轻视整理健康档案工作，做好本项工作需要认真和耐心。仔细检查各项检查结果标注是否明确，对不清楚的项目要与检验人员确认标明。 3. 所有检查报告单粘贴完毕后要显出整洁和美观。
重要提示： 1. 不要让就诊居民或家属归还健康档案，以免发生丢失或遗漏。 2. 整洁规范的健康档案不仅能反映对就诊居民的责任感，也能反映工作人员的敬业态度。		**所需物品：**居民健康档案、辅助检查报告单、胶水或糨糊。

1.3　居民健康档案的管理使用——居民到机构接受随访

【**服务概要**】　重点人群到乡镇卫生院、村卫生室、社区卫生服务中心（站）接受随访时，责任医生调取其健康档案，根据随访情况，填写重点人群健康管理记录表（卡），并及时更新、补充其他相应记录内容。对于需要转诊、会诊的随访居民，应填写转诊、会诊记录。所有服务记录由责任医务人员或档案管理人员统一汇总、及时归档。

【**服务流程**】

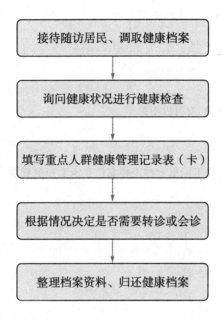

【操作说明】

1.3.1 接待居民并调取健康档案以便查阅健康信息

操作步骤	知识要求	态度要求
1. 接待前来接受随访的居民 （1）请居民出示健康档案信息卡，依此调取其健康档案。 （2）如果不能出示健康档案信息卡，应根据其他信息调取健康档案，并向其说明保存和携带健康档案信息卡的意义，嘱其下次接受服务时能携带其健康档案信息卡。 2. 调取健康档案 （1）根据健康档案信息卡或其他信息调取居民健康档案。 （2）根据实际情况，调取健康档案可以由助手或护士去完成。	1. 能阐述建立健康档案的意义。 2. 能讲解和演示沟通的基本知识和技巧。	1. 关心前来接受随访的居民，态度和蔼、语言通俗易懂。 2. 当随访居民忘记携带健康档案信息卡时，不要抱怨，更不能因此不接待或者简单粗暴地让其本人或家属回去取。 3. 注意不要让居民或家属调取健康档案，以免发生丢失或遗漏。
重要提示： 1. 不要因前来接受随访的居民不能出示健康档案信息卡而拒绝提供随访服务。 2. 因疏忽丢失健康档案是工作事故。		**所需物品：**居民健康档案、健康档案信息卡。

1.3.2　询问健康状况并进行健康检查以获得健康信息

操作步骤	知识要求	态度要求
1. 询问健康问题 （1）询问随访居民自上次随访以来一段时间的健康状况，有无新发生的情况。 （2）当随访居民主诉病痛时，要进一步询问病痛的发生情况、持续时间、发展变化等情况。 2. 进行健康检查 （1）针对自上次随访以来的健康状况进行系统和有针对性的健康检查。 （2）需要辅助检查时，要解释辅助检查的目的和意义，征得随访居民的同意。 （3）有些辅助检查需要随访居民自己付费，更需要说明。 3. 将询问和检查的信息准确记录在健康档案相应位置。	1. 能描述问诊的方法、技巧及注意事项。 2. 能阐述社区常见健康问题。 3. 能叙述常用辅助检查的目的、意义和注意事项。 4. 能解释我国基本医疗保障相关知识。 5. 能演示进行物理检查。	1. 认真负责，态度和蔼可亲，耐心、细致。 2. 语言要通俗易懂，应避免使用随访居民难懂的专业术语。 3. 当随访居民询问与自己不相关的健康问题时，不要推诿或敷衍。 4. 检查时操作要熟练、准确，减少重复。动作要轻柔，尽量避免因检查造成的不适。 5. 检查过程中注意保护随访居民的隐私。 6. 对老年人、行动不便者、智障者要热情给予帮助，不应歧视。
重要提示： 1. 提供自费检查项目应先与随访居民沟通并征得同意后实施。 2. 健康档案的信息对判断健康状况和分析病情至关重要，要清楚、真实。		**所需物品：**听诊器、血压计、体温表、叩诊锤等物理检查设备，居民健康档案。

1.3.3 填写重点人群健康管理记录表（卡）以完成随访任务

操作步骤	知识要求	态度要求
1. 填写重点人群健康管理记录表（卡） 　　根据情况选择以下表（卡），详细填写参考各类重点人群健康管理服务指导。重点人群健康管理记录表（卡）如下： 0~6岁儿童健康管理记录表： 　　新生儿家庭访视记录表 　　1岁以内儿童健康检查记录表 　　1~2岁儿童健康检查记录表 　　3~6岁儿童健康检查记录表 孕产妇健康管理记录表： 　　第1次产前随访服务记录表 　　第2~5次产前随访服务记录表 　　产后访视记录表 　　产后42天健康检查记录表 预防接种卡 高血压患者随访服务记录表 2型糖尿病患者随访服务记录表 重性精神疾病患者管理记录表： 　　重性精神疾病患者个人信息补充表 　　重性精神疾病患者随访服务记录表 2. 填写完毕后，进行检查，修订疑问，填齐内容。 3. 将填写的重点人群健康管理记录表（卡）整理，按规定存放。	1. 能叙述各类重点人群及健康管理服务规范。 2. 能熟练填写各种重点人群健康管理记录表（卡）。 3. 能解释糖尿病、高血压、重性精神疾病的概念。	1. 填写重点人群健康管理记录表（单）时，要有认真负责的态度，不能敷衍草率，应适时解释填写的意义并回答疑问或咨询。 2. 填写各种表格要有极大的耐心和负责的态度，要如实填写，不漏项。 3. 当随访居民同时存在其他健康问题时，要格外引起重视，要进行细致的询问并做出处理。
重要提示： 1. 填写重点人群健康管理记录表（卡）要准确、快速，以便取得随访居民的有效配合。 2. 健康档案中各种记录表（卡）是健康管理的历史资料，对未来诊治疾病和健康判断有重要价值。		**所需物品：**居民健康档案、重点人群健康管理记录表（卡）。

1.3.4 决定是否需要转诊、会诊以便获得及时医疗照顾

操作步骤	知识要求	态度要求
根据居民随访情况判断是否需要会诊或转诊： 1. 综合分析病情，确认各项症状的特点和检查结果，进行初步判断。 2. 根据具体情况判断需要会诊时，明确提出需要会诊的问题。 （1）预约会诊医生。 （2）进行会诊，填写会诊记录单。 （3）执行会诊意见，留观或预约复诊时间。 3. 根据具体情况判断需要转诊时 （1）预约接诊医院、科室、接诊医生。 （2）填写双向转诊（转出）单：①初步印象：转诊医生根据患者病情做出的初步判断；②主要现病史：患者转诊时存在的主要临床问题；③主要既往史：患者既往存在的主要疾病史；④治疗经过：经治医生对患者实施的主要诊治措施。 （3）准备转诊资料及随诊医护人员。 （4）选择转诊工具。 （4）做好转诊途中的准备。 （5）安排人员向转诊机构和医生交待病情。	1. 能阐述社区常见健康问题的判断和处理原则。 2. 能熟练填写转诊（转出）单、会诊单等。 3. 能描述常见健康问题的转诊指征。 4. 能说出特殊病人的转送注意事项。	1. 决定是否需要转、会诊时要慎重，不要草率做出转诊决定，要把理由和想法与随访居民沟通，取得其理解和合作。 2. 要认真填写转诊（转出）单、会诊单等，确保不漏项。 3. 要根据病情和病人状况选择转诊医院和交通工具。
重要提示： 1. 转诊、会诊单一定要由接诊医生亲自填写。 2. 在国家没有明确的转诊、会诊指南之前，接诊医生应按照自己的经验和常识判断决定。		**所需物品：**居民健康档案、转诊（转出）单、会诊单。

1.3.5 整理并存放健康档案以存档备查

操作步骤	知识要求	态度要求
1. 整理健康档案 （1）将辅助检查报告单粘贴在接诊记录表上。 （2）按照以下顺序整理健康档案： 　审查健全居民健康档案封面，依次放置。 　审查健全个人基本信息表，依次放置。 　审查健全健康体检表，依次放置。 　审查健全重点人群健康管理记录表（卡），依次放置。 　审查健全接诊记录表，依次放置。 　审查健全会诊记录表，依次放置。 　审查健全双向转诊单，依次放置。 （3）叠放整齐并装订。 2. 归还健康档案：由接诊医生、助理或护士等将整理好的健康档案交付档案管理人员。	1. 能叙述健康档案的内容和排列顺序。 2. 能叙述健康档案包含的表格名称。	1. 将检验报告单按时间顺序和种类依次排列整齐，粘贴在接诊记录表上。 2. 不要轻视整理健康档案工作，做好该项工作需要认真和耐心。仔细检查各项检查结果标注是否明确，对不清楚的项目要与检验人员确认标明。 3. 所有检查报告单粘贴完毕后要整洁美观。
重要提示： 1. 不要让随访居民或其家属归还健康档案，以免发生丢失或遗漏。 2. 整理规范健康档案不仅能反映对随访居民的责任感，也能反映工作人员的敬业态度。	**所需物品：**居民健康档案、辅助检查报告单、胶水或糨糊。	

1.4 居民健康档案的管理使用——入户服务

【服务概要】 责任医生入户开展诊疗服务时，应事先查阅服务对象的健康档案并携带相应表单，根据诊疗情况填写接诊记录，及时更新、补充相应记录内容。对于需要转诊、会诊的服务对象，应填写转诊、会诊记录。所有的服务记录由责任医务人员统一汇总、及时归档。

【服务流程】

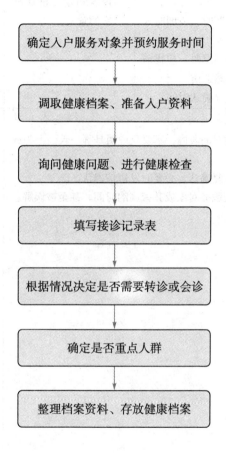

【操作说明】

1.4.1 确定入户服务对象并预约服务时间以做好入户服务的准备

操作步骤	知识要求	态度要求
1. 确定入户服务对象：服务对象有急性或慢性健康问题需要服务但因各种原因不方便到服务机构进行时，确定为入户服务对象。 2. 预约入户时间 （1）服务对象有急性健康问题时，应即时入户服务。 （2）服务对象不是急性健康问题时，应提前预约入户时间，不要突然造访。 （3）电话预约时应让对方重复确认时间。	1. 能描述社区常见健康问题的判断与处理原则。 2. 能说出健康档案的内容和建立健康档案的意义。	1. 判断为不需要即时入户服务时应向服务对象或其家属说明原因，取得理解。 2. 预约时间应考虑服务对象及其家属是否方便。不能单从责任医生的角度考虑。
重要提示： 1. 时间尽可能预约到1小时时间段内，不要只说明是哪一天、上午或下午。 2. 电话预约时间应让对方重复确认，必要时发短信确认。 3. 不按预约时间上门会耽误服务对象或其家属的时间，甚至被误解。		**所需物品**：居民健康档案。

1.4.2 调取健康档案并准备入户资料以便了解服务对象的状况

操作步骤	知识要求	态度要求
1. 调取健康档案：入户前提前调取居民健康档案。 2. 准备入户资料 （1）接诊记录单。 （2）属于重点人群时准备重点人群健康管理记录表（卡）。 （3）可能需要的其他资料（转诊、会诊记录单等）。 （4）便携式检查设备，如听诊器、血压计、体温表、血糖仪。 （5）必要的药品和处置器械。	1. 能叙述社区常见健康问题的判断与处理原则。 2. 能叙述健康档案的内容和建立健康档案的意义。	1. 细致认真，一丝不苟，仔细检查可能需要的资料和便携式设备以最大程度地满足入户服务需要。 2. 对入户服务要有正确的理解，多数情况下服务对象都很无奈，因此不能有抵触情绪。

重要提示：
1. 带全入户服务所需的全部资料，以提高工作效率。
2. 根据预约时对病痛的简单了解有针对性的准备检查设备和处置器械。
3. 当某一表格因疏忽忘记携带时，应坚持取回当场填写，不应回到机构后靠印象填写。

所需物品：
1. 听诊器、血压计、体温表、血糖仪及其他便携式设备。
2. 居民健康档案。
3. 接诊记录单、转诊记录单、会诊记录单。
4. 必要的药品和处置器械。

1.4.3 询问健康问题并进行健康检查以获得即时的健康信息

操作步骤	知识要求	态度要求
1. 询问健康问题 （1）询问要求入户服务的主要目的：主诉或咨询。 （2）有主诉时，进一步询问主诉的发生情况、持续时间、发展变化等情况。 2. 进行健康检查 （1）针对健康问题进行系统和有针对性的健康检查。 （2）需要辅助检查时，要解释辅助检查的目的和意义，征得服务对象的同意。 （3）有些辅助检查需要服务对象自己付费，更需要说明。 （4）必要时应到机构做辅助检查。	1. 能描述问诊的方法、技巧及注意事项。 2. 能阐述社区常见健康问题。 3. 能说出常用辅助检查的目的、意义和注意事项。 4. 能解释我国基本医疗保障相关知识。 5. 能演示进行物理检查。	1. 认真负责，态度和蔼可亲，耐心、细致。 2. 语言要通俗易懂，应避免服务对象难懂的专业术语。 3. 当服务对象询问和自己不相关的健康问题时，不要推诿或敷衍。 4. 检查时操作要熟练、准确，减少重复。动作要轻柔，尽量避免因检查造成的不适。 5. 检查过程中注意保护服务对象的隐私。 6. 对环境和条件差的农户，不应嫌弃或讥讽。
重要提示： 1. 一定要与服务对象一起做出辅助检查的决定，尤其是自费检查项目。 2. 需要到服务机构进行辅助检查时，要向服务对象及其家属充分解释必要性。		**所需物品：** 1. 听诊器、血压计、体温表、叩诊锤等物理检查设备。 2. 居民健康档案。 3. 便携式辅助检查设备。 4. 必要的药品和处置器械。

1.4.4 填写接诊记录表以留存个人健康信息

操作步骤	知识要求	态度要求
1. 填写服务对象的主观资料：主要记录主诉、咨询的问题和卫生服务要求等。 2. 填写服务对象的客观资料：填写查体、辅助检查等结果。 3. 健康评估：浏览健康档案、分析服务对象既往健康状况和本次获得的主、客观资料，做出最终评估，包括初步印象、可能的疾病诊断或健康问题评估。 4. 提出处置计划：在评估基础上制定处置计划： （1）诊断计划：为了明确诊断，需要做进一步检查，有些检查是创伤性的，有些需要一些检查前准备，都需要向服务对象做出解释和指导。 （2）治疗计划：指使用药物或其他方法，有些情况下可以暂不急于明确诊断。进行试验性治疗时，需要征得服务对象的同意。 （3）指导计划：包括生活方式指导和危险因素干预指导。 5. 填写其他项目：注意填写姓名、编号、医生签字和接诊日期。	1. 能叙述辅助检查的相关知识。 2. 能描述社区常见健康问题的判断和处理。 3. 能熟练填写接诊记录表。	1. 认真负责，如实填写，确保不漏项。 2. 当做出诊断计划和治疗计划时，要注意和服务对象充分沟通，对提出的疑问做耐心细致的解释，让服务对象了解诊断和治疗计划的目的和意义。 3. 对贫困人员、残疾者要表示同情并给予帮助。
重要提示： 1. 基层医疗卫生机构的临床检查和决策要与自身条件相匹配。 2. 做出疾病诊断和健康评价时要慎重，需要有足够的证据支持。 3. 勿草率做出诊断，以免给服务对象增加不必要的压力。		**所需物品：**健康体检表、接诊记录表。

1.4.5 确定是否需要转诊、会诊以便获得及时医疗照顾

操作步骤	知识要求	态度要求
根据情况判断是否需要会诊、转诊： 1. 综合分析病情，确认各项症状的特点和检查结果，进行初步判断。 2. 根据具体情况判断需要会诊时，明确提出需要会诊的问题。 （1）预约会诊医生。 （2）进行会诊，填写会诊记录单。 （3）执行会诊意见，或预约复诊时间。 3. 根据具体情况判断需要转诊时 （1）预约接诊医院、科室、接诊医生。 （2）填写双向转诊（转出）单：①初步印象：转诊医生根据患者病情做出的初步判断；②主要现病史：患者转诊时存在的主要临床问题；③主要既往史：患者既往存在的主要疾病史；④治疗经过：出诊医生对患者实施的主要诊治措施。 （3）准备转诊资料及随诊医护人员。 （4）选择转诊工具。 （5）做好转诊途中的准备。 （6）安排人员向接诊机构和医生交待病情。	1. 能阐述社区常见健康问题的判断和处理原则。 2. 能熟练填写转诊（转出）单、会诊单等。 3. 能描述常见健康问题的转诊指征。 4. 能叙述特殊患者的转送注意事项。	1. 决定是否需要转诊、会诊时要慎重，不要草率做出转诊决定，要把理由和想法与服务对象沟通，取得其理解和合作。 2. 要认真填写转诊（转出）单、会诊单等，确保不漏项。 3. 决定转诊、会诊时一定要向服务对象和家属充分解释其必要性。
重要提示： 1. 转诊、会诊单一定要由接诊医生亲自填写。 2. 在国家没有明确的转诊、会诊指南之前，接诊医生应按照自己的经验和常识判断决定。		**所需物品：**居民健康档案、转诊（转出）单、会诊单。

1.4.6 确定是否属于重点人群以便决定填写重点人群健康管理记录表（卡）

操作步骤	知识要求	态度要求
确定服务对象是否同时是重点人群： 1. 如果服务对象不属于重点人群，直接进入下一步骤，进行健康档案的整理和存放。 2. 如果服务对象属于重点人群，应填写重点人群健康管理记录表（卡），作为一次随访记录。详细填写参考各类重点人群健康管理服务指导。健康管理记录表（卡）如下： 0~6岁儿童健康管理记录表： 　新生儿家庭访视记录表 　1岁以内儿童健康检查记录表 　1~2岁儿童健康检查记录表 　3~6岁儿童健康检查记录表 孕产妇健康管理记录表： 　第1次产前随访服务记录表 　第2~5次产前随访服务记录表 　产后访视记录表 　产后42天健康检查记录表 预防接种卡 高血压患者随访服务记录表 2型糖尿病患者随访服务记录表 重性精神疾病患者管理记录表： 　重性精神疾病患者个人信息补充表 　重性精神疾病患者随访服务记录表 3. 填写完毕，认真审查，对疑问进一步确认，结束。	1. 能叙述各类重点人群及健康管理服务规范。 2. 能熟练填写各种重点人群健康管理记录表（卡）。	1. 填写重点人群健康管理记录表（卡）时，要有认真负责的态度，不要敷衍、草率。应适时解释填写的意义。 2. 要求如实填写，不漏项。 3. 对当时记不起来或说不清楚的项目，不应催促，要帮助其回顾或是电话联系其家人确认。 4. 特别人群均有特殊情况，应根据不同人施以适当的方式。特别对老年人、智障者、精神病患者等要耐心开导，不歧视，不用刺激性语言。
重要提示： 1. 填写重点人群健康管理记录表（卡）要准确、快速，以便取得服务对象的有效配合。 2. 健康档案中各种记录表（卡）是健康管理的历史资料，对未来诊治疾病和健康判断有重要价值。		**所需物品：**居民健康档案、重点人群健康管理记录表（卡）。

1.4.7 整理并存放健康档案以存档备查

操作步骤	知识要求	态度要求
1. 整理健康档案 （1）将辅助检查报告单粘贴在接诊记录表上。 （2）在服务对象家里或服务机构按照以下顺序整理健康档案： 　审查健全居民健康档案封面，依次放置。 　审查健全个人基本信息表，依次放置。 　审查健全健康体检表，依次放置。 　审查健全重点人群健康管理记录表（卡），依次放置。 　审查健全接诊记录表，依次放置。 　审查健全会诊记录表，依次放置。 　审查健全双向转诊单，依次放置。 （3）叠放整齐并装订。 2. 归还健康档案：由出诊医生、助理或护士等将整理好的健康档案交付档案管理人员。	1. 能叙述健康档案的内容和排列顺序。 2. 能叙述健康档案包含的表格名称。	1. 将检验报告单按顺序和种类依次排列整齐，粘贴在接诊记录表上。 2. 不要轻视整理健康档案工作，做好本项工作需要认真和耐心。仔细检查各项检查结果标注是否明确。 3. 所有检查报告单粘贴完毕后要整洁美观。 4. 入户服务时要适时提供个体化的健康教育。 5. 要仔细检查健康档案资料，确保完整、齐全。
重要提示： 1. 不要将任何资料遗留在服务对象家里。 2. 整洁规范的健康档案不仅能反映对服务对象的责任感，也能反映工作人员的敬业态度。	**所需物品：**居民健康档案、辅助检查报告单、胶水或糨糊。	

1.5 居民健康档案的管理使用——入户随访

【服务概要】 责任医生入户开展随访服务时，应事先查阅重点人群的健康档案并携带相应表单，在随访过程中填写重点人群健康管理记录表（卡），及时更新、补充相应记录内容。对于需要转诊、会诊的服务对象，应填写转诊、会诊记录。所有服务记录由责任医生统一汇总、及时归档。

【服务流程】

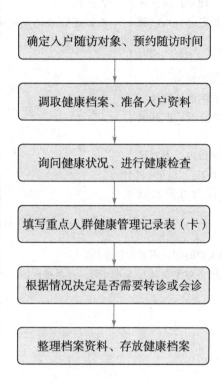

确定入户随访对象、预约随访时间

调取健康档案、准备入户资料

询问健康状况、进行健康检查

填写重点人群健康管理记录表（卡）

根据情况决定是否需要转诊或会诊

整理档案资料、存放健康档案

【操作说明】

1.5.1　确定入户随访对象并预约随访时间以完成入户随访的准备

操作步骤	知识要求	态度要求
1. 确定入户随访对象 （1）需要随访，但服务对象因各种原因不方便到机构进行时，确定为入户随访对象。 （2）因其他原因需要入户或方便入户时，从方便居民考虑，也可以确定部分入户随访对象。 2. 预约入户随访时间 （1）尽可能向服务对象本人预约时间。 （2）首选电话预约的方式，并附加短信息。 （3）预约对象不便或不能接电话时，向其家属预约入户随访时间。 （4）时间应预约到1小时时间段内，不要只说明是哪一天、上午或下午。 （5）电话预约时，时间应让对方重复以确认。	1. 能叙述重点人群健康管理服务规范。 2. 能阐述社区常见健康问题的处理基本方法。 3. 能叙述健康档案的内容和意义。	1. 预约时间应考虑服务对象及其家属是否方便。不能单从责任医生的角度考虑。 2. 确定入户随访服务不应以服务对象家庭贫富、地位高低而定。实际上越是弱势人群、越是贫困者更应该得到优先照顾。 3. 入户随访服务时要拒收服务对象的财物。
重要提示： 1. 向入户随访对象提前预约入户时间，不要突然前往。 2. 不按预约时间上门会耽误服务对象及其家属的时间，甚至被误解。		**所需物品：**居民健康档案。

1.5.2　调取健康档案并准备入户资料以便了解随访对象状况

操作步骤	知识要求	态度要求
1. 调取健康档案：入户随访前提前调取居民健康档案。 2. 准备入户资料 （1）重点人群健康管理记录表（卡）如下： 0~6岁儿童健康管理记录表： 　　新生儿家庭访视记录表 　　1岁以内儿童健康检查记录表 　　1~2岁儿童健康检查记录表 　　3~6岁儿童健康检查记录表 孕产妇健康管理记录表： 　　第1次产前随访服务记录表 　　第2~5次产前随访服务记录表 　　产后访视记录表 　　产后42天健康检查记录表 预防接种卡 高血压患者随访服务记录表 2型糖尿病患者随访服务记录表 重性精神疾病患者管理记录表： 　　重性精神疾病患者个人信息补充表 　　重性精神疾病患者随访服务记录表 （2）可能需要的其他资料（接诊、转诊、会诊记录表单等）。 （3）便携式检查设备。 （4）必要的药品和处置器械。	1. 能描述社区常见健康问题的判断与处理原则。 2. 能叙述健康档案的内容和意义。 3. 能叙述重点人群健康管理服务规范。	1. 细致认真，一丝不苟，仔细检查可能需要的资料和便携式设备以最大程度地满足入户随访服务需要。 2. 对入户随访服务要有正确的理解，多数情况下服务对象都很无奈，因此不要有抵触情绪。
重要提示：不要遗漏资料。		**所需物品**： 1. 听诊器、血压计、体温表、血糖仪及其他便携式设备。 2. 健康档案。 3. 重点人群健康管理记录表（卡）。 4. 接诊记录表、转诊、会诊记录单。 5. 必要的药品和处置器械。

1.5.3 询问健康状况并进行健康检查以获得健康信息

操作步骤	知识要求	态度要求
1. 询问健康问题 (1) 询问服务对象自上次随访以来一段时间的健康状况，有无新发生的情况。 (2) 当服务对象主诉病痛时，要进一步询问病痛的发生情况、持续时间、发展变化等情况。 2. 进行健康检查 (1) 针对自上次随访以来的健康状况进行系统和有针对性的健康检查。 (2) 需要辅助检查时，要解释辅助检查的目的和意义，征得服务对象的同意。 (3) 有些辅助检查需要服务对象自己付费，更需要说明。 (4) 一些辅助检查必须到服务机构进行，需要服务对象及其家属的理解和支持。 3. 将询问和检查的信息准确记录在健康档案相应位置。	1. 能描述问诊的方法、技巧及注意事项。 2. 能阐述社区常见健康问题。 3. 能叙述常用辅助检查的目的、意义和注意事项。 4. 能解释我国基本医疗保障相关知识。 5. 能演示进行物理检查。	1. 认真负责，态度和蔼可亲、耐心、细致。 2. 语言要通俗易懂，应避免使用服务对象难懂的专业术语。 3. 当服务对象询问和自己不相关的健康问题时，不要推诿或敷衍。 4. 检查时操作要熟练、准确，减少重复。动作要轻柔，尽量避免因检查造成的不适。 5. 检查过程中注意保护服务对象的隐私。 6. 对老年人、行动不便、智障者要热情给予帮助，不应歧视。 7. 在随访对象家里可能光线较暗，注意其对检查结果的影响。
重要提示： 1. 自费检查项目应先与服务对象沟通并征得同意后再实施。 2. 健康档案的信息对判断健康状况和分析病情至关重要，要清楚真实。		**所需物品：**听诊器、血压计、体温表、叩诊锤等物理检查设备、居民健康档案。

1.5.4 填写重点人群健康管理记录表（卡）以完成随访任务

操作步骤	知识要求	态度要求
1. 填写重点人群健康管理记录表（卡）：根据情况选择以下表（卡），详细填写参考各类重点人群健康管理服务指导。重点人群健康管理记录表（卡）如下： 0~6 岁儿童健康管理记录表： 　新生儿家庭访视记录表 　1 岁以内儿童健康检查记录表 　1~2 岁儿童健康检查记录表 　3~6 岁儿童健康检查记录表 孕产妇健康管理记录表： 　第 1 次产前随访服务记录表 　第 2~5 次产前随访服务记录表 　产后访视记录表 　产后 42 天健康检查记录表 预防接种卡 高血压患者随访服务记录表 2 型糖尿病患者随访服务记录表 重性精神疾病患者管理记录表： 　重性精神疾病患者个人信息补充表 　重性精神疾病患者随访服务记录表 2. 填写完毕后，进行检查，修订疑问，填齐内容。 3. 将填写的重点人群健康管理记录表（卡）整理，按规定存放。	1. 能讲出各类重点人群及健康管理服务规范。 2. 能熟练填写各种重点人群健康管理记录表（卡）。 3. 能解释糖尿病、高血压、重性精神疾病的概念。	1. 填写重点人群健康管理记录表（单）时，要有认真负责的态度，不要敷衍草率，应适时解释填写的意义并回答疑问或咨询。 2. 填写各种表格要有极大的耐心和负责的态度，要如实填写，不漏项。 3. 当服务对象同时存在其他健康问题时，要格外引起重视，要进行细致的询问并做出处理。
重要提示： 1. 填写重点人群健康管理记录表（卡）要准确、快速，以便取得服务对象的有效配合。 2. 健康档案中各种记录表（卡）是健康管理的历史资料，对未来诊治疾病和健康判断有重要价值。	**所需物品：**居民健康档案、重点人群健康管理记录表（卡）。

1.5.5 决定是否需要转诊、会诊以便获得及时医疗照顾

操作步骤	知识要求	态度要求
根据服务对象随访情况判断是否需要会诊或转诊： 1. 综合分析病情，确认各项症状的特点和检查结果，进行初步判断。 2. 根据具体情况判断需要会诊时，明确提出需要会诊的问题。 （1）预约会诊医生。 （2）进行会诊，填写会诊记录单。 （3）执行会诊意见，留观或预约复诊时间。 3. 根据具体情况判断需要转诊时 （1）预约接诊医院、科室、接诊医生。 （2）填写双向转诊（转出）单：①初步印象：转诊医生根据患者病情做出的初步判断；②主要现病史：患者转诊时存在的主要临床问题；③主要既往史：患者既往存在的主要疾病史；④治疗经过：经治医生对患者实施的主要诊治措施。 （3）准备转诊资料及随诊医护人员。 （4）选择转诊工具。 （4）做好转诊途中的准备。 （5）安排人员向转诊机构和医生交待病情。	1. 能阐述社区常见健康问题的判断和处理原则。 2. 能熟练填写转诊（转出）单、会诊单等。 3. 能描述常见健康问题的转诊指征。 4. 能讲出特殊病人的转送注意事项。	1. 决定是否需要转诊、会诊时要慎重，不要草率做出转诊决定，要把理由和想法与服务对象沟通，取得其理解和合作。 2. 要认真填写转诊（转出）单、会诊单等，确保不漏项。 3. 要根据病情和病人状况选择转诊医院和交通工具。
重要提示： 1. 转诊、会诊单一定要由接诊医生亲自填写。 2. 在国家没有明确的转诊、会诊指南之前，接诊医生应按照自己的经验和常识判断决定。	**所需物品：**居民健康档案、转诊（转出）单、会诊单。	

1.5.6 整理并存放健康档案以存档备查

操作步骤	知识要求	态度要求
1. 整理健康档案 （1）将辅助检查报告单粘贴在随访记录表。 （2）在服务对象家里或服务机构按照以下顺序整理健康档案： 　审查健全居民健康档案封面，依次放置。 　审查健全个人基本信息表，依次放置。 　审查健全健康体检表，依次放置。 　审查健全重点人群健康管理记录表（卡），依次放置。 　审查健全接诊记录表，依次放置。 　审查健全会诊记录表，依次放置。 　审查健全双向转诊单，依次放置。 （3）叠放整齐。 2. 归还健康档案：由随访医生、助理或护士等将整理好的健康档案交付档案管理人员保存。	1. 能讲出健康档案的内容和排列顺序。 2. 能讲出健康档案包含的表格名称。	1. 将检验报告单按顺序和种类依次排列整齐，粘贴在随访记录表上。 2. 不要轻视整理健康档案工作，做好需要认真和耐心。仔细检查各项检查结果标注是否明确。 3. 所有检查报告单粘贴完毕后要整洁美观。 4. 入户随访时要适时提供个体化的健康教育。 5. 要仔细检查健康档案资料，确保完整齐全。
重要提示： 1. 注意不要只带随访表，一定要带完整的健康档案。 2. 不要将任何资料遗留在随访对象家里。 3. 整理规范健康档案不仅能反映对随访对象的责任感，也能反映工作人员的敬业态度。		**所需物品：**居民健康档案、辅助检查报告单、胶水或糨糊。

（卜保鹏　黎采青）

2　健康教育

【服务概要】　对辖区内居民普及健康素养基本知识和技能，配合有关部门开展公民健康素养促进行动。开展合理膳食、控制体重、适当运动、心理平衡、改善睡眠、限盐、戒烟、限酒、控制药物依赖等健康生活方式和可干预危险因素的健康教育；开展高血压、糖尿病、冠心病、哮喘、乳腺癌、宫颈癌、结核病、肝炎、艾滋病、流感、手足口病、狂犬病、布氏杆菌病等重点疾病健康教育；开展食品卫生、突发公共卫生事件、职业卫生、放射卫生、环境卫生、饮水卫生、戒毒、计划生育等公共卫生问题健康教育；开展应对突发公共卫生事件应急处置、防灾减灾、家庭急救等健康教育；宣传普及医疗卫生法律法规及相关政策。

【服务流程】

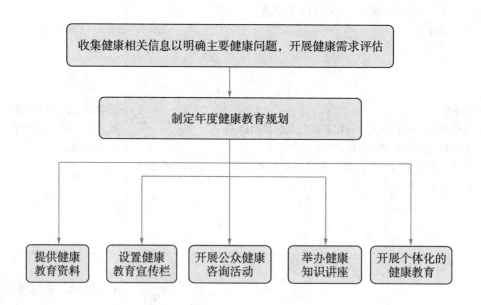

2.1　提供健康教育资料

【服务概要】　根据健康教育的核心信息制作健康教育资料，适时发放印刷资料，定期播放音像资料。

【服务流程】

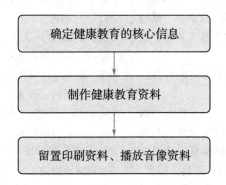

健康教育

【操作说明】

2.1.1 提出当地常见病、多发病以确定健康教育的核心信息

健康教育

操作步骤	知识要求	态度要求
1. 明确本辖区内的常见病、多发病、季节性多发病等以确定健康教育的内容。 （1）大多数地区常见病为高血压、糖尿病、冠心病、哮喘、乳腺癌、宫颈癌、结核病、肝炎等。季节性多发病为流感、腹泻等。 （2）结合本地常见病确定健康教育资料的内容。 2. 根据《中国公民健康素养——基本知识与技能（试行）》确定健康教育的具体内容，如合理膳食、控制体重、适当运动、心理平衡、改善睡眠、限盐、控烟、限酒、控制药物依赖、戒毒等健康生活方式和可干预危险因素。 3. 将食品安全、职业卫生、放射卫生、环境卫生、饮水卫生、计划生育、学校卫生等公共卫生问题相关知识作为健康教育的内容。 4. 开展应对突发公共卫生事件应急处置、防灾减灾、家庭急救等方面的健康教育。 5. 宣传医疗卫生法律、法规及相关政策。	1. 能陈述《中国公民健康素养——基本知识与技能（试行）》的内容。 2. 能讲出高血压、糖尿病、冠心病、哮喘、乳腺癌、宫颈癌、结核病、肝炎、艾滋病、流感、手足口病、狂犬病、布氏杆菌病等重点疾病防治措施。 3. 知道合理膳食、控制体重、适当运动、心理平衡、改善睡眠、限盐、控烟、限酒、控制药物依赖、戒毒等健康生活方式和可干预危险因素的相关知识。	1. 要正确认识健康教育在疾病防治工作中的积极作用。 2. 工作要积极主动，不敷衍了事。
重要提示： 1. 至少确定12种健康教育内容。 2. 确定健康教育内容时应考虑当地居民的信仰和风俗。		**所需物品：**居民健康档案、《中国公民健康素养——基本知识与技能（试行）》单行本。

2.1.2 确定健康教育资料的载体方式以制作健康教育资料

操作步骤	知识要求	态度要求
1. 确定载体方式：根据确定的健康教育资料的内容，结合文字数量、内容繁简、居民接受的难易度等因素合理确定资料的载体方式： （1）健康教育折页。 （2）健康教育处方。 （3）健康教育手册。 （4）音像资料（录像带、VCD、DVD）。 2. 确定制作单位 （1）可以委托县区级疾控中心制作。 （2）可以委托其他机构，如印刷厂、广告公司等单位制作。 3. 制作要求 （1）相关影音资料可以直接到市场上购买或从网上下载。 （2）根据辖区内居民数量确定印刷资料总制作量。 （3）疾病的信息应偏重于预防、早期症状描述等，通常不需涉及太多的治疗内容。 （4）健康教育印刷资料的内容应不少于12种，音像资料的内容不少于6种。	1. 知道高血压、糖尿病、冠心病、哮喘、乳腺癌、宫颈癌、结核病、肝炎、艾滋病、流感、手足口病、狂犬病、布氏杆菌病等重点疾病防治知识。 2. 能陈述美学基本知识。 3. 能通过互联网获取健康教育资料。	1. 要正确认识健康教育在疾病防治工作中的作用。 2. 重视印刷资料的精美、影音资料的生动对社区居民的吸引力。 3. 针对突发性、季节性疾病，需要及时制作相关内容的资料，此时健康教育的效果会更好。
重要提示： 1. 资料内容务必通俗易懂。 2. 印刷资料和音像资料应有中医药防治疾病的内容。		**所需物品：**计算机等互联网接入设备。

健康教育

2.1.3 传播健康教育信息以方便居民获得健康知识

操作步骤	知识要求	态度要求
1. 通常将健康教育处方置于诊室，以便接诊医师及时提供个性化健康教育服务。 2. 将健康教育折页、健康教育手册等印刷资料摆放到候诊区、咨询台、取药处等以方便居民取用。 3. 在候诊区、观察室、健康教育室等处定时播放或宣传活动现场适时播放音像资料。	1. 知道高血压、糖尿病、冠心病、哮喘、乳腺癌、宫颈癌、结核病、肝炎、艾滋病、流感、手足口病、狂犬病、布氏杆菌病等重点疾病防治知识。 2. 能进行影音设备的播放操作。	1. 要正确认识健康教育在疾病防治工作中的作用。 2. 要鼓励居民获取健康教育处方、健康教育折页、健康教育手册等印刷资料，对针对以上健康教育材料提出的问题要耐心细致的回答。不能出现"上面都写着，回去慢慢看"等不耐烦的语言。 3. 当居民提出复制音像资料时，应积极配合。
重要提示： 1. 印刷资料摆放要整齐、美观，注意防尘、防水。 2. 印刷资料要定期补充或更换，确保居民及时获取。		**所需物品：** 1. 影音播放设备、音像资料（录像带、VCD、DVD）。 2. 印刷资料：健康教育折页、健康教育处方、健康教育手册。

健康教育

2.2 设置健康教育宣传栏

【服务概要】 根据健康教育的核心信息制作健康教育宣传栏，设置在户外、健康教育室、候诊室、输液室或收费大厅的明显位置，宣传栏中心位置距地面高 1.5~1.6 米。每个机构每 2 个月至少更换 1 次健康教育宣传栏内容。

【服务流程】

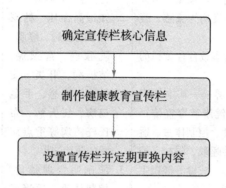

【操作说明】

2.2.1 确定健康教育核心信息以明确健康教育宣传栏的内容

操作步骤	知识要求	态度要求
1. 明确本辖区内的常见病、多发病、季节性多发病等以确定健康教育的内容。 （1）大多数地区常见病为高血压、糖尿病、冠心病、哮喘、乳腺癌、宫颈癌、结核病、肝炎等；季节性多发病为流感、腹泻等。 （2）结合本地常见病确定健康教育宣传栏的内容。 2. 根据《中国公民健康素养——基本知识与技能（试行）》确定健康教育宣传栏的具体内容，如合理膳食、控制体重、适当运动、心理平衡、改善睡眠、限盐、控烟、限酒、控制药物依赖、戒毒等健康生活方式和可干预危险因素。 3. 食品安全、职业卫生、放射卫生、环境卫生、饮水卫生、计划生育、学校卫生等公共卫生问题相关知识。 4. 开展应对突发公共卫生事件应急处置、防灾减灾、家庭急救等方面的健康教育。 5. 医疗卫生法律、法规及相关政策。 6. 乡镇卫生院和社区卫生服务中心至少确定12种健康教育内容。 7. 村卫生室和社区卫生服务站至少确定6种健康教育内容。	1. 能陈述《中国公民健康素养——基本知识与技能（试行）》的内容。 2. 知道高血压、糖尿病、冠心病、哮喘、乳腺癌、宫颈癌、结核病、肝炎、艾滋病、流感、手足口病、狂犬病、布氏杆菌病等重点疾病的防治知识。 3. 能阐明合理膳食、控制体重、适当运动、心理平衡、改善睡眠、限盐、控烟、限酒、控制药物依赖、戒毒等健康生活方式和可干预危险因素与健康的相关性。	1. 要正确认识健康教育在疾病防治工作中的积极作用。 2. 工作要积极主动，不敷衍了事。
重要提示： 1. 资料内容务必通俗易懂。 2. 疾病的信息应偏重于预防、早期症状描述等，通常不需涉及太多的治疗内容。 3. 不能出现政治错误、违反民族政策等的内容。		**所需物品：**居民健康档案、《中国公民健康素养——基本知识与技能（试行）》单行本。

健康教育

2.2.2 选择载体方式以制作健康教育宣传栏

操作步骤	知识要求	态度要求
1. 确定载体方式：根据确定的健康教育资料的内容，结合文字数量、内容繁简、居民接受的难易度等因素合理确定资料的载体方式。 （1）喷塑板：成本较高，适合直接固定到室内墙面或室外的玻璃橱窗。 （2）较厚的彩纸：成本较低，适合固定到室外的玻璃橱窗。 （3）适用的其他材质。 2. 确定制作单位 （1）可以委托县区级疾控中心制作。 （2）可以委托其他机构，如印刷厂、广告公司等单位制作。 3. 制作要求 （1）村卫生室和社区卫生服务站年制作量不少于6块，社区卫生服务中心和乡镇卫生院不少于12块。 （2）每块宣传栏的面积≥2m²。	1. 知道高血压、糖尿病、冠心病、哮喘、乳腺癌、宫颈癌、结核病、肝炎、艾滋病、流感、手足口病、狂犬病、布氏杆菌病等重点疾病防治知识。 2. 能陈述美学基本知识。 3. 能通过互联网获取健康教育资料。	1. 要正确认识健康教育在疾病防治工作中的作用。 2. 重视图片资料的精美对社区居民的吸引力。 3. 针对突发性、季节性疾病，需要及时制作相关内容的宣传栏，此时健康教育的效果会更好。
重要提示： 1. 一个年度内需要的宣传栏尽量集中制作以降低成本，提高效率。 2. 宣传栏内容尽量通俗易懂，版面精美、形象生动。 3. 宣传栏的内容应有中医药防治疾病的内容。		**所需物品：**计算机等互联网接入设备。

健康教育

2.2.3 设置并更换健康教育宣传栏以方便居民获取健康知识

操作步骤	知识要求	态度要求
1. 宣传栏一般设置在机构的户外、健康教育室、候诊室、输液室或收费大厅的明显位置。有2块以上宣传栏时要兼顾室内外。 2. 设置宣传栏时，中心位置距地面高1.5~1.6m。 3. 乡镇卫生院和社区卫生服务中心设置宣传栏不少于2个，村卫生室和社区卫生服务站设置宣传栏不少于1个。 4. 每2个月至少更换1次宣传栏的内容。 5. 针对突发性、季节性疾病，需要及时设置相关内容的宣传栏。	1. 知道高血压、糖尿病、冠心病、哮喘、乳腺癌、宫颈癌、结核病、肝炎、艾滋病、流感、手足口病、狂犬病、布氏杆菌病等重点疾病防治知识。 2. 能陈述美学基本知识。 3. 能阐明合理膳食、控制体重、适当运动、心理平衡、改善睡眠、限盐、控烟、限酒、控制药物依赖、戒毒等健康生活方式和可干预危险因素。 4. 能讲出《中国公民健康素养——基本知识与技能（试行）》。 5. 能陈述食品安全、职业卫生、放射卫生、环境卫生、饮水卫生、计划生育、学校卫生等公共卫生问题相关知识。 6. 能简述突发公共卫生事件应急处置、防灾减灾、家庭急救等基本知识。 7. 能叙述相关医疗卫生法律法规及相关政策。	1. 要正确认识健康教育在疾病防治工作中的积极作用。 2. 重视宣传栏的色彩、形象对社区居民的吸引力。 3. 设置宣传栏时，应注意整齐、美观，不要倾斜，影响阅读。 4. 宣传栏要及时更新。
重要提示： 1. 户外宣传栏应有防雨设施（如玻璃窗、防雨棚）。 2. 户外宣传栏要固定牢固。		**所需物品：** 1. 健康教育宣传栏。 2. 固定材料：橱窗、图钉、胶带等。

2.3　开展公众健康咨询活动

【**服务概要**】　乡镇卫生院、社区卫生服务中心利用各种健康主题日或针对辖区重点健康问题，开展健康咨询活动，并发放宣传资料。每个乡镇卫生院、社区卫生服务中心每年至少开展 9 次公众健康咨询活动。

【**服务流程**】

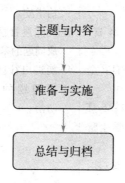

【操作说明】

2.3.1 确定公众健康咨询活动的主题与内容以准备咨询活动资料

操作步骤	知识要求	态度要求
1. 可利用当月健康主题日确定本次活动的主题和内容，可参考： （1）1 月 5 日：全球强化免疫日；1 月最后一个周日：国际麻风日。 （2）2 月 4 日：国际抗癌日。 （3）3 月 21 日：世界睡眠日；3 月 24 日：世界结核病防治日。 （4）4 月 7 日：世界卫生日；4 月 25 日：全国预防接种宣传日。 （5）5 月 15 日：全国碘缺乏病宣传日；5 月 20 日：中国母乳喂养日、全国学生营养日。 （6）6 月 6 日：全国爱眼日；6 月 26 日：国际禁毒日。 （7）7 月暂无推荐主题日。 （8）8 月暂无推荐主题日。 （9）每年 9 月最后一个周日：世界心脏日。 （10）10 月 8 日：全国高血压日；10 月 10 日：世界精神卫生日。 （11）11 月 14 日：世界糖尿病日；11 月第 3 周周三：世界慢阻肺日。 （12）12 月 1 日：世界艾滋病日；12 月 3 日：世界残疾人日。 2. 也可以根据当月辖区内重点健康问题确定主题和内容。	1. 能讲出全年健康主题日。 2. 知道健康主题日所涉及的有关疾病防治措施。 3. 能陈述社区常见健康问题的基本知识。 4. 能讲出社区常见健康问题的中医药防治。	1. 认真准备与主题日相关的内容资料。 2. 注意要符合国家、地方卫生行政部门在相应主题日的活动主题。
重要提示： 1. 该项目对卫生室和社区卫生服务站不做要求。 2. 乡镇卫生院、社区卫生服务中心举办该项活动每年不少于 9 次。		**所需物品：**相关的健康教育宣传资料。

2.3.2 准备并实施公众健康咨询活动以提高居民健康知识知晓率

操作步骤	知识要求	态度要求
1. 准备活动资料 （1）根据主题内容印制宣传资料。份数按辖区目标人群估计。 （2）必要的桌、椅、影音设备、广告气球、交通工具、饮用水等。 2. 协调活动场地：与街道办事处、乡（镇）政府联系，选择开阔、交通便利、人口聚集的场地，说明意图，取得支持与配合。 3. 发放活动通知 （1）农村地区可通过村委会广播或小广告方式使更多的村民知晓。 （2）城市社区宜通过居委会告知居民。 （3）提前3~7天通知居民。 4. 组织目标人群 （1）确定目标人群：根据主题和内容确立目标人群，通常为患者、高危人群、患者家属等。 （2）通知目标人群：通过电话、短信或由村卫生室及社区卫生服务站通知目标人群。 5. 活动实施 （1）目标人群多为老年人时，应准备座椅。 （2）争取派出所片警协助维持现场秩序。 （3）活动中应有中医师参加。	1. 知道健康主题日所涉及的有关疾病防治知识。 2. 能陈述社区常见健康问题的基本知识。 3. 能讲出社区常见健康问题的中医药防治。	1. 对社区居民提出的问题要耐心细致地解释。 2. 活动时间要足够（通常不少于3小时）。 3. 遇到不能完整或及时解答的问题时应诚实、不回避，应介绍居民到更专业的机构去了解，或留下居民联系方式，待以后再告知。
重要提示：参加人数较多时，应注意维持秩序，确保不发生安全事故。		**所需物品**： 1. 照相机、桌、椅、影音设备、广告气球、交通工具、饮用水等。 2. 印制宣传资料、图片资料、签到表。

2.3.3 填写公众健康咨询活动记录以留存活动资料

操作步骤	知识要求	态度要求
1. 填写健康教育活动记录表 （1）活动形式：公众健康咨询活动。 （2）活动主题：当日主题。 （3）组织者：组织者姓名。 （4）接受健康教育人员类别：填写主要参加者的类别，如老年人为主、儿童为主、孕产妇为主等。 （5）接受健康教育人数：填写大约数。 （6）健康教育资料发放的种类及数量：分类并按实际数量填写。 （7）活动内容：如实填写。 （8）活动总结评价：着重填写感受较深的经验和教训。 2. 资料归档：本次活动资料（如印刷材料、图片材料、电子资料、签到表、活动记录表）应于当日及时归档。电子资料要在活动记录表上注明存放的路径。	能熟练填写健康教育活动记录表。·	1. 及时填写活动总结，避免遗漏即时的感受。 2. 健康教育活动记录表尽可能当日填写，并要求相关人员签字。
重要提示： 要特别重视电子资料的保存，最好备份。		**所需物品：** 健康教育活动记录表（附件 12）、书面材料、印刷材料、图片材料、影音材料、电子资料、签到表。

2.4 举办健康知识讲座

【服务概要】 基层医疗卫生机构定期举办健康知识讲座，引导居民了解、学习、掌握健康知识及必要的健康技能，促进辖区内居民的身心健康。每个乡镇卫生院和社区卫生服务中心每月至少举办 1 次健康知识讲座，村卫生室和社区卫生服务站每两个月至少举办 1 次健康知识讲座。

【服务流程】

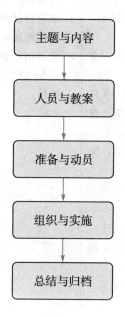

【操作说明】

2.4.1　确定健康知识讲座主题以便准备相关内容

操作步骤	知识要求	态度要求
1. 可利用当月健康主题日确定讲座的主题，可参考： （1）1 月 5 日：全球强化免疫日；最后一个周日：国际麻风日。 （2）2 月 4 日：国际抗癌日。 （3）3 月 21 日：世界睡眠日；3 月 24 日：世界结核病防治日。 （4）4 月 7 日：世界卫生日；4 月 25 日：全国预防接种宣传日。 （5）5 月 15 日：全国碘缺乏病宣传日；5 月 20 日：中国母乳喂养日、全国学生营养日。 （6）6 月 6 日：全国爱眼日；6 月 26 日：国际禁毒日。 （7）7 月暂无推荐主题日。 （8）8 月暂无推荐主题日。 （9）每年 9 月最后一个周日：世界心脏日。 （10）10 月 8 日：全国高血压日；10 月 10 日：世界精神卫生日。 （11）11 月 14 日：世界糖尿病日；11 月第 3 周周三：世界慢阻肺日。 （12）12 月 1 日：世界艾滋病日；12 月 3 日：世界残疾人日。 2. 可以根据当月辖区内重点健康问题确定主题和内容。	1. 能讲出全年健康主题日。 2. 知道健康主题日所涉及的有关疾病防治知识。 3. 知道社区常见健康问题的基本知识。 4. 能讲出社区常见健康问题的中医药防治。	1. 认真准备和主题日相关的内容资料。 2. 注意要符合国家、地方卫生行政部门在相应主题日的活动主题。
重要提示： 1. 乡镇卫生院和社区卫生服务中心每月至少举办 1 次健康知识讲座。 2. 村卫生室和社区卫生服务站每两个月至少举办 1 次健康知识讲座。		**所需物品：**相关的健康教育宣传资料。

2.4.2 确定主讲人员并准备相关资料以生成讲座教案

操作步骤	知识要求	态度要求
1. 明确受众对象：结合讲座主题，明确参加本次讲座的听众群体是社区一般居民、某些高危人群或疾病患者、老年人、幼儿家长、孕产妇等。 2. 确定主讲教师 （1）选择本机构年资高，表达能力强，对讲座内容熟悉的临床医生作为主讲人员。 （2）也可以聘请其他机构的专家作为主讲教师。 3. 确定讲座内容 （1）根据主题和受众对象确定健康教育讲座内容。 （2）内容宜通俗易懂，重点突出。 （3）信息量不要过大，要有讲课时间和互动时间。 4. 准备讲座教案 （1）首选 PPT 文档的教案模式。 （2）没有投影等设备时应有完整系统的文字讲稿。 （3）讲座基本提纲和重点内容要有复印资料以备部分受众对象索取。	1. 知道健康主题日所涉及的有关疾病防治知识。 2. 知道社区常见健康问题的基本知识。 3. 能叙述组织健康知识讲座的程序和方法。 4. 能讲出举办健康知识讲座的注意事项。	1. 教案准备要认真、细致、充分。 2. 讲座内容要观点鲜明，有依据，不能有学术争论的内容。
重要提示： 举办大型健康知识讲座时注意消防安全并防止发生踩踏事故。		**所需物品：** 相关的健康教育宣传资料。

2.4.3 落实场地设备并发放通知以准备实施健康知识讲座

操作步骤	知识要求	态度要求
1. 落实场地 （1）社区卫生服务中心和乡镇卫生院应首选本机构的健康教育室。 （2）村卫生室和社区卫生服务站可选择村委会或居委会的活动室。 （3）参加人员较多时，可借用或租用其他单位的场地。 2. 准备设备 （1）投影仪、音响设备要提前试用。 （2）受众对象不是很多时，可以适当准备饮水、水果等。 （3）对场地进行简单布置，包括悬挂条幅、张贴标语等，营造讲座气氛。 3. 发放通知 （1）农村地区可通过村委会广播或小广告方式使更多的村民知晓。 （2）城市社区宜通过居委会告知居民。 （3）提前 3~7 天通知居民。 （4）通知要特别强调讲座的时间、地点、讲授人，应告知咨询电话以便获得反馈信息。 4. 准备签到表和问卷 （1）健康知识讲座应让受众对象签到，尽可能留下联系方式，以方便进行效果评价。 （2）准备问卷，以便在讲座结束后及时进行问卷调查。	1. 知道健康主题日所涉及的有关疾病防治知识。 2. 知道社区常见健康问题的基本知识。 3. 能讲出社区常见健康问题的中医药防治。	1. 准备工作要认真细致。 2. 借用或租用讲座场地时要强调讲座活动的公益性。 3. 接受电话咨询时，要耐心细致。
重要提示： 1. 一定要按预先通知的时间、地点、内容完成健康知识讲座活动，不要轻易变更。 2. 问卷设计要简单，以选择题、判断题为主。 3. 认真细致的准备工作可以有效地提高讲座效果。		**所需物品：** 健康教育室、教案、图片材料、电子资料、签到表、问卷、投影仪、音响等设备。

2.4.4 实施健康知识讲座以传播健康知识

操作步骤	知识要求	态度要求
1. 引导参加人员签到 （1）引导参加人员签到并留下联系方式。 （2）人员较多时，组织大家有序落座。 （3）人员较少时，鼓励坐到距离讲授者更近的地方。 2. 实施讲座 （1）组织者要介绍本次讲座的主题和主讲者的学术专长等信息。 （2）主讲者要首先介绍本次讲座的大体安排，包括总体时间、中间休息时间、在什么时间提问、以什么方式提问等。 （3）讲座时间一般不要超过 2 小时。 （4）中间要有休息时间，约 15 分钟。 3. 互动与问卷 （1）互动时间应不少于 15 分钟。 （2）问卷要根据时间灵活安排，不苛求。 （3）有条件时，对完成问卷的受众对象赠送小礼品。 4. 复原场地 （1）清洁场地。 （2）对座椅、投影仪、音响等设备进行复原。	1. 知道健康主题日所涉及的有关疾病防治知识。 2. 知道社区常见健康问题的基本知识。 3. 能讲出社区常见健康问题的中医药防治。	1. 把握好互动时间、节奏、方向，紧扣主题内容。 2. 对于与主题不相关提问，首先要予以尊重，可以安排在讲座结束后解答。 3. 组织者对举办健康知识讲座的各个环节应了如指掌，事无巨细，都应亲自检查核实。 4. 以高度负责的精神防范各种安全责任事故的发生。
重要提示： 1. 特别注意鼓励和尊重每一位提问者，不管问题是否切合主题，都不能嘲笑，更不能讽刺挖苦。 2. 组织者不能在讲座开始后就离开，要注意随时处理突发问题，维持讲座秩序。		**所需物品：**健康教育室、教案、图片材料、电子资料、签到表、问卷、投影仪、音响等设备。

2.4.5 填写健康知识讲座活动记录以留存活动资料

操作步骤	知识要求	态度要求
1. 填写健康教育活动记录表 （1）活动形式：健康知识讲座。 （2）活动主题：当次主题。 （3）组织者：组织者姓名。 （4）接受健康教育人员类别：填写主要参加者的类别，如老年人为主、儿童为主、孕产妇为主等。 （5）接受健康教育人数：填写准确数。 （6）健康教育资料发放的种类及数量：分类并按实际数量填写。 （7）活动内容：如实填写。 （8）活动总结评价：着重填写感受较深的经验和教训。 2. 资料归档：本次活动资料（如印刷材料、图片材料、电子资料、签到表、活动记录表）应于当日及时归档，电子资料要在活动记录表上注明存放路径。	1. 知道健康主题日所涉及的有关疾病防治知识。 2. 知道社区常见健康问题的基本知识。 3. 能熟练填写健康教育活动记录表。	1. 及时填写活动总结，否则容易遗漏即时的感受。 2. 健康教育活动记录表尽可能当日填写，并要求相关人员签字。
重要提示：要特别重视电子资料的保存，并注意备份。	**所需物品：** 1. 健康教育活动记录表。 2. 其他资料，如书面材料、印刷材料、图片材料、音像材料、电子课件、签到表。	

2.5　开展个体化健康教育

【**服务概要**】　乡镇卫生院、村卫生室和社区卫生服务中心（站）的医务人员在提供门诊医疗、上门访视等医疗卫生服务时，要开展有针对性的个体化健康知识和健康技能的教育。

【**服务流程**】

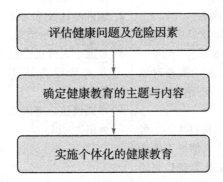

【操作说明】

2.5.1 评估服务对象健康问题以确定健康教育的主题

操作步骤	知识要求	态度要求
1. 明确服务对象现有健康问题：询问服务对象的主要健康问题，即本次到机构寻求服务的主要目的是什么？ 2. 是否存在慢性活动性疾病问题 （1）服务对象是否存在慢性疾病？ （2）服务对象的慢性疾病和本次寻求服务的健康问题是否有直接的关系？ 3. 存在哪些健康危险因素：结合服务对象的健康档案资料和现场询问评估存在哪些健康危险因素。 4. 评估服务对象的就医、遵医行为：了解服务对象的健康信念，什么情况下选择寻求医生的帮助以及对医生处置措施的执行力如何。	1. 能陈述《中国公民健康素养——基本知识与技能（试行）》的内容。 2. 能讲出社区常见健康问题的防治措施。 3. 知道个人健康生活方式与行为基本知识。 4. 知道就医、遵医行为相关知识。	评估应耐心、细致、全面的分析，体现高度负责的态度。
重要提示： 1. 注意耐心倾听服务对象的陈述，不要轻易打断。 2. 注意多使用开放式提问。		**所需物品：**居民健康档案、辅助检查报告单。

2.5.2 确定健康教育内容以准备进行个体化健康教育

操作步骤	知识要求	态度要求
根据评估结果确定健康教育内容： 1. 本次健康问题的有关知识。 2. 慢性活动性问题的相关知识以及与本次健康问题的关系。 3. 服务对象存在的危险因素及干预措施。 4. 改善服务对象就医、遵医行为的知识。	1. 能陈述《中国公民健康素养——基本知识与技能（试行）》的内容。 2. 能讲出社区常见健康问题的防治措施。 3. 知道个人健康生活方式与行为基本知识。 4. 知道就医、遵医行为相关知识。	准备应耐心、细致、全面，体现高度负责的态度。
重要提示：健康教育的内容要具体，针对性和可执行性强。		**所需物品**：居民健康档案、辅助检查报告单。

2.5.3 实施个体化的健康教育以干预服务对象生活方式与行为

操作步骤	知识要求	态度要求
1. 介绍本次健康问题的有关知识。 2. 介绍服务对象存在的慢性活动性问题的相关知识以及和本次健康问题的关系。 3. 告知服务对象存在的危险因素及干预措施。 4. 改善病人的就医、遵医行为 （1）告知服务对象在什么情况下应该就医、什么情况下可不就医、什么情况下应该到什么机构就医等，以避免服务对象对医疗服务的不必要利用，减少浪费，也避免因不及时就医而延误病情。 （2）告知服务对象按要求服药、按预约复诊、执行推荐的预防措施等。 5. 需要时，讲解、演示自我保健技能。 6. 给予适当的健康教育处方 （1）现患问题的健康教育处方。 （2）慢性活动性问题的健康教育处方。	1. 能陈述《中国公民健康素养——基本知识与技能（试行）》的内容。 2. 能讲出社区常见健康问题的防治措施。 3. 能解释健康传播理论与方法。 4. 知道个人健康生活方式与行为的基本知识。 5. 知道就医、遵医行为相关知识。	1. 工作态度要耐心、细致。 2. 在服务对象复述重要内容和演练重要技能时，要多用鼓励性语言。 3. 对服务对象提出的问题要热情回答。 4. 没有标准的健康教育处方时，责任医生将重要的健康教育内容写在处方上交给服务对象。
重要提示： 1. 对特别重要的内容要求服务对象能够复述。 2. 对自我保健技能要求服务对象进行演练。		**所需物品：**居民健康档案、健康教育处方。

（卜保鹏　黎采青）

3 预防接种

【服务概要】 贯彻落实《传染病防治法》、《预防接种工作规范》、《疫苗流通和预防接种管理条例》、《全国疑似预防接种异常反应监测方案》的相关要求，按照《国家基本公共卫生服务规范》（2011 年版），合理组织预防接种服务所需人、财、物、技术、信息等资源，确保预防接种安全，及时妥善处置预防接种反应，随时收集整理相关信息资料，确保预防接种工作连续性。

【服务流程】

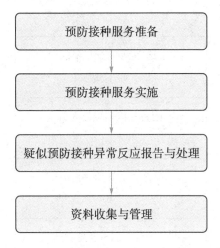

预防接种

3.1 预防接种服务准备

【服务概要】 根据预防接种工作需要，选择预防接种门诊、临时接种点或采取入户接种等适当的服务形式，准备充足的疫苗、药品和器材，组织、培训有资质的预防接种人员和临床急救力量，针对目标人群开展常规免疫、强化免疫或应急接种以及查漏补种等服务。各基层预防接种单位必须按照《预防接种工作规范》、《疫苗流通和预防接种管理条例》、《传染病防治法》的要求做好预防接种服务前的各项准备工作。

【服务流程】

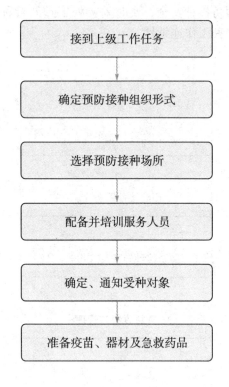

接到上级工作任务

确定预防接种组织形式

选择预防接种场所

配备并培训服务人员

确定、通知受种对象

准备疫苗、器材及急救药品

预防接种

【操作说明】

3.1.1　明确工作需求以确定预防接种组织形式

操作步骤	知识要求	态度要求
1. 按国家免疫规划疫苗免疫程序（附件 13）为 0~6 周岁适龄人群提供常规接种服务。 2. 在特定范围和时间内，针对可能受某种传染病感染的特定人群，有组织地集中实施群体性预防接种。 （1）根据传染病控制需要，开展麻疹、脊髓灰质炎等疫苗的强化免疫接种活动。 （2）当传染病流行开始或有流行趋势时，为控制疫情蔓延，对易感染人群开展应急接种。 3. 对上述预防接种活动期间符合接种要求，但由于各种原因未能及时接种的适龄人群提供查漏补种服务。	1. 能叙述国家免疫规划疫苗免疫程序及适龄人群。 2. 能叙述常规免疫、强化免疫、应急接种以及查漏补种等预防接种服务的组织形式及相关要求。 3. 能叙述预防接种门诊服务周期的相关要求。 4. 能叙述各类疫苗储存条件和接种方式。	1. 根据本地实际情况，合理确定预防接种周期，是提高并维持高水平接种率的有效手段。开展预防接种服务，接种周期越短，频次越多，越能为适龄人群提供更多的接种机会，也会直接影响接种及时率。 2. 儿童免疫程序是卫生部、各省市卫生厅根据传染病疫情、人群易感水平及感染机会等情况确定并增减的。基层预防接种人员要按照上级要求的免疫程序开展工作，不得自行调整，以免对传染病防控工作产生严重影响。
重要提示： 1. 所有预防接种单位必须由县级卫生行政部门指定，并明确责任区域。所有预防接种服务都应在上级卫生行政部门指定的辖区内开展。 2. 任何单位或者个人不得擅自进行群体性预防接种。 3. "城镇日接种，农村周接种"及"查漏补种常态化"是保证疫苗高接种率和高及时率的有效手段。 4. 预防接种日期要固定，应选在大多数群众方便的时间。 5. 实施群体性接种必须按照上级卫生行政部门制定的实施方案执行。 6. 强化免疫不能代替常规免疫。		**所需物品：** 1. 县级卫生行政部门确定预防接种单位服务形式、服务周期的文件。 2. 国家免疫规划疫苗免疫程序或省级制定的具体要求。 3. 县级以上卫生行政部门制定的实施群体性接种的文件或方案。

预防接种

3.1.2 选择预防接种场所以开展预防接种服务

操作步骤	知识要求	态度要求
1. 人口密集、服务半径小、交通便利的地区，通常选在乡级预防接种门诊，在固定时间集中实施定点接种，以完成常规接种、群体性接种、应急接种、强化免疫、查漏补种等任务。 2. 服务半径较大、交通不便的地区，可设置村级接种点。选择负责任的村医，对本村或邻近的村，在固定时间，集中开展预防接种服务。 3. 边远山区、海岛、牧区等交通不便的地区，可采取入户方式，在应种儿童家里开展常规接种、应急接种、强化免疫等接种服务。 4. 设有产科的各级各类医疗卫生机构按照"谁接生，谁接种"的原则，承担新生儿乙肝疫苗第一针和卡介苗的预防接种服务。 5. 开展群体性接种、应急接种、强化免疫等接种服务，可在医院、学校或厂矿企业设置临时接种点。	1. 能叙述预防接种门诊用房、设备及人员的相关要求。 2. 能叙述临时接种场所设置的相关要求。 3. 能叙述预防接种场所清洁消毒的相关要求。 4. 能叙述预防接种场所需要公示的内容。 5. 能叙述入户接种相关要求。 6. 能叙述疫苗保护的疾病名称及疫苗效果。	1. 良好的接种环境是实施预防接种服务的重要组成部分。接种场所宽敞清洁、光线明亮、空气流通，不仅能为工作提供便利，也可以舒缓大家的心情，便于减轻接种、受种双方的心理压力。 2. 预防接种门诊外设立醒目的预防接种标志，可以方便群众发现；提供休息、等候的设施，可以保障接种秩序的组织管理；接种场所及接种器具经常清洁与消毒，可以确保减少医源性疾病的传播；在各接种室/台分别设置醒目的疫苗标牌，可以提醒受种者，避免由于忙乱导致错种、重种和漏种等情况发生。 3. 在集贸市场、城乡结合部、市郊这些流动人口相对集中的地方设立临时接种网点，适度增加接种门诊开放频率和服务时间，可以有效加强对相应人群的管理，还可以切实提高疫苗的接种率，减少免疫空白。 4. 开展预防接种，后勤保障很重要。临时接种或入户接种，要配备急救设施和医疗救治人员，有条件的要配备冷藏车、救护车，保障疫苗和注射器的补充运输，及时对可能出现的疑似预防接种异常反应病例实施医疗救治。
重要提示： 1. 开展预防接种的服务场所外必须设立醒目的标志。 2. 开展群体性接种活动的场所必须保证人员组织有序，实施接种的场所空间足够大，防止过度拥挤导致恶性伤害事件。 3. 在医院内开展预防接种服务要注意避免交叉感染。 4. 接种前做好疫苗告知非常重要。		**所需物品：** 1. 预防接种门诊：接种台、房间标牌、疫苗名称标牌、冷链设备（冰箱、冷藏包、足够数量的冰排）、接种器材、急救药品、体检器材、取暖降温设备、消毒设备、宣传教育设备，实行信息化管理的接种单位须配备计算机、打印机等网络设备。 2. 临时接种点：冷藏包、冰排；疫苗运输车、救护车；急救药品、接种盘、接种器材；预诊体检器材、公示材料牌。 3. 入户接种：冷藏包、冰排；急救药品、接种盘、接种器材、预诊体检器材。

3.1.3　配备并培训预防接种服务人员以确保预防接种服务规范正确

操作步骤	知识要求	态度要求
1. 根据预防接种服务需要，配备足够的预防接种组织管理人员、预检登记人员、预防接种人员、临床急救人员、后勤保障人员等。 2. 实施培训 （1）培训国家免疫规划疫苗免疫程序和常规接种相关内容。 （2）培训开展群体性预防接种服务的相关文件及技术要求。 （3）培训制定疫苗需求计划、查验接收、储存运输、分发领取等管理方法。 （4）培训冷链管理方法及技术要求。 （5）培训预防接种健康教育与宣传的程序及方式。 （6）培训接种场所及人员清洁与消毒的技术要求。 （7）培训预防接种预检登记、安全注射、留观等基本操作技能与相关要求。 （8）培训疑似预防接种异常反应急救技能。 （9）培训疑似预防接种异常反应监测与处理相关内容。 （10）培训预防接种数据、信息资料上报以及档案管理的相关要求与技能。 （11）培训疫情监测和应对媒体的原则和要求。 3. 对培训效果进行评价。 4. 培训资料整理后归档。	1. 能叙述国家免疫规划疫苗免疫程序和常规接种相关内容。 2. 能说出群体性预防接种技术要求。 3. 能叙述制定疫苗需求计划、查验接收、储存运输、分发领取等相关工作程序。 4. 能叙述冷链管理方法及技术要求。 5. 能叙述 3 种预防接种健康教育与宣传的程序及手段。 6. 能演示接种场所及人员清洁与消毒的技术要求。 7. 能演示预防接种预检登记、安全注射、留观等基本操作技能与要求。 8. 能简单描述几种疑似预防接种异常反应急救技能。 9. 能说出疑似预防接种异常反应监测与处理的技能要求。 10. 能简单说明预防接种数据及信息资料的上报以及档案管理的相关要求。 11. 能说出疫情监测和应对媒体的相关原则和要求。	1. 制定完善的培训计划是开展培训工作的先决条件。制定计划应该因地制宜，富于人性化，符合本地实际，如针对预防接种工作需要开展业务及技能培训，因材施教与实践相结合等。 2. 知识与技能培训是每一项工作取得成功的基础。没有人能够不学就会。尤其是预防接种工作，关系到千千万万个幼小的生命，坚持社会责任应该是免疫工作人员始终坚定的信念。 3. 培训工作不仅仅是知识与技能的培训，更多的是培养受训者良好的工作作风、服务态度。
重要提示： 1. 培训活动要与当地实际相结合。 2. 培训要以能胜任预防接种工作任务为主要目标。 3. 培训工作应防止搞形式、走过场。		**所需物品：** 1. 接种人员预防接种资质证明。 2. 预防接种培训相关教材。 3. 开展强化免疫或应急接种等群体性接种工作的相关文件。

预防接种

3.1.4 确认并通知接种对象以确保应种不漏

【服务流程】

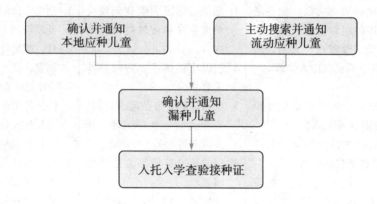

预防接种

【操作说明】

3.1.4.1　确认并通知本地儿童以确保其及时获得预防接种服务

操作步骤	知识要求	态度要求
1. 出生医院接种人员工作 （1）与接生医师沟通，确认新生儿健康状况。 （2）为健康新生儿接种第一针次乙肝疫苗，填写首针乙肝疫苗接种登记卡，有条件的医院可为新生儿接种卡介苗。 （3）为新生儿建立预防接种证，或为新生儿提供接种凭证。 （4）告知家长在 1 个月内到现居住地所在街道或乡镇的接种单位建证、建卡，并按国家免疫程序接种疫苗。 2. 预防接种单位人员工作 （1）每月开展主动搜索，或由村医（村干部等）协助摸清辖区内新生儿出生情况。 （2）及时为新生儿建立预防接种证、卡，并在接种证上加盖公章，实行凭证接种。 （3）根据新生儿出生情况，按照国家免疫程序，合理安排新生儿接种。 （4）每半年对辖区内的儿童预防接种卡进行 1 次核查和整理，根据掌握的本地儿童居住情况，剔出迁出、死亡或失去联系 1 年以上的儿童预防接种卡资料，另行妥善保管。 （5）更新儿童最新信息记录并保存。 3. 对于已实施证（卡）管理的儿童，可以在每次预防接种后口头、电话或使用通知单预约下一次预防接种服务。 4. 开展群体性接种可利用手机短信、网络、广播、电视等适用于大范围人群的方式通知儿童家长或其监护人。	1. 能叙述建立儿童预防接种证、卡的程序及要求。 2. 能叙述儿童预防接种证、卡的保管方式及要求。 3. 能叙述 3 种通知儿童或其监护人的方式及程序。	1. 新生儿出生后 1 个月内到居住地接种单位建立预防接种证、卡，可以保证儿童按照免疫程序接种疫苗，所以，新生儿出生医院对儿童家长进行告知很重要。 2. 预防接种证、卡应由实施接种工作的人员填写或打印。书写要工整、文字要规范、填写要准确、内容要齐全，时间（日期）栏填写均以公历为准，不得伪造信息，漏填项目。 3. 对早产儿、体弱儿等的接种服务，要视儿童身体健康状况而定；对有过敏体质或有急慢性疾病的儿童，可以对其监护人提出医学建议，暂缓接种。 4. 对被剔除的儿童资料要认真对待。剔除前要确保多次核实确认，以保证剔除工作真实可靠，防止出现误差。
重要提示： 1. 预防接种证、卡按照受种者居住地实行属地化管理。 2. 预防接种单位应及时为遗失或损坏预防接种证者补证。 3. 儿童预防接种卡的保管期限应该在儿童满 7 周岁后再保存不少于 15 年。 4. 预防接种证由儿童监护人妥善保管。在城市，预防接种卡由接种单位保管，在农村由乡镇防保组织保管。		**所需物品：** 1. 预防接种证、卡、接种凭证。 2. 通知单、纸质预约单等。 3. 手机、固定电话等通讯工具。 4. 儿童或其监护人的联系方式。

预
防
接
种

3.1.4.2 搜索并通知流动儿童以确保其与本地儿童享受同等服务

操作步骤	知识要求	态度要求
1. 摸清流动儿童底数 (1) 每月通过村（居）委会、外来人口管理办公室、计划生育部门、集贸市场管理办公室、派出所等各种途径，搜集流动儿童资料。 (2) 每半年开展 1 次流动人口的入户调查，到流动人口集居地、出租房等地，掌握流动儿童情况。 (3) 利用春节等节假日期间掌握外出返乡儿童情况。 2. 对流动儿童实施预防接种证、卡管理 (1) 对外地流入儿童，及时登记，建立流动儿童接种卡，与本地儿童分类管理，无接种证者给予补证。 (2) 对外出返乡儿童及时转卡登记。 (3) 对迁出儿童要及时剔出大卡。 3. 通知流动儿童受种对象及其监护人 (1) 告知接种单位地点、联系电话。 (2) 对漏卡、漏种者查明原因，通知并督促其及时补卡、补证、补种，告知应补的疫苗、时间。 (3) 向儿童家长宣传预防接种知识。 4. 组织强化免疫或应急接种时，主动搜索并通知在本地居住不到 3 个月还没有纳入流动儿童管理的外地儿童接受预防接种服务。 5. 及时更新流动儿童接种卡，并妥善保存。	1. 能叙述流动儿童的定义：流动儿童是指户籍在外县（市、区）或无户口，随父母或其他监护人在流入地暂时居住的 7 岁及以下儿童。 2. 能叙述流动儿童管理程序及相关要求。	1. 为流动儿童提供预防接种服务是每一个接种单位的责任。基层预防接种单位要认真贯彻落实上级制定的流动儿童管理措施，确保辖区内流动儿童均能按照国家免疫程序享有预防接种服务。 2. 户籍在外地的适龄儿童暂住当地时间在 3 个月及以上，由暂住地接种单位及时建立预防接种卡，无预防接种证者需同时建立、补办预防接种证；在暂住地居住 3 个月以下的儿童，可由现居住地接种单位提供接种服务并出具接种证明。 3. 儿童迁移时，需要由迁出地接种单位为儿童办理既往预防接种史证明；迁入地接种单位主动向儿童监护人索查儿童既往预防接种史证明，并据此建立该儿童预防接种卡，无预防接种证、卡或接种证明的应及时补建、补种。 4. 对流动儿童管理不到位，会造成未免疫儿童累积增多，易导致传染病流行。所有预防接种单位都应该主动为流动儿童提供预防接种服务。 5. 不得歧视流动儿童，应对他们给予关注。要对流动儿童家长进行健康教育，强调预防接种的重要性。对确实没时间主动接种的，可以提供上门服务。
重要提示： 1. 流动儿童与本地儿童享受同样的接种服务。 2. 流动儿童预防接种实行现居住地管理。 3. 有一类儿童需要大家特别注意：在本县区内由 A 地至 B 地暂住的儿童，不属于流动儿童，也不属于迁移，性质与流动儿童相似。对于类似儿童，应参照流动儿童管理方式，进行卡、证管理，并及时接种。		**所需物品：**预防接种证、卡、异地接种证明、流动儿童管理卡。

3.1.4.3 确认并通知漏种儿童以提高接种率和及时率

操作步骤	知识要求	态度要求
1. 按照预防接种证、卡记录的信息，查找未按照约定时间接种疫苗的漏种儿童。 2. 定期对辖区内的儿童（包括本地儿童和流动儿童）开展主动搜索，查找漏种对象。 3. 用电话或短信等方式预约通知或由村医协助通知漏种对象家长或其监护人，约定时间、地点携漏种对象接受预防接种服务。	1. 能叙述查漏补种的服务对象。 2. 能叙述查漏补种的形式及要求。	1. 受种对象或其监护人常常因为各种原因不能按照约定的时间接受预防接种服务，而缩短服务周期，为应种未种儿童实施补种就成为对常规免疫或群体性接种非常有效的补救措施，这样既可以满足儿童预防接种需求，又保证了疫苗的高接种率和及时率。 2. 随着越来越多的年轻人外出打工，孩子和老人已成为农村留守的主要群体。他们中很多人由于各种原因无法及时了解预防接种服务信息。为了切实落实预防接种服务工作，基层接种人员要经常关注留守儿童，用实际行动帮助他们。入户访视等近距离接触可以为他们提供更多方便。 3. 消除麻疹和维持无脊灰状态是当前免疫规划工作的重点。但是经常会有小年龄组的儿童罹患麻疹，究其原因发现，很多儿童不能及时获得常规免疫服务，查漏补种又由于交通不便而难以做到。例如，我国很多海岛、山区、高原、沙漠等地区，服务周期往往超过2个月甚至半年以上。因此，合理制定服务周期，清查漏种儿童，有针对性地开展预防接种工作就成为相关地区预防接种工作的重要手段。
重要提示： 1. "常规接种+查漏补种常态化"是保障疫苗高接种率和高及时率的有效手段。 2. 在流动人口相对集中的地方增加接种门诊开放频率和服务时间，或定期在集贸市场、城乡结合部、市郊等流动儿童聚集地增设临时接种网点，为流动儿童提供更多的预防接种条件。		**所需物品：** 1. 预防接种证、卡，接种凭证。 2. 受种者或其监护人的联系方式。 3. 后勤保障车辆等交通工具。

3.1.4.4　查验入托入学儿童接种证以便补救常规免疫疏漏

操作步骤	知识要求	态度要求
1. 每年新生入托入学前，对辖区内托幼机构、中小学校主管人员进行培训。 2. 对学校排查出的常规免疫漏种儿童，核对其既往接种史。 3. 按照国家免疫规划疫苗免疫程序及相关要求，对漏种儿童漏种针次进行补种。 4. 为完成补种的儿童补办预防接种证或提供预防接种证明。 5. 向学校反馈儿童补种信息，以便学校根据反馈结果完成复检登记，确保接种单位、学校、儿童三方面接种信息一致。 6. 汇总、统计、完成入托入学查验接种证数据上报工作。 7. 指导托幼机构及学校建立入托入学查验接种证档案，存档备查。	1. 能叙述《传染病防治法》中教育部门相关职责。 2. 能叙述《传染病防治法》中卫生部门相关职责。 3. 能说出《疫苗流通和预防接种管理条例》第 27 条相关要求。 4. 能叙述入托入学查验预防接种证的工作流程及要求。 5. 能叙述入托入学接种证查验培训内容：国家免疫规划疫苗种类、免疫程序、接种证查验登记报表、查验结果报告与沟通、漏种儿童补种要求等。	1. 对儿童入托入学查验预防接种证，并对未接种的疫苗进行补种，是提高国家免疫规划疫苗接种率，防止疫苗针对传染病流行的重要措施。对教育部门的同志认真培训指导，有助于弥补常规免疫工作中的疏漏，基层同志应正确对待此项工作。 2. 学校是儿童聚集场所，一旦出现疫情，就有可能迅速传播，对社会及儿童家庭影响非常大。所以，入托入学查验接种证工作责任重大，相关单位必须严肃对待，切不可掉以轻心。 3. 基层工作人员应积极与辖区内学校沟通协调，建立顺畅的接种信息排查机制，联动互动，更好地开展此项工作，确保查出的适龄儿童所有漏种针次均能得到补种，避免在学校内出现疫苗针对传染病的免疫空白。
重要提示： 1. 未按照国家免疫规划疫苗免疫程序完成疫苗接种或接种记录不完整、不真实的儿童，由学校通知并督促其到学校所在地接种单位补种。 2. 入托入学查验接种证是提高疫苗接种率最后的有效措施。 3. 按照国家要求，14 周岁及以下入托、入学的儿童，包括学期中转入或暂时借读的适龄儿童均为查验预防接种证的目标人群。		**所需物品：** 1. 预防接种证、卡，接种凭证。 2. 入托入学查验接种证登记表、报表。

3.1.5 准备疫苗、器材及急救药品以满足预防接种服务需求

操作步骤	知识要求	态度要求
1. 根据本次预防接种确认的各种疫苗受种人数计算需要领取的疫苗、注射器、应急药品及其他接种器材的使用数量。 2. 向上级报告使用计划，或向疫苗管理人员提出领取疫苗申请。 3. 接种前一日，向管理人员领取足够的疫苗和注射器、急救药品、接种器械、各种记录表格等。 4. 按照出入库管理要求填写各种疫苗、物品等的领发登记表格。 5. 领取的疫苗按冷链要求保存，与注射器、急救药品及其他各种器材、器械等一起存放在接种室；记录表格保存在登记室，以备接种日使用。 6. 再次检查物品准备情况，并核对登记。	1. 能计算预防接种所用疫苗需求数量。 2. 能填报预防接种各种记录表格。 3. 能说出预防接种所需的各类器材及急救药品。 4. 能叙述疫苗和注射器、急救药品、接种器械出入库管理要求。	1. 领取疫苗的人员责任意识很重要。领取疫苗后如果不能按照疫苗储运要求做好冷链管理，如应该冷藏的疫苗放到冷冻室，或者把应该冷冻的疫苗放到冷藏室，甚至有的未及时收回，长时间露天放置，会使疫苗失效而造成浪费。 2. 疫苗管理工作需要严肃认真的工作态度。疫苗的发放领取也要小心仔细，如果把过期疫苗混入冷链设备保管，就会造成接种事故。 3. 预防接种前要确保预防接种器材足够使用，避免预防接种过程中出现空缺。在准备阶段按照受种者人次数的 1.1 倍准备注射器材，包括喂服脊髓灰质炎疫苗的清洁小口杯、汤匙等。

重要提示：	所需物品：
1. 为新生儿提供首剂乙肝、卡介苗接种的单位，应根据辖区内儿童预期出生情况，提前准备疫苗、注射器及相关记录资料，以保证新生儿出生后能够及时享有预防接种服务。 2. 自毁型注射器和一次性注射器随疫苗配发。	1. 预防接种用各类疫苗。 2. 安全注射器材：自毁型注射器和一次性注射器、注射器回收用安全盒、毁形器、截针器、消毒液容器、清洁小口杯和药匙、污物桶。 3. 体检器材：体温计、听诊器、压舌板、血压计等。 4. 接种器材：75% 乙醇、镊子、棉球杯、无菌干棉球或棉签、治疗盘等。 5. 常用急救药品：1 ∶ 1000 肾上腺素。 6. 记录表格：《疫苗接种前体检、询问、告知记录表》、接种底表、接种卡、《新生儿首针乙肝疫苗接种记录单》等。

3.1.6 规范疫苗管理以防止疫苗质量事故

【服务流程】

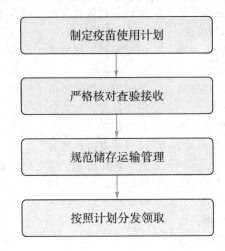

制定疫苗使用计划

↓

严格核对查验接收

↓

规范储存运输管理

↓

按照计划分发领取

【操作说明】
3.1.6.1 制定疫苗使用计划以保障预防接种疫苗供应

操作步骤	知识要求	态度要求
1. 制定疫苗使用计划 （1）每年3月中旬前，接种单位根据国家免疫程序、本地区适龄人口情况、年度疫苗的衔接及疫苗损耗等数据资料，制定下一年度第一类疫苗和注射器需求计划。 （2）每月月底，根据本月各类疫苗使用情况、库存数量、漏种儿童数及下月应种儿童数制定下月第一类疫苗和注射器使用计划。 （3）开展强化免疫、应急接种等特殊免疫活动前，根据活动要求、确定本辖区目标人群数，制定疫苗、注射器等使用计划。 （4）根据辖区内疫苗针对传染病控制工作的需要，制定第二类疫苗的购买计划。 2. 填写《疫苗使用计划报表》或第二类疫苗需求计划报表。 3. 本级领导审核，确认无误后签字、盖章。 4. 以纸质及电子版形式，报告上级疾病预防控制机构。	1. 制定第一类疫苗使用计划的依据 （1）国家免疫规划疫苗免疫程序和省级增加的国家免疫规划疫苗免疫程序。 （2）本地区国家免疫规划疫苗针对传染病发病水平、人群免疫状况以及强化免疫的工作安排。 （3）本地区人口数、出生率、各年龄组人数，以及适龄的流动儿童数。 （4）上一年度年终疫苗和注射器库存量。 （5）疫苗损耗系数。 2. 计算疫苗和注射器需求量的方法 （1）疫苗年需求量=（基础免疫需求量+加强免疫需求量+特殊免疫需求量）-上年底库存量。 （2）基础免疫疫苗年需求量=（出生儿童数+流动儿童数+漏种儿童数）×每人次剂量×免疫次数×损耗系数。 （3）加强免疫疫苗年需求量=加强年龄组人数之和×每人次剂量×免疫次数×损耗系数。 （4）特殊免疫疫苗需求量=特殊免疫人口数×每人次剂量×免疫次数×损耗系数。	1. 科学合理地制定疫苗使用计划，是保证实施国家免疫规划和减少以致杜绝疫苗浪费的关键环节。相关工作人员应认真采集各项数据，细心计算，避免出错。 2. 填报《国家免疫规划疫苗和注射器计划报表》，要注意人口资料一般以当地统计部门提供的数据为准，如果统计部门数据低于疾控机构数据，也可以疾病预防控制机构数据为准。 3. 发生传染病疫情时，开展应急接种的疫苗通常由上级疾病预防控制机构直接向接种单位分发，以便尽早开展应急接种，控制疫情蔓延。
重要提示： 1. 接种单位或乡镇预防保健单位是疫苗使用计划编制的基本单位。 2. 制订疫苗使用计划时，要适当增加一定数量的机动疫苗和突发疫情应急接种的疫苗。 3. 疫苗一般以支或粒为基本单位，规格是指每支或粒应接种多少人次的剂量，填表时必须写清楚。 4. 各类疫苗需求计划均可利用《疫苗使用计划报表》进行填报。		**所需物品：**国家免疫规划疫苗和注射器计划报表。

3.1.6.2　严格核对查验接收交付的疫苗以确保其质量

操作步骤	知识要求	态度要求
1. 疫苗和注射器运至卫生院或者接种单位后，应确定专人管理。 2. 接收疫苗和注射器 （1）查验所接收疫苗冷藏条件和运输记录是否符合国家规定的冷藏要求。 （2）查验产品名称和数量与药品配送单是否相符。 （3）查验内、外包装，确认所接收物品无损坏。 （4）查验疫苗生产企业、疫苗批发企业的资质。 （5）索取由药品检验机构依法签发的生物制品每批检验合格或者审核批准证明复印件；如为进口疫苗，索取进口药品通关单复印件。 （6）接收注射器要索取有药品监管机构签发的注册证、生产许可证、经营许可证。 （7）从疫苗经营企业购进的第二类疫苗，应索取该企业已在县级疾病预防控制机构备案的证明。 3. 查验完毕，逐项核对疫苗和注射器品种、剂型、批准文号、数量、规格、批号、有效期、温度记录、供货单位、生产厂商、质量状况等内容。 4. 填写《疫苗出入库登记表》、《注射器出入库登记表》。 5. 按照疫苗码放及冷链管理的相关原则，收纳疫苗和注射器入库。 6. 查验冰箱等冷链设备温度设置及供电，确认其运转情况。如无异常，锁闭储藏室。 7. 整理所有疫苗和注射器购进记录、接收疫苗和注射器时的核对记录、索取的证明文件等归档，保存至超过疫苗和注射器有效期2年备查。	1. 能叙述疫苗和注射器购进、分发、供应记录应当填报的内容。 2. 能叙述接收疫苗和注射器应查验的相关内容及要求。 3. 能叙述接收疫苗和注射器应索取证明文件的种类及要求。	1. 专人负责疫苗管理工作，可以有效避免由于人员交叉而造成账目混乱、疫苗丢失或浪费失效等问题的发生。 2. 接收疫苗时索取的由药品检验机构依法签发的生物制品每批检验合格、审核批准证明复印件或进口药品通关单复印件要求有企业印章。 3. 接收注射器时索取的药品监管机构签发的注册证要含注册号，生产许可证及经营许可证要求有企业印章。 4. 打开包装和搬运疫苗、注射器时要轻拿轻放，避免人为损坏。开展交接工作要在明亮的环境下进行，特别是对数字等重要信息要细心查验。
重要提示： 1. 国家免疫规划疫苗和注射器最小外包装的显著位置标有"免费"字样及"免疫规划"专用标识。 2. 接收疫苗和注射器时，所查验项目不符合国家要求，均不得接收。		**所需物品：** 1. 疫苗出入库登记表和注射器出入库登记表。 2. 接收第一类疫苗（或购进第二类疫苗）及注射器时索取的证明文件。 3. 接收疫苗和注射器时核对的接收记录。 4. 疫苗运输记录。

3.1.6.3 规范疫苗储存运输以加强冷链管理

操作步骤	知识要求	态度要求
1. 开展疫苗储存和运输工作前，确定专人负责。 2. 按照《中国药典》和疫苗使用说明书中关于疫苗储存和运输温度的规定，分类保存疫苗和稀释液等。 3. 疫苗保存 （1）使用大容量冰箱存放疫苗时，冰箱底部要留有一定的空间。疫苗与箱壁、疫苗与疫苗之间应留有 1~2cm 的空隙。 （2）使用冷藏箱（包）运送和储存疫苗时，应在底层垫上纱布或纸，以吸水或防止疫苗破碎，再放置冻制好的冰排。疫苗瓶不能直接与冰排接触，防止冻结。 （3）按品种、规格、批号、失效期分类码放疫苗。 4. 用温度计对冰箱进行温度监测。每天上午和下午各进行 1 次温度记录。 5. 定期核对疫苗和注射器进出账目，日清月结，每半年盘查 1 次，做到账物相符。 6. 发现疫苗过期、破损、失效等 （1）立即检查核对疫苗名称、批号、厂家、数量等。 （2）填写疫苗报废审批表，经主管领导审核确认后，签字盖章，留档。 （3）对问题疫苗按照《医疗废物管理条例》的规定进行集中处置。	1. 能叙述各种疫苗储存和运输的温度要求。 2. 能叙述冰箱使用与维护的相关要求。 3. 能说出冷藏包使用与维护的相关要求。 4. 能叙述冰排使用与维护的相关要求。 5. 能说出使用冰衬冰箱时，疫苗保存位置的要求。	1. 定期检查疫苗储存情况是确保疫苗质量的重要手段。疫苗储存过程中，如果发现质量异常的疫苗，要立即停止供应、分发和接种，及时向所在地的县级卫生行政部门和食品药品监督管理部门报告，不能自行处理。 2. 回收的疫苗应做醒目标记，防止下次发苗时辨识不清。下次接种时，回收的疫苗应先发先用，并只限于再使用 1 次。 3. 疫苗码放混乱很容易导致疫苗失效或过期，造成不必要的浪费，所以，疫苗管理人员要养成良好的疫苗分类码放习惯。 4. 冰箱门因经常开启，温度变化较大，所以门内搁架不宜放置疫苗。
重要提示： 1. 冷链设备必须专物专用，专人管理。 2. 原则上，具备冷藏条件的乡级接种单位的疫苗储存量不得超过 1 个月。 3. 注射器储运时要注意防潮，避免和挥发性、腐蚀性物品存放在一起。 4. 疫苗储存时应避免阳光直射。 5. 储存疫苗的冰箱不得存放食物和杂物。 6. 使用冷藏包运送疫苗过程中，不得随意开启冷藏包。		**所需物品：** 1. 冰箱、冷藏包、冷藏车、冰排。 2.《疫苗报废审批表》。 3. 冷链设备档案及《冷链设备档案表》。 4. 冰箱用温度计及温度记录。

3.1.6.4　按照计划规范疫苗的分发领取以确保账物相符

操作步骤	知识要求	态度要求
1. 乡镇级防保组织或接种单位要根据本级疫苗使用情况，及时向上级疾病预防控制机构或者乡镇卫生院提出申请，并说明领取疫苗的品种和数量。 2. 申请人员应根据领取数量准备足够容积的冷藏设备放置疫苗，如冷藏包、冷藏箱等。 3. 疫苗管理人员根据下级单位申请，按疫苗品名、数量依次出库。 4. 领取人员应仔细核对疫苗和注射器品种、剂型、批准文号、数量、规格、批号、有效期、温度记录、供货单位、生产厂商、质量状况等内容，确认无误后予以接收。 5. 领取疫苗后，立即按照冷藏要求将疫苗规范放置在放好冰排的冷藏箱（包）内。 6. 疫苗管理人员详细填写《疫苗出入库登记表》和《注射器出入库登记表》。保存至超过疫苗有效期2年备查。 7. 领取人员应及时通过方便的交通工具把存有疫苗的冷藏箱（包）运回本级单位，并按照要求查验接收疫苗入库。	1. 能叙述疫苗和注射器分发领取操作流程。 2. 能叙述冷藏箱（包）的使用方法。 3. 能叙述《疫苗出入库登记表》和《注射器出入库登记表》填写要求。	1. 领取或分发疫苗和注射器是疫苗管理工作的重要环节。每次疫苗和注射器出库时，应按照"先短效期，后长效期"和"先产先出、先进先出、近效期先出"的原则有计划地出库，可有效避免疫苗和注射器的积压浪费。 2. 运输疫苗的冷藏箱（包），应根据环境温度、运输条件、使用条件放置适当数量的冰排。 3. 目前，大多数村级预防接种单位的冷链设施还不够完备，对疫苗的冷链管理就需要更严格。有冷藏或冷冻条件的村级接种单位可以提前领取疫苗短期保存；没有条件的村级接种单位只能在接种前1天或接种当天将疫苗从乡镇卫生院用冷藏包领回，并及时开展接种。
重要提示： 1. 疫苗和注射器领发应建立严格的审批手续。 2. 疫苗领发一定要按照计划执行，避免领取过多使用不完，造成浪费。		**所需物品：** 1. 冷藏车、冰箱、冷藏包、冰排。 2. 疫苗出入库登记表和注射器出入库登记表。

3.2　预防接种服务实施

【**服务概要**】　接种前严格实施预检、分诊、告知程序，认真核实、记录受种人员相关信息。接种过程中实施安全注射使预防接种服务达到既定目标，有效预防疫苗针对的传染病。接种后迅速开展统计、核实工作，及时为上级提供准确的预防接种数据。

【**服务流程**】

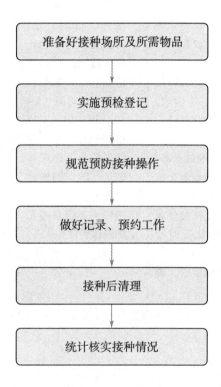

准备好接种场所及所需物品

实施预检登记

规范预防接种操作

做好记录、预约工作

接种后清理

统计核实接种情况

【操作说明】

3.2.1　准备好接种场所及所需物品以确保现场接种有序进行

操作步骤	知识要求	态度要求
1. 接种前一天，要做好室内清洁，使用消毒液或紫外线消毒，并做好消毒记录。 2. 接种当日，领取现场所需相关物品 （1）领取急救药品、注射器、接种盘等接种器材、器械，依次摆放在工作台上。 （2）领取血压计和体温计等体检器材、预防接种卡（附件14）、体检表、接种记录表等分发到体检、登记人员手中。 （3）领取污物桶等，摆放在接种台下面。 3. 从接种室取出存有疫苗的冷藏包，按照要求摆放到工作台上。 4. 严格核对疫苗的品种，检查疫苗外观和质量。发现疫苗出现问题及时废弃，并补充。 5. 物品摆放到位后，再次全面检查，确认无误。	1. 能叙述并演示冷藏包（箱）的使用方法。 2. 检查含吸附剂疫苗是否冻过的方法：将被检和对照的正常安瓿同时摇匀后静止竖立，如被检疫苗在短时间（5～10分钟）内与对照疫苗相比，出现分层现象且上层液体较清，即可判断被检疫苗冻结过。 3. 能说明不合格疫苗的具体表征。	1. 接种前准备的疫苗不一定能够全部用完，确保疫苗冷藏条件就尤为重要。所以，接种人员一定要注意，尽量减少开启冷藏容器的次数，并且每次开启后都要再次封闭好。 2. 有条件的接种单位可以将疫苗分类存放到不同冷藏包中，再依次摆放到相应的工作台上。 3. 急救药品、接种器材、器械等务必在接种前全部摆放到位，但是不能长期在外摆放，每次用后需要清洁或消毒处理。 4. 炎热的季节，取出的疫苗不一定能够迅速被使用，疫苗经常因长时间在空气中暴露导致失效。接种人员可以根据现场情况，在托盘中摆放冰排，将取出的疫苗置于其上，以保证达到疫苗保存温度。
重要提示： 1. 疫苗使用说明书规定严禁冻结的疫苗，如百白破疫苗、乙肝疫苗、白破疫苗等，冻结后一律不能使用。 2. 凡过期、变色、污染、发霉、有摇不散凝块或异物，无标签或标签不清，安瓿有裂纹的疫苗一律不能使用。 3. 储存疫苗的冷藏包内冰排融化要及时更换。		**所需物品：** 1. 工作台、疫苗标牌等。 2. 冷藏包（箱）、冰排等。 3. 疫苗、急救药品、注射器等。 4. 接种盘、污物桶等。 5. 预防接种卡、体检表、接种记录表、消毒记录等。 6. 血压计、体温计等体检器材。

3.2.2 实施预检登记以把好安全接种的第一道关口

操作步骤	知识要求	态度要求
1. 核实：查验儿童预防接种证，核对受种者姓名、性别、出生日期及接种记录，确认本次受种对象。 2. 询问：了解受种者近期健康状况、既往疾病史、过敏反应史、接种反应史等。 3. 体检：如接种现场受种者身体不适，可给予测量体温、血压等简单体检。不适宜接种的，如体温超过38℃或每日腹泻4次以上等，可建议其暂缓接种。 4. 告知：对能够接种的受种者，可采取口头或文字方式告知其所接种疫苗的品种、作用、禁忌、可能出现的不良反应及注意事项等。 5. 登记：在接种底表上准确记录受种者预防接种相关信息及健康状况等内容。 6. 签字确认：请家长或监护人在接种底表或者其他相关凭证上签字确认。 7. 提供凭证：为受种者提供登记牌或者接种小票等顺序接种的凭证，明确记录受种者姓名、应种疫苗名称等内容。	1. 能演示常用的简单体检技能，如量体温、测血压等。 2. 能叙述各种疫苗的品种、作用、禁忌、不良反应以及注意事项等。 3. 能说明体检表或接种登记表填写的相关要求。	1. 当前社会对儿童的关注程度日渐增高，接种过程中出现的问题也更加受到重视。接种前耐心、正确、客观地解答群众提出的问题，使群众正确认识和对待接种后的不良反应，可以减少问题的发生，缓和医患关系。 2. 服务态度是医德的一种具体表现。用委婉、温和的语气回答咨询或者告知，有利于解决问题。推诿扯皮、态度粗暴只会激化矛盾。有的儿童不符合接种要求，需要耐心解释，对有接种禁忌不能接种的儿童，应提出医学建议，取得家长的理解和支持。 3. 预防接种证是记录儿童预防接种信息的凭据。如果儿童监护人未携带预防接种证，可以要求其在接种底表上签字确认，并提醒其下次接种时携带预防接种证，以便接种人员完善接种记录。如果有接种禁忌，还需要在预防接种卡和接种证上做好记录。 4. 在当前社会形势下，要求儿童监护人签字确认接受告知，是保护预防接种工作人员的一种方式。在实际工作中，可以探索更多合理的方式完成告知工作，同时避免儿童家长和监护人的误解。 5. 受种者或其监护人要求自费选择接种第一类疫苗同品种疫苗时，接种人员应主动告知其费用承担、异常反应补偿方式、禁忌、不良反应以及注意事项等相关内容。
重要提示： 1. 详细填写儿童预防接种底表，不能漏项。 2. 对国家规定的免费接种项目，不能以任何理由收取费用。 3. 接种人员发现原始记录中受种者信息有误时，应及时更正。		**所需物品：** 1. 预防接种证、卡，接种底表。 2. 体检设备，如温度计、血压计、听诊器等。 3. 接种顺序凭证。

3.2.3 规范注射接种操作以确保安全注射

操作步骤	知识要求	态度要求
1. 接种人员应首先收回受种者的顺序凭证，并规范保存。 2. 接种人员要再次核对受种者信息及所接种疫苗。 3. 将疫苗抽入注射器。 4. 让受种者取合适的体位，暴露出接种部位。 5. 对接种部位皮肤进行消毒。 6. 待酒精晾干后，实施接种。 7. 接种结束，告知家长留观30分钟。	1. 能叙述各种疫苗的接种部位、途径和剂量（附件13）。 2. 能说明各种注射技术操作方法（附件15）。 3. 皮肤消毒方法：用蘸有75%酒精的棉签，由内向外螺旋式对接种部位皮肤消毒，涂擦直径≥5cm。 4. 注射剂型疫苗的使用方法 （1）将安瓿尖端疫苗弹至体部，用75%乙醇棉球消毒安瓿颈部后，再用消毒干棉球/纱布包住颈部掰开。 （2）将注射器针头斜面向下插入安瓿的液面下，吸取疫苗。 （3）吸取疫苗后，将注射器的针头向上，排空注射器内的气泡，直至针头上有一小滴疫苗出现为止。 （4）自毁型注射器的使用方法参见相关产品使用说明。 （5）使用含有吸附剂的疫苗前，应当充分摇匀；使用冻干疫苗时，用注射器抽取稀释液，沿安瓿内壁缓慢注入，轻轻摇荡，使疫苗充分溶解，避免出现泡沫。 5. 接种前再次核对的内容包括三核对（姓名、年龄、接种疫苗的名称）、三询问（既往病史、既往不良反应史、禁忌证）、三检查（疫苗名称、效期、性状）、一告知（可能出现的不良反应及注意事项）。	1. 接种部位不正确也是造成接种反应或引起疼痛的重要原因。接种时应严格遵守接种部位、途径的要求，避开瘢痕、炎症、硬结和皮肤病变的部位。 2. 严格按照《中国药典》规定的各种疫苗的接种部位、途径和剂量进行接种。未收入药典的疫苗，可参照疫苗说明书。 3. 现场接种工作，直接关系到接种的质量和受种者的生命安全。预防接种人员应保持高度的责任心、严谨的工作态度，遵守各种规章制度和技术操作规程，保证预防接种工作的顺利实施。 4. 口服疫苗时应做到"一人一匙一消毒，看服下肚，不服不走，吐了再补"，如儿童服苗后吐出应先饮少量凉开水，休息片刻后再服。
重要提示： 1. 严禁使用含碘消毒制剂进行皮肤消毒。 2. 开启减毒活疫苗安瓿或注射时，切勿使用消毒剂接触疫苗，以免将活疫苗灭活。 3. 接种部位消毒后不可被任何物体触碰，避免污染消毒区域。 4. 凡患有咽喉炎、感冒、手部皮肤病等疾患的人员不能参加现场接种工作。 5. 预防接种服务人员要做到仪表整洁、修剪指甲、双手洁净，接种时穿戴工作衣、帽、口罩等。		**所需物品：** 1. 疫苗、自毁性注射器或一次性注射器。 2. 灭菌镊子、75%酒精棉签或无菌棉签及其他接种器械。 3. 各种疫苗。

3.2.4 做好记录、预约工作以保证接种工作可持续进行

操作步骤	知识要求	态度要求
1. 接种证记录：接种完成后，在接种证相关疫苗位置上记录接种日期、部位、疫苗生产企业及疫苗批号等。 2. 预约接种：采用口头或预约单的形式告知儿童家长下次接种的疫苗品种、时间和地点。 3. 接种后观察：嘱咐完成接种的受种者在留观室休息30分钟。如出现不良反应，及时对症处理、报告。 4. 接种卡记录：完成本次接种工作后，及时将所有受种儿童接种信息上卡。 5. 乙肝疫苗首针接种登记：负责新生儿接生的单位在接种第1针乙肝疫苗后，应当填写首针乙肝疫苗接种登记卡，同时告知家长在1个月内到现居住地所在街道或乡镇的接种单位建证、建卡，并按免疫程序接种乙肝疫苗第2、3针次及其他疫苗。	1. 能叙述预防接种证、卡的记录内容。 2. 能叙述接种后留观的要求及目的。 3. 能叙述儿童出生医院接种第1针乙肝后的工作要求。	1. 接种卡、证是受种者接受预防接种服务的凭证，是如实反映接种信息的凭证，是对既往预防接种工作的记录，是对受种者、对接种人员的保障，所以，接种人员务必要认真、详实地填写卡证信息。 2. 很多受种者对接种后留观不理解，认为是接种人员出现了问题才会留观，针对这种情况，接种人员务必要耐心、细致、科学、合理地为他们提供解释，不可推诿或者表现不耐烦。 3. 出生医院为新生儿接种第1剂乙肝疫苗和卡介苗后，要及时填写"新生儿首剂乙肝疫苗和卡介苗接种登记卡"，并按照要求及时报送主管的疾控机构。 4. 各地接种登记服务流程可能会有所不同。各地可因地制宜，自行调整证、卡及儿童预防接种信息管理系统的记录顺序，但是相关要求和标准必须得到保障。 5. 接种后留观是保障受种者安全的重要环节。及时发现受种者出现预防接种异常反应，及早进行必要的处置，有时甚至可以挽救生命。所以，受种者接种后留观非常重要。 6. 现场接种时，要特别注意由于紧张、恐惧、空腹或接种场所空气不流通造成的晕厥或换气过度综合征等，由于是现场发生，很容易引起群体性反应。工作人员应立即为病例提供安静场所，要保持空气新鲜，平卧，注意保暖；轻者可给饮热开水或热糖水，一般不需特殊处理，短时间即可恢复。
重要提示： 1. 接种记录书写要规范整洁，不能用其他符号代替。 2. 工作人员应告知受种者注意休息，不要剧烈运动，以及接种后可能出现的反应和注意事项。		**所需物品：** 1. 预防接种证、卡，接种预约单。 2. 儿童预防接种信息管理系统及计算机等网络设备。 3. 新生儿首剂乙肝疫苗接种登记卡。

3.2.5 接种后清理以完成注射

操作步骤	知识要求	态度要求
1. 及时按要求处理疫苗 （1）废弃已开启安瓿的疫苗。 （2）对使用时储存在合格冷藏条件下未失效的剩余疫苗，做好标记，放回冰箱保存，于有效期内在下次接种时首先使用。 （3）如冷藏容器内的冰已融化超过1小时，则 OPV 全部废弃，给 MV、BCG 和 DPT（包括 DT）等做上标记，于有效期内在下次接种时首先使用。 2. 清理接种器材 （1）清理冷藏容器，清洗擦干后保存。 （2）将使用后的自毁型注射器、一次性注射器及其他医疗废物收集到污物桶或回收袋。 （3）镊子、治疗盘等器械按要求回收，统一实施灭菌或消毒后备用。 （4）严格按照《医疗废物处理条例》的规定将医疗废物统一交给指定单位，或者及时焚烧，做好销毁记录。 （5）对损坏和报废的器材，应向主管人员说明原因，并按照规定予以增补。	1. 能叙述对医疗废物的处理要求。 2. 能叙述对剩余疫苗处理要求。 3. 能叙述对接种器材的处理要求。	1. 预防接种服务过程中要始终保证疫苗的冷链保存，使接种后剩余的疫苗能够保证质量，同时，要做好使用后剩余疫苗和注射器出入库管理的衔接工作，防止浪费。 2. 现代社会，各种医疗废物造成人身伤害的事件屡屡见诸报端，件件都是触目惊心。随着社会的发展，越来越多的人逐渐认识到医疗废物的危害性，国家也已对医疗废物处理立法制约。作为医疗废物的制造者，我们需要时刻保持警惕，严格遵守国家法律法规，对接种后的医疗废物严格按照相关规定处理，尤其是入户接种产生的医疗废物更要带回处理，不得留置现场，防止儿童玩耍注射器等导致伤害事件。 3. 及时做好医疗废物处理登记。由指定单位集中处理的，要做好交接记录，无回收指定单位、无法集中处理的，应及时焚烧，并按照要求进行记录。
重要提示： 1. 严禁出售或随意丢弃医疗废物。 2. 严禁回收使用失效疫苗。 3. 按照《疫苗流通与预防接种管理条例》要求，妥善处理预防接种后的失效疫苗。		**所需物品：** 1. 冰箱、冷藏容器、镊子、治疗盘等器械。 2. 医疗废物回收袋、污物桶等。 3. 一次性注射器或医疗废物处理记录表。

3.2.6　统计核实接种情况以确保接种数据准确

操作步骤	知识要求	态度要求
1. 记录并统计本次接种各种疫苗的使用数量。 2. 清理核对接种底表，确定应种未种儿童名单，以便与下次接种的应种儿童一起开展预约通知。 3. 将接种现场的原始记录抄录到预防接种卡上。 4. 统计各种疫苗的应种人数、完成人数，与疫苗使用数量进行比对，核实无误。 5. 接种工作完成后 5 日内，按《预防接种工作规范》要求填写接种率报表，一式 2 份。 6. 提交主管人员审核，确认无误后，签字盖章，上报乡级卫生院或县级疾控机构 1 份，本单位留档 1 份备查。 7. 接种工作完成后 5 天内，将本次所有受种儿童的接种信息录入儿童预防接种信息管理系统，上传数据。 8. 完成儿童预防接种信息录入后，要及时进行数据备份，同时，另存 1 份备份资料保存在 U 盘内。 9. 预防接种信息系统完善的地方视系统情况进行接种信息的登记、核对、汇总、上报。	1. 能叙述疫苗接种数据的靶形统计方法。 2. 能叙述疫苗接种报表的上报时间与相关要求。 3. 能操作儿童预防接种信息管理系统。	1. 预防接种数据是反映当地免疫规划各项指标进展情况的基础。接种人员上报接种数据应实事求是，不得谎报、瞒报、漏报，以便为上级因地制宜地制定免疫规划策略提供准确的信息资料。 2. 接种数据统计工作比较繁琐、单调，但更需要认真对待。每次接种结束，工作人员都应及时根据实种人数，按各种疫苗不同剂次分别统计，并计算出相应接种率，以确认预防接种服务完成状况。 3. 接种率报表记录预防接种服务开展情况，应仔细填写，不得缺项、漏项，填报人完成后，签名确认，并经主管领导审核、签字、加盖单位公章后报出。
重要提示： 1. 有条件的接种单位可联网下载异地儿童的既往接种资料。 2. 其他人群预防接种也要做好记录。	**所需物品：** 1. 接种通知单、预防接种卡。 2. 儿童预防接种信息管理系统及计算机等网络设备。 3. 国家免疫规划疫苗常规接种情况汇总表、第二类疫苗接种情况报表。	

3.3 疑似预防接种异常反应报告与处理

【服务概要】 完成预防接种后留观，可以及时发现、及时报告、及时处置预防接种急性异常反应。同时，按照《疫苗流通和预防接种管理条例》、《预防接种工作规范》、《全国疑似预防接种异常反应监测方案》等相关要求，认真做好疑似预防接种异常反应的监测工作，发现疑似预防接种异常反应病例后，能及时给予对症处理，及时向上级报告，并协助调查。

【服务流程】

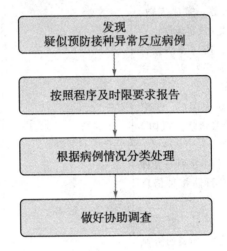

【操作说明】

3.3.1 发现疑似预防接种异常反应病例以便及时处理

操作步骤	知识要求	态度要求
1. 及时发现疑似预防接种异常反应病例 （1）嘱咐完成接种的受种者在留观室休息30分钟。如出现不良反应，可以及时发现。 （2）接到受种者或其监护人的报告。 （3）每次接种后，接种单位组织人员对受种对象进行访视，以便及时发现疑似预防接种异常反应。 2. 需要报告疑似预防接种异常反应种类 （1）在预防接种实施过程中或接种后发现无菌性脓肿、热性惊厥、脑病、化脓性感染、晕厥、群体性癔症等16种疾病，应作为疑似预防接种异常反应报告（附件16）。 （2）较重的一般反应如发热>38.5℃或红肿浸润>2.5cm需报告。 （3）聚集性或群体性反应，无论是一般反应（包括轻度、中度和重度）、异常反应、心因性反应等均需报告。 （4）怀疑与预防接种有关的死亡、严重残疾及对社会有重大影响的疑似预防接种异常反应。	1. 能叙述疑似预防接种异常反应定义。 2. 能叙述3种以上需报告的疑似预防接种异常反应类型。 3. 能叙述疑似预防接种异常反应与预防接种异常反应的区别。	1. 预防接种后，绝大多数人会获得对疫苗针对传染病的免疫力，但是生物制品毕竟是异种物质，极个别人可能出现预防接种异常反应并导致严重后果。正是这少数的反应，会对预防接种工作产生一定的不良影响。及时发现、对症处理是将疑似预防接种异常反应伤害和影响降至最低的关键。 2. 发现轻、中度的一般反应，发热≤38.5℃、红肿浸润≤2.5cm、轻微过敏或轻微皮疹、卡介苗接种引起的瘢痕反应等，在就诊时可以明确诊断，不用报告。
重要提示： 1. 发现疑似预防接种异常反应病例首先应积极救治或处理。 2. 属于突发公共卫生事件的，应按照应急条例的规定开展工作。 3. 任何医疗单位或个人均不能做出预防接种异常反应诊断。		**所需物品：** 1. 简单的体检工具，如听诊器、体温计、血压计等。 2. 临床检查的简单器具，如尺子等。

3.3.2 按照程序及时限要求报告以便加强管理

操作步骤	知识要求	态度要求
1. 发现预防接种异常反应、疑似预防接种异常反应或者接到相关报告 （1）在24小时内向所在地的县级卫生行政部门、药品监督管理部门报告。 （2）在48小时内填写疑似预防接种异常反应个案报告卡，向受种者所在地县级疾病预防控制机构报告。 2. 发现怀疑与预防接种有关的死亡、严重残疾、群体性疑似预防接种异常反应、对社会有重大影响的疑似预防接种异常反应 （1）在2小时内向受种者所在地的县级卫生行政部门、药品监督管理部门报告。 （2）在2小时内填写疑似预防接种异常反应个案报告卡或群体性疑似预防接种异常反应登记表，向所在地县级疾病预防控制机构报告。 3. 对于死亡或群体性疑似预防接种异常反应，应同时按照《国家突发公共卫生事件相关信息报告管理工作规范》和《突发公共卫生事件应急条例》的规定进行报告。	1. 疑似预防接种异常反应报告卡内容包括：姓名、性别、年龄、监护人姓名、住址、接种疫苗名称、剂次、接种时间、发生反应的时间和人数、主要临床特征、初步诊断和诊断单位、报告单位、报告人、报告时间等。 2. 能叙述疑似预防接种异常反应报告程序及时限。 3. 能叙述疑似预防接种异常反应对报告人员的要求。 4. 能叙述《国家突发公共卫生事件相关信息报告管理工作规范》和《突发公共卫生事件应急条例》中预防接种相关的规定。	1. 报告预防接种异常反应、疑似预防接种异常反应的单位和人员应该包括医疗机构、接种单位、药品不良反应监测机构、疫苗生产企业、疫苗批发企业及其执行职务的人员。 2. 发现群体性疑似预防接种异常反应后，报告单位和报告人应该详细填写疑似预防接种异常反应报告卡或群体性疑似预防接种异常反应登记表，以便上级单位在开展调查与核实工作时能准确掌握第一手资料。
重要提示： 1. 疑似预防接种异常反应报告实行属地化管理。 2. 接种单位因异常反应或事故与受种对象或监护人发生纠纷时，应在24小时内向县级卫生行政部门报告。		**所需物品：**疑似预防接种异常反应个案报告卡、群体性疑似预防接种异常反应登记表。

3.3.3 根据病例情况分类处理接种异常反应以采取恰当的应对措施

操作步骤	知识要求	态度要求
1. 发现疑似预防接种异常反应后，要及时根据病例情况采取不同的措施，如病例出现局部红、肿、疼痛、硬结等一般反应，一般不需处理；对较重的局部反应或全身反应对症处理；发现异常反应时，除简单对症处理，严重的要及早转院，进一步处理。 2. **按照各种疫苗接种后可能出现反应的时间（附件 17）、临床症状和体征等，初步判断疑似预防接种异常反应属于不良反应、疫苗质量事故、接种事故、偶合症、心因性反应中的哪种类型。** 3. 对不属于预防接种异常反应的，按照有关规定分类处理 （1）对疫苗质量问题，依照《中华人民共和国药品管理法》的有关规定处理，并立即召回该批疫苗。 （2）对接种实施差错引起的接种事故，依照《医疗事故处理条例》的有关规定处理，并根据发生差错的原因予以纠正。 （3）对于偶合症，加强与受种者或其监护人沟通，阐明偶合症与接种疫苗无因果关系。当沟通很困难时，可利用进一步的专家调查诊断证明反应确实与接种无关。 （4）发生群体性反应或死亡时，按照《突发公共卫生事件应急条例》的有关规定处理。 4. 对于不明原因的反应，应根据反应的性质、程度及继续发生与否，做进一步调查。	1. 不属于预防接种异常反应的有疫苗质量事故、接种事故、偶合症及心因性反应。 2. 能叙述在预防接种过程中或接种后不同时间可能发生的预防接种异常反应。 3. 能叙述预防接种异常反应的临床表现及简单对症处置原则。 4. 能叙述《突发公共卫生事件应急条例》中针对群体性反应或死亡病例的相关规定。 5. 能叙述媒体应对的基本原则。	1. 预防接种服务人员保持良好的心理素质很重要。一个好的医护人员发现严重异常反应或事故后，会根据现场情况冷静地判断反应的类型，还能根据现场情况开展先期处理。能按要求及时报告，不会慌乱出错，导致延误稍后的调查和治疗。 2. 受种者或其监护人要求了解反应的情况时，需要保持耐心、关心和负责任的态度与其沟通，如实提供调查进展情况或调查结果，作出合理解释，并给予诊断、治疗和处理等方面的协助、指导或建议。 3. 处理群体性心因性反应，最重要的工作是及时采取措施，防止事件扩大。其处理可参照"群发性癔症"的防治对策和措施（附件 18）。 4. 接种人员不要随意接受媒体采访，要统一信息发布口径，指定专人负责媒体应对工作。
重要提示： 1. 发现疑似预防接种异常反应，各级各类医疗机构需按照临床疾病诊治要求积极诊治。 2. 预防接种服务人员保持良好的心理素质很重要。 3. 群体性心因性反应是一种心理因素造成的精神反应。		**所需物品：**预防接种异常反应临床处理类工具书、常见一般反应所需临床检查、处置工具和药品。

3.3.4 做好协助调查以便于明确疑似预防接种异常反应发生原因

操作步骤	知识要求	态度要求
1. 核实报告。根据报告卡内容，完善相关资料，做好深入调查的准备。 2. 现场调查 （1）访视病人，进行深入调查。了解病人的接种史、健康史、家族史等，调查初次发病时间与预防接种时间的关系。 （2）对病人进行临床检查。掌握病人目前的主要症状和体征、有关的实验室检查结果、已采取的治疗措施和效果等相关资料。 3. 收集预防接种相关信息 （1）疫苗进货渠道、供货单位资质证明、疫苗购销记录。 （2）疫苗储存条件、温度记录、运输条件、送达基层接种单位前的储存状况等信息。 （3）接种服务组织形式、接种现场情况、接种时间、地点、接种单位和人员资质。 （4）接种实施情况，接种部位、途径、剂量，安全注射情况、注射器材来源等。 （5）接种同批次疫苗其他人员的反应情况，当地相关疾病发病情况。 4. 如病例已死亡，建议进行尸体解剖。	1. 能叙述疑似预防接种异常反应调查流程。 2. 能叙述现场调查内容。 3. 能叙述需要收集的预防接种相关信息的内容。	1. 积极协助上级卫生行政部门派出的调查人员。提供疑似预防接种异常反应病例在本级开展预防接种及临床处理的相关资料。 2. 疑似预防接种异常反应病例的信息资料是相关专家开展诊断工作的决定因素。信息资料详细与否可以直接决定专家诊断的准确程度。所以，调查人员应尽可能提供与病例相关的详细信息供专家参考。
重要提示： 1. 疑似预防接种异常反应应由县级预防接种异常反应诊断小组进行诊断。 2. 脊髓灰质炎疫苗预防接种后的相关病例；受种者死亡、严重残疾的；群体性疑似预防接种异常反应；对社会有重大影响的疑似预防接种异常反应应由设区的市级或者省级预防接种异常反应调查诊断专家组进行调查诊断。 3. 除明确诊断的一般反应（如单纯发热、接种部位的红肿、硬结等）外，其他疑似预防接种异常反应均需开展调查。 4. 属于突发公共卫生事件的，按照《突发公共卫生事件应急条例》的规定组织调查。		**所需物品：**预防接种异常反应病例在本级开展预防接种及临床处理的相关资料。

3.4　资料收集与管理

【服务概要】　按照《预防接种工作规范》要求，预防接种工作人员需定期或不定期地有计划、有重点地收集、掌握、归纳免疫规划相关信息资料，及时、准确地开展上报工作，并定期对免疫规划信息资料规范管理，形成档案，以便需要时能够查阅或提供参考。

【服务流程】

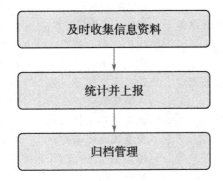

【操作说明】

3.4.1　及时收集信息资料以获得免疫规划基础数据

操作步骤	知识要求	态度要求
1. 按月收集并年度汇总辖区内人口资料。 2. 按月收集辖区内预防接种数据资料。 3. 随时收集辖区内疫苗管理的相关资料。 4. 随时收集、更新、整理冷链设备档案。 5. 随时收集辖区内疫情资料。 6. 随时收集整理免疫规划相关工作形成的文字资料。 7. 随时收集整理各类宣传资料。	1. 能叙述本级需要收集的信息种类及目的。 2. 人口资料包括总人口数、15岁以下（不含15岁）各年龄组人口构成资料；出生人数、死亡人数；建卡、建证人数；儿童流出、流入情况等。 3. 疫情资料包括国家免疫规划疫苗针对传染病发病人数、死亡人数。 4. 预防接种资料包括国家免疫规划疫苗应种人数、受种人数、未种人数及原因分析等。 5. 疫苗管理资料包括疫苗的需求计划、疫苗接收、购进及使用资料等。 6. 冷链资料包括冷链设备及接种器材使用及维护的管理资料。	1. 常规资料收集在预防接种资料管理工作中有重要的地位，是一个关键性的环节。做好资料的收集工作，需要工作人员明确资料收集的指导思想和内容要求，掌握收集工作的途径与方法，积极、主动地开展资料收集工作。 2. 工作人员在预防接种服务过程中需要收集各项常规资料，既要包括一般性的预防接种信息，还要包括评价服务效果或监测长期变化的信息。这些资料在免疫活动中，起着工作记录、技术储备、信息传递、规划制定、决策分析、效果评价、改进工作的重要作用。 3. 资料管理工作中，准确是最根本的要求，即科学性强，针对性强、如果没有这个特点，资料也就失去了参考价值，所以收集资料一定要认真、细致，要保证资料准确、有用。 4. 预防接种工作人员在资料收集过程中应明确需要哪些信息、为什么需要、如何利用这些信息，才能更好地把握工作尺度，确保收集的信息满足工作需要。
重要提示： 1. 有条件的地区可逐步推广信息化管理，提高信息收集的准确性与及时性。 2. 收集常规资料尤其应注意用于工作管理和评价的重要信息。		**所需物品：** 1. 统计资料：各种记录表、调查表、统计报表。 2. 非统计资料：各类业务技术资料、培训教材、会议、表彰、宣传、影像等资料，以及各类计划、工作报告、总结等。

3.4.2 统计并上报信息资料以便于上级掌握基层免疫工作状况

操作步骤	知识要求	态度要求
1. 完成接种后 5 日内，接种单位完成预防接种情况报表，上报乡级防保组织。 2. 每月 5 日前，乡级防保组织完成本级接种报表，上报县级疾病预防控制机构。 3. 乡级防保组织完成 AFP 旬月报表、麻疹月报表、新生儿破伤风月报表等上报县级疾控机构 （1）每月 2 日、12 日、22 日前上报旬报表。 （2）每月 5 日前上报月报表。 （3）开展主动监测，如未发现病例，则实行"零"病例报告制度。 4. 每年 2 月 15 日前，乡级防保组织完成上一年度国家免疫规划综合报表统计工作，上报县级疾病预防控制机构。 5. 其他报表，如群体性接种和应急接种等数据，应根据本地具体实施情况，按照上级卫生行政部门的统一要求上报。 6. 每年 10 月，接种单位或乡级防保组织向上级报告本级冷链设备运转情况。 7. 乡镇卫生院防保组织或医院保健科在接到脊髓灰质炎、新生儿破伤风、麻疹、15 岁以下新发急性乙肝病例报告后，应及时按统一流行病学个案调查表开展调查，并上报。	1. 能叙述免疫规划工作要求上报的个案信息种类。 2. 能叙述本级各种旬月报表的报告方式及时限要求。 3. 能叙述群体性接种和应急接种报表上报要求。 4. 能叙述疫苗针对性疾病个案调查工作要求。	1. 信息资料上报是免疫规划管理工作的重要环节。工作人员需要明确：资料是通过何种方式、什么时间和通过谁来报告，如何保证信息报告的及时性、完整性和准确性，如何将信息及时反馈给各相关部门。只有认识其重要性，才能真正做好这个工作。 2. 统计报告的各种数据事关本地免疫规划真实的工作情况，必须严肃对待。各种报表必须由主管领导审阅、签字，盖章后报出。 3. 乡镇在收到下级报表或完成本级报表后，应对报表的内容进行分析，评价填报信息的种类是否齐全、及时，查看各类信息有无涂改、逻辑错误等现象，发现存在错误，应及时予以纠正。
重要提示： 1. 所有报表必须按照国家统一格式上报，不能缺项漏项。 2. 统计报告的各种数据必须真实准确。 3. 年报数字均为上一年 1 月 1 日~12 月 31 日的情况。		**所需物品：** 1. 各类日常记录表。 2. 疫苗针对疾病个案调查表、AEFI 个案报告卡。 3. 各类统计报表、年报表等。

3.4.3 归档管理免疫规划信息资料以方便查阅利用

操作步骤	知识要求	态度要求
1. 文字资料实行档案化管理 （1）村级每半年整理1次本级资料，年底装订成册，在村卫生室保存。 （2）乡级根据资料数量，每半年整理1次，年底分类装订成册，建档立卷，登记编号。 2. 把各类数据资料形成电子档案管理 （1）具有查考和利用价值的资料，可作为档案保存的电子文件。 （2）具有保存价值的电子文件，必须随时备份，存储于能够脱机保存的载体上，并适时生成纸质文件等硬拷贝。 （3）按照国家或省市要求，建立儿童预防接种信息管理系统，及时录入、更新辖区内适龄儿童接种信息，并对所有接种记录备份保存。 3. 加强预防接种证、卡管理，按照《预防接种工作规范》有关要求，保存儿童预防接种卡至儿童满7周岁后再保存不少于15年。	1. 能叙述需要归档保存的信息资料种类。 2. 能叙述归档管理信息资料的工作流程。 3. 能叙述各类数据库资料的使用及保存方法。 4. 能叙述预防接种卡、证管理要求。	1. 日常工作中，电脑经常会出现这样或那样的问题。所以，对电子档案的积累、归档及电子档案的保管应保持全程管理，保证管理工作的连续性、电子档案的可利用性、信息的安全性和完整性。 2. 预防接种信息属于个人信息，需要保密，未经受种者或者其监护人同意，任何人不能向其他人员提供受种者的任何信息。其他政府部门和机构需要查询儿童预防接种信息等资料时，应该经过同级卫生行政部门批准。 3. 儿童预防接种信息管理系统是为免疫规划工作服务的，要求对系统外人员保密。使用人员未经许可，不得转让或泄漏系统操作账号和密码，以免发生数据损坏或丢失等情况。
重要提示： 1. 各类数据库资料要随时备份保存。 2. 儿童预防接种电子档案由乡级防保组织或接种单位保管。 3. 免疫规划信息资料必须实施规范化档案管理。 4. 预防接种证、卡按照受种者的居住地实行属地化管理。 5. 实施儿童预防接种信息化管理地区，可逐步用儿童预防接种信息电子档案代替预防接种卡，但不能代替儿童预防接种证。保管期限要求同预防接种卡。		**所需物品：** 1. 儿童预防接种信息管理系统。 2. 免疫规划用计算机、光盘、U盘及上网设备等。 3. 预防接种卡。

（曾　强　关志国）

4 0~6岁儿童健康管理

【服务概要】　按照《国家基本公共卫生服务规范（2011年版）》0~6岁儿童健康管理服务规范要求，由当地乡镇卫生院、社区卫生服务中心为辖区内0~6岁儿童进行新生儿家庭访视、新生儿满月管理、婴幼儿健康管理、学龄前儿童健康管理以及儿童健康问题处理等。

【服务流程】

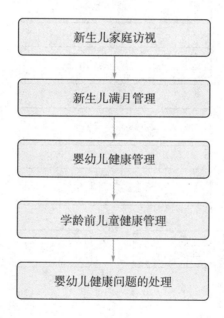

4.1 新生儿家庭访视

【服务概要】 由当地乡镇卫生院、社区卫生服务中心为辖区内出院后 1 周内的新生儿建立《0~6 岁儿童保健手册》，并通过观察、询问、体格检查、新生儿评估等方法进行新生儿家庭访视，根据新生儿评估情况有针对性地进行健康指导。

【服务流程】

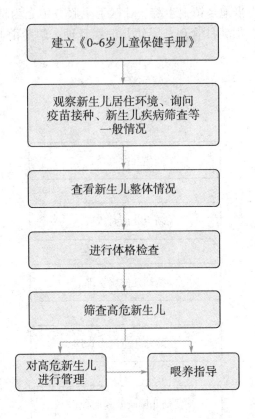

0~6 岁儿童健康管理

【操作说明】

4.1.1 建立0~6岁儿童保健手册以全面掌握儿童健康情况

操作步骤	知识要求	态度要求
1. 由当地乡镇卫生院或社区卫生服务中心妇幼保健医生（如果偏远地区或交通不便可由村医代替），在新生儿出院后1周内到新生儿家中进行新生儿家庭访视。并建立《0~6岁儿童保健手册》。 2. 填写手册编号。 3. 填写新生儿姓名、性别、出生年月日、父母情况、新生儿出生情况、预防接种情况、新生儿听力筛查及两病筛查情况。 4. 将体格检查、健康指导信息填入保健手册相应的表格内。 5. 为3岁以下儿童绘制生长发育监测曲线。 6. 填写本次访视日期、下次随访日期及地点。 7. 医生签字。	1. 能叙述0~6岁儿童保健手册的作用。 2. 小儿生长发育监测图的使用方法 （1）生长发育监测图适用于3岁以下儿童使用。男童是蓝色表，女童是粉色表。 （2）横坐标是月龄（2、4、6、8等），纵坐标是发育指标。身长/身高（cm）每一小格1cm，体重（kg）每一小格0.2kg。 （3）6个月以前，每月查1次；7~12个月，每2个月查1次；13个月~3岁，每3个月查1次。将测得的数据用笔标注在相应的月龄和数据交汇处，下一次数据标注后，用尺子将2次的点相连，依次连续形成一条曲线。 （4）根据生长发育监测曲线判断发育情况：生长发育监测曲线与参考线平行走向，监测曲线在2条橙色曲线之间，动作发育符合年龄段发育，提示发育正常。曲线虽在正常区域，但突然升高或下降，曲线低平，2次连线呈平直状，偏离参考曲线走向，为发育异常。	1. 《0~6岁儿童保健手册》是儿童的健康档案，是今后入托、入园的必备资料，告诉家长妥善管理，不要丢失。 2. 手册记录要清楚、完整、数据要真实，不能出现逻辑错误，不可随意篡改。 3. 认真填写，逐项询问、逐项检查，真实记录所问的情况和所测查的数据。 4. 语言要通俗易懂，使用服务对象能听懂的语言。 5. 对于文化水平较低的父母，智力障碍父母或残疾家长，要耐心细致询问，逐项确认，直至清楚明确后填写。
重要提示： 1. 监测曲线出现偏离，应到上级医疗保健机构就诊。 2. 小儿健康信息对其日后健康评估或疾病判断有重要影响。		**所需物品：**《0~6岁儿童保健手册》、钢笔或碳素笔。

4.1.2　观察与询问以获得新生儿基本信息

操作步骤	知识要求	态度要求
1. 当地乡镇卫生院或社区卫生服务中心妇幼保健医生（如果偏远地区或交通不便可由村医代替）携所需工具和保健手册到新生儿家进行新生儿家庭访视。 2. 观察新生儿居室环境，如室温、通风状况、室内用具是否清洁。观察新生儿的衣被及尿布是否符合卫生要求。 3. 向母亲询问新生儿出生时情况，如分娩方式（顺产或难产）、是否双（多）胎，有无窒息史（阿氏评分）、产伤和畸形。 4. 询问新生儿出生体重、身长，生后吃奶、睡眠、尿便的情况。 5. 询问新生儿是否接种卡介苗和第1针乙肝疫苗，如未接种，提醒家长尽快补种。 6. 了解新生儿听力筛查、新生儿两病（甲低、苯丙酮尿症）筛查情况。如果未接受筛查，告知家长到具备筛查条件的医疗保健机构补筛。 7. 将观察、询问结果记录在儿童保健手册上。	1. 新生儿适宜的居住环境：新生儿居室温度宜保持在 22～26℃，湿度保持在 50%～60%，保持室内卫生，空气新鲜，每日至少开窗通风 2 次，每次 20～30 分钟。 2. 新生儿适宜的衣被和尿布：新生儿的衣服和尿布最好选用柔软的纯棉布制作。衣服的款式以结带斜襟式为好。衣服最好宽大一些，即方便穿脱，又不妨碍新生儿四肢活动。衣服颜色以浅色为宜，深颜色布料中的颜料对新生儿皮肤有一定刺激，容易引起皮炎。尿布要勤换，以防红臀。婴儿包裹不宜过紧，不宜用袋子捆绑，最好使两腿能自由伸屈。 3. 新生儿两病、听力筛查的重要性：新生儿筛查是提高我国人口素质的重要措施之一，其意义是在新生儿期对危害严重的先天性或遗传性疾病进行筛查，从而对阳性病儿在其临床症状出现之前得到及时救治，以达到早期诊断、早期治疗，避免新生儿体格和智能发育障碍以及其他严重后果发生的目的。 4. 能说出新生儿居住地附近具备筛查条件的医疗保健机构。	1. 由于新生儿出生后，体温调节中枢发育尚不成熟，生后环境温度过低或过高均可影响新生儿的正常生理活动；另外，新生儿皮下脂肪薄，体表面积大，容易散热，如环境温度低，受冷易患新生儿硬肿症，若环境温度太高或包裹太严，会造成脱水热。需要随访医生进行全面、细致、准确地观察，并耐心细致地为家长讲解室温、新生儿的衣被是否合适的重要性。 2. 询问时要和产妇进行充分的沟通，态度要和蔼可亲，语言要温和。 3. 对于母亲做得好的方面给予支持和鼓励，不好的方面手把手耐心的给予正确指导。 4. 无论新生儿家境贫富、地位高低，都要按规程进行操作，如遇卫生条件较差的家庭，不应讥讽或指责，更不应敷衍应付，特别是对父母有残疾、智障者，应同样耐心周到。
重要提示： 1. 一旦发现可疑新生儿，应尽快送医院给予早干预和治疗。 2. 准确的新生儿访视信息记录对评价新生儿状况有重要意义。		**所需物品：**室内温度计。

4.1.3 查看新生儿整体情况以便排除新生儿常见疾病

【服务流程】

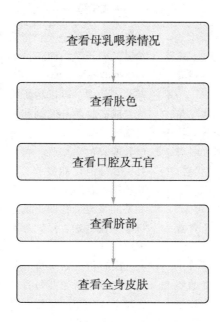

【操作说明】

4.1.3.1　查看母乳喂养情况以发现喂养困难

操作步骤	知识要求	态度要求
1. 鼓励母乳喂养（正常足月新生儿生后半小时内即可母亲哺乳）。 2. 请母亲为新生儿哺乳，观察哺乳的整个过程。 3. 重点观察母亲和新生儿的体位是否正确，如不正确，告知并演示哺乳时正确的体位，如哺乳时母亲以舒服放松的体位躺着或坐着；新生儿头和颈得到支持，头、颈、身体呈一条直线，身体贴近母亲，面向母亲的乳房，并使鼻子对着乳头。 4. 观察新生儿含接乳头姿势是否正确，如不正确告知母亲正确的姿势，如哺乳时让母亲用乳头接触新生儿的嘴唇，等待新生儿嘴张大时，使新生儿迅速靠近乳头，含住乳头及大部分乳晕，上唇上面有更多的乳晕，下唇向外翻，新生儿下颌贴近乳房，尽量让新生儿吸吮达到满足为止，不超过15~20分钟。 5. 询问、观察以了解新生儿是否能够得到足够的母乳，如果不够，帮助母亲查找原因。 6. 记录查看结果。	1. 纯母乳喂养的定义：指只给婴儿喂母乳，而不给其他任何的液体和固体食物，甚至不给水。可以给予维生素或矿物质补充剂和药物滴剂或糖浆。 2. 母乳喂养的重要性：营养好、容易消化和吸收、预防感染、有助于亲子关系和婴儿发育、有助于推迟母亲再次妊娠、保护母亲健康。 3. 婴儿没有得到足够母乳的可靠指征：新生儿每月体重增长＜500g；尿量少且浓，每日<6次。 4. 导致婴儿没有得到足够母乳的常见原因 （1）母乳喂养因素：开奶迟，固定喂奶次数，喂奶次数不够，夜间不喂奶，喂奶时间短，含接不良，用奶瓶或奶嘴喂奶，喂辅食，喂其他液体（水、饮料）。 （2）母亲心理因素：信心不足，忧虑，紧张，不愿母乳喂养，婴儿拒绝母乳，疲劳。	1. 运用咨询技巧全面询问喂养史，观察母乳喂养并检查喂奶时的姿势和含接头是否正确，了解亲子关系。 2. 在发现母乳喂养问题时，不要一味地指责母亲，首先要表扬母亲在母乳喂养方面做得好的地方，使其对母乳喂养充满信心，减轻紧张忧虑情绪；然后找出问题出现的原因，并以朋友的方式，针对性的对母亲给予正确指导。 3. 鼓励母亲夜间喂奶，增加喂奶次数。鼓励母亲要保持精神愉悦，情绪乐观，充分休息、睡眠。另外，指导母亲摄入充足营养，多吃营养丰富的食物和汤类，采取科学的喂养方法。 4. 尽量用当地简单易懂的语言和母亲沟通，拉近与母亲的距离，了解准确的信息。 5. 不能挖苦讥讽喂乳不正确的母亲，如果语言指导效果不佳，应亲自示范。
重要提示：婴儿得不到足够母乳的原因，除了以上两种常见原因外，还要注意婴儿是否患有疾病、畸形。		**所需物品**：示教乳房、示教娃娃。

4.1.3.2 查看肤色以排除新生儿黄疸

操作步骤	知识要求	态度要求
1. 在自然光线下查看新生儿面部及躯干皮肤是否有黄染。 2. 查看球结膜是否有黄染。 3. 如有黄染询问母亲黄疸出现时间。 4. 询问并观察新生儿一般情况，如精神状态、吃奶、睡眠等情况。 5. 根据新生儿情况鉴别生理性黄疸和病理性黄疸 （1）新生儿出生后2~3天出现皮肤、球结膜、口腔黏膜发生黄染，4~5天达高峰，5~7天消退，最迟不超过2周；一般情况良好；每日血清胆红素升高<85μmol/L（5mg/dl）；血清胆红素足月儿<221μmol/L（12.9mg/dl），早产儿<257μmol/L（15mg/dl），考虑为生理性黄疸，一般不需治疗，愈后良好。 （2）黄疸在生后24小时内出现；血清胆红素上升快，每日上升5mg/dl；黄疸持续时间长（足月儿超过2周，早产儿超过4周）；黄疸消退后又复现；血清结合胆红素>26μmol/L（1.5mg/dl），考虑为病理性黄疸，如无条件治疗应立即转诊。 6. 记录查看结果。	1. 造成生理性黄疸的原因：主要是胎儿在宫内所处的低氧环境刺激红细胞生成过多，使新生儿早期胆红素的来源较成人多，加之新生儿肝细胞对胆红素的摄取、结合及排泄功能差，可引起生理性黄疸现象。 2. 母乳性黄疸综合征的临床表现及处理原则：目前认为是母乳中的β葡萄糖醛酸分解肠道内的结合胆红素，增加胆红素的肠-肝循环，升高血中胆红素水平所致。多发生于生后7天左右，持续3周~3个月，但婴儿一般状况良好，找不到引起黄疸的其他原因，如果胆红素>20mg/dl，可暂停母乳喂养24~48小时，黄疸下降即可确诊。停乳期间应及时挤出乳汁，证实后仍可继续母乳喂养。	1. 新生儿黄疸是新生儿期常见疾病。生理性黄疸不需特殊处理，临床观察即可。而病理性黄疸可引起胆红素脑病，严重影响新生儿健康，甚至可能导致新生儿死亡。一定要向家长明确说明严重后果。 2. 询问有关新生儿情况时，应利用沟通技巧，采用开放式的问题进行提问，以便能够全面掌握新生儿的一般情况。并指导家长密切观察新生儿的肤色及日常活动情况。 3. 查看时要仔细、认真，不能疏忽任何一个环节。 4. 当母亲诉说不清楚时要给予耐心指导。向母亲及新生儿家长解释发生黄疸的原因，以缓解其压力和恐惧，与其讨论可能的处理方案。
重要提示：病理性黄疸可致中枢神经系统受损，甚至死亡，一旦发现应立即转上级医疗保健机构就诊。		

4.1.3.3 查看新生儿五官与口腔以排除畸形

操作步骤	知识要求	态度要求
1. 在自然光线下查看新生儿眼是否有目光接触，眼球能否随移动的物体移动，结膜有无充血、流泪、流脓。 2. 查看新生儿外耳郭有无畸形、外耳道有无异常分泌物，有无外耳湿疹。 3. 查看新生儿鼻外观是否正常，且双鼻腔通气良好。 4. 查看唇色是否红润。 5. 查看有无唇腭裂、高腭弓、诞生牙。 6. 查看口腔黏膜是否光洁，如果口腔两侧颊黏膜、舌、齿龈以及上颚等处出现乳白色的小点或融合成片，似奶块，不易拭去，考虑为鹅口疮。 7. 如发现新生儿有畸形或异常，到医院就诊。 8. 记录查看结果。	1. 造成鹅口疮的原因及处理原则：鹅口疮多是口腔黏膜受白色念珠菌感染所致，健康新生儿口腔中也存在白色念珠菌，当机体免疫力低下时才会发病。例如，使用的奶瓶、擦嘴巾或乳头不清洁被真菌污染时，就可以通过喂奶而感染；母亲喂奶前要洗净乳头和手，奶瓶要消毒，小儿患病时严格防止滥用抗生素。制霉菌素混悬液（10万U/ml）涂擦在创面上，每4小时用药1次。在治疗过程中应注意小儿口腔内的白膜不能随意撕掉，如果强行撕掉会造成黏膜糜烂、出血，从而导致继发感染。 2. 诞生牙的危害及处理方法：婴儿出生时或生后不久，就有牙萌出，过早萌出的牙可无牙根，极易脱落，有造成气管吸入的危险，也可因牙齿摩擦舌系带及软组织而造成溃疡，从而影响吸吮。应将诞生牙拔除。	1. 检查时动作应敏捷、轻柔，尤其是口腔检查时，应用压舌板轻轻地打开新生儿口腔，不能粗暴或过于强硬。 2. 检查时可以轻柔的抚摸新生儿的头部，使其在舒服、安静的状态下完成检查。 3. 鹅口疮是白色念珠菌感染引起的，日常要注意饮食卫生，保持餐具和食品的清洁，母乳喂养者每次喂奶前，母亲应先洗手，再清洁乳头。如果有不合理的抗生素使用，应及时纠正。
重要提示： 1. 新生儿眼睑高度肿胀，结膜重度充血，有大量分泌物，耳部有脓性分泌物，立即转至上级医疗保健机构。 2. 如果首次发现畸形并未到医院就诊者，建议转上级医疗保健机构就诊。 3. 为防止交叉感染，检查前后均应清洗双手，使用一次性或消毒后的压舌板。		**所需物品：**压舌板、手电筒。

4.1.3.4 查看脐部以发现新生儿脐部病变

操作步骤	知识要求	态度要求
1. 查看脐带是否脱落。 2. 查看脐周是否清洁、干燥，如果发现脐部潮湿或不卫生现象，告知母亲每天用75%的酒精棉球对脐部周围皮肤进行消毒，预防感染；与脐带接触的衣物必须保持洁净、干燥，发现潮湿及时更换。 3. 查看脐周有无出血或渗血，如果脐窝部出现脓性或血性分泌物，脐周皮肤发肿，皮温高，可能是脐部感染，应及时到医院就诊。 4. 查看有无"脐疝"，如有"脐疝"，首先要保持脐部的干燥和清洁，其次要使新生儿情绪稳定，尽量不让新生儿哭闹，通常一段时间后可以自愈。 5. 记录查看结果。	1. 引起新生儿脐炎的原因及临床症状：脐炎是指脐残端被细菌入侵、繁殖所引起的急性炎症。金黄色葡萄球菌最常见，轻者脐轮与脐周皮肤轻度红肿，可伴有少量浆液脓性分泌物。重者脐部和脐周明显红肿发硬，分泌物呈脓性且量多，常有臭味。可向周围皮肤或组织扩散，引起腹壁蜂窝织炎、皮下坏疽、腹膜炎、败血症、门静脉炎，轻者局部可用2%碘酒及75%酒精清洗，每日2~3次。重者需要选用适当的抗生素静脉注射，如有脓肿形成，则需行切口引流。 2. 预防脐炎的方法：断脐时要严格执行无菌操作。尿液浸湿尿布要及时更换。沐浴时要防止水进入脐部。脐部形成的结痂会自然脱落，不要随意撕扯。 3. "脐疝"的原因：有些新生儿脐带脱落后，当新生儿哭闹时，脐部鼓出一个包，里面充满气体，这种现象称为"脐疝"，其原因为新生儿脐周肌肉发育不完善，比较薄弱，当腹压增高时就会有肠管暂时从脐部膨出，压力减小时可回复。	1. 脐带是连接胎儿与胎盘的纽带，是胎儿从母亲体内获取营养和排泄物的必经之道。出生后3~7天自然脱落，对新生儿脐带的护理是很重要的。 2. 耐心正确指导家长，密切观察脐带情况，以及日常护理方法，如发现有脓性分泌物、红肿时让家长及时送到医院就诊。 3. 即使家庭状况不好或母婴卫生不佳，也应对新生儿脐部进行认真细致的观察，不应厌倦家长的反复询问或急躁心情。
重要提示： 脐部感染会导致新生儿破伤风，应引起重视，及时转上一级医疗保健机构就诊。		**所需物品：** 75%酒精、棉签。

4.1.3.5 全面查看新生儿皮肤以排除红臀与新生儿硬肿症

操作步骤	知识要求	态度要求
1. 查看新生儿臀部是否有红斑、皮疹、糜烂等 （1）如有皮疹，询问母亲新生儿臀部的护理方法，观察尿布是否舒适，以便帮助母亲找出造成皮疹的原因。 （2）针对性的指导母亲预防红臀的方法，如尿布要选择特别细软、吸水性强的纯棉布；排尿、排便后用温水清洗臀部，洗过后尽量保持局部干燥，切勿用肥皂洗臀部；要勤换洗尿布，洗过的尿布要晒干、消毒；清洁后的尿布涂上鱼肝油等。 2. 查看新生儿腿部、臀部、上肢和面颊是否有水肿，如果有水肿，水肿部位皮肤紧贴皮下组织，不易捏起，按之如橡皮样，按压有凹陷；全身冰冷，体温低至31~35℃；哭声低下或不哭，吸吮困难，肢体少动，考虑为新生儿硬肿症，给予保暖处理后转上级医疗保健机构。 3. 记录查看结果。	1. 红臀的病因和临床表现 （1）病因主要是尿液、粪便的刺激，加上局部潮湿和摩擦所引起；护理不当也会造成红臀。 （2）临床表现多发生与尿布相接触的皮肤区，如臀部的突起部位、下腹部、股内侧、腹股沟；初期可为单纯性红斑，边缘清楚、脱屑，严重时有红斑水肿、丘疹、丘疱疹、糜烂及渗液等。 2. 造成新生儿硬肿症原因：主要因受寒冷引起，多发生于冬春寒冷季节。	1. 随着生活水平的提高，纸尿裤使用已经比较普及，但由于家长缺乏正确选择和使用纸尿裤的知识，导致小儿局部皮肤潮湿、刺激物增多，增加了发生红臀的危险因素。应该通过行之有效的健康教育方式，提高家长认知程度，降低红臀的发生。 2. 新生儿硬肿症主因受寒冷引起，其次为感染时能量消耗增加而摄入不足。要指导家长正确的新生儿护理方法，保持新生儿适宜的室内环境温度，提供足够的母乳，补充能量。
重要提示： 发现新生儿硬肿症，立即转上级医疗保健机构就诊。		**所需物品：** 棉签、鱼肝油。

4.1.4 体格检查以发现新生儿疾病

操作步骤	知识要求	态度要求
1. 测量体温 (1) 一般用腋下测量法，测量前将体温表内水银柱甩至35℃以下，将体温表放入新生儿腋下，使水银头端位于腋窝的顶部，夹紧腋窝。 (2) 于5~10分钟后取出，将体温表横放，观察水平线位置的水银柱所在刻度。 2. 测量体重 (1) 测量体重前应检查磅秤零点，新生儿需排空大小便。 (2) 脱去新生儿的外衣，注意保暖。 (3) 将新生儿放至婴儿磅秤上，数据稳定后读出数字，以千克（kg）为单位，记录至小数点后2位。 3. 测量身长 (1) 将新生儿仰卧于量床中央，头顶接触头板，小儿面向上，两耳在同一水平。 (2) 测量者立于小儿右侧，左手握住小儿两膝，使腿伸直，右手移动足板使其接触双足跟部。 (3) 注意量床两侧的读数应该一致，然后读数，记录到0.1cm。 4. 测量前囟：前囟为额骨和顶骨形成的菱形间隙，囟门大小指的是菱形两对边的中点连线距离，一般用cm×cm表示。 5. 心脏听诊：先听心尖区再听肺动脉瓣区，然后主动脉瓣区、主动脉瓣第二听诊区，最后是三尖瓣区。包括心率、心律、心音、杂音和心包摩擦音。 6. 肺部听诊：听诊一般由肺尖部开始，自上而下分别检查前胸部、侧胸部和背部。新生儿呼吸一般为40~45次/分，呈腹膈式呼吸。 7. 腹部触诊：一般按从左下腹开始逆时针方向触诊，并观察小儿表情反应，正常小儿肝脏肋缘下1~2cm可触及，柔软无压痛；偶可触及脾脏边缘。 8. 检查外生殖器及肛门有无畸形，检查男孩睾丸位置、大小，有无阴囊水肿、包块。 9. 检查脊柱、四肢有无畸形，臀部、腹股沟和双下肢皮纹是否对称，双下肢是否等长等粗。 10. 查看四肢活动度、对称性、肌张力、原始反射。 11. 记录检查结果。	1. 新生儿心率波动特点：新生儿心率波动很大，生后24小时内为88~158次/分，1~7天为85~162次/分，8~30天为115~172次/分。一般在90~160次/分。 2. 能叙述腹部触诊的方法。	1. 为新生儿健康检查时动作要熟练、准确、轻柔、敏捷，使新生儿免受伤害。 2. 新生儿受外界环境温度影响较大，如果是冬季，温度过低可使新生儿体温不升，夏季环境温度过高、衣被过厚、包裹过紧，均易引起发热，因此，在冬季进行健康检查时，一定要注意为新生儿保暖。 3. 新生儿应保持清洁卫生，预防感染。在做检查前，检查者应戴口罩和帽子，清洗双手，指甲剪短，并让自己的手及所用听诊器温暖后再做检查。 4. 最好在新生儿安静的状态下进行健康检查。
重要提示：体温≥37.5℃或≤35.5℃；呼吸频率<20次/分或>60次/分，呼吸困难（鼻翼扇动、胸凹征），呼吸暂停伴发绀；心率<100次/分或>160次/分，有明显心律不齐。出现上述之一者转诊。		**所需物品：**体温计、婴儿磅秤或特制的杠杆称、量床、皮尺、听诊器。

4.1.5 筛查高危新生儿以识别高危管理对象

操作步骤	知识要求	态度要求
1. 向母亲询问妊娠期患病情况、新生儿出生情况、出生时胎龄和体重。 2. 对新生儿进行体格检查，判断新生儿是否有出生缺陷。 3. 根据新生儿情况进行辅助检查，以便排除新生儿高胆红素血症、肺炎、败血症以及遗传代谢性疾病等。 4. 通过以上的询问和检查，符合下列高危因素之一的新生儿为高危新生儿： （1）早产儿（胎龄＜37周）或低出生体重儿（出生体重＜2500g）。 （2）宫内、产时或产后窒息儿，缺氧缺血性脑病及脑出血者。 （3）高胆红素血症。 （4）新生儿肺炎、败血症等严重感染。 （5）新生儿患有各种影响生活能力的出生缺陷（如唇裂、腭裂、先天性心脏病等）以及遗传代谢性疾病。 （6）母亲有异常妊娠及分娩史、高龄分娩（≥35岁）、患有残疾（视、听、智力、肢体、精神），并影响养育能力者等。 5. 将高危新生儿纳入高危管理，并记录到儿童保健手册。	1. 能讲出高危新生儿诊断标准。 2. 高危新生儿保暖知识：定时测量体温，每4～6小时测1次，做好记录（每日体温正常波动应在36～37℃），新生儿保温可将热水袋放在两被之间，以婴儿手足温和为适宜，也可将小儿直接贴近成人身体取暖。换尿布时，注意先将尿布用暖水袋加温。	1. 对新生儿检查时，一定要细心观察，耐心询问，认真检查，动作轻柔迅速，不遗漏任何重要细节，使每一位高危新生儿都能被及时发现、及时有效的管理。 2. 医务人员向家长耐心讲解新生儿的情况，尤其是对待文化程度较低的家长，由于受自身文化知识的限制，对疾病方面的信息了解较少，容易产生茫然和焦虑，应用通俗易懂的语言讲解给家长，使其及早了解新生儿情况，消除不必要的顾虑。
重要提示： 当筛查出高危新生儿时，要对高危新生儿进行专案管理，严重者立即转送上级医疗保健机构就诊。		**所需物品：** 体温表、婴儿磅秤或特制的杠杆称、量床。

4.1.6　管理高危新生儿以降低高危因素对新生儿造成的危害

操作步骤	知识要求	态度要求
1. 高危新生儿除了按新生儿管理外，要建立高危新生儿管理登记册和个案管理卡，记录建档时间、疾病名称、随访及转归。 3. 增加高危新生儿访视次数：每周访视 2 次；对体温不正常、生活能力差或出生体重<2000g 者，每天访视 1 次。 4. 每次访视测量体温，指导家长保暖方法。 5. 对吸吮能力差的新生儿指导家长滴管喂养，注意防止呛奶。每周测量体重 1 次，并将测量结果记录在健康档案，监测体重生长情况，对体重增长缓慢者要分析原因，早期矫治；指导家长防治维生素 D 缺乏症（佝偻病）。 6. 有产伤、窒息史新生儿应密切注意脑水肿、缺氧缺血性脑病的发生，应注意观察新生儿有无嗜睡、烦躁、尖声叫、吸吮无力、拒乳等表现，有无眼球震颤、两眼凝视或斜视、发呆或不停眨眼、反复的吸吮动作或面部肌肉抽动等新生儿特殊抽搐的表现。 7. 告诉家长随时注意观察新生儿神态、面色、呼吸、吸吮力、皮肤、尿便等情况，预防感染。 8. 将每次访视结果填写到个案管理卡和儿童保健手册。	1. 能叙述新生儿抽搐的表现。 2. 能解释新生儿生长发育评估情况。 3. 能叙述高危新生儿管理的内容。	1. 每次随访时，医务人员要戴帽子、口罩，清洗双手，减少交叉感染。 2. 建议家长为高危新生儿提供一个安全、舒适、洁净的居住环境。 3. 高危新生儿主要发育风险为智力低下和脑瘫，早期需要进行系统的观察和评估，要持之以恒，坚持对高危新生儿定期随访。 4. 高危新生儿为家庭带来重大压力，父母对儿童可能的精神发育障碍忧心忡忡，告诉父母：90%以上的高危新生儿将发育正常，只有极少数有发育风险，树立家长信心，并对父母从新生儿开始进行运动、认知、情绪、社会交往和生活自理能力等全面指导。
重要提示：产伤、窒息史的新生儿，定期做视觉、听觉和神经反射的检查。		**所需物品**：体温表、婴儿磅秤或特制的杠杆称、量床。

4.1.7　喂养指导以促进新生儿健康成长

操作步骤	知识要求	态度要求
1. 告诉母亲在 6 个月内坚持纯母乳喂养。 2. 在喂养中如出现溢乳、吐奶等问题，告诉母亲每次喂奶时不要让新生儿吃的太急，喂完奶后竖抱新生儿，并让宝宝趴在母亲的肩上，轻拍后背，呃逆后再放下。 3. 新生儿平躺时头稍向一侧倾斜。 4. 喂奶后不要急于逗新生儿玩。 5. 如果吐奶剧烈和频繁，立即到医院就诊。 6. 告诉母亲应注意防止因被褥、母亲的身体、吐出的奶液等造成的窒息。 7. 将指导情况记录到儿童保健手册。 —	1. 溢乳的常见原因：多因过度喂养、不成熟的胃肠运动类型、不稳定的进食时间所致。溢乳不影响婴儿的生长发育，大多数在 6 个月内消失。 2. 新生儿吐奶常见原因 （1）新生儿胃容量小，呈水平位，且胃的贲门括约肌发育差、较松弛，而幽门括约肌发育良好，较紧张，形成出口紧入口松，奶水容易反流引起呕吐。 （2）喂养和护理不当：喂养次数过多，奶量过大，吃奶过急，喂奶后平躺或过多、过早地翻动婴儿等。 （3）疾病原因：食管和胃肠道的先天畸形、感染性疾病、中枢神经系统疾病等。这些疾病引起的吐奶较剧烈和频繁，伴有其他症状和体征。 3. 新生儿吐奶和溢乳的不同表现：吐奶是消化道和其他有关脏器受到某些异常刺激引起的神经反射性动作，呕吐时奶水多是喷射性地从口鼻涌出。溢乳指喂奶后随即有 1~2 口奶水反流入口中并从嘴边漾出；也有在喂奶后不久变换体位而引起溢乳。	1. 新生儿出现溢乳或吐奶现象，家长会惊慌失措，尤其是年轻的母亲，没有经验，易恐惧、担忧，从而加重母亲的紧张情绪，影响母乳的分泌。 2. 一方面要向母亲耐心解释，另一方面要给予安慰和指导，解除母亲的紧张焦虑情绪，鼓励母亲继续母乳喂养。 3. 对待患残疾或智力障碍的母亲，不应歧视、训斥、责怪或挖苦，要倍加同情，并给予耐心解释和示范。 4. 告诉母亲与新生儿多说话、微笑和皮肤接触，促进新生儿感知觉发展。
重要提示：吐奶严重的新生儿应到医院及时就诊。		

4.2　新生儿满月健康管理

【服务概要】　按照《国家基本公共卫生服务规范（2011 年版）》0~6 岁儿童健康管理服务规范要求，新生儿满 28 天后，在乡镇卫生院、社区卫生服务中心进行健康检查，通过询问和观察新生儿的一般情况、体格检查和发育评估等进行新生儿满月健康管理。

【服务流程】

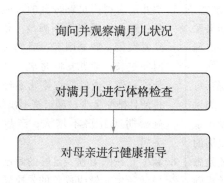

【操作说明】

4.2.1 询问并观察满月儿以了解日常生活情况

操作步骤	知识要求	态度要求
1. 新生儿满 28 天后，到乡镇卫生院或社区卫生服务中心进行健康检查。 2. 询问母亲新生儿的喂养情况：是否纯母乳喂养，喂养次数，喂养时间、母乳量是否足够，并观察一次哺乳过程。如果发现母亲哺乳姿势不正确，应现场示范正确哺乳姿势。 3. 询问母亲新生儿睡眠情况：每天睡眠时间，有无哭闹。如果睡眠不安稳或哭闹，帮助母亲寻找原因，是没有得到足够的母乳、缺乏维生素 D、还是患病不舒服等原因，并给予正确指导。 4. 询问新生儿尿便情况：次数、量、颜色。 5. 询问每天户外活动时间以及是否服用维生素 D，如果未服用维生素 D，告诉母亲服用时间和剂量。 6. 询问 2 次随访期间患病情况：有无患过病、何种病。 7. 观察新生儿黄疸是否消退，若仍未消退，了解黄疸的原因，必要时及时转诊进行治疗。 8. 观察脐带是否脱落、是否清洁，有无出血或渗血，若发现异常及时给予诊断和处理。 9. 将询问和检查结果记录到儿童保健手册。	1. 能讲出哺乳时新生儿正确的体位、含接姿势、喂养次数、时间。 2. 婴儿没有得到足够母乳的可靠指征：每月体重增长<500g；尿量少且浓，每日<6 次。 3. 婴儿没有得到足够母乳的可能征象：婴儿在喂奶后不满足；婴儿经常哭闹；频繁喂养；喂奶持续时间过长；婴儿拒吃母乳，婴儿便干、硬、或发绿；婴儿不经常排便且排便量少；母亲挤不出奶；妊娠期间乳房不增大；产后不下奶。 4. 新生儿睡眠习惯：足够的睡眠是保证新生儿健康成长的先决条件之一，睡眠过程中小儿内分泌系统释放的生长激素比平时增加 3 倍，有利于小儿生长发育。新生儿每天睡眠时间平均需要 16 小时（14~20 小时），每次睡眠约为 45 分钟，昼夜节律尚未建立。 5. 新生儿期预防维生素 D 缺乏病相关知识：母乳喂养，并尽早让新生儿晒太阳（生后 2~3 周）；对早产儿、双胎儿、低出生体重儿于生后 2 周开始，每日服用维生素 D800U，连续服用 3 个月，以后改为每日 400U；足月儿生后 2 周开始，每日服用维生素 D400U，至 2 岁。 6. 能说出母乳性黄疸、病理性黄疸的鉴别诊断。 7. 能说出并演示脐带护理方法。	1. 在和母亲交流过程中态度要温和，对母亲的倾诉要认真倾听，不要轻易打断。 2. 使用通俗易懂的语言与母亲交流，使母亲感到亲切感，消除母亲的紧张情绪。 3. 当为母亲做指导时，要以朋友的语言和方式，建议母亲如何做，而不是要求或命令母亲应该怎样做。 4. 应耐心回答家长提出的问题。
重要提示：病理性黄疸应立即向上级医疗保健机构转诊。		**所需物品**：棉签、75%的酒精、口罩、帽子。

4.2.2 满月儿健康检查以明确其身体健康状况

操作步骤	知识要求	态度要求
1. 查看眼、耳、鼻外观是否正常。 2. 查看新生儿口腔黏膜是否光洁。 3. 检查前囟是否闭合以及前囟大小。 4. 查看头颅有无颅骨软化、枕秃，如果有，考虑是维生素D缺乏性佝偻病，告诉母亲及时补充维生素D和多晒太阳。 5. 测量身长、体重，并依据卫生部选用的儿童生长发育参照标准，按照标准差法（附件25、29）或曲线图法（附件19、22），判断满月儿体格发育情况。如满月儿生长发育偏离或异常，帮助母亲查找原因（母乳不足、患病等），并给予正确指导。 6. 检查满月儿运动发育，并按照0~3岁男（女）童身长（身高)/年龄、体重/年龄百分位标准曲线图（附件19、22）的运动发育指标进行评估。运动发育指标至箭头右侧月龄通过的，为通过，否则为不通过。1个月的婴儿俯卧时稍能抬头。 7. 查看四肢有无畸形。 8. 肺部听诊有无啰音。 9. 心脏听诊有无杂音。 10. 血红蛋白检查，如果贫血，给予及时治疗。 11. 记录检查结果。	1. 生长发育评价方法 （1）标准差法：体重/年龄（W/A）值<中位数减去2个标准差为下；W/A>中位数加上2个标准差为上；W/A在二者之间为中。身长（身高)/年龄（H/A）值<中位数减去2个标准差为下；H/A>中位数加上2个标准差为上；H/A值在两者之间为中。 （2）曲线图法：每次测量小儿体重、身长（身高）后，在生长发育监测图的横坐标上找出小儿本次测量体重时的月龄，在纵坐标上找出体重、身长（身高）测量值，在该月龄与体重、身长（身高）测量值相交的空格里画一圆点。画一条线，将本次画的圆点与前次画的圆点连接起来。 2. 小儿生长监测的意义：定期连续、准确地测量个体儿童的体重、身长（身高）；描记小儿体重、身长（身高）曲线变化的形式，分析变化原因；根据小儿曲线变化的形式与原因及家庭经济条件，指导家长采取相应的保健措施。如果小儿的曲线是持续地与图中参考标准曲线平行，其体格生长即为正常，如果出现平坦、向下倾斜就说明异常。	1. 每次检查前要用肥皂和清水洗手、戴口罩，严防交叉感染。 2. 为增加婴儿的安全感，检查时应尽量让婴儿与其亲人在一起，婴幼儿可坐或躺在家长的怀里检查，检查者顺应新生儿的体位。 3. 检查时态度和蔼，动作轻柔，冬天时双手及所用听诊器应先温暖；检查过程中既要全面仔细，又要注意保暖，不要过于暴露身体部位以免婴儿受寒。 4. 体重测量前，应注意调整磅秤零点，让小儿尽量排空尿便，脱去外衣、鞋帽等，以保证测量的准确性。 5. 应容忍个别小儿的哭闹，并与家长一起，置小儿于适宜体位，待小儿安静后再行检查，对急躁、紧张的母亲给予安慰，有些家长对小儿极为紧张，唯恐检查中会伤及小儿，对此给予理解。
重要提示： 1. 如体重与出生体重比较增加不足600g，应分析原因，给予指导，并转入高危儿童专案管理。 2. 发育评估不通过、先心病新生儿，应转入高危儿童专案管理。		**所需物品：** 婴儿磅秤或特制的杠杆称、量床、皮尺、儿童生长发育监测图、血红蛋白检测仪。

4.2.3 健康指导以使家长能正确采取促进婴儿健康成长方法

操作步骤	知识要求	态度要求
1. 告诉母亲坚持纯母乳喂养。 2. 根据小儿生长发育评估情况，有针对性的给予指导。并教给家长在小儿出生后6个月内每月量1次体重，6~12个月期间每2个月量1次体重，并将测量值标记在0~3岁男（女）童身长（身高）/年龄、体重/年龄百分位标准曲线图上，监测儿童生长发育情况。 3. 进行婴儿常见（维生素D缺乏性佝偻病、营养不良、新生儿黄疸、缺铁性贫血等）疾病指导。 4. 进行预防常见意外伤害指导 （1）防止窒息：告诉母亲最好不要在一个被窝里睡觉，防止熟睡后翻身压迫身边的婴儿使其窒息；包裹婴儿时注意给婴儿口鼻留出空间来；喂奶后，轻拍后背呃逆后再轻轻放下，以减少因吐奶造成窒息。 （2）防止烫伤：冬季家长为给孩子保暖，常使用热水瓶或热水袋，应防止烫伤。 （3）防止外伤：告诉母亲应为新生儿戴手套或勤剪指甲，防止新生儿把面部皮肤抓伤。 5. 告诉家长注射乙肝疫苗第2针。 6. 将本次健康检查情况记录到《0~6岁儿童保健手册》中满月儿健康检查记录表。	1. 母乳喂养的优点：母乳中含有必需脂肪酸，是婴儿脑、眼及健康的血管所必需的；含有很多乳清蛋白，具有抗感染作用，可以保护婴儿免于感染；母乳容易消化和有效利用；有助于亲子关系；有助于推迟母亲再次妊娠。 2. 影响乳汁分泌的相关因素：催乳素可以促使泌乳细胞分泌乳汁，夜间哺乳，催乳素分泌较多；婴儿吸吮的次数越多，产生的催乳素越多，乳房产生的乳汁越多；母亲美好的感受、心情愉快等有助于射乳反射；而母亲焦虑、紧张、疼痛会抑制射乳反射，使乳汁不能流出。 3. 生长发育评估注意事项：注意早产儿体格生长有一允许的"落后"年龄范围，即此年龄后应"追上"正常足月儿的生长。进行生长发育评价时应矫正至40周胎龄后再评价，身长至40月龄、体重至24月龄后不再矫正。	1. 婴儿期的主要喂养方式为母乳喂养，有的母亲担心乳房小而不能产生足够乳汁，可以告诉母亲不用担心，大乳房和小乳房包含同样数量的腺组织，能够产生足够量的乳汁。 2. 如果母亲担心"母乳量不足"，可以指导母亲夜间哺乳、增加哺乳次数、保持心情愉快，以促进母乳分泌。 3. 对母亲进行健康指导时要耐心，必要时可以为其边演示边讲解；指导结束后，询问母亲对指导内容的理解程度，如果仍有疑问，要继续解释直至其理解为止。
重要提示：母乳喂养是保证婴儿健康的关键。		**所需物品：**婴儿磅秤或特制的杠杆称、量床、皮尺、儿童生长发育监测图、《0~6岁儿童健康手册》。

4.3　婴幼儿健康管理

【服务概要】　按照《国家基本公共卫生服务规范（2011年版）》0~6岁儿童健康管理服务规范要求，由当地乡镇卫生院、社区卫生服务中心为辖区内居住的婴幼儿分别在3、6、8、12、18、24、30、36月龄时进行健康检查和指导。

【服务流程】

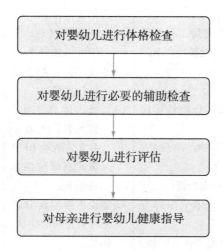

【操作说明】

4.3.1 询问母亲并进行婴幼儿体格检查以排除异常

操作流程	知识要求	态度要求
1. 询问婴幼儿的喂养情况：喂养方式、喂养习惯，添加辅食的月龄、种类、数量。 2. 询问上次和本次2次健康检查期间患病情况：有无患过病、何种病，尤其是否患过传染病。 3. 询问预防接种的种类和次数。 4. 询问婴幼儿户外活动及服用维生素D情况。 5. 查看婴幼儿口腔黏膜有无溃疡，有无唇裂、腭裂，乳牙齿数量，有无龋齿；询问母亲婴幼儿出牙时间。 6. 查看眼、耳外观是否正常。 7. 触摸前囟是否闭合，如未闭合测量前囟大小。 8. 查看胸廓有无鸡胸、漏斗胸、串珠肋、Harrison沟。 9. 听诊肺部有无啰音，心脏有无杂音。 10. 触诊腹部有无异常包块、膨隆，肝脾有无增大。 11. 观察四肢有无畸形，有无"O"形腿、"X"形腿。 12. 测量婴幼儿身长（身高），2岁以下的婴幼儿测量身长，2岁以上的婴幼儿测量身高。测量身高时，婴幼儿脱去鞋袜，取立正姿势，两眼直视前方，胸部挺起，两臂自然下垂，足跟并拢，足尖分开约60°，足跟、臀部与两肩胛间三个点同时靠着立柱，头部保持正中位置，使测量板与头顶点接触，读取量板垂直交于立柱上刻度的数字，记录至0.1cm。 13. 测量体重。 14. 记录询问和检查结果。	1. 能叙述婴幼儿科学喂养的优点。 3. 婴幼儿户外运动时间 （1）冬春季天气比较冷，上午可以选择9~12点，下午2~4点。 （2）夏季天气热，上午可以选择8~9点，下午4~5点户外运动。 （3）每次运动时间不宜太长，尤其小婴儿，活动10分钟左右就应该休息一下。 4. 能说出维生素D缺乏性佝偻病的症状、体征。 5. 能进行小儿体格检查。 6. 能叙述前囟门检查的异常表现。	1. 在为婴幼儿做体格检查的同时，为家长排除疑虑，鼓励家长坚持纯母乳喂养至6个月，最好在6个月后添加辅食的同时继续母乳喂养至2岁。 2. 从询问病史时就应该开始和婴幼儿建立良好的关系。微笑、呼唤小儿的名字或小名、乳名，用表扬语言鼓励小儿，或用手轻轻抚摸他，可以使小儿消除紧张心理。也可以用听诊器或其他玩具逗小儿玩耍以消除或减少恐惧，取得小儿的信任和合作。同时观察小儿的精神状态、对外界的反应及智力情况。 3. 对有残疾的小儿不应讥讽或表现出惊讶，应同情小儿的处境，理解家长的担心，并给予科学解释和耐心安慰。
重要提示： 1. 6月龄添加辅食的同时，继续母乳喂养至2周岁。 2. 婴幼儿前囟在6个月以后逐渐固化而变小，多数在1~1.5岁闭合。前囟饱满者常见于各种原因所致的颅内压升高，应向上一级医疗保健机构转诊。		**所需物品：**身高体重计、皮尺、听诊器。

4.3.2 辅助检查以及时发现婴幼儿贫血及听力障碍

操作流程	知识要求	态度要求
1. 在婴幼儿3、6、8、18、30、36月龄时分别进行1次血红蛋白检测。 2. 在婴幼儿6、12、24、36月龄时使用听性行为观察法分别进行1次听力筛查，尤其对具有高危因素的儿童进行重点随访。 3. 记录询问和检查结果。	1. 缺铁性贫血的一般表现：皮肤、黏膜苍白为突出表现。贫血时皮肤（面、耳轮、手掌等）、黏膜（睑结膜、口腔黏膜）及甲床呈苍白色；重度贫血时皮肤往往呈蜡黄色，易误诊为合并轻度黄疸；相反，伴有黄疸、青紫或其他皮肤色素改变时可掩盖贫血的表现。此外，病程较长的患儿还有易疲倦、毛发干枯、营养低下、体格发育迟缓等症状。 2. 贫血的实验室诊断标准 （1）轻度：血红蛋白90~110g/L（不含110g/L）。 （2）中度：血红蛋白60~90g/L（不含90g/L）。 （3）重度：血红蛋白<60g/L。 3. 儿童听力障碍的高危因素 （1）听力障碍家族史。 （2）近亲结婚史。 （3）风疹病毒、巨细胞病毒、梅毒或弓形虫引起的宫内感染。 （4）婴幼儿面部畸形，包括耳郭和外耳道异常。 （5）出生体重<1500g。 （6）高胆红素血症超过换血要求。 （7）出生窒息（Apger评分1分钟0~4分，或5分钟0~6分）。 （8）机械通气时间>5日。 （9）与感觉-神经性听损伤同时存在的综合征。 （10）睡眠过分安静，不怕吵闹，或语言水平落后于同龄儿童。 （11）流行性脑脊髓膜炎、麻疹、腮腺炎等传染病史或反复发作的中耳炎。 （12）曾用过耳毒性药物。 4. 能叙述听力筛查的方法。	1. 为增加婴幼儿的安全感，检查时应尽量让其与亲人在一起，婴幼儿可坐或躺在家长的怀里检查，检查者顺应婴幼儿的体位。 2. 听力障碍是常见的出生缺陷之一，正常听力是儿童进行语言学习的前提，行为测听是目前在儿童定期健康检查过程中，广泛应用于儿童听力筛查的方法，可以发现父母无法识别的听力障碍儿童，及早发现，尽早佩戴助听器，并进行听力语言康复。要积极开展儿童听力保健知识的宣传，让母亲主动接受为儿童进行听力筛查。 3. 对患有畸形小儿，不应讥讽或耻笑，应该同情其处境，给予科学的解释和帮助。
重要提示：对听力筛查未通过者或疑有听力障碍者，及时转入听力检测中心进行诊断和康复治疗。		**所需物品**：血红蛋白检测仪、电子发声仪或标定过频率的、易于操作的发声物品。

4.3.3 评估婴幼儿生长发育水平和高危表现以确定有无异常

操作流程	知识要求	态度要求
1. 利用标准差法或曲线图对婴幼儿的体格发育进行评估。 2. 对婴幼儿进行动作发育评估。 3. 告诉评估未通过的家长其小儿存在的问题，并商讨解决策略。 4. 嘱咐家长多观察小儿日常表现，如出现以下高危表现，立即就诊： （1）婴儿时常足打挺、用力屈曲或伸直"很有力"。 （2）满月后头后仰，扶坐时头竖不起来。 （3）3个月不能抬头；眼不能跟随物体移动；眼球震颤。 （4）4个月紧握拳，拇指紧贴手掌。 （5）5个月俯卧时前臂不能支撑身体。 （6）6个月扶立时，足尖或足跟不能落地。 （7）7个月不会发ba/ma音。 （8）8个月不能独坐。 （9）头和手频繁抖动。 （10）整日哭闹或过分安静，喂养困难。 （11）大运动落后3个月以上。	1. 能解释生长发育评估方法。 2. 能叙述动作发育评估方法。	1. 进行生长发育评估时，如果出现偏离现象，要详细询问喂养史，如婴幼儿进食次数，每次或每日进食各种食品的量、食欲的好坏、烹调方式，以及有无挑食、偏食、吃零食情况等。对母乳喂养的婴幼儿要询问每次哺乳时吸吮情况、哺乳后哭闹还是安静、睡眠时间的长短、尿便情况等。通过询问大致了解婴幼儿生长发育偏离的原因，以便进一步对母亲进行指导。 2. 详细查看婴幼儿有无高危表现，并指导家长日常多注意观察婴幼儿的行为表现。 3. 父母对其孩子的生长发育十分关注，一旦出现问题或被发现有高危表现，会出现强烈反应，有时会表现愤怒、失态、痛苦，为此，医务人员要耐心解释，用适当语言说服其平和情绪。在商讨解决对策时，要从其家庭实际情况出发，提出可行的方案。要理解、同情家庭的不幸遭遇，尽力帮其减少痛苦。
重要提示：动作发育评估不通过或出现高危表现，转上一级医疗保健机构进一步诊断与治疗。		**所需物品**：儿童生长发育监测图。

4.3.4　婴幼儿健康指导流程
【服务流程】

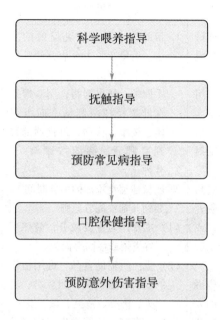

【操作说明】

4.3.4.1　科学喂养指导以降低婴幼儿营养不良发生率

操作流程	知识要求	态度要求
1. 鼓励母亲在 6 个月内进行纯母乳喂养，6 个月后继续母乳喂养的同时添加辅食。 2. 指导需要上班或外出的母亲用手挤奶的方法及挤奶的技巧。 3. 帮助母乳不足的母亲，树立信心，并教会母亲刺激射乳反射的有效方法，如抱着婴儿，尽可能进行皮肤接触；喝一些热的有安神作用的饮料；热敷乳房；轻柔按摩或拍打乳房；或者请其他家属帮助按揉母亲后背，以刺激乳房反射。 4. 帮助母亲制定带量食谱并告诉母亲各月龄儿童添加辅食的方法：婴儿 6 个月开始添加辅食，稠粥、鱼泥、菜末等糊状的食物，2 ~ 3 勺（每勺 10ml），每日 2 次；7 ~ 8 个月期间，稠粥、烂面、饼干、鱼、全蛋、肉末、肝泥等每餐逐渐增加至 2/3 碗（每碗 250ml），每日 3 次；在 9 ~ 11 个月期间，切得很碎或泥糊状食物，以及儿童能用手抓的食物，每餐 3/4 碗，每日 3 餐，再加 1 次点心；12 ~ 24 个月，每餐 1 碗，每日 3 餐，两餐间加 1 次点心。 5. 将指导情况记录到儿童保健手册。	1. 帮助母亲刺激射乳反射的方法：请母亲脱去上衣，使乳房松弛下垂，医务人员或家属双手握拳，伸出拇指，用双拇指在母亲脊柱两侧从上向下点压、按摩、移动，再自颈部移到肩胛骨，持续按摩 2 ~ 3 分钟。 2. 能叙述辅食添加的最佳时间。 3. 婴幼儿辅食配方原则 （1）主食作为主要成分，最好用谷类粥或烂面等面食。 （2）蛋白质辅助食品，可用植物或动物蛋白质，如豆类、乳类、肉类、禽类、鱼、蛋。 （3）含有矿物质及维生素的辅助食品，深绿色蔬菜和黄色水果及蔬菜。 （4）供给热量的辅助食品，如脂肪、油类或糖，以增加混合膳食所供给的热量。 4. 食物选择和制作注意事项 （1）小米、高粱、玉米含铁量及铁的吸收率高于大米，面粉的含铁量也高于大米，因此米和面交替、粗细混合，不仅提高蛋白质的利用率，还可增加铁的摄入量。 （2）新鲜的蔬菜和水果含有丰富的维生素 C，促进铁的吸收。菜和肉同吃铁吸收利用最好，水果应在饭后吃，可以促进食物中铁的吸收。	1. 营养是保证儿童生长发育及健康的先决条件，必须及时对家长和有关人员进行有关母乳喂养、断乳期婴儿的其他食物的添加、婴幼儿正确的进食行为培养的指导。向母亲认真解释辅食添加的重要性，指导家长如何选用合适的食材，制作适合婴幼儿的辅食，必要时为儿童制作带量食谱。 2. 各地婴幼儿的饮食有很大不同，为婴幼儿配膳时，要结合当地供应的时令食品，制定合理的、适合该年龄的婴幼儿膳食。 3. 与母亲沟通时态度要和蔼，语言要文明礼貌。 4. 对持有当地风俗且不科学的婴幼儿喂养方式，要通过详细解释和用科学依据给予说服，特别对不同民族的习俗要给予尊重，同时，制定出适合的方案。
重要提示： 1. 辅食添加的同时，继续母乳喂养。 2. 小儿喂养时要把固体食物与奶分开食用。 3. 鸡、鸭、猪血是铁的很好来源，小儿喂养时可以适当增加这些食物的食用量。		所需物品：小勺、碗、带量食谱。

4.3.4.2 实施抚触指导以促进婴幼儿心理行为发育

操作流程	知识要求	态度要求
1. 抚触前准备 (1) 房间温暖、安静，室温23~25℃，有条件时播放一些柔和的音乐，有助于母婴彼此放松。 (2) 可选择婴幼儿沐浴后或穿衣前进行。 (3) 成人洗净双手，剪短指甲，摘下戒指、手表，以免在抚触时划伤婴幼儿的皮肤。抚触时间从5分钟开始逐渐增加到10分钟，每日1~2次。 (4) 取适量婴儿润肤油倒在掌心。 2. 抚触的步骤 (1) 从脸部开始：双手拇指从前额中心向上、向外推压；双手拇指从下颌中间向耳前划出一个微笑状；双手四指并拢，从前额发迹抚向脑后，最后两中指分别停在耳后，每个动作做4~6次。 (2) 抚触胸部：双手放在婴幼儿两侧肋缘，右手向上滑向婴幼儿右肩，复原，左手以同样方法进行。 (3) 抚触腹部：顺时针方向按摩腹部。 (4) 抚触上肢：将婴幼儿双手下垂，用一只手捏住婴儿胳膊，从上臂到手腕轻轻捏；双手夹住小手臂，上下搓滚；两拇指的指腹从婴幼儿的掌根交叉向手掌方向抚摸婴幼儿的手掌心，其余四指交替抚摸手掌背，并轻轻提拉手指端。 (5) 抚触下肢：用手握住婴幼儿的股根部，自股经膝部至小腿到踝部轻轻挤捏；夹住小腿，上下搓滚；双手的四指放置婴幼儿的足面，用两拇指的指腹从婴幼儿的足跟、掌面交叉向足趾方向推进按摩足掌心。其余四指按摩足背，并轻轻提拉足趾端。 (6) 抚触背部：将婴幼儿翻过来，头侧向一边，双上肢向上，双手平放婴幼儿背部肌肉两侧，双手与脊椎成直角，从颈部向下按摩至骶尾部。 3. 一次抚触结束。	1. 婴幼儿抚触的好处：刺激婴幼儿的淋巴系统，增加抵抗疾病能力；减低各种婴幼儿皮肤病的发生率；增加婴幼儿睡眠，并改善睡眠质量；平复婴幼儿暴躁的情绪，减少哭闹；有利于婴幼儿生长发育；促进婴幼儿神经、行为发育，提高智商和情商。 2. 抚触注意事项：沐浴前后、午睡及晚上睡觉前均可；一定要在两次进食中间，婴幼儿不能太饱，也不能太饿，并在婴幼儿清醒、安静时进行。	1. 指导家长在给婴幼儿做抚触时，要边抚触、边和婴儿说话，并注意目光的交流。因为抚触不仅仅是身体的接触，更是母亲和婴幼儿心的交流，是母亲和婴幼儿之间沟通的一座桥梁。 2. 告知家长刚开始时婴幼儿可能不太配合，持续几次后就会适应。 3. 要细心、耐心地指导婴幼儿母亲，对于理解较差、模仿较差的母亲，应放慢速度，一节一节练习，不应讥讽其动作笨拙。对智障或残疾母亲，应将抚触方法教会其他能承担的家庭成员。

重要提示：不要强迫婴儿保持固定姿势，如果婴儿哭闹，先设法让其安静，然后才能继续。一旦哭得很厉害应停止抚触。	**所需物品：**润肤油。

4.3.4.3 对母亲讲解方法以预防婴幼儿四种常见疾病

操作流程	知识要求	态度要求
1. 指导母亲做好维生素D缺乏症（佝偻病）的预防 （1）告诉母亲小儿生后6个月内纯母乳喂养，满6个月开始添加辅食，保证小儿对各种营养素的需要；在有条件的地区，人工喂养者可用强化维生素D奶或婴儿配方奶粉。 （2）晒太阳时尽量暴露小儿皮肤，并逐渐增加晒太阳的时间，平均每日户外活动应>1小时。 （3）足月儿生后2周开始每日补充维生素D400U，至2岁；早产儿、双胎儿生后即补充维生素D每日800U，3个月后改为400U。 （4）一般可不加服钙剂，但对有低钙抽搐史或以淀粉为主食者补给适量的钙剂是必要的。 2. 指导母亲做好缺铁性贫血的预防 （1）告诉母亲尽量母乳喂养。 （2）早产儿或低出生体重儿应从4周龄开始补铁，剂量为每日2mg/kg元素铁，直至1周岁。 （3）纯母乳喂养或以母乳喂养为主的足月儿从4月龄开始补铁，剂量为每日1mg/kg元素铁。 （4）人工喂养婴儿应采用铁强化配方奶。 （5）注意小儿食物的均衡和营养，多提供富含铁食物，多食用蔬菜和水果。 3. 指导母亲做好小儿腹泻的预防 （1）告诉母亲要坚持母乳喂养，母乳易消化，还有多种酶和抗体，可以提高小儿抵抗力。 （2）应注意饮食卫生，小儿使用的餐具、奶瓶应每日煮沸消毒1次，每次用前都应该用开水洗烫。 （3）在哺乳前母亲应清洗手和乳头。 （4）培养小儿良好的卫生习惯，饭前便后要洗手。 （5）腹泻流行期间，小儿不要到公共场所，避免交叉感染。 4. 指导母亲做好呼吸道感染的预防 （1）告诉母亲要母乳喂养，提高小儿免疫力。 （2）生活要规律，保证足够的睡眠和户外活动。 （3）家人感冒时，应尽量不与小儿接触；母亲感冒时，接触小儿前应先洗手、戴口罩再喂奶。 （4）感冒流行期间，不去公共场所，减少交叉感染。 （5）家里勤开窗通风，保持室内空气新鲜。	纠正小儿腹泻脱水的方法： 1. 首先调整饮食，补充营养以防止腹泻导致的营养不良。 2. 口服补液盐（ORS），在最初的4个小时内，体重<6kg者口服200~400ml；6~10kg者口服400~700ml；10~12kg者口服700~900ml；12~19kg者口服900~1400ml。4小时后，随时口服。 3. 补锌，2~6个月，每天10mg（1/2片），连续服14天；6个月以上，每天20mg（1片），连续服14天。	1. 应根据当地儿童健康状况，有的放矢地进行预防疾病的宣传，采取综合措施增强小儿体质，防患于未然。 2. 多数母亲对医学知识了解甚少，因此，开展疾病指导教育时要分次分节进行，将讲解内容通俗化，或编成易记忆、易懂的顺口溜。 3. 告诉母亲防治疾病的关键是理论联系实际，必须把这些知识在抚养过程中慢慢理解和实践，最好将这些知识印成卡片发给家长。 4. 要不厌其烦地耐心解释，不应急躁或草率从事。
重要提示：维生素D缺乏症小儿治疗3个月不见好转者，应转上级医疗保健机构查找原因，切不可过多使用维生素D，以防中毒。		**所需物品**：量杯、ORS。

4.3.4.4 指导母亲做好口腔保健以降低龋齿发生率

操作流程	知识要求	态度要求
1. 查看口腔：告诉家长抱幼儿坐在其腿上，一手固定幼儿头部，另一手压住双手，再用双腿夹住幼儿双下肢，使幼儿头略向后仰，面向光源；医务人员左手用压舌板伸进幼儿口中，轻轻压在舌前2/3与后1/3交界处，用力要适当，避免小儿作呕。 2. 查看黏膜是否光洁，有无溃疡。 3. 查看有无乳牙迟萌。 4. 查看有无龋齿。 5. 有针对性地进行口腔保健指导。 6. 将检查结果及指导情况记录到儿童保健手册。	1. 造成乳牙迟萌的原因：小儿在1岁后还未出牙，属于乳牙迟萌。是由某些全身性疾病引起发育迟缓所致，如维生素D缺乏症（佝偻病）、先天性甲状腺功能减退症（呆小病）、极度营养不良或先天性梅毒等全身疾病。一定要排除有无牙齿畸形，及时到医院检查，可行牙床X线片证实。 2. 预防龋齿主要方法 （1）控制饮食中的糖，提倡母乳喂养，婴幼儿养成多吃蔬菜、水果和富含钙、磷、维生素的食物。 （2）通过氟化法增加牙齿中的氟素，改变牙釉质表面或表层的结构，以增强其抗龋性能。效果较好的方法有牙齿面涂氟、用含氟牙膏刷牙等。 （3）让婴幼儿养成口腔卫生的习惯，减少或消除病原刺激物，创造清洁的口腔环境是防龋的重要环节。正确的口腔清洁可清除口腔中的大部分细菌，减少菌斑形成。针对婴儿最常用的方法是取一块儿干净的湿纱布，缠在手指上，然后轻轻地按摩婴儿的牙龈组织以清洁牙齿。亦可用专用牙刷，放在白开水里湿润后，再给孩子清洁牙齿。刷牙应早晚各1次，饭后应漱口，而睡前刷牙更重要。采用"上牙往下刷，下牙往上刷，里里外外都刷到"的刷牙方法。切勿横刷牙齿，否则既不能达到清除牙缝食物的目的，又会损伤牙龈，久而久之甚至可引起牙龈萎缩。幼儿使用的牙刷毛束不宜超过3排，每排6~7束，刷牙时应与牙面呈45°~60°角，每个部位反复刷10次，每次刷牙2~3分钟。 （4）提倡儿童适量饮茶和用茶含漱，可有效预防龋齿。	1. 婴幼儿时期主要的口腔疾病是龋齿，而龋齿主要由牙菌斑引起，清除牙菌斑应从第一颗牙萌出时开始，清洁工作全靠家长完成。要耐心细致地为家长讲解清洁口腔的方法。 2. 对婴幼儿要面带微笑，和蔼可亲，使婴幼儿有亲切感，从而消除紧张、抵触心理以取得信任与合作。 3. 检查时应尽量让婴幼儿与家长在一起，可坐或躺在家长的怀里检查，增加其安全感。动作要轻柔，以减少婴幼儿的不适感。 4. 操作时要动作轻柔、敏捷，防止造成意外损伤，一旦发生，要及时给予处理，并向家长解释，理解家长的不悦和担心。
重要提示： 1. 发现乳牙迟萌婴幼儿，转诊到上一级医疗保健机构确诊。 2. 高氟区不能使用含氟牙膏。		**所需物品：**手电筒、压舌板。

4.3.4.5 向家长讲解预防措施以预防婴幼儿五种常见意外伤害

操作流程	知识要求	态度要求
1. 准备相关物品，如易造成婴儿损伤的物体，预防措施的图片或图画。 2. 告诉家长易造成婴幼儿伤害的常见原因，如异物吸入、食物中毒、药物中毒、危险品、意外跌落等对婴幼儿造成的意外伤害。 3. 向家长分别说明或示范预防以上损伤的方法 （1）预防异物吸入：要经常检查小儿口袋是否有危险物品；吃饭时不要恐吓、追跑等；防止小儿将小的物品含在嘴里；果冻要切成小块儿再吃；粉碎花生、豆子等食物再给小儿吃等可以有效预防异物吸入。 （2）预防婴幼儿食物中毒：生吃瓜果、蔬菜时要反复浸泡、清洁干净；食品要新鲜，剩余的食物要妥善保管，临吃前要加热煮沸。还要经常教育婴幼儿不要随地捡东西放入嘴中，更不要捡野果吃，以防食物中毒。 （3）预防药物中毒：药物、清洁剂、杀虫剂、去污剂要放置在专用的地方存放并上锁，避免儿童接触。在农村要加强农药保管，不要放在儿童容易拿到的地方。喷过农药的农田、菜地、果园，要严禁婴幼儿入内玩耍。盛农药的容器不要乱放，更不能将容器用作其他用途。 （4）预防危险物品造成的伤害：应妥善放置开水、油、汤等，以免造成儿童烫伤；火柴、热水瓶、剪刀等要放在儿童拿不到的地方；电源要安装在婴儿摸不到的地方。 （5）预防跌落伤：婴幼儿居室的窗户、楼梯、阳台、睡床等都置有栏杆，防止从高处跌落。 4. 与家长讨论其家庭易发生伤害的危险因素。 5. 评价家长的理解和掌握程度。 6. 将指导情况记录到儿童保健手册。	1. 能叙述造成异物吸入的常见物品及防范措施。 2. 异物吸入简单的处理方法：应采取紧急措施进行抢救，越早越好。小儿面朝下，头低于身体，家长一只手在下，托着小儿，另一只手拍打后背；脸朝上，家长用示指和中指猛压下胸部，两种方法反复交替进行，直至异物排出。 3. 能叙述如何预防食物中毒。 4. 能叙述如何预防药物或化学药品中毒。 5. 能叙述预防常见危险物品伤害的方法。 6. 能叙述如何预防跌落伤。	幼儿好奇心强，活泼好动，但动作的平衡发育不够完善，又缺少生活经验，容易发生跌伤、割伤、烧伤、烫伤等。提高家长日常生活的安全意识，特别是学会预防和处理方法是每个医务工作者应尽的义务。
重要提示：一旦发生意外伤害，就近医院治疗。		**所需物品**：图片或图画。

4.4 提供学龄前保健服务以提高儿童健康水平

【操作说明】

操作流程	知识要求	态度要求
1. 为4~6岁儿童每年进行1次保健服务。 2. 每次均应询问上次随访到本次随访之间的膳食、患病等情况。 3. 测量身高：让儿童脱去鞋袜，取立正姿势，两眼直视前方，胸部挺起，两臂自然下垂，足跟并拢，足尖分开60°，足跟、臀部与两肩胛间三个点同时靠着立柱，头部保持正中位置，使测量板与头顶点接触，读取量板垂直交于立柱上刻度的数字，记录至0.1cm。 4. 测量体重：测量体重前应先校正体重计；儿童脱去外衣，站在体重计中间，待儿童站稳，数据稳定后读出数字。以千克（kg）为单位，记录至小数点后2位。根据身高、体重评估儿童生长发育。 5. 口腔检查：是否有龋齿。 6. 视力检查 (1) 采用人工照明的灯箱式视力表，让儿童坐在距视力表5m处，眼与视力表上1.0（对数视力表5.0）的视标行在同一水平。 (2) 遮盖儿童一只眼，检查另一只眼，分别检查两眼。 (3) 检查时由最大视标开始，每行选择最外侧的一个视标依次向下，当儿童辨认发生困难时，开始检查上一行全部视标。 (4) 记录能辨认出半数及半数以上视标的一行为儿童的最佳视力。 7. 心脏听诊：听诊顺序为心尖区、肺动脉瓣区，其次主动脉瓣区、主动脉瓣第二听诊区，最后是三尖瓣区。听诊内容包括心率、心律、心音、杂音和心包摩擦音。 8. 肺部听诊：由肺尖部开始，自上而下分别检查前胸部、侧胸部和背部，听诊是否有干湿啰音。 9. 腹部触诊：取平卧位，两腿屈起并稍分开，一般按从左下腹开始逆时针方向触诊。 10. 进行合理膳食、心理行为发育、意外伤害预防、口腔保健、常见疾病防治等健康指导。 11. 将检查结果及指导记录到儿童保健手册。	1. 儿童视力异常筛查标准：4岁儿童单眼裸眼视力≤0.6；5~6岁儿童单眼裸眼视力≤0.8。 2. 能进行体重测量。 3. 能进行视力检查。 4. 能进行心肺听诊和腹部触诊。	1. 学龄前儿童比较淘气，在为儿童进行健康体检时，应该做到亲切和蔼，动作熟练、轻柔，切忌动作粗暴。对年长儿童还要照顾其害羞心理和自尊心。 2. 宣传眼保健的重要性，提高家长对儿童视力的保健意识，保障儿童眼健康。 3. 耐心告诉家长对儿童的玩具和毛巾要经常清洗消毒，教育儿童不用污手揉眼，预防眼疾病的发生。
重要提示：当儿童单眼视力异常或双眼裸眼视力相差2行或2行以上时，应进一步检测、确诊和治疗。		**所需物品：**身高体重计、血红蛋白测定仪、听诊器、视力表。

4.5 婴幼儿健康问题的处理

【服务概要】 按照《国家基本公共卫生服务规范（2011 年版）》0~6 岁儿童健康管理服务规范及《全国儿童保健工作规范（试行）》要求，对健康管理中发现的有营养不良、贫血、单纯性肥胖等情况的儿童应当分析其原因，并给出指导或转诊的建议。

【服务流程】

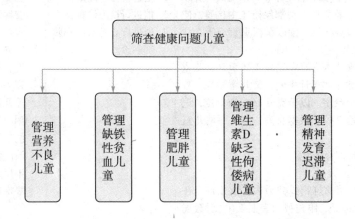

【操作说明】

4.5.1 筛查健康问题儿童以便及时处理

操作流程	知识要求	态度要求
1. 测量儿童身高（身长）、体重，并进行生长发育评估 （1）儿童体重/年龄在中位数加减2个标准差之间为发育正常；低于中位数减去2个标准差为低体重。 （2）身高（身长）/年龄在中位数加减2个标准差之间为发育正常；低于中位数减去2个标准差为生长迟缓。 （3）体重/身高（身长）在中位数加减2个标准差之间为匀称；低于中位数减去2个标准差为消瘦，高于中位数加上2个标准差为肥胖。 （4）低体重、生长迟缓、消瘦、肥胖均为儿童营养性疾病，需进一步管理。 2. 检测血红蛋白：6月龄~6岁儿童血红蛋白（Hb）<110g/L，为贫血，90~109g/L为轻度贫血，60~89g/L为中度贫血，<60g/L为重度贫血。 3. 通过询问、查体、辅助检查，了解儿童是否有维生素D缺乏性佝偻病： （1）询问母亲儿童睡眠时有无多汗、易激惹、夜惊等症状。 （2）查看儿童前囟大小，查看是否有颅骨软化、方颅、手（足）镯、串珠肋、鸡胸、"O"形腿、"X"形腿等体征。 （3）如果儿童有以上症状、体征；血钙、磷正常或降低，血AKP正常或增高，25-羟维生素D降低；长骨X线片干骺端临时钙化带模糊或消失，干骺端增宽，呈毛刷状或杯口状，诊断为维生素D缺乏性佝偻病。 4. 儿童智力筛查：丹佛（DDST）发育筛查试验，在个人-社会、精细动作-适应性、语言、大运动四个能区中，2个或更多能区，每个能区有2项或更多发育延迟；1个能区有2项或更多发育延迟，加上1个能区或更多能区有1项发育延迟和该能区切年龄线的项目均不通过，为异常，需进一步确诊。	1. 维生素D缺乏性佝偻病的评估和分期： （1）早期：可有多汗、易激惹、夜惊等症状。血钙、磷正常或稍低，血AKP正常或稍高，血25-羟维生素D降低；长骨X线片无异常或干骺端临时钙化带模糊。 （2）活动期：可有颅骨软化或方颅、手（足）镯、串珠肋、鸡胸、"O"形腿、"X"形腿等体征。血钙正常低值或降低，血磷明显下降，血AKP增高，25-羟维生素D显著降低。长骨X线干骺端临时钙化带消失，干骺端增宽，呈毛刷状或杯口状，骨骺软骨盘加宽>2mm。 （3）恢复期：症状减轻或消失；血生化恢复正常；长骨X线片显示干骺端临时钙化带重现、增宽、密度增加，骨骺软骨盘加宽<2mm。 2. 能进行生长发育评估。 3. 能进行智力筛查。	1. 家长特别关注儿童生长发育情况，医务人员要与家长充分沟通，将影响儿童生长发育的具体原因和干预措施进行详细、充分讲解。 2. 在指导理解能力差或有残疾的家长时，不要嘲笑和讥讽，或敷衍，应具备耐心、爱心、同情心。
重要提示：对重度营养不良、维生素D缺乏性佝偻病、精神发育迟滞儿童经治疗仍不见好转者，需转上级医疗保健机构就诊。		**所需物品：**身高体重测量仪、血生化检测仪、X线机。

4.5.2 管理健康问题儿童以便及时矫治

4.5.2.1 管理营养不良儿童以消除营养不良

操作流程	知识要求	态度要求
1. 为营养不良儿童建立登记和专案管理档案（附件33、附件34） （1）轻度的营养不良由各基层医疗机构（乡镇卫生院和社区卫生服务中心）承担并建立专案管理。 （2）中度营养不良儿童由基层医疗机构转至县级医疗保健机构进行病因分析和检查，给予治疗方案后再到基层医疗机构进行专案管理，若治疗效果不佳，转市级医疗保健机构进行专案管理。 （3）重度营养不良儿童由市级医疗保健机构进行专案管理。 2. 帮助营养不良儿童家长查找病因。 3. 制定合理的干预措施并指导家长 （1）对引起儿童营养不良的各种急、慢性疾病、消化道畸形要彻底治疗，及时补充维生素。按时进行预防接种，防止传染病发生。 （2）喂养指导：提倡母乳喂养，合理添加辅食。从小养成良好的饮食习惯，不挑食、不偏食。一日三餐热量、蛋白质、脂肪及碳水化合物搭配合理，并保证足够的维生素含量。中度以上营养不良患儿消化功能已受损，先以满足基础代谢为主，以后根据消化功能逐渐增加。 （3）随访：每月测量1次体重、身长（身高），并对测量结果进行评估分析。连续2次治疗体重增长不良或营养改善3~6个月后，但身高或身长仍增长不良者，需及时转上级妇幼保健机构或专科门诊进行会诊或治疗。 4. 结案：一般情况好，体重/年龄或身长（身高）/年龄或体重/身长（身高）≥中位数减去2个标准差，即可结案。 5. 将随访结果逐项填写到健康档案中。	1. 营养不良的常用指标 （1）低体重：中度：W/A<中位数减去2个标准差；重度：W/A<中位数减去3个标准差。此指标反映急性和慢性营养不良。 （2）消瘦：中度：W/H值<中位数减去2个标准差；重度：W/H值<中位数减去3个标准差。此指标反映急性营养不良。 （3）生长迟缓：中度：H/A<中位数减去2个标准差；重度：H/A<中位数减去3个标准差。主要反映长期慢性营养不良。 2. 造成儿童营养不良的原因 （1）早产、低出生体重儿或小于胎龄儿。 （2）喂养不当，如乳类摄入量不足、未适时进行食物转换、偏食和挑食等。 （3）反复呼吸道感染和腹泻，消化道畸形，内分泌、遗传代谢性疾病及影响生长发育的其他慢性疾病。	1. 与家长认真沟通，充分了解儿童是否有不良的饮食（挑食、偏食）习惯，特别是对蛋白质和能量等营养素的摄入不足，慢性腹泻、感染性疾病等。 2. 向家长宣传保健知识，宣传儿童合理喂养的重要性，并根据儿童需要，为儿童量身定制带量食谱，每2周更换1张食谱。 3. 力争家长积极配合共同制定管理和治疗方案。
重要提示： 对重症病例则需住院治疗，同时还需随时防止自发性低血糖的发生。		**所需物品：** 身高体重计、生长发育监测图。

4.5.2.2 管理缺铁性贫血儿童以及时纠正贫血

操作流程	知识要求	态度要求
1. 为贫血儿童建立登记和专案管理档案（附件35） （1）轻度营养性缺铁性贫血由各基层医疗机构承担并建立专案管理。 （2）中度营养性缺铁性贫血由基层医疗机构转至县级医疗保健机构进行病因分析和检查，给予治疗方案后再到基层医疗机构进行专案管理。 （3）重度营养性缺铁性贫血由市级医疗保健机构专案管理。 2. 帮助贫血儿童家长查找病因。 3. 制定合理的干预措施并指导家长 （1）铁剂治疗：口服补充铁剂以元素铁计算，每日 1~2mg/kg，餐间服用，分 2~3 次，每日总剂量不超过 30mg。同时服用维生素 C 促进铁吸收。常用铁剂含铁量，即每 1mg 元素铁相当于硫酸亚铁 5mg、乳酸亚铁 5mg、葡萄糖酸亚铁 8mg、富马酸亚铁 3mg。口服铁剂可能出现恶心、呕吐、胃痛、便秘、便颜色变黑、腹泻等不良反应，可改用间歇性补铁的方法：补充元素铁每次 1~2mg/kg，每周 1~2 次或每日 1 次，待不良反应减轻后，再逐步加至常用量。Hb 值正常后继续补充铁剂 2 个月。 （2）调整饮食：应选择含优质蛋白质、含铁丰富且吸收率高的食物，多食新鲜蔬菜、水果，补充维生素 C 促进铁的吸收，少食过粗纤维的食物，以免抑制铁的吸收。 （3）随访：轻中度贫血 2~4 周复查 Hb，重度贫血、轻中度贫血正规治疗 1 个月后无改善或进行性加重者，转上级妇幼保健机构或专科门诊会诊治疗。 4. 结案：Hb 正常，再服用铁剂 2 个月后身体恢复健康儿童即可结案。 5. 将随访结果逐项填写到档案中。	1. 造成营养性缺铁性贫血的常见原因 （1）早产、双胎或多胎、胎儿失血和妊娠期母亲贫血，导致铁储备不足。 （2）未及时添加富含铁的食物，导致铁摄入量不足。 （3）不合理的饮食搭配和胃肠疾病，影响铁的吸收。 （4）生长发育过快，对铁的需要量增大。 （5）长期慢性失血，导致铁丢失过多。 2. 营养性缺铁性贫血预防 （1）孕妇：加强营养，摄入富含铁食物。从妊娠第 3 个月开始，按元素铁 60mg/d 口服补铁，必要时可延续至产后，同时服用小剂量叶酸及其他维生素和矿物质。 （2）婴儿：早产/低出生体重儿从 4 周龄开始补铁，每日 2mg/kg 元素铁至 1 周岁；母乳喂养足月儿从 4 月龄开始每日 1mg/kg 元素铁。 （3）婴儿：注意食物均衡和营养。 （4）寄生虫感染防治：高发地区应在防治贫血同时进行驱虫治疗。	1. 一旦发现营养性缺铁性贫血儿童，立刻针对病因采取综合治疗措施。 2. 在治疗过程中要指导家长密切注意观察儿童临床症状和体征：如儿童精神、食欲、记忆力、注意力情况，面色、眼结膜、唇色、毛发情况有无变化。
重要提示：血红蛋白正常后仍要服用 2 个月铁剂后再停。		**所需物品：**血红蛋白检测仪、铁剂、维生素 C。

4.5.2.3　管理肥胖儿童以降低心血管疾病的发生率

操作流程	知识要求	态度要求
1. 为肥胖儿童建立登记和专案管理档案 （1）轻度肥胖由各基层医疗机构承担并建立专案管理。 （2）中度肥胖由基层医疗机构转至县级医疗保健机构进行病因分析和检查，给予治疗方案后再到基层医疗机构进行专案管理。 （3）重度肥胖由市级医疗保健机构专案管理。 2. 帮助肥胖儿童家长查找病因。 3. 为儿童制定合理的干预措施 （1）婴儿期肥胖：应 6 个月内纯母乳喂养，在合理添加辅食的基础上继续母乳喂养至 2 岁；监测生长发育情况；控制超重/肥胖婴儿的体重增长速度，无需采取减重措施；避免低出生体重儿过度追赶生长。 （2）幼儿期肥胖：每月进行 1 次体格发育评价；避免过度进食，多户外活动；不能使用饥饿、药物等影响儿童健康的减重措施。 （3）学龄前期肥胖：每季度进行 1 次体格发育评价；培养健康的饮食习惯和生活方式，尽量少看电视。 （4）对所有筛查出的肥胖儿童采用体重/身长（身高）曲线图或 BMI 曲线图进行生长监测。 （5）对怀疑有病理性因素、存在合并症或经过干预肥胖程度持续增加的肥胖儿童，转诊至上级妇幼保健机构或专科门诊进一步诊治。 4. 结案：当体重/身长（身高）恢复到正常标准后，继续管理 3 个月，结案转入健康儿童管理。 5. 将随访结果逐项填写到档案中。	1. 超重/肥胖评估标准 （1）超重：体重/身长（身高）≥ M + 1SD，或体质指数/年龄（BIM/年龄）≥M+1SD。 （2）肥胖：体重/身长（身高）≥ M + 2SD，或体质指数/年龄（BIM/年龄）≥M+2SD。 2. 高危肥胖儿童危险因素评估 （1）家族史：过度进食、肥胖、糖尿病、冠心病、高脂血症、高血压等。 （2）饮食史：过度喂养或过度进食。 （3）出生史：低出生体重儿。 （4）BMI 快速增加：BMI 在过去 1 年中增加≥2.0。 （5）对筛查出的肥胖儿童，以上任何一项指标呈阳性者为高危肥胖儿童。	1. 肥胖小儿患高血压、糖尿病、心血管病及胆石症等风险高，还有患心理障碍等问题的可能，对以后的成长危害极大。要耐心细致的将这些危害解释给家长，尤其是部分老年人，有孩子胖就是健康的错误观念，要随时与家长进行沟通，了解幼儿在家中的情况。 2. 指导家长培养幼儿良好的饮食习惯，控制幼儿进食量、进餐速度，不要看电视时进餐，多吃水果和蔬菜，少吃高热量饮食。 3. 鼓励儿童克服自卑心理，鼓励幼儿面对现实，积极主动的参与减肥，一旦有效就应鼓励其坚持下去。
重要提示：由于有些儿童体质弱，稍活动就感到心悸、气短、流汗而拒绝运动，不要急躁，应循序渐进，关键要持之以恒。		**所需物品**：身高体重计、儿童生长发育监测图。

4.5.2.4 管理维生素 D 缺乏性佝偻病儿童以减少骨骼畸形的发生

操作流程	知识要求	态度要求
1. 为维生素 D 缺乏性佝偻病儿童建立登记和专案管理档案（附件36） （1）轻度佝偻病由各基层医疗机构承担并建立专案管理。 （2）中度佝偻病由基层医疗机构转至县级医疗保健机构进行病因分析和检查，给予治疗方案后再到基层医疗机构进行专案管理。 （3）重度佝偻病由市级医疗保健机构专案管理。 2. 帮助佝偻病儿童家长查找病因。 3. 为儿童制定合理的干预措施 （1）维生素 D（VitD）治疗：活动期佝偻病儿童建议口服 VitD 800U/d，连服 3~4 个月，或 2000~4000U/d（50~100μg）连服 1 个月，之后改为 400U/d。口服困难或腹泻等影响吸收时，可一次性肌注 VitD 15~30 万 U，1~3 个月后口服 VitD 400U/d。大剂量治疗中应监测血生化指标。 （2）合理喂养，平衡膳食，改变偏食、挑食等不良习惯，多进食含钙量高的食物。 （3）坚持每天晒太阳 1~2 小时，尽量暴露皮肤。 （4）适当补充钙剂，每日补充钙元素 100~300mg，每 100mg 钙元素相当于葡萄糖酸钙（含钙 9%）1111mg、乳酸钙（含钙 13%）769mg、碳酸钙（含钙 40%）250mg。 （5）随访：活动期佝偻病每月复查 1 次，恢复期 2 个月复查 1 次，直至痊愈。 （6）转诊：治疗 1 个月后，如临床表现、血生化与骨骼 X 线改变无恢复征象，应考虑其他非维生素 D 缺乏性佝偻病，转上级妇幼保健机构或专科门诊明确诊断。 4. 结案：活动期佝偻病症状消失 1~3 个月，体征减轻或恢复正常后观察 2~3 个月无变化者，即可结案。 5. 将随访结果逐项填写到档案中。	1. 导致佝偻病的病因 （1）围生期 VitD 储存不足，如孕妇和乳母 VitD 不足、早产、双胎或多胎。 （2）日照不足，室外活动少。 （3）生长速度快，而食物中 VitD 不足。 （4）疾病影响，如反复呼吸道感染、慢性消化道疾病、肝肾疾病。 2. VitD 缺乏症的预防 （1）母亲妊娠期常户外活动，进食富含钙、磷食物，适当补充 VitD 400~1000U/d。 （2）婴幼儿经常户外活动。 （3）早产儿、双胎儿生后即应补充 VitD 800U/d，3 个月后改为 400U/d。有条件可监测血生化指标，适当调整剂量。	1. 佝偻病主要造成儿童骨骼发育病变，如颅骨、胸骨变形，脊柱畸形，出牙延迟，要和家长解释清楚维生素 D 缺乏性佝偻病造成的危害，并指导家长让幼儿多晒太阳。 2. 指导家长观察儿童的临床症状和体征。
重要提示： 严重佝偻病患者全身肌肉松弛，肌张力降低，坐、立、行等运动功能发育落后，语言发育落后，甚至导致抽搐、死亡。		**所需物品：** X 线、血生化分析仪。

4.5.2.5 管理精神发育迟滞儿童以提高其智力水平和社会适应能力

操作流程	知识要求	态度要求
1. 为精神发育迟滞儿童建立登记和专案管理档案，并立即转入上级医疗保健机构就诊。 2. 上级医疗保健机构进行病因分析和检查，给予治疗方案后再到基层医疗机构进行专案管理。 3. 精神发育迟滞儿童管理措施 （1）早发现，早干预。 （2）病因治疗：对苯丙酮尿症应尽早开始低苯丙氨酸饮食治疗；对甲状腺功能减退者应及早开始甲状腺素治疗，并供给充分的蛋白质、维生素、钙及铁质，以促进生长发育。 （3）有针对性地对发育迟缓儿童进行早期训练，如粗大运动、精细运动、语言、适应性行为、人际交流技巧等方面的综合干预，使其达到尽可能高的才智水平。 （4）健康教育，以帮助儿童提高智力水平，培养学习和适应生活的能力。 （5）随访：每3个月进行1次智力检查，判定疗效，制定下一次干预计划。 4. 结案：IQ≥80后转入正常儿童健康管理范围。 5. 将随访结果逐项填写到档案中。	1. 能叙述导致精神发育迟滞的常见病因。 2. 精神发育迟滞的诊断标准 （1）一般智力功能低于平均水平，IQ<70。 （2）社会适应能力存在缺陷，低于社会所要的标准。 （3）18岁以前起病，根据精神发育迟滞的智商（IQ）分为：边缘状态 IQ 70～79，轻度 IQ 55～69，中度 IQ 40～54，重度 IQ 25～39，极重度 IQ <24。 3. 预防 （1）普遍提高经济和文化水平，以改善生活环境和加强公共卫生、妇幼卫生和围生期保健为预防的基础。 （2）普遍开展婚前健康检查，对家庭中或本人有遗传性疾病者，实行绝育或避孕。 （3）对下列情况作产前诊断：父母一方或双方有遗传性疾病；子女中已患遗传性疾病。 （4）在新生儿期做筛查以便早期诊断。	1. 精神发育迟滞儿童不仅会增加家庭的经济负担，而且会给家长带来沉重的精神负担，作为精神发育迟滞儿童的家长，未免会痛苦、失望，医务人员不应讥讽或指责家长，应从语言上安慰，从精神上支持、鼓励家长，要坚持积极治疗，不放弃、不气馁。 2. 医生应该关心、爱护精神发育迟滞儿童，避免歧视和虐待。
重要提示： 精神发育迟滞儿童发现越早、治疗越早效果越好。		**所需物品：** 智力测验工具。

（范松丽）

5　孕产妇健康管理

【服务概要】　按照《国家基本公共卫生服务规范（2011 年版）》孕产妇健康管理服务规范要求，由当地乡镇卫生院、社区卫生服务中心为辖区内居住半年或半年以上的户籍及非户籍孕产妇，进行妊娠早期、妊娠中期、妊娠晚期健康管理以及产后访视、产后 42 天健康检查。

【服务流程】

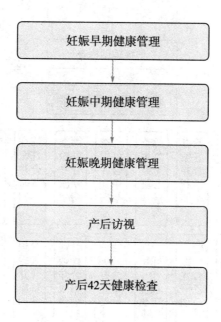

孕产妇健康管理

5.1 妊娠早期健康管理

【服务概要】 由当地乡镇卫生院、社区卫生服务中心为辖区内居住的孕妇，在妊娠12周前建立《孕产妇保健手册》，并通过询问、体格检查、辅助检查以及保健指导等方法，对孕妇进行第1次产前随访。

【服务流程】

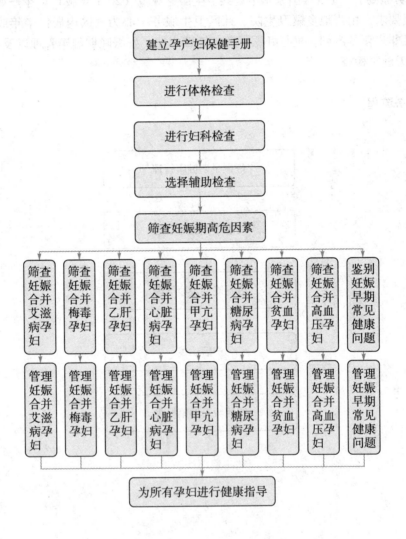

孕产妇健康管理

【操作说明】

5.1.1　询问并观察孕妇以建立孕产妇保健手册

操作步骤	知识要求	态度要求
1. 妊娠12周前由孕妇居住地的乡镇卫生院、社区卫生服务中心为孕妇建立孕产妇保健手册，并进行第1次产前随访。 2. 询问年龄：年龄过小容易发生难产；35岁以上的初孕产妇容易并发子痫前期、产力异常等。 3. 了解孕妇有无高血压、心脏病、糖尿病、结核病、血液病、肝肾等内科疾病史。 4. 询问男女双方是否有家族遗传病史。 5. 询问孕妇近期是否吸烟、饮酒、服用药物及接触有毒有害物质。 6. 询问月经史，末次月经时间，并推算预产期。 7. 询问是否有流产、死胎、死产、新生儿死亡、出生缺陷儿等异常妊娠分娩史，如果有，应建议在医生指导下做必要的产前诊断。 8. 询问是否有性传播疾病史。 9. 询问是否有输血史。 10. 询问是否有药物过敏史。 11. 询问本次妊娠早期有无病毒感染及用药史。 12. 询问孕妇生活环境情况，有无家庭暴力。 13. 将询问结果填写到孕产妇保健手册。	1. 孕妇不良生活方式对胎儿的危害 （1）饮酒会对胎儿造成不良影响，如低体重儿、胎儿酒精综合征及远期对行为、精神、智力的不良影响。 （2）吸烟与胎儿宫内猝死、胎盘早剥、胎膜早破、异位妊娠、前置胎盘、早产、流产、低体重儿、先天性唇腭裂的发生有关。 2. 预产期推算方法：按末次月经第1日算起，月份减3或加9，日数加7。若孕妇只知道农历日期，应为其换算成公历再推算预产期。	1. 询问孕妇既往史和孕育史时要仔细认真，态度和蔼、语言文明。向孕妇和家属解释了解孕妇基本情况的重要性，取得他们的全面合作。 2. 针对吸烟、喝酒的孕妇，应积极解释吸烟、喝酒等不良生活方式对胎儿造成的危害，指导孕妇及时摒弃这些不健康的生活方式。 3. 对询问内容有不便讲述（隐私）的，如传染病史、吸毒史、流产、家庭暴力等，不应出于好奇及其他目的去追问孕妇的隐私。 4. 对回忆不起来的病史，应帮助其回忆，必要时查阅其现有门诊记录、病历等相关资料。 5. 在询问过程中，针对询问对象是外地人、语言沟通障碍、智力有问题、特别是老年人时，不应表现出厌烦或讥讽的表情，应耐心地用手语、写字等交流方式掌握孕妇情况。
重要提示：详细询问病史，及时发现有危险因素的孕妇，并根据现有的医疗条件，指导孕妇合理转诊。		**所需物品：**日历、孕产妇保健手册。

5.1.2 进行体格检查以确定孕妇是否患有内科疾病

操作步骤	知识要求	态度要求
1. 测量身高、体重，并计算孕妇的体质指数。 2. 测量血压，孕妇血压正常时不应超过130/90mmHg，或与基础血压相比不超过30/15mmHg。 3. 检查甲状腺是否肿大：正常甲状腺既看不到也触不到。 （1）观察：甲状腺大小和对称性：正常人甲状腺外观不突出，检查时让孕妇做吞咽动作，甲状腺肿大时可见甲状腺随吞咽动作而向上移动，如不易辨认时，可让孕妇两手放于枕后，头向后仰，再进行观察。 （2）触诊：站在被检孕妇前面，用拇指从胸骨上切迹向上触摸，可感到气管前软组织，判断有无增厚，请孕妇吞咽，可感到此软组织在手指下滑动，判断甲状腺峡部有无肿大和肿块。用一手拇指施压于一侧甲状软骨，将气管推向对侧，另一手食、中指在对侧胸锁乳突肌后缘向前推甲状腺侧叶，拇指在胸锁乳突肌前缘触诊，配合吞咽动作，可触及被推挤的肿大的甲状腺。同样方法检测另一侧甲状腺。 （3）听诊：当触到甲状腺肿大时，用钟形听诊器直接放在肿大的甲状腺上，如听到低调的连续性静脉"嗡鸣"音，对诊断部分甲状腺功能亢进症很有帮助。 （4）甲状腺肿大分度：不能看出肿大但能触及者为Ⅰ度；能看到肿大又能触及但在胸锁乳突肌以内者为Ⅱ度；超过胸锁乳突肌者为Ⅲ度。 （5）如果发现甲状腺肿大孕妇，需进一步辅助检查或转上级医疗保健机构就诊。 4. 检查乳房发育状况、乳头大小及有无乳头凹陷。 5. 心脏听诊有无杂音或其他病变。 6. 肺部听诊有无啰音。 7. 查看脊柱四肢有无畸形及水肿。 8. 将检查结果填写到孕产妇保健手册。	1. 体质指数的计算方法：体质指数 = 体重（kg）/身高的平方（m²）。 2. 甲亢对胎儿、婴儿的影响 （1）先天性甲亢：1/70的甲亢母亲所生胎儿患先天性甲亢。 （2）先天性甲状腺肿大。 （3）先天性甲状腺功能低下。某些抗甲状腺药物透过胎盘进入胎儿体内所致。 （4）流产、死胎、早产、畸形、低体重儿的发生率增加：控制不好的甲亢流产率可达26%，早产率15%。	1. 妊娠期虽然是育龄妇女正常、自然的生理过程，但作为特殊的生活事件，构成了一个强烈的心理应激源，使孕妇在经历妊娠生理变化的同时，心理上也发生了一系列的应激反应，心理和生理的变化交织在一起，形成了孕妇独特的、复杂多样的心理特点和心理问题。妊娠早期容易出现焦虑、抑郁、强迫、敌对、恐惧等心理问题。 2. 用简洁易懂的语言告诉孕妇目前的情况，安抚其紧张、焦虑的情绪，建立良好的医患关系，使其在心理上得到完全放松。 3. 检查时态度和蔼，动作轻柔，每次检查前后应洗手，防止交叉感染。
重要提示：量血压时，孕妇一定要放松，如果紧张血压会有偏差，如遇这种情况，待孕妇休息15分钟，安静后再测量血压。		**所需物品**：身高体重计、听诊器、血压计、钟形听诊器。

5.1.3　进行妇科检查以发现有无异常

操作步骤	知识要求	态度要求
1. 阴道窥器检查：检查前孕妇应排净尿，取膀胱截石位，臀部置于台缘，头部略抬高，两手平放于身旁，使腹肌松弛；检查者戴一次性手套，面向孕妇，站在患者两腿之间；用左手将两侧阴唇分开，右手将蘸过润滑剂的阴道窥器斜行沿阴道后侧壁缓慢插入阴道内，插入后逐渐旋转至前方，摆正后缓慢张开两叶，暴露宫颈、阴道壁及穹隆部，然后旋转至一侧以暴露侧壁。观察阴道是否有阴道隔或双阴道等先天畸形；阴道分泌物量、性质、色泽、味，宫颈大小、颜色、外口形状、有无出血息肉等。 2. 双合诊检查：检查者戴无菌手套，右手（或左手）示中指蘸润滑剂，顺阴道后壁轻轻插入，检查阴道通畅度和深度，另一手在腹部配合检查阴道、宫颈、宫体、输卵管、卵巢、宫旁结缔组织以及骨盆腔内壁有无异常。 3. 骨盆测量 （1）髂棘间径：孕妇取伸腿仰卧位，测量两髂前上棘外缘的距离，正常值23~26cm。 （2）髂嵴间径：孕妇取仰卧位，测量两髂嵴外缘最宽的距离，正常值25~28cm。 （3）骶耻外径：孕妇取左侧卧位，右腿伸直，左腿屈曲，测量第5腰椎棘突下至耻骨联合上缘中点的距离，正常值18~20cm（第5腰椎棘突下相当于米氏菱形窝的上角），此径线可间接推测骨盆入口前后径长度，是骨盆外测量中最重要的径线。 （4）坐骨结节间径：孕妇取仰卧位，两腿向腹部弯曲，双手抱双膝，测量两坐骨结节内侧缘的距离，正常值8.5~9.5cm。此径线直接测出骨盆出口的横径长度。若<8cm，应加测出口后矢状径。	1. 能叙述妇科检查的方法。 2. 能叙述双合诊检查方法。 3. 能描述骨盆测量的方法。	1. 做产前检查时，态度要温和，文明礼貌，不要言语粗暴，尤其是首次做产前检查的孕妇，比较紧张和羞涩，要与她们充分沟通，使其在轻松愉快的环境中完成检查。 2. 操作应准确轻柔，尽量减少孕妇的不适，同时应避免操作粗暴引起阴道损伤。 3. 向孕妇讲明妇科检查的意义，使其充分理解并配合。
重要提示：阴道分泌物异常者应作滴虫、念珠菌、淋球菌及线索细胞等检查。		**所需物品**：一次性手套、阴道窥器、骨盆测量仪等。

5.1.4 进行辅助检查以发现孕妇是否患有其他疾病

操作步骤	知识要求	态度要求
1. 检查血常规、尿常规。 2. 检查血型、凝血功能。 3. 检查肝功能、肾功能、乙肝五项。 4. 做阴道分泌物、血糖检查。 5. 做 HIV 抗体检测、梅毒血清学试验。 6. B 超检查。 7. 将检查结果记录到孕产妇保健手册。	1. 血常规正常值：成年女性红细胞 $(3.5 \sim 5.5) \times 10^{12}/L$，血红蛋白 $(110 \sim 150)$ g/L，白细胞 $(4 \sim 10) \times 10^9/L$，血小板 $(100 \sim 300) \times 10^9/L$。 2. 孕妇血糖检测的意义：妊娠期糖尿病发生率为 1%～14%，对母儿影响很大。可使胚胎发育异常甚至死亡，流产发生率达 15%～30%；巨大儿发生率高达 25%～42%；早产发生率为 10%～25%；胎儿畸形发生率为 6%～8%；导致妊娠期高血压发生率为正常妇女的 3～5 倍；孕妇抵抗力降低，易合并感染。应及早了解孕妇血糖情况，及早干预和治疗。 3. 孕产妇 HIV 抗体检测的意义：HIV 感染妇女，在妊娠期间，母体艾滋病病毒可通过胎盘、产道和哺乳感染胎儿，在没有任何干预情况下，经母婴传播儿童感染 HIV 的概率为 30%；而人感染艾滋病病毒后，较长时间可以没有明显的症状和体征，孕产妇要尽早接受 HIV 抗体检测，了解感染状况，若感染了 HIV，可以知情选择妊娠结局，也可以及早采取预防 HIV 母婴传播措施。 4. B 超检查的意义：为确定合适孕周，以便今后校正孕周；尽早发现某些疾病，如无脑儿、脑积水等。 5. 能说出血型、凝血功能检查的意义。 6. 能说出肝、肾功能检查的临床意义。 7. 能说出阴道分泌物检查的临床意义。	1. 检查时要态度和蔼，文明礼貌，和孕妇充分沟通，使其理解各项检查的意义及其必要性，欣然接受各项检查。 2. 正确认识和掌握各项检查的相关知识和技能，提供良好的咨询和检测服务，及早发现异常，尽早提供干预和治疗。 3. HIV 抗体检测前告知孕妇母婴传播的危害及接受相关检测的必要性，使孕妇配合检测工作。检测前后都要做相关信息的咨询。
重要提示： 1. 发现 HIV、梅毒感染孕产妇，24 小时内通知辖区内妇幼保健机构，5 日内填写完成阳性孕产妇基本情况登记卡。 2. 国家免费开展 HIV 感染、梅毒感染和乙肝表面抗原阳性孕妇及所生儿童的相关干预服务。 3. 乙肝表面阳性孕产妇所生新生儿生后 24 小时内免费注射乙肝免疫球蛋白（100U），并完成 24 小时及 1 月龄和 6 月龄儿童的 3 次乙肝疫苗接种。		**所需物品：**血生化分析仪、血细胞分析仪、HIV 抗体筛查试剂、梅毒筛查试剂等。

孕产妇健康管理

5.1.5 筛查孕妇以发现高危因素

操作步骤	知识要求	态度要求
1. 为辖区内孕妇进行产前第 1 次随访时，对高危孕妇进行初筛，并对孕妇进行高危妊娠评分（附件 41）。 2. 通过询问孕妇的一般情况、既往史、孕产史，结合本次体格检查情况，进行高危妊娠评分。 3. 评分 5 分者一般由乡镇卫生院或社区卫生服务中心进行检查、监护和治疗。 4. 评分在 10 分以上者，转县级医疗保健机构检查、治疗，并上报县级妇幼保健机构，对高危孕妇进行动态管理。 5. 发现危重孕产妇及时转县级"孕产妇急救中心"或指定的省、地市级孕产妇急救机构。转诊需填写高危孕产妇转诊及反馈通知单（附件 44）。 6. 为筛查出的每一例高危孕妇建档管理，建立高危妊娠个案管理卡（附件 45），并将高危因素在孕产妇保健手册上作好记录，由乡级妇幼保健专人负责追踪、随访，以加强管理。 7. 每次产前检查均应进行高危评分，发现新的高危因素，均应记录到孕产妇保健手册。	1. 能叙述高危妊娠评分和转诊的相关知识和内容（附件 41、42、43）。 2. 高危妊娠评分的意义：高危妊娠评分是将妊娠中各项危险因素在产前检查时用记分的方法进行比较和定量，所评出的分数越高，表示潜在的危险性越大。其意义是通过评分可以对妊娠进行分级监护，对绝大部分无高危因素者可以让其接受一般常规的检查和监护，对评分筛出分数高、潜在危险大的少数孕妇，则给予重点监护，并及时采取干预措施，防止危险发生，最后达到减少孕产妇和围生儿死亡的目的。	1. 高危妊娠是指在妊娠期间母体、胎儿或新生儿存在某些危险因素而影响其身体生长发育者，不仅影响母亲及胎儿的健康，也是导致孕产妇及围生儿死亡的主要原因。做好高危妊娠筛查、监测、管理，对降低母亲、胎儿与新生儿的发病率与死亡率有重要意义。询问时一定要详细、体检时要仔细、认真，不能遗漏任何高危因素。 2. 孕产妇本身是一组高危人群，每一例妊娠和分娩都面临着危险，高质量的产前检查能预防产科并发症的发生，减少围生期的发病率和死亡率，应努力学习基本知识和技能，提高服务质量和水平。 3. 高危孕妇多有精神紧张、思虑过度，因此，要注意倾听孕妇的陈述，耐心解答她们提出的各种问题，让孕妇保持乐观、稳定情绪。
重要提示：高危孕妇经治疗症状未见缓解或病情加重者应尽快转上级医疗保健机构。		**所需物品：**高危妊娠评分表。

5.1.6 筛查孕妇以发现合并疾病

5.1.6.1 筛查孕妇以发现妊娠合并艾滋病（HIV）

操作步骤	知识要求	态度要求
1. 主动为辖区内所有进行第1次产前随访的孕妇提供预防艾滋病母婴传播的检测前咨询，告知母婴传播的危害及接受HIV抗体检测的必要性等核心信息。 2. 告知孕妇尽早到HIV抗体检测定点医疗保健机构进行检测。 3. 采用孕妇"知情不拒绝"原则，规范的进行HIV抗体检测（附件46）。 4. 应用高敏感性的筛查试剂进行HIV抗体筛查试验（包括快速检测、酶联免疫吸附试验、明胶颗粒凝集试验）。 5. 如果为阴性反应，报告"HIV抗体阴性"。 6. 如果为阳性反应，用原有试剂、另一种不同原理或不同厂家生产的筛查试剂进行复检，如果两种试验均为阴性反应，报告"HIV抗体阴性"；如果两种试验均为阳性或一阴一阳反应，进一步确认试验。 7. 告知孕妇到具有艾滋病确认试验资质的机构进行确认。 8. 不论孕妇检测结果如何，均要提供检测后咨询服务。 9. 告知"HIV抗体阴性"孕妇检测结果表示没有感染艾滋病，但需采取预防措施保持不被艾滋病病毒感染。 10. 告知"HIV抗体阳性"孕妇检测结果表示已经感染了艾滋病病毒，艾滋病可以引起不良妊娠结局以及通过母婴传播感染婴儿的信息，同时告知艾滋病母婴传播可以预防，介绍艾滋病母婴传播的干预措施。 11. 将筛查结果记录到孕产妇保健手册。	1. 提供咨询服务时向孕妇提供的核心信息 （1）妇女感染艾滋病可以经妊娠、分娩和哺乳造成儿童感染艾滋病，还可能发生流产、早产等不良妊娠结局。 （2）妊娠期应尽早接受艾滋病检测，了解自身感染状况。若感染艾滋病，可以及时采取干预措施，减少艾滋病母婴传播；若未感染，也要采取预防措施，保持妊娠期不被艾滋病病毒感染。 （3）安全性生活可以预防感染艾滋病，不论是妊娠期还是非妊娠期都要采取避免多性伴侣、坚持使用避孕套等有效预防措施。 2. 提供有关HIV检测的信息 （1）很多人在感染了艾滋病后一段时间内可能没有明显的自觉不适，只有通过检测才可以得知是否被感染。 （2）HIV抗体检测只要抽取少量血，在很短时间就可以得知结果。检测方法简单、无痛苦。无论结果如何，都会由医务人员在保密的情况下告知其本人。 （3）明确告知孕产妇和家人，HIV抗体检测不会影响母婴健康，消除对艾滋病检测的误区。 （4）有政府经费支持地区，应该明确告知检测是免费的。	1. 对有需求的孕产妇，医疗保健机构要提供独立的咨询室，为她们提供一对一咨询。 2. 为艾滋病感染的孕妇提供咨询是一件复杂而细心的工作，医务人员应具有良好的相关知识、心态和咨询技巧，谈话要在充分尊重艾滋病阳性孕妇的氛围中进行。
重要提示：一旦发现艾滋病阳性孕妇，24小时内电话上报辖区内妇幼保健机构，5日内填写完成孕产妇基本情况登记卡并逐级上报国家妇幼保健中心。		**所需物品**：HIV抗体筛查试剂。

孕产妇健康管理

5.1.6.2 筛查孕妇以发现妊娠合并梅毒

操作步骤	知识要求	态度要求
1. 主动为辖区内所有进行第 1 次产前随访的孕妇提供预防梅毒母婴传播的检测前咨询，告知母婴传播的危害及接受梅毒血清学检测的核心信息。 2. 告知孕妇尽早到具备"梅毒血清学检测"条件医疗保健机构进行检测。 3. 采用孕妇"知情不拒绝"原则，规范的进行梅毒血清学检测（附件 47）。 4. 用非梅毒螺旋体抗体和梅毒螺旋体抗体其中一类试验对孕妇进行梅毒筛查，如果为阴性报告"阴性"；如果为阳性报告，需立即进行另一类试验复检，如果为阴性报"阴性"，如果为阳性报"阳性"。 5. 告知"梅毒阴性"孕妇检测结果表示没有感染梅毒，但需采取预防措施保持妊娠期不被梅毒感染。 6. 告知"梅毒阳性"孕妇，检测结果表示已经感染梅毒，梅毒可以引起不良妊娠结局以及通过母婴传播感染儿童的信息，同时告知梅毒母婴传播可以预防，介绍梅毒母婴传播的干预措施。 7. 将筛查结果记录到孕产妇保健手册，如果为梅毒阳性孕妇需将梅毒感染孕产妇登记卡逐级上报国家妇幼保健中心。	1. 能叙述孕产妇梅毒检测及服务流程。（附件 47）。 2. 梅毒阳性孕妇对胎儿的影响：易发生流产、死产、宫内生长受限、早产、围生儿死亡、胎儿先天性梅毒或新生儿死亡。早期梅毒传染性强，发生率高于晚期梅毒。 3. 梅毒的传播方式 （1）主要通过性接触传播，占 95%。 （2）少数是通过接吻、哺乳、输血、接触污染的衣物、毛巾和医疗器械等。 （3）母婴传播，在妊娠任何阶段，梅毒螺旋体均可通过胎盘传染梅毒，也可通过产道传染给胎儿。 4. 梅毒血清学检测 （1）RPR（+），TPHP（-）：RPR 假阳性。 （2）RPR（+），TPHP（+）：现症梅毒，治愈的晚期梅毒。 （3）RPR（-），TPHP（+）：极早期梅毒，治愈的早期梅毒。 （4）RPR（-），TPHP（-）：排除梅毒感染，极早期梅毒（潜伏期尚无任何抗体产生），AIDS 患者合并感染梅毒。	1. 梅毒的传播途径之一与不安全的性行为有关，有些孕妇拒绝接受梅毒检测，甚至有的孕妇感觉受到了人格侮辱，要耐心的将梅毒检测以及早发现、早治疗的重要意义传达给孕妇，使其顺利接受检测。 2. 面对梅毒阳性孕妇，不能带有任何歧视和嘲讽的态度，应真诚的给予精神安慰和药物治疗。
重要提示：一旦发现梅毒阳性孕妇，24 小时内电话上报辖区内妇幼保健机构。于 5 日内填写完成阳性孕产妇登记卡并逐级上报国家妇幼保健机构。		**所需物品**：梅毒螺旋体试剂、非梅毒螺旋体试剂。

5.1.6.3 筛查孕妇以发现妊娠合并乙肝

操作步骤	知识要求	态度要求
1. 主动为辖区内所有进行第 1 次产前随访的孕妇提供预防乙肝母婴传播的检测前咨询，告知母婴传播的危害及接受乙肝表面抗原检测的核心信息。 2. 采用孕妇"知情不拒绝"原则，规范进行乙肝病毒表面抗原检测。 3. 检测结果如为阴性，报"阴性"。 4. 检测结果如为阳性，报"乙肝表面抗原阳性"。 5. 告知"阴性"孕妇，检测结果表示没有感染乙肝病毒，应为其提供改变危险行为、避免乙肝感染等重要信息。 6. 告知"乙肝表面抗原阳性"孕妇，检测结果表示已经感染乙肝病毒，乙肝病毒可以引起不良妊娠结局以及通过母婴传播感染儿童的信息，同时告知乙肝病毒母婴传播可以预防，介绍乙肝病毒母婴传播的干预措施。 7. 如果乙肝阳性孕妇所在辖区为预防艾滋病、梅毒和乙肝母婴传播项目县（市、区），将预防艾滋病、梅毒和乙肝母婴传播工作月报表逐级上报至国家妇幼保健中心。 8. 将筛查结果记录到孕产妇保健手册。	1. 乙肝传播途径：血液、输血及血制品、体液（唾液、精液、阴道分娩物、乳汁、泪液、尿液）、母婴传播、性传播。 2. 母婴传播包括 （1）宫内传播：占 10%，生殖细胞、胎盘滋养细胞垂直传播。 （2）产时传播：占 80%，分娩时婴儿皮肤、黏膜擦伤，胎盘剥离时母血中病毒进入新生儿体内，羊水、阴道分泌物也含有病毒。 （3）产后及水平传播：占 10%，母乳喂养、母婴密切接触。 3. 妊娠合并乙肝对孕产妇的影响：妊娠期肝病为我国孕产妇死亡的第六位原因，产后出血为主要致死并发症。 4. 妊娠合并乙肝对围生儿影响 （1）容易发生流产、早产、死胎、死产和新生儿死亡率明显升高。 （2）妊娠早期孕妇患乙型病毒性肝炎，胎儿畸形发生率增加。 （3）围生期感染的婴儿，部分将转为慢性病毒携带状态，容易发展为肝硬化或原发性肝癌。	1. 做筛查工作时，耐心解释孕妇为乙肝易感人群，以及妊娠合并乙肝对孕妇及胎儿的不良影响，使其积极配合检测工作。 2. 当孕妇得知患有乙肝，不知所措，整天处于紧张、焦虑乃至恐惧的状态，医务人员不仅要提供综合干预措施，还应热心帮助、安抚孕妇。
重要提示：艾滋病、梅毒和乙肝可以三病整合，采取"知情不拒绝"原则，同时进行检测。		**所需物品**：棉签、碘伏、注射器。

5.1.6.4 筛查孕妇以发现妊娠合并心脏病

操作步骤	知识要求	态度要求
1. 询问病史：询问孕妇有无心脏病史，了解心脏病的种类以及治疗经过，有无心衰史，发作时有无诱因，妊娠期劳累后有无心悸、气短、发绀及能否平卧，能否胜任家务劳动或工作，近 2 周用过洋地黄类制剂者，询问用法、剂量及停药时间。 2. 查看孕妇有无发绀、呼吸困难、颈静脉曲张、水肿、贫血。 3. 检查心脏有无扩大、有无杂音，注意杂音部位、性质、程度、心率和心律。 4. 检查有无腹腔积液、肝大、肝颈静脉回流征。 5. 常规检查血常规、心电图，必要时做胸部 X 线检查、动态心电监测及心肌酶检查。 6. 确定是否有妊娠合并心脏病：妊娠前有心悸、气短、心衰史；心电图、胸部 X 线、心脏 B 超曾被诊断为器质性心脏病；有劳累后心悸、气短、发绀及夜间端坐呼吸等临床表现；心脏听诊有收缩期 II 级以上杂音；心电图有心律失常；X 线检查显示心脏扩大，有以上病史、症状和体征者可诊断为妊娠合并心脏病。 7. 将筛查结果记录到孕产妇保健手册，并纳入高危管理。	1. 心功能分级：以孕妇日常体力活动耐受为依据。 I 级：一般体力活动不受限，未产生任何不适。 II 级：一般体力活动略受限制，休息时无不适，日常劳动感到疲劳、心悸、气短。 III 级：一般体力活动明显受限制，休息时虽无不适，但稍事活动即感疲劳、心悸、气短或有早期心力衰竭现象，或过去有心衰史者。 IV 级：任何轻微活动即感到不适，休息时仍有心悸、气短，有明显心衰现象。 2. 心衰诊断 (1) 早期表现：轻微活动即有胸闷、心悸和气短；休息时心率>100 次/分，呼吸>20 次/分；夜间常因胸闷不能平卧；肺底部有持续性少量粗啰音。 (2) 心衰表现：端坐呼吸或需两腿下垂于床边；气短、发绀、咳嗽、咯血或血性泡沫痰；颈静脉曲张，肝大，肝颈静脉回流征阳性；肺底部有持续性湿啰音。	1. 对待妊娠合并心脏病孕妇，应该给予精神安慰，避免一切不良的精神刺激，同时耐心解答孕妇和家属的各种疑问，以消除不良心理因素，减轻心理负担。 2. 向孕妇和家属解释饮食对疾病的影响，正确进食高蛋白、低脂肪、富含维生素和矿物质的饮食，限制食盐的摄入量，以减少水钠潴留，并嘱孕妇进食不宜过饱，少量多餐，多吃蔬菜及水果，以防便秘和增加心脏负担。
重要提示：妊娠早期心功能 III 级以上需终止妊娠，继续妊娠者转上级医疗保健机构。		**所需物品**：B 超、心电图机、听诊器。

5.1.6.5 筛查妊娠合并甲状腺功能亢进以便及早管理

操作步骤	知识要求	态度要求
1. 询问孕妇是否有心悸；休息时心率是否超过100次/分；饮食情况，是否有食欲亢进；是否体重不增甚至减轻；是否有乏力，排便次数增加，情绪不安，易激惹，怕热，多汗，夜寐不安等症状。 2. 查看眼球是否突出。 3. 查看甲状腺是否增大 (1) 观察：甲状腺大小和对称性，正常人甲状腺外观不突出，检查时让孕妇做吞咽动作，可见甲状腺随吞咽动作而向上移动，如不易辨认，可让孕妇两手放于枕后，头向后仰，再进行观察。 (2) 触诊：站在被检孕妇前面，用拇指从胸骨上切迹向上触摸，可感到气管前软组织，判断有无增厚，请孕妇吞咽，可感到此软组织在手指下滑动，判断甲状腺峡部有无长大和肿块。用一手拇指施压于一侧甲状软骨，将气管推向对侧，另一手示、中指在对侧胸锁乳突肌后缘向前推挤甲状腺侧叶，拇指在胸锁乳突肌前缘触诊，配合吞咽动作，可触及被推挤的甲状腺。同样方法检测另一侧甲状腺。 (3) 听诊：当触到甲状腺肿大时，用钟形听诊器直接放在肿大的甲状腺上，如听到低调的连续性静脉"嗡鸣"音，对诊断部分甲状腺功能亢进症很有帮助。 4. 是否有手抖，皮肤潮红、湿，皮温升高等表现。 5. 实验室检查：甲状腺素结合球蛋白、血清总甲状腺激素、血清三碘甲状腺原氨酸总量、血清游离 T_3、T_4、T_3Ru。 6. 如果孕妇有以上症状和体征，化验检查甲状腺刺激素抗体下降，甲状腺素结合球蛋白不变，总 T_3、T_4 和游离 T_3、T_4、T_3Ru 升高，可以诊断为妊娠合并甲状腺功能亢进。 7. 将检查结果记录到孕产妇保健手册。	1. 妊娠合并甲状腺功能亢进对母亲的影响 (1) 可引起甲亢性心脏病，发生心律失常、心功能不全。还可以加重心脏负担，使原有心血管系统症状加重。重度可发生甲状腺危象。 (2) 妊娠高血压综合征，特别是先兆子痫的发生增多，是无甲亢患者的10倍。 2. 妊娠合并甲状腺功能亢进对胎儿、新生儿的影响 (1) 先天性甲亢。 (2) 先天性甲状腺功能低下。 (3) 先天性甲状腺肿大。 (4) 流产、死胎、早产、畸形、低出生体重儿的发生率增加。	1. 医务人员应对每一位孕妇进行严格、认真筛查，及早发现、治疗、干预妊娠合并症。 2. 妊娠合并甲亢孕妇怕热、多汗、心悸、失眠，嘱孕妇保持室内安静凉爽，多左侧卧位休息。 3. 针对个别患者失眠的情况，可遵医嘱予镇静剂；指导患者摄入高蛋白，低盐饮食，同时嘱其进易消化饮食，忌食浓茶、咖啡等兴奋性饮料。
重要提示：轻症或经治疗后得到较好控制的甲亢一般不影响妊娠，重症不易控制的甲亢孕妇，可引起畸形、流产、早产或死胎。		

5.1.6.6 筛查孕妇以发现妊娠合并糖尿病

操作步骤	知识要求	态度要求
1. 血糖测试：有糖尿病症状，不需做口服葡萄糖耐量（75g）试验（OGTT），一日内任何时候的血液检查中血糖>11.1mmol/L（200mg/dl）或空腹血糖>7.8mmol/L，可诊断为糖尿病。 2. 50g 葡萄糖负荷试验（GCT）：所有的孕妇在妊娠的 24~28 周进行，有高危因素者在第 1 次产前随访时尽早筛查，如果初筛正常，24 周后还要进行 1 次复筛。通常要求孕妇将 50g 的葡萄糖溶到 200mg 的水中，5 分钟之内喝完，1 小时抽血查血糖，正常值<7.8mmol/L，≥7.8mmol/L 为异常。如果是 7.8~11.1mmol/L 之间建议进行 75g 葡萄糖负荷试验；如果≥11.1mmol/L，则先查空腹血糖；如果空腹血糖≥5.8mmol/L，则可以诊断是妊娠期糖尿病。 3. 75g 葡萄糖耐量试验（OGTT）：50g GCT 1 小时血糖≥7.8mmol/L，或者 1 小时血糖≥11.1mmol/L，空腹血糖正常者，及时做 OGTT。OGTT 前 3 天正常饮食，每日主食 150~200g 以上，禁食 8~14 小时后查空腹血糖，将 75g 葡萄糖粉溶在 200~300ml 的水中，5 分钟服完，空腹血糖、服糖后 1 小时、2 小时、3 小时血糖分别为 5.8、10.6、9.2、8.1mmol/L，其中 2 项或以上达到或超过正常值，为妊娠期糖尿病；其中 1 项高于正常值，为糖耐量损害，应注意饮食，定期查血糖。 4. 将筛查结果记录到孕产妇保健手册。	1. 妊娠合并糖尿病对母亲的影响 (1) 可能发生高血糖危象，如糖尿病酮症酸中毒、高渗性昏迷等，酮症酸中毒不仅是糖尿病孕妇死亡的主要原因，发生在妊娠早期还有致畸作用，发生在妊娠中晚期还可以导致胎儿宫内窘迫甚至胎死宫内。 (2) 发生妊娠期高血压疾病的概率为正常孕妇的 3~5 倍。 (3) 羊水过多发生率增加。 (4) 自然流产发生率增加，达 15%~30%。 (5) 孕妇抵抗力下降，易合并感染，以泌尿系感染最常见。 (6) 因巨大儿发生率增加，难产、产道损伤、剖宫产概率增高。 2. 妊娠合并糖尿病对胎儿及新生儿的影响 (1) 先天畸形发生率较非糖尿病病人高 2~3 倍。 (2) 巨大胎儿的概率高达 40%。 (3) 胎儿宫内生长受限。 (4) 早产发生率升高。 (5) 发生与早产相关的并发症，如急性呼吸窘迫综合征、电解质紊乱、高胆红素血症等。	1. 要鼓励孕妇及早查血糖，排除妊娠合并糖尿病。 2. 糖尿病患者不应绝对禁水，而应适当控制饮水量，正确的做法是少喝水，而不是不喝水，以免使血糖增高，或引起酮症酸中毒或高渗性昏迷的可能。 3. 对于理解能力差、文化水平较低的妊娠合并糖尿病孕妇，用简单易懂的语言告诉孕妇控制饮食、控制病情的方法，态度要温和。
重要提示： 针对妊娠合并糖尿病的孕妇，如果医院没有处理能力，应及时转诊到上级医疗保健机构。		**所需物品：** 血糖检测仪。

5.1.6.7 筛查孕妇以发现妊娠合并贫血

操作步骤	知识要求	态度要求
1. 询问病史：孕妇有无慢性失血性疾病史、长期偏食、妊娠早期呕吐、胃肠道紊乱等引起的营养不良等病史。 2. 了解症状：孕妇可有乏力、头晕、气短、食欲不振、腹泻、腹胀等症状。 3. 体格检查：查看孕妇是否有皮肤黏膜苍白、皮肤毛发干燥、指甲脆薄以及口腔炎、舌炎等体征。 4. 实验室检查：外周血涂片是否为小细胞低色素型贫血。 5. 如果孕妇具有以上病史、临床表现、体征，血红蛋白<110g/L；红细胞<3.5×10^{12}/L；红细胞平均体积（MCV）<80fl可诊断为缺铁性贫血。 6. 将筛查结果记录到孕产妇保健手册。	1. 能说出妊娠合并贫血的诊断依据。 2. 妊娠合并贫血分度：轻度：血红蛋白<110g/L；中度：血红蛋白<90g/L；重度：血红蛋白<70g/L。 3. 妊娠合并贫血对母亲的影响：重度贫血可导致心肌缺血、缺氧而发生贫血性心脏病。严重贫血对失血耐受性降低，容易发生失血性休克及凝血功能障碍。贫血亦会影响孕妇的免疫能力，抵抗力下降，易发生产褥感染，伤口愈合延迟。 4. 妊娠合并贫血对胎儿的影响：重度贫血时，经过胎盘供氧和营养物质不能满足胎儿生长需要，可以导致胎儿宫内生长受限、胎儿宫内窘迫、早产或死胎。	1. 妊娠合并贫血是一个十分普遍存在的问题，尤其妊娠期因血液稀释而产生生理性贫血，铁的需要量会增加。而且孕妇因为妊娠期会出现进食不好、胃酸缺乏、胃肠功能紊乱、营养不良、蛋白质摄入不足等都可以影响铁的摄入和吸收。 2. 妊娠期应加强营养，鼓励进食含铁量丰富的食物，如猪肝、鸡血、豆类等，同时多进食新鲜蔬菜和水果。 3. 孕妇产前检查时应查血常规，尤其在妊娠中晚期。妊娠4个月应常规补充铁剂，每日口服硫酸亚铁0.3g。
重要提示：对重度妊娠合并贫血的孕妇，如果医院没有处理能力，应及时转诊到上级医疗保健机构。		**所需物品**：血细胞分析仪。

5.1.6.8 筛查孕妇以发现妊娠期高血压

操作步骤	知识要求	态度要求
1. 询问病史：孕妇是否存在高危因素。 2. 询问孕妇是否有恶心、呕吐、上腹部疼痛、头痛、头晕、视物模糊，严重者出现抽搐和昏迷。 3. 查看是否有水肿。 4. 测量血压：血压≥140/90mmHg，多于妊娠20周后出现。 5. 检测尿蛋白是否阳性：如果在24小时内尿液的蛋白含量≥300mg或在至少相隔6小时的2次随机尿液检查中尿蛋白浓度为0.1g/L（定性+），其准确率达92%。 6. 妊娠期高血压检查 （1）平均动脉压（MAP）=（收缩压+2×舒张压）/3，或者是舒张压 + 1/3 脉压，如 MAP≥85mmHg，表示有子痫前期的倾向；如 MAP≥140mmHg，易发生脑血管意外，导致孕妇昏迷或死亡。 （2）翻身试验（ROT）：测量左侧卧位血压至血压稳定后，翻身仰卧5分钟再测，如果仰卧位舒张压较左侧卧位高30mmHg，提示有发生子痫前期的倾向。 （3）尿酸测定：妊娠24周血清尿酸>5.9mg/L，易发生子痫前期。 （4）血流变：血细胞比容≥0.35，全血黏度>3.6，血浆黏度>1.6，易发生子痫前期。 （5）尿钙：尿钙/肌酐≤0.04，已发生子痫前期。 7. 将检查结果记录到孕产妇保健手册。	1. 能说出妊娠期高血压的诊断依据。 2. 妊娠高血压水肿的特点 （1）自踝部逐渐向上延伸的凹陷性水肿，经休息后不缓解。 （2）体重异常增加是许多患者的首发症状，若体重突然增加≥0.9kg/w，或每月2.7kg，是子痫前期的信号。 3. 预防妊娠合并高血压的相关知识 （1）加强健康教育，使孕妇掌握妊娠期卫生的基础知识，自觉进行产前检查。 （2）指导孕妇合理饮食与休息。孕妇应进食富含蛋白质、维生素、铁、钙、镁、硒、锌等微量元素的食物及新鲜蔬果，减少动物脂肪及过量盐的摄入，但不限制盐和液体摄入。保持足够的休息和愉快的心情，坚持左侧卧位增加胎盘绒毛的血供。 （3）补钙：对有妊娠期高血压高危因素者，补钙可预防妊娠期高血压的发生、发展。	1. 妊娠期高血压病是威胁母婴健康最常见最严重的一种疾病。要尽最大努力为孕妇创造一个室内安静、幽雅、清洁的环境。室内光线明亮、噪音要低，使孕妇有安全感。 2. 要给孕妇讲解日常生活起居的注意事项，消除心理和生理上的恐惧感，使孕妇心理和生理上首先得到最大程度的安慰，从而保持心情愉快。
重要提示：发现妊娠合并高血压孕妇，如果医院没有处理能力，应及时转诊到上级医疗保健机构。		**所需物品**：血细胞分析仪、尿液分析仪、血压计等。

5.1.6.9 鉴别妊娠早期常见健康问题以提出相应解决对策

操作步骤	知识要求	态度要求
1. 鉴别先兆流产：阴道有少量出血，可能伴有腹痛或轻微腰酸，阴道没有组织物排出。 2. 鉴别难免流产：阴道出血增多，多于正常经量，同时出现阵发性下腹痛，有时可见阴道有组织物排出。应到医院急诊，将排出组织带到医院请医生观察，以明确是否流产完全，有无感染，必要时清宫。 3. 鉴别见红和阴道流血：妊娠后少量断断续续的流血称见红，如有见红但无腹痛或腹痛轻微，及时转上级医院就诊，排除异位妊娠。 4. 鉴别异位妊娠：一般在妊娠早期 40~60 天多见，常出现阴道出血、腹痛，妇科检查子宫增大不明显，有时可发现附件有包块，β-HCG 测定以及 B 超检查对诊断有所帮助。 5. 鉴别葡萄胎：早孕反应重，子宫增大比停经孕周大，有阴道出血，有的孕妇还会排出葡萄样组织，通过 B 超可以明确诊断。	1. 先兆流产的原因：先兆流产原因为胚胎畸形，孕妇患有某些急性病、精神因素或内分泌功能问题，如黄体功能不全等。 2. 难免流产的原因：妊娠早期自然流产 70%~80% 可能是胚胎染色体异常、胚胎发育不好，是优胜劣汰的自然选择。 3. 异位妊娠的原因：异位妊娠是指受精卵由于某些原因，不在宫腔内着床，最常见的部位是输卵管，由于输卵管的管腔很小、壁很薄，受精卵不能很好地发育而引起流产，或是孕囊增大后输卵管破裂，出现腹腔大出血，休克甚至死亡。	1. 医生要具备鉴别诊断妊娠早期常见健康问题的知识和技能，并针对出现的问题给予及时、准确处理。 2. 积极、热情对待每位就诊孕妇，给予需要及时转上级医疗保健机构就诊的孕妇切实可行的帮助。 3. 做检查时应认真细致，态度和蔼。
重要提示：考虑为难免流产、异位妊娠、葡萄胎时如无条件处理，应及时转上级医疗保健机构就诊。		**所需物品**：B 超。

5.1.6.10 为 HIV 阳性孕妇提供相关干预服务以降低母婴传播风险

操作步骤	知识要求	态度要求
1. 发现 HIV 抗体阳性孕妇，24 小时内电话报辖区县（市、区）级妇幼保健机构。 2. 进行高危孕产妇管理，建立高危妊娠专案登记，5 日内填写完成艾滋病病毒感染孕产妇基本情况登记卡，逐级上报国家妇幼保健中心，并将高危因素记录到孕产妇保健手册。 3. 转上级或指定的医疗保健机构就诊。 4. 为 HIV 抗体阳性孕妇做咨询活动，并进行配偶/性伴的告知和检测指导。 5. 与 HIV 抗体阳性孕妇商讨并由其知情选择妊娠结局。 6. 若选择终止妊娠，帮助分析终止妊娠的利弊，使孕妇及家人对终止妊娠有充分的思想准备。提供或转上级医疗保健机构终止妊娠服务。 7. 若 HIV 抗体阳性孕妇及其家人决定继续妊娠，应在上级医生指导下进行常规产前保健和预防艾滋病母婴传播干预。 8. 为阳性孕产妇及所生儿童提供免费随访与艾滋病检测服务（附件 46、48、49）。	预防艾滋病母婴传播的干预措施： 1. 应用抗艾滋病病毒药物：各级医疗保健机构应免费为艾滋病病毒感染孕产妇及所生新生儿提供免费的抗艾滋病病毒药物。 （1）孕产妇用药前，应对孕产妇进行艾滋病症状观察、$CD4^+T$ 淋巴细胞计数及病毒载量检测，并对孕产妇的感染状况进行评估，对处于临床 I 期或 II 期、$CD4^+T$ 淋巴细胞计数>350/μl 的孕妇给予预防性抗病毒用药方案：AZT300mg+3TC150mg+LPV/r400/100mg，每天 2 次；对处于临床 III 期或 IV 期、$CD4^+T$ 淋巴细胞计数≤350/μl 的孕妇给予治疗性抗病毒用药方案：AZT300mg+3TC150mg+NVP200mg，每天 2 次。 （2）儿童 NVP 方案：新生儿出生体重≥2500g，服用 NVP15mg（混悬液 1.5ml），每天 1 次；2000g≤体重<2500g，服用 NVP10mg，每天 1 次；体重<2000g，服用 NVP 2mg/kg，每天 1 次，至出生后 4~6 周。AZT 方案：新生儿出生体重≥2500g，服用 AZT15mg，每天 2 次；2000g≤体重<2500g，服用 AZT10mg，每天 2 次；体重<2000g，服用 AZT2mg/kg，每天 2 次，至出生后 4~6 周。 2. 提供适宜的安全助产服务：帮助 HIV 感染孕妇及早确定分娩医院，尽早到医院待产。 3. 提供科学的婴儿喂养咨询、指导：提倡人工喂养，避免母乳喂养，杜绝混合喂养。 4. 为 HIV 感染孕产妇所生儿童提供随访与 HIV 检测：应在儿童满 1、3、6、9、12 和 18 月龄时分别对其进行随访，并将其随访卡逐级上报国家妇幼保健中心。出生后 6 周及 3 个月采集儿童血样，送省级艾滋病确证中心实验室或国家艾滋病参比实验室进行儿童感染早期诊断。 5. 应用复方新诺明，预防机会性感染。	1. HIV 感染孕妇会比一般妇女更敏感，更容易感受到侮辱与歧视，在提供服务时要周到细致，特别注意保密等问题，如果服务提供不当，可能对 HIV 感染孕妇造成更大的影响。 2. 为 HIV 感染孕妇及其家庭提供包括医疗保健服务、社会、心理、经济等方面综合的支持与关怀，尽最大可能减少对 HIV 感染者及其家庭的歧视及侮辱，减少艾滋病对孕妇及其家庭的不良影响，提高其生活质量。
重要提示：婴儿出生后尽早（6~12 小时内）应用抗艾滋病病毒药物。		**所需物品：**抗病毒药品。

5.1.6.11 管理梅毒阳性孕产妇以降低先天梅毒发生的风险

操作步骤	知识要求	态度要求
1. 发现梅毒感染孕妇，24 小时内电话报辖区县（市、区）级妇幼保健机构。 2. 进行高危孕产妇管理，建立高危妊娠专案登记，5 日内填写完成梅毒感染孕产妇登记卡，逐级上报国家妇幼保健中心，并将高危因素记录到孕产妇保健手册。 3. 转上级或指定的医疗保健机构就诊。 4. 为梅毒感染孕妇做咨询活动，并进行配偶/性伴的告知和检测指导。 5. 与梅毒感染孕妇商讨并由其知情选择妊娠结局。 6. 若选择终止妊娠，帮助分析终止妊娠的利弊，使孕妇及家人对终止妊娠有充分的思想准备。提供或转上级医疗保健机构终止妊娠服务。 7. 若梅毒感染孕妇及其家人决定继续妊娠，应在上级医师指导下进行常规产前保健和预防梅毒母婴传播干预。 8. 为梅毒感染孕妇及所生婴儿提供随访与检测服务（附件 47、附件 50）。 9. 将干预措施记录到孕产妇保健手册。	1. 能说出孕产妇梅毒检测及服务流程（附件 47）。 2. 能叙述梅毒感染孕产妇所生儿童的随访要求与先天梅毒感染状态监测方法（附件 50）。 3. 梅毒感染孕产妇治疗方案 （1）各级医疗保健机构应免费为梅毒感染孕妇提供规范（全程、足量）的治疗：对于妊娠早期发现的梅毒感染孕妇，应在妊娠早期与妊娠晚期各提供 1 个疗程的抗梅毒治疗；对于妊娠中、晚期发现的感染孕妇，应立刻给予 2 个疗程的抗梅毒治疗，2 个治疗疗程之间需间隔 4 周以上（最少间隔 2 周），第 2 个疗程应在妊娠晚期进行；对临产时发现的梅毒感染产妇也应立即给予治疗。 （2）推荐方案：普鲁卡因青霉素 G，80 万 U/d，肌内注射，连续 15 日；或苄星青霉素 G 240 万 U，分两侧臀部肌内注射，每周 1 次，共 3 次。若没有青霉素，可用头孢曲松，1g/d，肌内注射或静脉给药，连续 10 天。青霉素过敏者，可用红霉素治疗（禁用多西环素），500mg，每日 4 次，口服，连服 15 天。 4. 梅毒感染所生新生儿的预防性治疗方案：苄星青霉素 G，5 万 U/kg，分双臀肌内注射。 5. 先天梅毒患儿的治疗方案 （1）脑脊液正常者：苄星青霉素 G，5 万 U/kg，1 次注射（分双臀肌注）。 （2）脑脊液异常者：水剂青霉素 G，每日 5 万 U/kg，分 2 次静脉滴注，连续 10~14 天。	1. 梅毒的传播途径之一与不安全的性行为有关，有些孕妇拒绝接受梅毒检测，甚至有的孕妇感觉受到了人格侮辱，要耐心地将梅毒检测以及早发现、早治疗的重要意义传达给孕妇，使其顺利接受检测。 2. 在产前检查过程中注意保密，不能随意泄露孕妇患有梅毒的相关信息，应选择在安静、密闭的房间进行一对一咨询。到孕妇家中随访时，要尊重孕妇的意见，不向邻里泄露病情。
重要提示：对于梅毒阳性孕产妇做到早发现、早治疗。		**所需物品**：苄星青霉素 G、普鲁卡因青霉素 G。

5.1.6.12　管理乙肝阳性孕产妇以降低母婴传播风险

操作步骤	知识要求	态度要求
1. 发现乙肝阳性孕妇，24 小时内电话报辖区县（市、区）级妇幼保健机构。 2. 进行高危孕产妇管理，建立高危妊娠专案登记和高危孕产妇管理卡（附件45），转上级或指定的医疗保健机构就诊。 3. 为乙肝阳性孕妇做咨询活动，并进行配偶/性伴的告知和检测指导。 4. 与乙肝阳性孕妇商讨并由其知情选择妊娠结局。 5. 若选择终止妊娠，帮助分析终止妊娠的利弊，使孕妇及家人对终止妊娠有充分的思想准备。提供或转上级医疗保健机构终止妊娠服务。 6. 若乙肝阳性孕妇及其家人决定继续妊娠，应在上级医生指导下进行常规产前保健和预防乙肝病毒母婴传播干预。 7. 妊娠期监护，加强营养，保证孕妇的热量及营养需求。 8. 给予乙肝免疫球蛋白，妊娠期每月复查 1 次肝功能；每 6 个月复查 1 次肝脏 B 超。 9. 将管理情况记录到孕产妇保健手册。	1. 预防乙肝的方法：乙型肝炎疫苗是预防 HBV 感染最有效的方法。接种对象主要是新生儿，其次为婴幼儿，15 岁以下未免疫人群和高危人群（如医务人员、经常接触血液的人员、托幼人员、器官移植患者、经常接受输血或血液制品者、免疫功能低下者、易发生外伤、HBsAg 阳性者的家庭成员、男男同性恋或多个性伴和静脉注射毒品者等）。 2. 预防乙肝母婴传播的干预措施 （1）对乙肝表面抗原阳性孕妇所生新生儿，在出生后 24 小时内注射乙肝免疫球蛋白（100U），越早效果越好。 （2）按照国家免疫规划要求完成 24 小时内及 1 月龄和 6 月龄儿童的 3 次乙肝免疫接种，产生的血清免疫效价最好，能较好地阻断 HBV 的母婴传播。 3. 婴儿免疫后（1 岁）几种常见的化验结果 （1）单项抗 HBs 阳性是最理想的结果，>100mU/ml。 （2）抗 HBs、抗 HBc 二项均阳性为免疫成功，是母婴预防后最常见的结果；如一年后抗 HBc 不转阴，应查 HBVDNA。 （3）抗 HBs、抗 HBc、抗 HBe 三项阳性，一年后应查 HBVDNA，如为阴性，表示预防有效。 （4）抗 HBs、HBsAg 同时阳性，需延长监测时间。	1. 为乙肝阳性孕妇健康体检时，不能歧视、指责、讥讽，更不能拒绝为其治疗，医生要遵守医德，采取公平、公正的态度对待任何需要帮助、需要治疗的病人，同时要具有同情心，使乙肝阳性孕妇能够得到及时、规范的治疗。 2. 医生应具备预防乙肝传播的相关知识，不仅要做好自我保护，还要告诉孕妇及其家属如何做好预防乙肝传染工作，避免家人或其他人被传染。
重要提示：对于乙肝阳性孕产妇做到早发现、早治疗。		**所需物品：**孕产妇保健手册。

5.1.6.13 管理妊娠合并心脏病孕产妇以降低孕产妇死亡风险

操作步骤	知识要求	态度要求
1. 确诊妊娠合并心脏病后，立即进行高危孕产妇管理，建立高危妊娠专案登记及个案管理卡（附件45），并将高危因素记录到孕产妇保健手册。 2. 转县级医疗保健机构进一步检查和治疗，并上报县级妇幼保健机构，对高危孕妇进行动态管理。 3. 妊娠期处理原则 （1）增加产前检查次数，妊娠12周后每2周1次，20周起每周1次，产科、内科共管。 （2）孕妇充分休息，限制体力活动，避免劳累和情绪激动；限制钠盐摄入，每日3～4g，预防水肿，并给予高蛋白、低脂肪、富含维生素的饮食，少量多餐；防治贫血、上呼吸道感染及便秘；无特殊者预产期前2周入院待产；心脏功能Ⅲ～Ⅳ级者，立即住院治疗；如需输血宜输成分血；如需补液应限制液量及速度。 （3）具有终止妊娠指征者应终止妊娠。 4. 将管理情况记录到孕产妇保健手册。	1. 终止妊娠指征有下列情况之一者，应终止妊娠： （1）心功能Ⅲ级或Ⅲ级以上者。 （2）有心力衰竭史或心脏病合并肺动脉高压者，或原发性肺动脉高压者。 （3）发绀型先心病，尤其是右向左分流型先心病而未经心脏矫正术者。 （4）活动性风湿热患者。 （5）严重的二尖瓣狭窄或主动脉瓣关闭不全，特别是联合瓣膜病变者。 （6）心脏手术后，心功能未得到改善者，或置换机械瓣膜者。 （7）心脏明显扩大或曾有脑栓塞而恢复不全者。 （8）严重心律失常者。 （9）心脏病并发感染性心内膜炎者。 （10）急性心肌炎活动期。 2. 终止妊娠的方法：妊娠3个月以内可行人工流产术，妊娠5个月以上者需慎重考虑，有心力衰竭者必须在心衰控制后再终止妊娠。	1. 我国妊娠合并心脏病的发病率约为1%，心脏病所致的孕产妇死亡为产科间接死亡的主要原因，应严密观察孕妇心脏功能，及早发现早期心衰并及时处理。 2. 每次产前检查时详细询问孕妇主诉及进行体格检查，尤其重视其主诉。热情解答孕妇提出的问题，同时嘱其家属多关心、爱护孕妇，为孕妇提供一个安静、舒适、和谐的环境，并鼓励其多听快乐的音乐和故事，保持一个愉快的心情。
重要提示：产前检查发现为心功能Ⅲ～Ⅳ孕妇，转县级"孕产妇急救中心"或指定的省、地（市）级孕产妇急救机构。		**所需物品**：心电图机。

5.1.6.14　管理妊娠合并甲状腺功能亢进孕妇以减少对胎儿的危害

操作步骤	知识要求	态度要求
1. 确诊妊娠合并甲状腺功能亢进后，立即进行高危孕产妇管理，建立高危妊娠专案登记及个案管理卡（附件41），并将高危因素记录到孕产妇保健手册。 2. 转县级医疗保健机构进一步检查和治疗，并上报县级妇幼保健机构，对高危孕妇进行动态管理。 3. 应使用最低有效量抗甲状腺药物治疗，如服用丙基硫脲嘧啶。禁用放射性核素治疗，放射性核素通过胎盘及乳汁，影响胎儿的甲状腺发育，有引起先天性甲低的可能。 4. 注意监测胎儿的生长，定期B超检查，注意预防流产、早产，密切监测甲状腺功能的变化，注意避免感染、情绪变化，防止甲亢危象发生。 5. 妊娠晚期38周入院，监测母儿的情况，B超注意胎儿甲状腺的大小，有无胎儿甲状腺肿大引起的胎头过度仰伸，以决定分娩方式。 6. 将管理情况记录到孕产妇保健手册。	1. 药物治疗 （1）丙基硫脲嘧啶（PTU）为首选药物，通过胎盘速度较慢。剂量100mg，每8小时1次，最大剂量150mg，每日3次。当症状好转、血清 T_4 下降时，减量至25~50mg，每6~8小时1次。妊娠晚期甲状腺功能维持在正常孕妇的最高值时，可进一步减量或停药。用药期间需监测血白细胞计数及分类。 （2）其他药物，如β受体阻断剂、甲基硫脲嘧啶、甲巯咪唑等，妊娠期少用。 2. 手术治疗。	1. 妊娠合并甲亢孕妇容易在妊娠晚期发生胎盘功能低下，严重情况下可发生胎儿宫内窘迫，因此，应加强胎儿胎盘功能监护。 2. 妊娠合并甲状腺功能亢进孕妇性情多急躁，往往会对自身及胎儿的安危担心，对分娩过度恐惧，经常处于紧张多虑状态。应进行针对性的心理疏导，用通俗易懂的语言向孕妇及家属介绍甲亢知识，同时鼓励家属多关心孕妇，鼓励孕妇多观赏轻松的娱乐节目，以保持乐观平静的心情。 3. 药物通过胎盘引起胎儿甲状腺功能减低及甲状腺肿，在使用过程中应特别注意。
重要提示：甲亢孕妇禁止放射性核素治疗。		**所需物品**：B超、丙基硫脲嘧啶。

5.1.6.15 管理妊娠合并糖尿病孕妇以控制病情

操作步骤	知识要求	态度要求
1. 确诊妊娠合并糖尿病（包括糖尿病合并妊娠和妊娠糖尿病）后，立即进行高危孕产妇管理，建立高危妊娠专案登记及个案管理卡，并将高危因素记录到孕产妇保健手册。 2. 转县级医疗保健机构进一步检查和治疗，并上报县级妇幼保健机构，对高危孕妇进行动态管理。 3. 妊娠合并糖尿病管理原则：针对妊娠期糖耐量受损或减低者，在门诊可进行糖尿病知识宣传，同时进行饮食控制，并监测空腹血糖或餐后2小时血糖，血糖仍异常者、妊娠期糖尿病者，需入院治疗。 4. 饮食疗法：每日总热量1800~2200kcal，其中碳水化合物占50%~55%，蛋白质20%~25%，脂肪25%~30%，应实行少量多餐，每日分5~6餐。3~5天后测定24小时血糖，包括零点、三餐前半小时及三餐后2小时血糖水平和相应尿酮体。理想标准：空腹血糖5mmol/L左右，不超过5.83mmol/L，餐后2小时≤6.67mmol/L。严格饮食控制后出现酮体阳性，应重新调整饮食。 5. 运动疗法：如餐后散步（快走）、孕妇体操、游泳等有氧运动，要注意运动前5分钟先做热身，整个运动过程要有限度，将心率控制在120~140次/分之间。 6. 药物治疗：胰岛素是主要的治疗药物。 7. 妊娠期检查及监测 （1）糖尿病合并妊娠者，每月测定1次糖化血红蛋白；在妊娠早、中、晚各进行肾功能、眼底检查和血脂测定；自妊娠32周起，每周1次胎心监护，妊娠36周后每周2次胎心监护。 （2）妊娠糖尿病确诊时，查血脂和糖化血红蛋白；自妊娠34周开始每周1次胎心监护，异常者B超检查。 （3）妊娠28周后，应每4周复查1次B超。 8. 将管理情况记录到孕产妇保健手册及个案管理卡。	1. 胰岛素治疗：凡血糖高于上限时，应用胰岛素或增加胰岛素用量。胰岛素调整后，复查血糖。血糖调到正常后，每周监测血糖，异常者，重新调整胰岛素用量。 2. 酮症治疗方案：尿酮体阳性时，应立即检查血糖。小剂量胰岛素持续静脉滴注，如果血糖 > 13.9mmol/L，应将普通胰岛素加入生理盐水，以每小时4~6U的速度持续静脉滴注，每1~2小时检查1次血糖和酮体。血糖 < 13.9mmol/L 时，应用5%的葡萄糖或糖盐，加入胰岛素（按2~3g葡萄糖加入1U胰岛素）持续静点，直至酮体阴性。继续应用皮下注射胰岛素，调整血糖。	1. 应告知孕妇患了糖尿病应合理地进行热量、营养搭配。做到少量多餐（每天5~6餐），适当控制碳水化合物和甜食，增加主食中蛋白质比重，吃多种蔬菜；在饮食制作方面，宜吃五谷杂粮，粗粮不要细做，多吃富含B族维生素和多种微量元素的膳食纤维类食物，对于蔬菜类要急火煮，放些醋、柠檬汁以利于降低血糖。 2. 糖尿病的治疗是饮食、运动、药物等综合治疗，饮食治疗是不可或缺的措施。持之以恒的饮食治疗不仅可以减少药物用量，还能让身体保持一个良好的代谢状态，对孕妇和胎儿都有帮助。
重要提示：妊娠糖尿病确诊晚或者血糖控制不满意等原因需提前终止妊娠者，应在终止妊娠前48小时，行羊膜腔穿刺术，了解胎儿肺成熟情况。		**所需物品**：胎心监护仪、B超、专案登记册。

5.1.6.16 管理妊娠合并缺铁性贫血孕妇以降低对胎儿生长发育的影响

操作步骤	知识要求	态度要求
1. 确诊妊娠合并贫血后，立即进行高危孕产妇管理，建立高危妊娠专案登记及个案管理卡（附件41），并将高危因素记录到孕产妇保健手册。 2. 轻度贫血可由乡镇卫生院（社区卫生服务中心）治疗。 3. 治疗方案 （1）食疗食补：孕妇可多进一些含铁元素多的食物，如猪肝、猪腰、瘦肉、猪血、鸡血、鸡蛋、豆类、新鲜蔬菜等。 （2）铁剂药物治疗：如硫酸亚铁0.3g，每日3次口服，每次同时配合口服维生素C 0.3g及10%稀释盐酸0.5~2ml，促进铁的吸收。多糖铁复合物是有机复合物，不含游离铁离子，不良反应较少，每次150mg，每日1~2次。一般服用2周后血红蛋白就开始上升，轻度贫血服药4~6周即可恢复正常，再产检时重新进行评价，如仍有贫血，则应及时转上级医疗保健机构就诊。 4. 重度贫血，及时转县级医疗保健机构就诊。 5. 将管理情况记录到孕产妇保健手册及个案管理卡。	1. 重度妊娠合并贫血治疗方法：可用右旋糖酐铁或山梨醇铁，两种制剂分别含铁25mg/ml及50mg/ml，给药途径为深部肌内注射。首次给药应从小剂量开始，第一日50mg，若无不良反应，第2日可增至100mg，每日1次肌内注射。2周后随访查看临床进展、化验结果和治疗的依从性。必要时及时转上级医疗保健机构。 2. 妊娠中期营养需求 （1）妊娠中期基础代谢增强，需要增加热能，在原来的基础上增加200kcal的热能，所以每天需摄入粮食400g左右。 （2）蛋白质的摄入要比妊娠早期每天多15~25g，包括一定量的动物蛋白，如鸡蛋、鱼虾、牛奶、奶制品，素食者加用豆制品，以满足胎儿组织增长的需要，并为孕妇分娩和泌乳进行储备。 （3）多食用必需脂肪酸含量较高的食物，如植物油、花生、核桃、芝麻等。 （4）多食用含铁食物，如黑木耳、动物血、动物肝脏等，同时补充维生素C有利于铁的吸收，以预防缺铁性贫血。 （5）多吃海带、紫菜、鱼虾等，既补钙又补碘。	1. 妊娠合并贫血是一个普遍存在的问题，尤其妊娠期因血液稀释而产生生理性贫血，铁的需要量会增加。而且孕妇妊娠期间会出现进食不好、胃酸缺乏、胃肠功能紊乱、营养不良、蛋白质摄入不足等情况，都可以影响铁的摄入和吸收。 2. 妊娠期加强营养，鼓励进食含铁量丰富的食物，如猪肝、鸡血、豆类等。 3. 孕妇产前检查时必须检查血常规，尤其在妊娠中晚期。妊娠4个月应常规补充铁剂，每日口服硫酸亚铁0.3g。
重要提示：对重度妊娠合并贫血的孕妇，如果医院没有处理能力，应及时转诊到上级医疗保健机构。		**所需物品：**血细胞分析仪。

5.1.6.17 管理妊娠期高血压孕妇以降低对孕妇和胎儿的危害

操作步骤	知识要求	态度要求
1. 发现妊娠期高血压孕妇，应进行高危孕产妇管理，进行专案登记、管理。 2. 妊娠期高血压及轻度子痫前期可由乡镇卫生院（社区卫生服务中心）治疗 （1）休息：采取左侧卧位。 （2）饮食：摄入足够的蛋白质、蔬菜、水果，应避免进过多食盐。 （3）镇静：每晚睡前服用地西泮 2.5mg 或利眠宁 10mg。 （4）间断吸氧、监测母儿状态。 （5）增加随访次数，密切观察病情发展。 3. 遇重度子痫前期给镇静、降压、解痉药后，立即与上级接诊的医疗保健机构联系，指派具备急救能力医师护送孕产妇，携带相关病情资料，转诊上级医疗保健机构。 4. 将管理情况记录到孕产妇保健手册。	重度先兆子痫治疗方案： 1. 一般处理：卧床休息，左侧卧位，保持安静，避免各种刺激；每 4 小时测 1 次血压，如舒张压上升，提示病情加重；注意胎动、胎心；动态监测血液生化指标变化，以了解肝肾功能、凝血功能有无异常；记每日液体出入量，测尿蛋白，动态 24 小时尿蛋白定量。 2. 解痉药物：硫酸镁，首次负荷量约 4~5g+葡萄糖 10ml 缓慢静脉推注（不少于 5 分钟），再每小时 1.5~2g 的速度静脉滴注，每日总量达 22g 左右，不超过 30g。 3. 镇静药物：可用地西泮 10mg，或安米妥 0.25g 肌注或静脉缓慢注射。 4. 降压药物：收缩压 > 160mmHg 或舒张压 > 110mmHg 时，为避免脑血管意外、胎盘早剥、胎儿缺氧，采用硝苯地平 10mg，每日 3 次，口服，服用后 20~30 分钟起作用；拉贝洛尔：50~100mg，每日 3 次，口服；尼莫地平：30mg，每日 3 次，口服。 5. 扩容药物：在解痉基础上进行，适用于低排或正排高阻型先兆子痫，一般在血细胞比容 ≥35%，全血黏度比值 >3.6，血浆黏度比值 ≥1.6，尿比重 ≥1.020，尿量每小时 <30ml，中心静脉压 ≤5cmH$_2$O，心率 <100 次/分时用，心力衰竭、肺水肿、脑水肿及肾功能衰竭时禁用。低分子右旋糖酐、中重贫血者补充全血、低血浆蛋白者补充血浆蛋白或白蛋白，每日三者选其一。 6. 利尿剂：全身水肿、血细胞比容 <35%、肺水肿、脑水肿、左心衰、尿少时使用。呋塞米：20~40mg 溶于 5% 葡萄糖溶液 20ml 静推，最大量每次可达 60mg。 7. 终止妊娠：重度先兆子痫 24 小时积极治疗仍不满意而胎龄超过 34 周时；妊娠 34 周以前，病情重，有脏器损害，治疗时可肌注地塞米松 6mg，每日 2 次，共 2 日，待 24~48 小时后胎肺成熟，即可终止妊娠。	1. 要密切观察孕妇病情，注意监测体重、胎心和血压，发现异常应紧急处理。 2. 妊娠高血压孕妇，因担忧自身健康状况和胎儿是否正常，可能产生轻度焦虑，可以告诉孕妇放松对身体状况的注意，调整情绪，使自己的心理保持在最佳状态。
重要提示：发现妊娠合并高血压孕妇，如果医院没有处理能力，应及时转诊到上级医疗保健机构。		**所需物品**：镇静剂、降压药、解痉药。

5.1.7 处理妊娠早期常见健康问题以保障孕妇及胎儿安全

操作步骤	知识要求	态度要求
1. 处理先兆流产：应及时就诊，行 B 超检查，如果胚胎正常（胎囊完整、可见胎芽、可闻胎心搏动等），胚胎 80%～90% 没有异常，症状消除后可继续妊娠。 2. 处理难免流产：应到医院急诊，将排出组织带到医院请医生观察，以明确是否流产完全，有无感染，必要时清宫。 3. 处理见红和阴道流血：妊娠后少量断断续续的流血称见红，如有见红但无腹痛或腹痛轻微，及时转上级医疗保健机构就诊，排除异位妊娠。 4. 处理异位妊娠：如果出现异位妊娠破裂、剧烈腹痛、晕倒、休克等症状，必须及时转上级医院手术治疗，否则会出现生命危险。 5. 处理葡萄胎：明确诊断后及时转上级医疗保健机构住院治疗行吸宫术，如果一次清宫不能清理干净，术后 5～7 天再次清宫，每次刮出物必须送病理检查，术后要定期随访 hCG，注意避孕。	1. 能叙述处理先兆流产的方法。 2. 能叙述处理难免流产的方法。 3. 能叙述处理见红和阴道流血的方法。 4. 了解处理异位妊娠方法。 5. 了解处理葡萄胎方法。	1. 医生要具备鉴别诊断妊娠早期常见健康问题的知识和技能，并针对出现的问题给予及时、准确处理。 2. 积极、热情对待每位就诊孕妇，给予需要及时转上级医疗保健机构就诊的孕妇切实可行的帮助，如帮助其联系转诊单位、或呼叫 120 救护车等。 3. 做检查时应认真细致，态度和蔼。对于理解力或领悟力较差的农村孕妇，不要急躁，需耐心解释和处理，并将病情和其后日常生活中注意事项详细记录到孕产妇保健手册上。
重要提示：考虑为难免流产、异位妊娠、葡萄胎时如无条件处理，应及时转上级医疗保健机构就诊。	**所需物品**：B 超。	

5.1.8 开展健康指导以降低高危妊娠发生风险

操作步骤	知识要求	态度要求
1. 告知孕妇避免酗酒、吸烟、吸毒等不良生活方式。 2. 指导孕妇合理营养，遵循"重在质，不在量"的原则：主食150~200g，以蛋白质为主：25g油，50g蛋，100g豆，150g肉（肉、禽鱼类），牛奶或酸奶200~250ml。维生素及微量元素：100g水果，500g左右蔬菜。干果类：瓜子、花生、核桃等。注意叶酸的补充，在妊娠早期每日服叶酸0.4mg，可以有效降低出生缺陷的发生。 3. 针对没有妊娠并发症或合并症的孕妇在妊娠期开始坚持规律的适当锻炼，避免造成腹部受伤、跌倒、关节张力过大及高度紧张的运动，适当的运动对于放松心情、呼吸新鲜空气有好处。 4. 告诉孕妇注意个人卫生，防止传染病，尽量不去公共场所或人群拥挤的地方，注意营养和休息，增强抵抗力。 5. 指导孕妇口腔保健：妊娠期牙龈炎，可导致早产或低出生体重儿，注意口腔卫生，做到有效刷牙。 6. 指导孕妇尽可能不用药，必须使用药物时，应该在医师的指导下短期用药。 7. 进行产前筛查和产前诊断的告知。 8. 将产检内容填写在手册第1次产前随访服务记录表内。 9. 预约下次随访日期。 10. 随访医生签名。	1. 妊娠早期健康指导要点 (1) 早孕确诊后应尽量做到不吸烟、不饮酒及咖啡类饮料；避免接触猫狗等宠物；避免接触放射线、农药、有毒、有害物质。 (2) 妊娠前3个月尽量避免性生活。 (3) 早孕反应是一种正常反应，要坚持进食，可少食多餐。如呕吐严重应及时到医院就诊。 (4) 应避免感冒，如发生发热、阴道出血、腹痛等情况，应立即去医院就诊。 2. 妊娠早期服用叶酸的益处：我国每年各种出生缺陷儿童总数高达80~120万，严重影响出生人口素质，同时给患儿及家庭带来沉重负担。服用叶酸可以预防脊柱裂、无脑畸形、唇裂、腭裂等出生缺陷，同时对癌症和先天性心脏病也可起到很好的预防作用。农村孕产妇可免费领取妊娠前、妊娠早期共6个月的叶酸。 3. 能说出产前筛查和产前诊断的内容和临床意义。	1. 妊娠期母体将发生一系列的变化，应向孕妇及家属耐心进行宣教，使其正确认识妊娠，消除不必要的顾虑。 2. 早孕反应严重的孕妇害怕呕吐影响胎儿的营养发育等而产生恐惧心理，这些顾虑会成为消极的精神因素，反而使控制大脑呕吐的中枢更加兴奋，加重妊娠反应。要帮助孕妇消除顾虑，安慰、鼓励孕妇非常重要。孕妇起床前进食、少量多餐、想吃就吃、可适当饮冷饮，对早孕反应能起到缓解作用。 3. 鼓励孕妇要保持心情开朗、乐观，满怀着胎儿降临的美好期望。这种良好情绪对胎儿营养吸收、激素分泌和生理平衡都有很大益处。 4. 胎教是指通过孕妇的心理状态所引起的生理效应，以及通过言语、声音和动作等向胎儿传递信息，以促进胎儿的良好发育。胚胎生物学的研究指出，3个月胎儿的眼、耳、鼻等器官能对声音和其他信号做出反应，6个月胎儿的活动强度可随母亲的情绪改变而变化等，指导孕妇给胎儿听优美的音乐和动听的故事。
重要提示：孕期保健贯彻预防为主，及早发现高危妊娠，保证孕妇和胎儿安全。		

5.2　妊娠中期健康管理

【服务概要】 按照《国家基本公共卫生服务规范（2011年版）》孕产妇健康管理服务规范要求，由当地乡镇卫生院、社区卫生服务中心为辖区内居住的孕产妇在妊娠16~20周、21~24周各进行1次随访，对孕妇的健康状况和胎儿的生长发育情况进行评估和指导。

【服务流程】

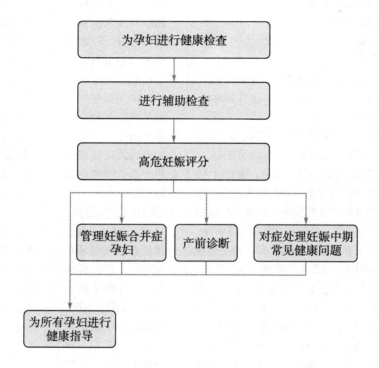

【操作说明】

5.2.1　开展产前随访以了解胎儿生长发育情况

操作步骤	知识要求	态度要求
1. 正常孕妇在妊娠 16～20 周、21～24 周，由当地乡镇卫生院、社区卫生服务中心医务人员各进行 1 次产前随访。 2. 询问孕周，询问孕妇是否有头痛、视物模糊、水肿、阴道出血等不适。 3. 询问胎动出现时间。 4. 测量体重、血压。 5. 产科检查 （1）孕妇排尿后仰卧在检查床上，头部稍垫高，露出腹部，双腿略屈稍分开，使腹部放松，检查者站在孕妇右侧。 （2）宫底高度：检查者两手置于宫底部，用皮尺测量耻骨联合上缘中点至宫底的长度。 （3）腹围：用皮尺绕脐一周的数值。腹部过大，宫底过高应想到双胎妊娠、巨大胎儿、羊水过多的可能；腹部过小，宫底过低应想到胎儿生长受限、妊娠周推算错误等情况。 （4）胎位：检查者两手置于宫底部，两手指腹相对交替轻推，判断在宫底部的胎儿部分，若为胎头则硬而圆且有浮球感，若为胎臀则软且形状略不规则。两手置于腹部左右侧，一手固定，另一手轻轻深按检查，两手交替，触到平坦饱满部分为胎背，触到可变形的高低不平部分为胎儿肢体，有时感到肢体在活动。 （5）胎心率：胎心在靠近胎背上方的孕妇腹壁上听得最清楚。枕先露时，胎心在脐右（左）下方；臀先露时，胎心在脐右（左）上方；肩先露时，胎心在靠近脐部下方听得最清楚。 6. 绘制妊娠图：将孕妇体重、血压、腹围、宫底高度、胎位、胎心、水肿、蛋白尿、超声检查的双顶径值等制成曲线。 7. 将检查结果记录到孕产妇保健手册。	1. 胎动出现时间：初产妇通常在妊娠 20 周、经产妇在妊娠 18 周左右感觉到胎动，由于孕妇腹壁脂肪厚度及自我感觉的差异，首次感到胎动的时间也因人而异。对于月经不规律又没有在妊娠早期行 B 超确定胎龄的孕妇，初次胎动时间可以帮助用于胎儿孕周的粗略估计。 2. 绘制妊娠图的意义：每次产前检查时，将检查结果记录在曲线上，连续观察比较，可以了解胎儿的生长发育情况。如在妊娠中期胎儿出现生长受限，应高度警惕胎儿是否存在先天性疾病，包括染色体异常、宫内感染等，应进一步明确诊断及时处理。 3. 胎心率正常范围 120～160 次/分。胎心率>160 次/分或<120 次/分，历时 10 分钟分别称心动过速或心动过缓。	1. 随着妊娠的继续，孕妇对妊娠导致的生理、心理变化逐渐适应，情绪趋于稳定，但感知觉、智力水平、反应能力可能有所下降。 2. 在检查过程中，态度要和蔼、可亲，动作要轻柔迅速，交流要使用文明用语，尽量缩小和孕妇之间的距离，让孕妇能够畅所欲言，从而能更多的帮助孕妇。 3. 医生不仅帮助孕妇解决身体不适，还要指导孕妇处理情绪、运动或营养等方面的问题。
重要提示：心动过速或心动过缓都应引起高度重视。		**所需物品**：身高体重计、听诊器、胎心听诊器、皮尺。

5.2.2　进行辅助检查以排除妊娠合并症

操作步骤	知识要求	态度要求
1. 检查血常规、尿常规。 2. 查血糖：所有非糖尿病孕妇，应在妊娠 24～28 周，常规做 50g GCT，正常者，妊娠 24 周后重复 50g GCT，血糖 ≥ 7.8mmol/L 者为异常，应进一步行 75g OGTT。 3. 告知未做过 HIV 抗体检测的孕妇尽早到 HIV 抗体检测定点医疗保健机构进行检测。用 HIV 抗体筛查试剂进行初筛，如果为阴性反应，报告"HIV 抗体阴性"。如果为阳性反应，用原有试剂、另一种不同原理或不同厂家生产的筛查试剂进行复检，如果两种试验均为阴性反应，报告"HIV 抗体阴性"；如果两种试验均为阳性或一阴一阳反应，进一步到具备确认试验能力的机构确认。如果确认试验为阴性，报告"HIV 抗体阴性"；如果不确定，4 周后再次进行确认试验；如果为阳性，报告"HIV 抗体阳性"（附件 46）。 4. 告知未做过梅毒血清学试验筛查的孕妇尽早到具备筛查能力的医疗保健机构进行筛查。用非梅毒螺旋体抗体和梅毒螺旋体抗体其中一类试验对孕妇进行梅毒筛查，如果为阴性报告"阴性"；如果为阳性报告，需立即进行另一类试验复检，如果为阴性报"阴性"，如果为阳性报"阳性"。 5. 未做过乙肝表面抗原检测的进行检测：如果为阳性，密切监视肝脏功能，给予科学的营养支持和指导。 6. B 超检查：为妊娠中期基本检查项目，在妊娠 16～24 周超声检查，特别是彩色多普勒超声检查在产前筛查及诊断中，对筛查胎儿严重畸形有重要作用。 7. 唐氏综合征筛查：建议到有筛查资质的医疗保健机构进行筛查。 8. 将检查结果记录到孕产妇保健手册。	1. 成年女性血常规：红细胞（3.5～5.5）$\times 10^{12}$/L，血红蛋白 110～150g/L，白细胞（4～10）$\times 10^9$/L，血小板（100～300）$\times 10^9$/L。如果血红蛋白 < 110g/L 为贫血。 2. B 超检查的意义：可检查出 80% 以上的先天性心脏畸形，对神经管畸形、唇腭裂以及肢体内脏畸形也有很高的诊断价值。 3. 唐氏综合征筛查方法：在妊娠 14～20 周，用 hCG、AFP 筛查，称为双重实验；再加上游离雌三醇，称为三重实验；再加上抑制素 A，称为四项筛查。	1. 对于任何先天性异常的筛查，应该对孕妇提供公平的、无倾向性的、证据充足的依据和信息，并且由孕妇本人自主决定是否接受筛查。 2. 检查时要态度和蔼，文明礼貌，和孕妇充分沟通，使其理解各项检查的意义及其必要性，积极配合各项辅助检查，排除妊娠合并症。
重要提示： 1. 对于筛查出的妊娠合并症孕妇，及时转上级医疗保健机构。 2. 一旦发现艾滋病、梅毒阳性孕产妇，24 小时上报辖区内妇幼保健机构。		**所需物品：**血生化分析仪、血细胞分析仪、HIV 抗体筛查试剂、梅毒筛查试剂等。

5.2.3 进行高危妊娠评分以便分级管理孕妇

操作步骤	知识要求	态度要求
1. 为辖区内每次产前检查的孕妇进行高危因素筛查，并按照《高危妊娠评分标准》（附件41）对孕妇进行高危妊娠评分。 2. 通过询问孕妇的一般情况、既往史、孕产史，结合本次体格检查情况，进行高危妊娠评分。 3. 评分5分者一般由乡镇卫生院或社区卫生服务中心进行检查、监护、治疗。 4. 评分>10分者，转县级医疗保健机构检查、治疗，并上报县级妇幼保健机构，对高危孕妇进行动态管理。 5. 发现危重孕产妇及时转县级"孕产妇急救中心"或指定的省、地市级孕产妇急救机构。转诊需填写高危孕产妇转诊及反馈通知单（附件44）。 6. 为筛查出的每一例高危孕妇建档管理，建立高危妊娠个案管理卡（附件45），并将高危因素在孕产妇保健手册上作好记录，由乡级妇幼保健专人负责追踪、随访，以加强管理。 7. 将高危因素记录到孕产妇保健手册。	1. 能说出高危妊娠评分和转诊的相关知识和内容（附件41、42、43）。 2. 高危评分的意义：高危妊娠评分是将妊娠中各项危险因素在产前检查时用记分的方法进行比较和定量，所评出的分数越高，表示潜在的危险性越大。其意义是通过评分可以对妊娠进行分级监护，对绝大部分无高危因素者可以让其接受一般常规的检查和监护，对评分筛出分数高、潜在危险大的少数孕妇，则给予重点监护，并及时采取干预措施，防止危险发生，最后达到减少孕产妇和围生儿死亡的目的。	1. 高危妊娠是指在妊娠期间母体、胎儿或新生儿存在某些危险因素而影响其身体生长发育者，它不仅影响母亲及胎儿的健康，也是导致孕产妇及围生儿死亡的主要原因。因此，做好高危妊娠筛查、监测、管理，对降低母亲、胎儿与新生儿的发病率与死亡率有重要意义。询问时一定要详细，体检时要仔细、认真，不能遗漏任何高危因素。 2. 孕产妇本身是一组高危人群，每一例妊娠和分娩都面临着危险，高质量的产前检查能预防产科并发症的发生，减少围生期的发病率和死亡率，应努力学习基本知识和技能，提高服务质量和水平。 3. 高危孕妇多有精神紧张、思虑过度，因此，要注意倾听孕妇的陈述，耐心解答她们提出的各种问题，让孕妇保持乐观、稳定情绪。
重要提示：高危孕妇经治疗症状未见缓解或病情加重者应尽快转上级医疗保健机构。		**所需物品**：高危妊娠评分标准。

5.2.3.1　管理妊娠合并症孕妇以最大程度降低对孕产妇和胎儿的危害

操作步骤	知识要求	态度要求
1. 妊娠早期发现的高危孕妇：在上级医疗保健机构指导下，继续进行产前保健及高危管理。 2. 本次发现的高危孕妇：立即进行高危孕妇管理，建立高危妊娠专案登记及个案管理卡（附件45），并将高危因素记录到孕产妇保健手册。 3. 转县级医疗保健机构进一步检查和治疗，并对高危孕妇进行动态管理。 4. 发现危重孕产妇及时转县级"孕产妇急救中心"或指定的省、地市级孕产妇急救机构。 5. 妊娠合并艾滋病、梅毒、乙肝等传染性疾病孕妇管理 （1）24 小时内电话报辖区县（市、区）级妇幼保健机构。 （2）5 日内填写艾滋病、梅毒病毒感染孕产妇个案登记卡，逐级上报国家妇幼保健中心，并将高危因素记录到孕产妇保健手册。 （3）为阳性孕妇做咨询活动，并进行配偶/性伴的告知和检测指导。 （4）与阳性孕妇商讨并由其知情选择妊娠结局。 （5）若选择终止妊娠，帮助分析终止妊娠的利弊，使孕妇及家人对终止妊娠有充分的思想准备。提供或转上级医疗保健机构终止妊娠服务。 （6）若阳性孕妇及其家人决定继续妊娠，应在上级医生指导下进行常规产前保健和预防母婴传播干预工作。 6. 将管理结果记录到孕产妇保健手册。	1. 艾滋病阳性孕妇管理 （1）孕产妇用药：临床I期或II期，$CD4^+T$ 淋巴细胞计数 $>350/\mu l$ 的孕妇给予预防性抗病毒用药方案：AZT300mg + 3TC150mg + LPV/r400/100mg，每天 2 次；临床III期或IV期，$CD4^+T$ 淋巴细胞计数 $\leq 350/\mu l$ 的孕妇给予治疗性抗病毒用药方案：AZT300mg + 3TC150mg + NVP 200mg，每天 2 次。 （2）定期进行 $CD4^+T$ 淋巴细胞计数、病毒载量、血常规、肝肾功能等监测。 2. 梅毒阳性孕妇管理 （1）立刻给予 2 个疗程的抗梅毒治疗，2 个治疗疗程之间需间隔 4 周以上（最少间隔 2 周），第 2 个疗程应在妊娠晚期进行。 （2）普鲁卡因青霉素 G，80 万 U/d，肌内注射，连续 15 日；或苄星青霉素 G 240 万 U，分两侧臀部肌内注射，每周 1 次，共 3 次。若没有青霉素，可用头孢曲松，1g/d，肌内注射或静脉给药，连续 10 天。青霉素过敏者，可用红霉素治疗（禁用多西环素），500mg，每日 4 次，口服，连服 15 天。 （3）每月做 1 次非梅毒螺旋体抗体检测。 3. 乙肝阳性孕妇管理：定期检查肝功能，加强营养，保证孕妇的热量及营养需求。	1. 对高危孕妇管理要细心、耐心，提前预约并定期督促其进行产前随访。 2. 高危孕妇会出现紧张、焦虑情绪，医生要掌握交流技巧，多倾听，然后为她们提供可操作性的帮助，使她们解除疑虑，安心养胎。 3. 医生要为艾滋病、梅毒和乙肝阳性孕妇提供保密措施。
重要提示：高危妊娠孕妇治疗一段时间后病情不见好转或病情加重，应及时转上级医疗保健机构治疗。		**所需物品**：高危妊娠专案登记表、个案卡。

5.2.3.2 实施产前诊断以发现先天性疾病

操作步骤	知识要求	态度要求
1. 识别需要做产前诊断的孕妇。 2. 产前诊断孕妇知情同意后，将孕妇及时转诊到具有资质的医疗保健机构进行检查。 3. 超声波检查：是现代产前诊断中常规使用的一种非创伤性的诊断方法，既可以发现某些胎儿器官解剖结构的畸形，又可以对胎儿的生长发育情况进行定期评估。 4. 胎儿镜检查：是可以进入羊膜腔直视胎儿的纤维内镜，在宫腔内直接观察胎儿生长发育的产前诊断和治疗方法。可发现胎儿外观异常，进行胎儿组织活检、脐血穿刺等。 5. 羊水穿刺：测定羊水异常的基因产物、代谢产物等。甲胎蛋白升高提示神经管缺陷、骶尾畸胎瘤、膀胱外翻等，以及各种代谢性疾病的诊断。 6. 绒毛取样：通常在妊娠早期进行，可以早期诊断染色体畸变及 DNA 诊断的疾病。 7. 脐血取样：本检查导致流产的概率约在 3%。 8. 将诊断结果记录到孕产妇保健手册。	1. 产前诊断对象包括：高龄孕妇（年龄>35 岁）；羊水过多或者过少者；胎儿发育异常或者有可疑畸形者；妊娠早期接触过可能导致胎儿先天缺陷的物质者；有遗传病家族史或者曾经分娩过先天性严重缺陷婴儿者；曾经有 2 次以上不明原因的流产、死胎或新生儿死亡者；筛查结果异常者。 2. 产前筛查、诊断的方法 （1）通过血清学检查可以对唐氏综合征、13-三体、18-三体、神经管畸形进行筛查。 （2）结合妊娠 20 周左右的超声检查，还能进一步发现先天性心脏病、唇裂、脑积水及肢体内脏的畸形。 （3）通过羊水细胞培养及脐血穿刺可进行染色体疾病的诊断。 3. 产前诊断技术实施的基本原则 （1）知情同意：包括产前检查时的知情，产前诊断技术应用和结果的知情，对妊娠结局处理的知情，对胎儿尸检处理的知情同意。 （2）产前诊断的结果以临床医师的综合结论为最终结论。 （3）诊断报告由 2 名有资格的执业医师签发。	随着工业化进程的加快、环境污染加剧、工作生活压力加大、紧张焦虑的精神状态、孕妇暴露于各种危险因素中的机会增加，育龄妇女妊娠期保健知识的缺乏，这些都可能对胚胎发育有潜在的不良影响，导致基因突变而出现各种出生缺陷，如无脑儿、脊柱裂、先心病、唇腭裂等。目前出生缺陷已成为公共卫生问题，给社会和家庭造成沉重的经济、精神负担，而通过安全无创的产前筛查方法，从正常的孕妇中找出可能的先天愚型、开放性神经管缺陷等高风险人群，再对这些人做进一步产前诊断，可以防止 65% ~ 90% 先天愚型或神经管缺陷患儿的出生，进行产前筛查对减少残疾儿的出生、提高人口素质具有重要意义，积极说服需要作产前筛查的孕妇非常重要。
重要提示： 1. 妊娠 20~24 周安排彩色超声筛查胎儿严重畸形，可查出 80% 以上的先天性心脏病畸形，对神经管畸形、唇裂以及肢体、内脏畸形也有很高的诊断价值。 2. 产前检查禁止进行性别鉴定。		**所需物品：**B 超、胎儿镜。

5.2.4　对症处理妊娠中期常见健康问题以减少孕妇不适感

操作步骤	知识要求	态度要求
1. 处理妊娠中期胃灼热感：首先改善生活习惯，少食多餐，避免食用含咖啡因等刺激胃酸分泌的食物，尤其是在饭后应保持立姿，避免饭后弯腰和平躺。另外，用抗酸药，如藻酸盐可抑制胃内容物食管反流。 2. 处理妊娠中期便秘：主要是调节饮食，例如，补充含纤维素的食物麦麸、小麦等，适当饮水。当纤维素添加效果不好时，可考虑使用缓泻剂。 3. 处理妊娠中期腰背痛：休息时，腰背部垫枕头可缓解疼痛，必要时应卧床休息、局部热敷，如果疼痛明显，应转上级医疗保健机构就诊。 4. 处理妊娠中期头晕：孕妇出现血压增高、头晕头痛、严重呕吐、下肢水肿、视物不清、尿蛋白阳性，要考虑妊娠高血压、子痫前期或肾炎的可能。如果出现以上症状，应及时向上级妇幼保健机构转诊。另外，妊娠贫血，也常会头晕。 5. 处理妊娠中期痔疮：除多吃蔬菜和少吃辛辣食物外，通过温水浸泡、服用缓泻剂车前番泻颗粒可缓解痔疮引起的疼痛和肿胀感。 6. 处理妊娠中期贫血：铁剂药物治疗，如硫酸亚铁 0.3g，每日 3 次口服，同时口服维生素 C 0.1g，轻度贫血服药 4~6 周即可恢复。另外，食疗食补，多食用含铁元素食物，如猪肝、猪腰、瘦肉、猪血、鸡蛋、豆类、新鲜蔬菜。 7. 将处理情况记录到孕产妇保健手册。	1. 能叙述胃灼热感的处理原则。 2. 能叙述孕妇便秘的处理原则。 3. 能叙述孕妇头晕的常见原因。 4. 能叙述孕妇痔疮的简单处理方法。	1. 孕妇遇到常见健康问题时，首先在精神上给予安慰和支持，并对孕妇给予正确的指导，使孕妇有足够的信心对待遇到的问题。 2. 胃灼热感是妊娠期常见症状，随着妊娠周数的增加发生率亦增加，要为孕妇充分说明胃灼热感不会增加妊娠不良结局，解除顾虑，保持心情愉悦，用积极的想法、优美的音乐、温馨的语言，营造轻松愉快的生活环境。 3. 不能忽视孕妇头晕问题，要认真仔细检查，分析病因，及早给予治疗或转诊。
重要提示：贫血孕妇容易发生产褥期感染，分娩时因失血可能导致产妇休克和死亡，应引起重视，认真治疗，以免影响母子的健康与生命安全。		**所需物品**：血压计、血红蛋白检测仪、铁剂、维生素 C。

5.2.5 开展健康指导以预防孕产期疾病发生

操作步骤	知识要求	态度要求
1. 指导孕妇做好妊娠期营养保健。 2. 指导孕妇做好妊娠期生活保健。 3. 指导孕妇做好妊娠期运动保健。 4. 指导孕妇做好妊娠期心理保健。 5. 将检查结果、健康指导情况记录到孕产妇保健手册第 2 次、第 3 次产前随访服务记录表。 6. 预约下次随访日期。 7. 随访医生签名。	1. 妊娠期营养保健知识：建议孕妇注意饮食多样性，最好是新鲜食品，包括多吃蔬菜水果、淀粉类食物（如面包、米饭、面条、土豆）、蛋白质（如瘦肉、鱼、海鲜等）、大量纤维素（包括蔬菜水果及全麦面包等），可以预防贫血和缺钙的发生。 2. 妊娠期生活保健知识：孕妇衣着应宽松，不要束胸，要穿宽大的胸罩；尽量少化妆，避免染发及烫发；要注意清洁卫生，尤其是保持乳房和外阴清洁。 3. 妊娠期运动保健知识：每天做孕妇体操、活动关节，可使周身轻松，精力充沛。做操最好安排在早晨和傍晚，做操前一般不宜进食，最好空腹进行，如果感到饥饿，在运动前 1 小时左右进一些清淡的食物。做操前先排尿便。锻炼结束后 30 分钟再进食。避免剧烈运动，性生活要有节制，以防流产。 4. 妊娠期心理保健相关知识：妊娠中期常出现依赖性强、移情现象、产检后发现异常心理焦虑感等心理问题，指导孕妇通过生活、工作和休息的适当调整，保证良好的心理状态。 5. 妊娠期口腔保健知识：这一时期胎儿多数乳牙处于矿化期，缺乏维生素 A 可导致成釉细胞退化，造釉停止；缺乏维生素 K 也可引起胎儿牙齿矿化的缺陷，维生素 D_3 对骨和牙齿的钙化更为重要，它既能促进钙和磷在肠道的吸收，又能作用于牙齿和骨，所以要饮食多样化。此外，妊娠中期的母体相对稳定，可进行口腔疾病的治疗。	1. 孕妇为适应妊娠期间子宫、乳房增大和胎盘、胎儿生长发育的需要，妊娠期所需的营养必定要高于非妊娠期，如果出现营养不良，会直接影响胎儿生长和智力发育，导致器官发育不全，胎儿生长受限及低出生体重，容易造成流产、早产、胎儿畸形等，需加强妊娠期的营养指导。 2. 首先要让孕妇有加强营养的意识，其次是所进食物应保持高能量，含丰富的蛋白质、脂肪、碳水化合物、微量元素和各种维生素。加强妊娠期营养指导是产前保健的重要内容。
重要提示：孕妇做口腔疾病治疗时，要注意避免 X 线的照射。		

5.3 妊娠晚期健康管理

【服务概要】 按照《国家基本公共卫生服务规范（2011年版）》孕产妇健康管理服务规范要求，督促孕产妇妊娠28~36周、37~40周到有助产资质的医疗保健机构各进行1次随访。

【服务流程】

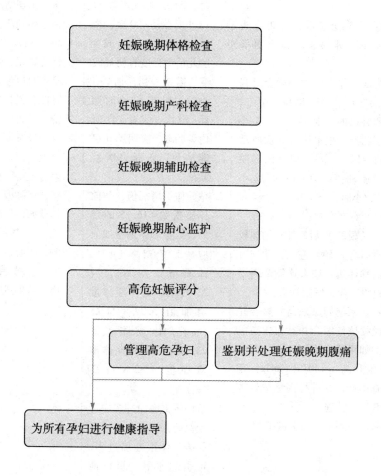

【操作说明】

5.3.1 妊娠晚期体格检查以排除内科疾病

操作步骤	知识要求	态度要求
1. 孕产妇在妊娠28~36周、37~40周去有助产资质的医疗保健机构各进行1次随访。 2. 询问孕周。 3. 询问孕妇身体健康状况，是否有头痛、视物模糊、水肿、阴道出血等不适。 4. 询问胎动情况，并指导孕妇学会自我监护胎动的方法：每天早晨、中午、晚上在左侧卧位的情况下，各测1小时胎直至临产，把早中晚3次胎动数相加，再乘以4，就是12小时的胎动数。正常胎动值：30~40次/12小时或3~5次/小时。 5. 查看孕妇是否存在水肿。 6. 测量体重：妊娠28周后，体重增加较快，平均每周增加500g左右。孕妇可以在家自己称体重，如果连续2周增长过多或过少，应去医院检查。 7. 测量血压：如果孕妇原来是妊娠合并高血压，继续按妊娠合并高血压高危孕妇管理。如果原来血压正常，而本次检测血压升高≥140/90mmHg，需进一步检查确诊，并进行高危孕妇管理，专案登记、管理。 8. 将检查结果记录到孕产妇保健手册。	1. 胎动异常表现：≤20次/12小时，可疑胎儿缺氧；≤10次/12小时，胎儿缺氧。如果12小时胎动<20次，或1小时胎动<3次，或者胎儿活动强度有明显改变，需要警惕，加数1小时。如果12小时胎动<10次，或者1小时内无胎动，表明胎儿可能缺氧，立即去医院就诊。 2. 孕妇体重增加值：孕前体质指数<16.75的孕妇，妊娠期体重增加值应是8.07×身高(m)^2；体质指数在16.75~23.71者，妊娠期体重增加值5.37×身高(m)^2；体质指数>23.71者，妊娠期体重增加值3.82×身高(m)^2。 3. 孕妇体重增加过多或过少对胎儿和母亲的健康影响：体重增加过多，可引起水肿、脂肪堆积，可能有羊水过多及胎儿过大等，增加分娩的风险和难度；体重增加过少，可引起营养不良、贫血、胎儿发育迟缓等。	1. 妊娠晚期由于胎儿的生长，孕妇的生理负担达到高峰，心理负担也加重，出现情绪不稳，精神上感到压抑，并对即将面临的分娩感到恐惧、紧张、焦虑。在做检查时尽量缓解孕妇的恐惧和紧张情绪，要热情、温柔、细致，多开导、鼓励孕妇要自然分娩。 2. 对于经济条件差、残疾、智障或理解能力差的孕妇，不要讥讽或嘲笑，要表示同情和理解，耐心讲解胎动监测方法，或教给其他家属，帮助进行监测。
重要提示：监测中发现胎动减少或过频，自我感觉异常等，建议其及时转诊。		**所需物品**：体重计、血压计、孕产妇保健手册。

5.3.2 妊娠晚期产科检查以了解胎儿发育情况

操作步骤	知识要求	态度要求
1. 测量宫高：检查者两手置于宫底部，用皮尺测量耻骨联合上缘中点至宫底的长度。 2. 测量腹围：用皮尺绕脐一周的数值。腹部过大，宫底过高应想到双胎妊娠、巨大胎儿、羊水过多的可能；腹部过小，宫底过低应想到胎儿生长受限、孕周推算错误。 3. 查胎位：检查者两手置于宫底部，两手指腹相对交替轻推，判断在宫底部的胎儿部分，若为胎头则硬而圆且有浮球感，若为胎臀软且形状略不规则。两手置于腹部左右侧，一手固定，另手轻轻深按检查，两手交替，触到平坦饱满部分为胎背，触到可变形的高低不平部分为胎儿肢体，有时感到肢体在活动。 4. 查胎先露：检查者右手拇指与其余4指分开，置于耻骨联合上方握住胎先露部，查清是胎头或胎臀，左右推动以确定是否衔接，若胎先露部仍可以左右移动，表示尚未衔接入盆，若已衔接，则胎先露部不能被推动。 5. 骨盆测量 （1）髂棘间径：孕妇取伸腿仰卧位，测量两髂前上棘外缘间的距离，正常值23～26cm。 （2）髂嵴间径：孕妇取仰卧位，测量两髂嵴外缘最宽的距离，正常值25～28cm。 （3）骶耻外径：孕妇取左侧卧位，右腿伸直，左腿屈曲，测量第5腰椎棘突下至耻骨联合上缘中点的距离，正常值18～20cm（第5腰椎棘突下相当于米氏菱形窝的上角），此径线可间接推测骨盆入口前后径长度，是骨盆外测量中最重要的径线。 （4）坐骨结节间径：孕妇取仰卧位，两腿向腹部弯曲，双手抱双膝，测量两坐骨结节内侧缘的距离，正常值8.5～9.5cm。此径线直接测出骨盆出口的横径长度。若<8cm，应加测出口后矢状径。 6. 继续绘制妊娠图并估计胎儿体重。 7. 将检查结果记录到孕产妇保健手册。	1. 能演示胎位、胎先露检查方法。 2. 妊娠晚期骨盆测量的意义：在妊娠晚期，骨盆较妊娠早期要大一些，这时测量骨盆能更准确预测分娩方式，以便决定分娩地点。骨盆是产道的最重要组成部分，分娩能否顺利进行，会不会发生难产，同骨盆的形态和大小密切相关。骨盆形态正常，但各条径线均小于正常径线最低值2cm以上，可发生难产。若骨盆形态轻微异常，但各径线均大于正常径线最低值，则可能经阴道顺利分娩。通过骨盆测量可以诊断骨盆的大小和形态。因此，产前检查时一定要进行骨盆测量，初产妇尤为重要。	1. 妊娠晚期孕妇活动不便，要帮助孕妇完成产前检查工作，对家属不在身边时翻身、穿鞋困难的孕妇，可以帮助其完成。 2. 孕妇尤其初产妇孕检时容易紧张或害羞，应在安静、舒适环境下，和孕妇聊聊妊娠后的心情，或有什么有趣的事，以减轻孕妇紧张情绪和害羞心理，使孕妇在轻松、愉快的心情下做完各项检查。
重要提示：骨盆形态正常，但各条径线均小于正常径线最低值2cm以上，可发生难产。		**所需物品**：皮尺、骨盆测量仪。

5.3.3 妊娠晚期辅助检查以排除妊娠合并症

操作步骤	知识要求	态度要求
1. 复查血常规、尿常规：以排除缺铁性贫血、感染以及甲状腺功能亢进危象、糖尿病酮症酸中毒、尿崩症、慢性肾上腺皮质功能减退等内科合并症。 2. 复查血糖：非糖尿病孕妇，查 50g GCT，服糖后 1 小时查血糖，血糖 ≥ 7.8mmol/L（140mg/dl）为异常，应进一步行 OGTT。 3. 未做过艾滋病抗体筛查的应进行检测：应用 HIV 抗体筛查试剂进行筛查试验，如果为阴性反应，报告"HIV 抗体阴性"。如果为阳性反应，用原有试剂、另一种不同原理或不同厂家生产的筛查试剂进行复检，如果两种试验均为阴性反应，报告"HIV 抗体阴性"；如果两种试验均为阳性或一阴一阳反应，进一步确认试验。如果确认试验为阴性，报告"HIV 抗体阴性"；如果不确定，4 周后再次进行确认试验；如果为阳性，报告"HIV 抗体阳性"（附件 46）。 4. 未做过梅毒血清学试验筛查的应进行检测：用非梅毒螺旋体抗体和梅毒螺旋体抗体其中一类试验对孕妇进行梅毒筛查，如果为阴性报告"阴性"；如果为阳性报告，需立即进行另一类试验复检，如果为阴性报"阴性"，如果为阳性报"阳性"（附件 47）。 5. 未做过乙肝表面抗原检测的进行检测：如果为阳性，给乙肝免疫球蛋白。 6. B 超检查：了解胎儿成熟度及胎位。 7. 将检查结果记录到孕产妇保健手册。	1. 成年女性血常规：红细胞（3.5~5.5）$\times 10^{12}$/L，血红蛋白 110~150g/L，白细胞（4~10）$\times 10^9$/L，血小板（100~300）$\times 10^9$/L。如果血红蛋白 < 110g/L 为贫血。 2. B 超检查的意义：可检查出 80% 以上的先天性心脏畸形，对神经管畸形、唇裂以及肢体内脏畸形也有很高的诊断价值。	1. 随着胎儿的生长，分娩期的临近，孕妇时常感到紧张、焦虑，往往会不知所措，担心胎儿异常，医务人员应对孕妇进行选择性的辅助检查，排除妊娠合并症，以减轻孕妇的心理负担，鼓励孕妇充满信心，在精神上和身体上做好准备，用愉快的心情迎接宝宝的诞生。 2. 做辅助检查时，尤其是艾滋病、梅毒抗体筛查时，应采取"知情不拒绝"的原则进行。态度要和蔼，言语要中肯。
重要提示： 1. 对于筛查出的妊娠合并症孕妇，及时转上级医疗保健机构。 2. 发现艾滋病、梅毒阳性孕产妇，24 小时上报辖区内妇幼保健机构。		***所需物品：**血生化分析仪、血细胞分析仪、尿液分析仪、B 超机、一次性手套。*

5.3.4　妊娠晚期胎心监护以确保孕妇和胎儿安全

操作步骤	知识要求	态度要求
1. 胎心听诊：正常胎心率120~160次/分，如果非胎动时>160次/分或<120次/分，并且连续2次以上，或胎心不规则，可疑为胎儿宫内缺氧。 2. 电子胎心监护：无应力试验（NST）。 （1）NST反应型（或称阳性）：胎心率基线120~160次/分，胎心率变异>5次，在20分钟内至少有2次伴临着胎动而发生的胎心加速，幅度≥15次/分，持续≥15秒，此结果表示胎儿宫内情况良好，正确率达98%左右。无特殊合并症可每周复查1次；对妊娠过期或胎儿宫内发育迟缓、重症糖尿病、妊高征则3天复查1次。 （2）NST无反应型（或称阴性）：基线率或变异正常，但试验过程中，20分钟胎动<2次，胎动后胎心加速不足15次/分，持续不足15秒，表示胎儿可能缺氧，但假阴性率高，需在24小时后重复，2次阴性做催产素激惹试验（OCT）。20分钟结果阴性，可延长试验到40分钟以上，并可用声音或推胎头来唤醒胎儿，观察反应，以避免睡眠期胎儿出现的假阴性。 3. 电子胎心监护：催产素激惹试验（OCT）或乳头刺激试验（BST）。 （1）适用条件：NST2次阴性，但剖宫产再次妊娠、早产、产前出血禁用。 （2）方法：试验前先记录胎心基线，基线变异约10分钟，然后以催产素（0.5U/100ml或10%的葡萄糖溶液）滴注或刺激乳头（先由孕妇按压一侧乳头2分钟，如无宫缩可按拉双侧乳头2分钟），至10分钟内出现3次宫缩，持续40秒，强度（+），则可做判断。 （3）诊断：OCT或BST阳性：每次宫缩均出现晚期减速，提示胎盘功能不良，胎儿缺氧。OCT或BST阴性：基线率及变异正常，宫缩后无胎心减速或出现加速，提示胎儿储备力好。OCT或BST可疑：宫缩后出现早期减速或可变减速，基线率及变异异常，表示胎儿可能缺氧，或有脐带受压。	胎心监护的意义：妊娠35周后孕妇每次去医院产前检查时，都要进行胎心监护。采用胎儿监护仪，连续观察并记录胎心率（FHR）的动态变化，同时有子宫收缩描记、胎动记录，故能反映出三者之间的关系。通过监护仪描记的胎心率图是一条波动起伏的带状曲线，曲线中央的一条假想线，就是胎心率极限水平，即是胎心率基线。	1. 医务人员应详细指导孕妇自数胎动方法，告知胎动变化的正常范围及重要意义，并做记录，嘱其密切观察，如果发现胎动有异常，尽快到医院就诊，并嘱其要定期做胎心监护。 2. 妊娠晚期孕妇身体重，活动不灵便，对于独自来做产前检查的孕妇，要帮其完成躺下、翻身、坐起等需要动作。 3. 为孕妇健康检查时要态度和蔼可亲，语言简洁明了，服务热情周到，使孕妇感受到医务人员真挚的热情和家庭般温暖。
重要提示：监测中发现胎动减少或过频，自我感觉异常等，建议其及时转诊。		**所需物品**：听诊器、胎心监护仪。

5.3.5　行高危妊娠评分以便进行分级管理

操作步骤	知识要求	态度要求
1. 为辖区内每次产前检查的孕妇进行高危因素筛查，并按照《高危妊娠评分标准》（附件41）对孕妇进行高危妊娠评分。 2. 通过询问孕妇的一般情况、既往史、孕产史，结合本次体格检查情况，进行高危妊娠评分。 3. 评分5分者，一般由乡镇卫生院或社区卫生服务中心进行检查、监护、治疗。 4. 评分>10分者，转县级医疗保健机构检查、治疗，并上报县级妇幼保健机构，对高危孕妇进行动态管理。 5. 发现危重孕产妇及时转县级"孕产妇急救中心"或指定的省、地市级孕产妇急救机构。转诊需填写高危孕产妇转诊及反馈通知单（附件44）。 6. 为筛查出的每一例高危孕妇建档管理，建立高危妊娠个案管理卡（附件45），并将高危因素在孕产妇保健手册上作好记录，由乡级妇幼保健专人负责追踪、随访，以加强管理。 7. 将高危因素记录到孕产妇保健手册。	1. 能叙述高危妊娠评分和转诊的相关知识和内容（附件41、42、43）。 2. 高危评分的意义：高危妊娠评分是将妊娠中各项危险因素在产前检查时用记分的方法进行比较和定量，所评出的分数越高，表示潜在的危险性越大。其意义是通过评分对妊娠进行分级监护，对绝大部分无高危因素者可以让其接受一般常规的检查和监护，对评分高、潜在危险大的少数孕妇给予重点监护，并及时采取干预措施，防止危险发生，最后达到减少孕产妇和围生儿死亡的目的。	1. 高危妊娠是指在妊娠期间母体、胎儿或新生儿存在某些危险因素而影响其身体生长发育者，它不仅影响母亲及胎儿的健康，也是导致孕产妇及围生儿死亡的主要原因。做好高危妊娠筛查、监测、管理，对降低母亲、胎儿与新生儿的发病率与死亡率有重要意义。询问时一定要详细，体检时要仔细、认真，不能遗漏任何高危因素。 2. 孕产妇本身是一组高危人群，每一例妊娠和分娩都面临着危险，高质量的产前检查能预防产科并发症的发生，减少围生期的发病率和死亡率，应努力学习基本知识和技能，提高服务质量和水平。 3. 高危孕妇多有精神紧张、思虑过度，因此，要注意倾听孕妇的陈述，耐心解答她们提出的各种问题，让孕妇保持乐观、稳定情绪。
重要提示：高危孕妇经治疗症状未见缓解或病情加重者应尽快转上级医疗保健机构。		**所需物品**：高危妊娠评分标准。

5.3.5.1 管理高危妊娠孕妇以降低对孕产妇和胎儿造成的危害

操作步骤	知识要求	态度要求
1. 妊娠早期、妊娠中期发现的高危孕妇：在上级医疗保健机构指导下，继续进行产前保健及高危管理。 2. 本次发现的高危孕妇：立即进行高危孕妇管理，建立高危妊娠专案登记及个案管理卡，并将高危因素记录到孕产妇保健手册。 3. 转县级医疗保健机构进一步检查和治疗，并对高危孕妇进行动态管理。 4. 发现危重孕产妇及时转县级"孕产妇急救中心"或指定的省、地市级孕产妇急救机构。 5. 妊娠合并艾滋病、梅毒、乙肝传染性疾病孕妇管理 (1) 24 小时内电话报辖区县（市、区）级妇幼保健机构。 (2) 5 日内填写艾滋病、梅毒病毒感染孕产妇个案登记卡，逐级上报国家妇幼保健中心，并将高危因素记录到孕产妇保健手册。 (3) 为阳性孕妇做咨询活动，并进行配偶/性伴的告知和检测指导。 (4) 与阳性孕妇商讨并由其知情选择妊娠结局。 (5) 若选择终止妊娠，帮助分析终止妊娠的利弊，使孕妇及家人对终止妊娠有充分的思想准备。提供或转上级医疗保健机构终止妊娠服务。 (6) 若阳性孕妇及其家人决定继续妊娠，应在上级医生指导下进行常规产前保健和预防母婴传播干预工作，并帮助其确定分娩方式、分娩地点。 6. 将管理结果记录到孕产妇保健手册。	1. 艾滋病阳性孕妇管理 (1) 阳性孕妇用药：临床I期或II期，CD4+ T 淋巴细胞计数>350/μl 的孕妇给予预防性抗病毒用药方案：AZT 300mg+3TC 150mg+LPV/r 400/100mg，每天 2 次；临床Ⅲ期或Ⅳ期，CD4+ T 淋巴细胞计数≤350/μl 的孕妇给予治疗性抗病毒用药方案：AZT 300mg+3TC 150mg+NVP200mg，每天 2 次，直至分娩。 (2) 定期进行 CD4+ T 淋巴细胞计数、病毒载量、血常规、肝肾功能等监测。 2. 梅毒阳性孕妇管理 (1) 立刻给予 1 个疗程的抗梅毒治疗。 (2) 普鲁卡因青霉素 G，80 万 U/d，肌内注射，连续 15 日；或苄星青霉素 G240 万 U，分两侧臀部肌内注射，每周 1 次，共 3 次。若没有青霉素，可用头孢曲松，1g/d，肌内注射或静脉给药，连续 10 天。青霉素过敏者，可用红霉素治疗（禁用多西环素），500mg，每日 4 次，口服，连服 15 天。 (3) 每月做 1 次非梅毒螺旋体抗体检测。 3. 乙肝阳性孕妇管理：定期检查肝功能，加强营养，保证孕妇的热量及营养需求。	1. 对高危孕妇管理要细心、耐心，提前预约并定期督促其进行产前随访。 2. 高危孕妇会出现紧张、焦虑情绪，医生要掌握交流技巧，多倾听，然后为其提供可操作性的帮助，使她们解除疑虑，安心养胎。 3. 医生要为艾滋病、梅毒和乙肝阳性孕妇提供保密措施。
重要提示：高危妊娠孕妇，治疗一段时间后病情不见好转或病情加重，及时转上级医疗保健机构治疗。		**所需物品：**高危妊娠专案登记表、个案卡。

5.3.5.2 鉴别妊娠晚期腹痛以做出正确处理

操作步骤	知识要求	态度要求
1. 鉴别生理性腹痛：在妊娠晚期，孕妇夜间休息时，有时会因假宫缩而出现下腹阵痛，通常持续仅数秒钟，间歇时间长达数小时，不伴下坠感，白天症状即可消失。 2. 鉴别病理性腹痛 （1）鉴别胎盘早剥：孕妇可能有妊娠高血压病、慢性高血压病、腹部外伤。下腹部撕裂样疼痛是典型症状，多伴有阴道流血，严重者腹痛难忍、腹部变硬、胎动消失，甚至休克等。 （2）孕妇突然感到下腹持续剧痛，有可能是早产或子宫先兆破裂。应及时到医院就诊，切不可拖延时间。 3. 鉴别非妊娠原因的腹痛 （1）急性阑尾炎：一般人患急性阑尾炎时多数腹部压痛在右下腹，而孕妇右腹部的压痛随妊娠月份的增加而逐步上移。一般有慢性阑尾炎病史，并伴有体温升高等症状。 （2）肠梗阻：孕妇往往做过腹部手术，孕妇发生肠梗阻缺乏典型症状，所以一旦感到腹痛并伴有呕吐、腹泻，应及早去医院检查。 （3）胆结石和胆囊炎：妊娠前有胆结石史，出现上腹疼痛、恶心、呕吐、发热，且疼痛会因饮食引起或加剧。	1. 生理性腹痛的常见原因：随着子宫逐渐增大，刺激肋骨下缘，可引起孕妇肋骨钝痛。一般不需特殊治疗，左侧卧位有利于疼痛缓解。 2. 能叙述生理性腹痛、病理性腹痛、非妊娠原因腹痛的临床表现。	1. 病理性腹痛非常严重，如果诊断不及时严重威胁母儿生命，所以检查时一定要沉着冷静，机敏果断。 2. 重点要注意孕妇的病史、疼痛部位、疼痛程度。
重要提示：如有剧烈腹痛的孕妇，及时转上级医疗保健机构就诊。		

5.3.6 妊娠晚期健康指导以迎接分娩和哺乳

操作步骤	知识要求	态度要求
1. 对所有妊娠晚期孕妇进行健康指导。 2. 孕妇要做好乳房准备，以备母乳喂养。但妊娠合并艾滋病孕妇所生婴儿提倡人工喂养，避免母乳喂养、杜绝混合喂养。 3. 指导孕妇自我监测胎动：每天早晨、中午、晚上在左侧卧位的情况下，各测 1 小时胎动直至临产，把早中晚 3 次胎动数相加，再乘以 4，就是 12 小时的胎动数。正常胎动值：30～40 次/12 小时，或 3～5 次/小时。 4. 指导孕妇营养，以预防缺铁性贫血、维生素 D 缺乏性佝偻病。 （1）增加蛋白质、必需脂肪酸的摄入，应多食动物蛋白和大豆蛋白，即瘦肉、海鱼、大豆类食品。 （2）妊娠晚期胎儿骨骼发育快，孕妇需要摄入大量的钙，每日需 1200～1500mg，可多食牛奶、鱼和虾。 （3）肝脏要储存铁，每日 5mg，可多食动物肝脏、瘦肉、绿色蔬菜等。 （4）热量不需补充太多，尤其是最后一个月要适当限制饱和脂肪酸和碳水化合物，即限制肥肉和谷物的过多摄入，以免胎儿过大，影响分娩。 5. 提倡住院自然分娩，提前确定分娩单位，做好分娩前准备。 6. 将健康指导情况记录到孕产妇保健手册。	1. 妊娠晚期乳房准备工作 （1）增加乳头的适应性：用手按摩乳房或用毛巾擦洗乳头。不要用肥皂水或酒精清洗乳头。动作不要过于粗暴，以免刺激乳头引起宫缩。 （2）乳头保持清洁、干燥。 （3）调换乳罩的大小和杯罩的形状。 （4）宣传早接触、早吸吮和母婴同室等母乳喂养知识。 2. 能叙述孕妇自我监测胎动的方法。 3. 能说出预防缺铁性贫血和维生素 D 缺乏性佝偻病的相关知识。 4. 能叙述母乳喂养的益处。	1. 妊娠 7～9 个月胎儿体内组织、器官迅速增长，骨骼开始钙化，同时孕妇子宫增大、乳腺发育增快，孕妇还要为分娩、哺乳储备足够的能量，除了保证蛋白质、维生素、糖等营养素的补充外，鼓励孕妇增加铁、钙、锌等微量元素的补充。多吃猪肝、鱼、肉、蛋黄、紫菜、干虾皮、黑木耳、豆腐干、花生米等食品。耐心指导孕妇平衡膳食。 2. 妊娠晚期应注意孕妇情绪、认识和态度等方面的变化，及时给予心理咨询，对她们提供有关妊娠、分娩的知识，改善她们的认知方式，恢复自我认知能力，调动其主观能动性，保持身心的健康和谐。
重要提示：妊娠晚期乳房准备是预防急性乳腺炎的关键。		**所需物品**：孕产妇保健手册。

5.4 产后访视

【服务概要】 按照《国家基本公共卫生服务规范（2011 年版）》孕产妇健康管理服务规范要求，由当地乡镇卫生院、村卫生室和社区卫生服务中心为辖区内居住的产妇在出院后 3~7 天内通过对产妇的观察、询问、检查等方面进行产后访视。

【服务流程】

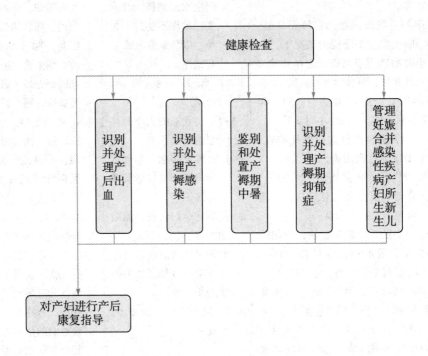

【操作说明】
5.4.1 产后家庭访视以了解产妇身体恢复情况

操作步骤	知识要求	态度要求
1. 产妇出院后 3~7 天内到产妇家中进行产后访视。 2. 询问产妇一般情况，包括精神、饮食、睡眠、大小便。 3. 测量血压、体温、呼吸、脉搏等，发现异常应及时寻找原因并作出相应处理。 4. 检查乳房情况：乳房的充盈程度，乳量多少，局部有无红肿、硬结，乳头有无皲裂。 5. 检查子宫复旧是否良好，局部有无压痛。 6. 了解恶露量、颜色及气味。剖宫产应检查腹部伤口的愈合，自然生产应检查会阴伤口愈合情况。 7. 因为高危产妇及难产产妇子宫复旧比自然分娩者慢，应严密观察产妇子宫底的高度、硬度，恶露的量、颜色以及有无臭味，子宫底或宫旁有无压痛，以及时发现生殖道感染。 8. 将检查结果记录到孕产妇保健手册。	1. 产后子宫变化情况：子宫体积缩小，胎盘排出后宫底位于脐耻之间或稍高处。产后宫底每天下降 1~2cm。产后 1 周时，子宫如妊娠 12 周大小；产后 2 周，子宫缩入盆腔，耻骨联合上不能扪及子宫底；子宫需产后 6 周才能恢复到非妊娠期大小。 2. 产褥期不同时间恶露情况 （1）血性恶露：量多、颜色鲜艳，持续 3~4 天。 （2）浆性恶露：色泽淡，似浆液，含少量红细胞、白细胞，有较多的坏死蜕膜、宫腔渗出液、宫颈黏液，并含有细菌，持续 10 天左右。 （3）白色恶露：色泽较白，质黏稠，可持续 3 周。正常恶露无臭味，持续 4~6 周，产后子宫复旧不良时，恶露增多，持续时间长，并有臭味，多为宫腔内胎盘或胎膜残留，可引起晚期产后大出血。	1. 产后随访时要不怕脏不怕累，让产妇感受到医务人员的真挚感情。尤其对待家庭经济条件差或居住环境不良的产妇，不能有嫌弃或讥讽的表现，需耐心的给予帮助和指导。 2. 检查时要细心、耐心、热心，认真观察产妇的临床表现，并进行卫生宣教和保健，以保护产妇的健康和安全。 3. 产妇在产后 3~10 天，可表现为轻度抑郁，产妇不但体力需要恢复，精神心理方面也需要调整，所以在产褥期应特别关注产妇的情绪和思想，给其更多的精神关怀、安慰和鼓励。
重要提示：发现产后感染、产后出血、子宫恢复不佳、产后抑郁、妊娠合并症未恢复者，转至分娩医院或上一级医疗保健机构。		**所需物品**：血压计、体温计、听诊器。

5.4.1.1 识别并处理晚期产后出血以避免孕产妇死亡

操作步骤	知识要求	态度要求
1. 询问病史：是否有产后恶露不净；是否有臭味；是否反复阴道出血。如果有阴道大量出血，呈持续性出血或间断出血，还可伴有寒战、低热，甚至严重贫血或失血性休克，可考虑产后出血，但注意全身检查，排除血液系统疾病。 2. 双合诊检查：应在消毒、输液、备血、纠正休克以及有抢救条件下进行。不要强行清理宫颈部位的凝血块。晚期产后出血检查一般可发现子宫增大、软，宫口松弛，阴道及宫口有血块或残留组织。 3. 辅助检查：血、尿常规，以了解感染与贫血情况。B超检查宫腔内有无残留物、子宫切口愈合状况等。 4. 据症状和体征确诊晚期产后出血后给予及时治疗。如无抢救条件，及时带液转上级医疗保健机构就诊。 5. 一般处理：密切观察一般情况、生命体征，如体温、脉搏、呼吸、血压，并迅速开放静脉通路，必要时输血，同时应用抗生素、缩宫素。 6. 对因处理：有宫腔残留组织物应行刮宫术，刮出组织送病理检查，继续给予抗生素及缩宫素。若子宫切口裂开，应做剖腹探查及切除子宫准备。 7. 将检查结果及处理情况记录到孕产妇保健手册。	1. 晚期产后出血的概念：产后24小时后，产褥期内发生的子宫大出血，可严重威胁产妇健康和生命，多见于产后1~2周。 2. 晚期产后出血的常见原因 (1) 主要有部分胎盘胎膜残留，产后10天以后胎盘胎膜不脱落，排出过程中造成二次出血（产后晚期出血）。 (2) 子宫局部感染或复旧不良，胎盘附着面在14天左右出血。 (3) 剖宫产术后切口裂开，多出现在4~20天。 (4) 还有子宫肌瘤、蜕膜残留，常出现在7天后。 3. 产后出血预防 (1) 分娩期严格按常规操作步骤，第三产程仔细检查胎盘、胎膜，疑缺损应及时作宫腔探查，或立即行清宫术，术后应用抗生素预防感染。 (2) 严格掌握剖宫产手术指征，操作时应合理选择切口，缝合对齐，缝线不要过紧、过密，止血要彻底。	1. 预防最关键，应仔细检查胎盘、胎膜；对于有宫腔操作手术史者，术后应预防性应用广谱、足量、有效的抗生素。另外，剖宫产手术操作要规范，止血要彻底。 2. 产后出血是产科中的严重并发症，常来势凶猛，如不及时抢救，随时都可危及产妇的生命，所以应密切观察生命体征，倾听主诉，及早发现出血倾向，发现产妇出血较多，要提高警惕，发现病情变化，既要沉着冷静，又要反应快捷，做到急而不乱，分秒必争，高效率地对产妇进行抢救，只有这样才能使产妇在最短的时间内转危为安，以确保产妇的生命安全。
重要提示：产后出血是分娩期严重并发症，在导致产妇死亡的原因中居首位，应该引起高度重视。		**所需物品**：血细胞分析仪、尿液分析仪、B超机、一次性手套。

5.4.1.2　识别并处理产褥感染以避免发生菌血症等严重感染

操作步骤	知识要求	态度要求
1. 详细询问病史及分娩过程。若产妇体质虚弱、营养不良、妊娠期贫血、妊娠晚期性生活、胎膜早破、羊膜腔感染、慢性疾病、产科手术操作、产程延长、产前产后出血过多等，机体抵抗力下降，均可成为产褥感染的诱因。 2. 仔细检查腹部、盆腔及会阴伤口，确定感染的部位和严重程度。因炎症侵袭部位不同而有不同的表现。常见的有外阴、阴道、宫颈炎，主要表现为红、肿、热、痛，常伴有脓性分泌物；子宫内膜炎、子宫肌炎，可有下腹隐痛、低热、恶露臭味等症状，严重者可发生菌血症；盆腔腹膜炎及弥漫性腹膜炎，可有全身中毒症状，如高热、腹胀、反跳痛、腹腔内渗液；血栓性静脉炎，多发生于产后 1～2 周，表现为寒战、高热反复发作，可侵犯股静脉、大隐静脉、腘静脉，局部皮温升高，疼痛，即"股白肿"；脓毒血症，常见于肺、脑、肾脓肿形成，易致肺栓塞而致死；败血症，表现为持续高热、寒战、全身中毒症状、休克，甚至危及生命。 3. 辅助检查：B 超检查对感染形成的炎性包块、脓肿做出定位及定性诊断。 4. 如确诊为产褥感染，及时住院治疗。如无条件治疗，及时转上级医疗保健机构。 5. 将检查结果及处理情况记录到孕产妇保健手册。	1. 产褥感染的概念：产前、产时、产后有病原体侵入生殖道而引起局部或全身性变化。 2. 产褥感染常见原因：常为自身免疫力低下，导致各种各样的病原体容易侵入；或通过医源性传染、空气传染等侵入；还有一些高危因素，如胎膜早破、产程延长、剖宫产、产后出血等。 3. 产褥感染治疗措施 （1）一般治疗：半仰卧位休息、加强营养可提高其免疫力；同时做分泌物培养、血尿培养，以明确病原体。 （2）抗生素治疗：根据培养结果给予抗生素治疗；如无培养者兼顾厌氧菌、需氧菌和混合感染。应用抗生素要注意做到足量、广谱、有效。 （3）手术治疗：子宫肌壁间多发脓肿保守治疗无效可行手术治疗。根据情况必要时行全子宫切除术、后穹隆切开引流。	1. 产褥感染发病率为 6%，轻者影响健康，重则危及生命，因此，必须谨防。 2. 指导孕妇加强妊娠期保健，按时产检，及时发现异常情况，并及时纠正、处理。 3. 应处理好各期产程，严格无菌操作。有感染者及早使用足量、有效、广谱的抗生素。 4. 认真解答产妇及家属的疑问，让其了解产褥感染的症状、诊断和治疗的一般知识，减轻其焦虑的心情。
重要提示：重症产褥感染可危及生命。		**所需物品**：B 超机。

5.4.1.3 快速鉴别和处置产褥期中暑以保障产妇生命安全

操作步骤	知识要求	态度要求
1. 了解产妇发病季节，是否炎热的夏季。 2. 了解产妇家居环境，是否高温、闷热、不通风。 3. 观察产妇的穿着，是否穿衣过多。 4. 观察产妇临床表现，产褥期中暑常有一些先兆情况，如产妇感到口渴、多汗、心悸、恶心、胸闷、四肢无力，体温正常或低热。轻度中暑者可出现体温升高38.5℃，产妇可出现面色潮红、胸闷、呼吸急促、口渴等症状。重度中暑者体温甚至可达 41~42℃，并伴有抽搐、昏迷、面色苍白、呼吸急促等危急症状，甚至可导致死亡。 5. 如有以上表现，可考虑为产褥期中暑，首先应将产妇置于阴凉、通风处，脱去产妇过多衣着，室内温度降至25℃，鼓励多饮冷开水，用冷水、乙醇等擦洗。 6. 在头、颈、腋下、腹股沟、腘窝等浅表大血管分布区放置冰袋，快速物理降温。 7. 按摩四肢，促进肢体血液循环。 8. 重视纠正脑水肿，可用 20% 甘露醇或25% 山梨醇 250ml 快速静滴。 9. 抽搐可用地西泮、硫酸镁。 10. 将检查结果及处理情况记录到孕产妇保健手册。	1. 产褥期中暑的概念：指在产褥期因高温环境中，体内余热不能及时散发引起中枢性体温调节功能障碍的急性热病。 2. 产褥期中暑的治疗原则：立即改变高温和不通气的环境，迅速降温，及时纠正水、电解质紊乱及酸中毒。迅速降低体温是抢救成功的关键。 3. 产褥期中暑预防：在产前就应该做好宣教，产后及时改变家人及陪护人员的陈旧思想观念，破除旧风俗习惯，做好病室和家庭的通风，避免室温过高，并识别产褥中暑的先兆。	1. 产褥期中暑起病急，发展迅速，处理不当可遗留严重的后遗症，甚至死亡，应引起高度重视。 2. 遇到产褥期中暑者应沉着冷静、快速诊断、及时处理。 3. 产褥期中暑关键在于预防，应加强妊娠期、产后的健康宣教，改变陈旧思想观念，开窗通风，避免高温高湿环境，产妇衣着应宽大透气，有利于散热。
重要提示： 1. 已发生循环衰竭者慎用物理降温，避免血管收缩加重循环衰竭。 2. 如无抢救条件，及时转上级医疗保健机构。		**所需物品：**体温计、20% 甘露醇、地西泮。

5.4.1.4 加强产褥期保健以减少产褥期抑郁症的发生

操作步骤	知识要求	态度要求
1. 观察产妇的精神状态。 2. 询问家属产妇是否有异常表现以及出现时间。 3. 如果产妇产后 4 周内发病，症状为抑郁情绪；对所有事物失去兴趣；食欲改变（增强或减弱）；睡眠不足或严重失眠；精神焦虑不安或呆滞；疲劳或虚弱；不恰当的自责或自卑感，缺乏自信；思想不集中，综合能力差；甚至可出现反复自杀倾向。具备以上 5 条或 5 条以上症状，且持续 2 周以上者，可诊断为产褥期抑郁症。 4. 应及时将产褥期抑郁症产妇转至专业机构进行治疗。 5. 将检查结果及处理情况记录到孕产妇保健手册。	1. 产褥期抑郁症的诊断标准：美国精神学会（1994）在《精神疾病的诊断与统计手册》一书中，制定了诊断标准。在产后 4 周内发病，具备下列症状的 5 条或 5 条以上，且持续 2 周以上： （1）产妇出现抑郁情绪。 （2）几乎对所有事物失去兴趣。 （3）食欲改变（或大增或大减）。 （4）睡眠不足或严重失眠。 （5）精神焦虑不安或呆滞。 （6）疲劳或虚弱。 （7）不恰当的自责或自卑感，缺乏自信心。 （8）思想不集中，综合能力差。 （9）有反复自杀企图。 2. 产褥期抑郁症发病因素 （1）患有内科合并症或产科合并症的孕产妇，如甲状腺功能减退、糖尿病、先兆子痫等。 （2）产前诊断有异常，或有不良的妊娠分娩史，担心胎儿的安危，出现焦虑和压抑情绪。 （3）高龄产妇和小年龄产妇易发生。 （4）过去有过抑郁型精神病者产后复发机会增高，也有在妊娠中期发生的。 3. 产褥期抑郁症的预防 （1）对妊娠不同时期的特殊心理状态进行安慰及劝导。 （2）鼓励孕妇到孕妇学校听宣传课，增进对分娩知识的了解，消除对分娩的恐惧，加强孕妇间的思想交流。 （3）妊娠期注意精神健康状态，仔细询问病史。 （4）对有合并症的孕妇，应掌握妊娠指征，帮助树立信心。 （5）掌握药物应用指征，不滥用易产生依赖性的药物。	1. 产褥期抑郁症是产褥期精神综合征中最常见的一种类型，国外报道发生率高达 30%。 2. 产褥期抑郁症的发生，受社会因素、心理因素及妊娠因素的影响。因此，加强对孕妇的精神关怀，利用孕妇学校等多种渠道普及有关妊娠、分娩常识，减轻孕妇对妊娠、分娩的紧张、恐惧心理，完善自我保健。 3. 运用医学心理学、社会学知识，分娩过程中关心和爱护孕妇，对于预防产褥期抑郁症有积极意义。 4. 在访视过程中要仔细观察和了解产妇的精神状况和日常表现，针对具有发病因素的产妇，特别是有家族精神病史者，尤其要密切观察，耐心开导，避免产褥期抑郁症的发生，或因漏诊造成严重后果。
重要提示：发现产褥期抑郁症产妇立即转至专业机构由专业人员进行治疗。		

5.4.1.5 管理妊娠合并感染性疾病产妇所生新生儿

操作步骤	知识要求	态度要求
1. 妊娠合并艾滋病、梅毒、乙肝孕产妇所生新生儿为高危新生儿，除了按新生儿常规管理外，要建立高危新生儿管理登记册和个案管理卡。 2. 分娩后 5 日内填写艾滋病、梅毒病毒感染孕产妇所生儿童随访登记卡，逐级上报国家妇幼保健中心。 3. 艾滋病阳性孕产妇所生新生儿管理 （1）出生后 6～12 小时开始服用抗病毒药物，奈韦拉平（NVP）方案：新生儿出生体重≥2500g，服用 NVP15mg（混悬液 1.5ml），每天 1 次；2000g＜体重＜2500g，服用 NVP10mg，每天 1 次；体重＜2000g，服用 NVP 2mg/kg，每天 1次，至出生后 4～6 周。齐多夫定（AZT）方案：新生儿出生体重≥2500g，服用 AZT 15mg，每天 2 次；2000g＜体重＜2500g，服用 AZT 10mg，每天 2 次；体重＜2000g，服用 AZT 2mg/kg，每天 2 次，至出生后 4～6 周。 （2）提倡人工喂养，避免母乳喂养，杜绝混合喂养。 （3）应用复方新诺明，预防机会性感染。 （4）提醒家长新生儿出生后 42 天做儿童感染早期诊断。 4. 梅毒阳性孕产妇所生新生儿：出生后用苄星青霉素 G，5 万 U/kg，分双臀肌内注射。并对梅毒感染孕产妇所生儿童进行定期随访，提供梅毒相关检测直至明确其梅毒感染状态（附件 50）。 5. 乙肝阳性孕产妇所生儿童：在出生后 24 小时内注射乙肝免疫球蛋白（100U）；按照国家免疫规划要求完成 24 小时内及 1 月龄和 6 月龄儿童的 3 次乙肝疫苗免疫接种。	1. 艾滋病阳性孕产妇所生儿童随访方案：在儿童满 1、3、6、9、12 和 18 月龄时分别对其进行随访，并将随访卡逐级上报国家妇幼保健中心。出生后 6 周及 3 个月采集儿童血样，送省级艾滋病确证中心实验室或国家艾滋病参比实验室进行儿童感染早期诊断。 2. 梅毒阳性孕产妇所生儿童出生后行非梅毒螺旋体抗体试验 （1）如阳性且效价高于母亲分娩前效价的 4 倍或暗视野显微镜检测到梅毒螺旋体或梅毒螺旋体 IgM 抗体阳性的诊断为先天梅毒。 （2）如阳性、效价低于母亲分娩前效价的 4 倍但有临床症状，给予治疗后随访，18 月龄时梅毒螺旋体试验阳性诊断先天梅毒。 （3）如阴性或出生时阳性、效价低于母亲分娩前效价的 4 倍，随访中非梅毒螺旋体抗体试验由阴转阳或效价上升且有临床症状，或者至 18 月龄时梅毒螺旋体抗体试验仍为阳性的儿童亦诊断为先天梅毒。上报先天梅毒感染信息。	1. 高危产妇在妊娠和分娩过程中所受的身心影响较大，所以医务人员更应对其进行心理指导，帮助产妇安全渡过产褥期。 2. 高危产妇会出现紧张、焦虑情绪，医生要掌握交流技巧，多倾听，为其提供可操作性的帮助，使她们解除疑虑，保持心情愉快。 3. 医生应为艾滋病、梅毒和乙肝阳性孕妇提供保密措施。 4. 高危产妇及难产产妇的子宫复旧比自然分娩者慢，应严密观察产妇子宫底的高度、硬度，恶露的量、颜色以及有无臭味，子宫底或宫旁有无压痛，以及时发现生殖道感染。
重要提示：严格按照卫生部的《预防艾滋病、梅毒和乙肝母婴传播项目实施方案》要求进行定期随访。		**所需物品：**艾滋病、梅毒筛查试剂。

5.4.2 产后康复指导以使产妇顺利度过产褥期

操作步骤	知识要求	态度要求
1. 告诉产妇注意个人卫生：由于产褥期汗多，应勤换内衣及被褥，每日用温水擦洗，但要防止受寒。饭前、哺乳前或尿便后应洗手。注意外阴清洁，要经常更换月经垫，保持外阴清洁和干燥。如会阴伤口出现红肿等感染迹象，除用抗生素外，可行理疗、盆浴。 2. 产妇乳房护理方法：每次哺乳前后，均用温水毛巾擦洗乳房及乳头，并帮助其正确哺乳方法，哺乳完毕后，应挤出一滴乳汁涂抹于乳头。 3. 为产妇进行营养指导：食物应富含营养、足够热量及水分。哺乳产妇更宜多进高蛋白和汤类食物，并适当补充维生素、钙剂和铁剂，不应偏食、挑食。 4. 为产妇进行心理保健，消除心理障碍。 5. 指导产妇做产后康复运动 （1）足踝踏板运动：踝部用力，将两足向上弯，再向下弯，经常锻炼下肢肌肉，以促进静脉回流，预防下肢或盆腔静脉栓塞。 （2）盆底肌肉运动：仰卧，两膝弯曲，双足平放，像中止排尿状用力收缩肌肉，维持片刻后放松，重复10次。 （3）腹部肌肉运动：呼气时紧缩腹部肌肉，维持数秒后放松。 （4）向后弯体运动：坐直，两腿弯曲并稍分开，两臂在胸前合拢。呼气时，骨盆稍向前倾斜，逐渐将身体向后弯，尽量保持此姿势，并进行正常呼吸。 （5）侧向转体运动：仰卧，两臂平置于身体两侧，手掌向股外侧靠拢。头部稍抬起，身体向左侧偏转，左手向小腿方向滑动。再仰卧，休息片刻，然后向右侧转体以锻炼腹肌及腰肌。 （6）向前弯曲运动：仰卧，两足弯曲，稍分开，两手放在腿上。呼气时，抬起头部及两肩，身体向前弯，使两手触及双膝。然后吸气，放松以锻炼腹肌。 6. 将产后访视及保健指导情况记录到孕产妇保健手册的产后访视记录表。	1. 哺乳和乳房护理方法：应大力提倡母乳喂养，坚持母婴同室，按需哺乳的原则，并指导产妇掌握正确的哺乳方法。乳头皲裂者，仍可继续哺乳，哺乳后局部涂擦10%鱼肝油铋剂，下次哺乳前洗净。重度皲裂者，可借助乳头罩间接哺乳，或用吸奶器吸出乳汁。 2. 母乳喂养的优点：母乳中含有必需脂肪酸，是婴儿脑、眼及健康的血管所必须的；含有很多乳清蛋白，具有抗感染作用，可以保护婴儿免于感染；母乳容易消化和有效利用；有助于亲子关系；有助于推迟母亲再次妊娠。	1. 产后访视人员应具备好的技术和服务态度，责任心强，具有丰富的临床经验。 2. 产后心理保健对促进产妇的身心健康极为重要，产妇精神特别敏感，情绪不稳定，多思、多虑，如果受到内外环境的不良刺激，容易出现各种身心障碍。医务人员应具有良好的医德医风，关心产妇，有针对性的做出解释，态度和蔼，说话中肯，使产妇情绪稳定，消除心理障碍。 3. 指导丈夫及家人共同关心、照顾产妇，给产妇创造一个温馨、舒适的家庭环境。 4. 鼓励产妇表达自己的心情，保持良好的心境，提高自信心，减轻心理压力。
重要提示：产褥期内禁忌性交，避免发生感染。		**所需物品**：10%鱼肝油铋剂。

5.5 产后42天健康检查

【**服务概要**】 按照《国家基本公共卫生服务规范（2011年版）》孕产妇健康管理服务规范要求，产妇于产后42天到当地乡镇卫生院或社区卫生服务中心做健康检查。

【**服务流程**】

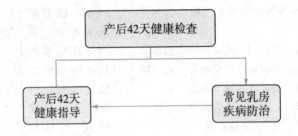

【操作说明】
5.5.1 产后42天健康检查以了解产妇恢复情况

操作步骤	知识要求	态度要求
1. 乡镇卫生院、社区卫生服务中心为产后42天正常产妇做产后健康检查，异常产妇到原分娩医疗保健机构检查。 2. 通过询问了解产妇一般情况，包括精神、饮食、睡眠、尿便。 3. 一般体格检查：包括测量血压、体温等。 4. 妇科检查：检查宫高、子宫硬度及有无压痛、会阴伤口愈合情况、观察恶露量及性状；乳汁分泌情况。 5. 实验室检查：血常规、尿常规检查。 6. 将检查结果记录到孕产妇保健手册产后42天健康检查记录表。	1. 子宫收缩情况：产褥期第一天子宫底为脐平，以后每天下降约2cm，产后10~14天降入骨盆，经腹部检查触不到子宫底。 2. 恶露情况：恶露由血液、坏死膜组织及黏液组成。产后3周左右干净，血性恶露持续2周以上，说明子宫复原不佳。 3. 保证充足乳汁的方法 （1）充分、频繁、有效的吸吮可以保证充足的乳汁，充足的营养和适当的休息有利于乳汁分泌。 （2）自信心是必要的，母亲应充分认识到母乳喂养是正常、自然的生理过程。要坚持母乳喂养，尤其在产后2周和6周可能出现相对的母乳不足，只要坚持母乳喂养，尤其是夜间勤喂乳就能度过这一困难期。 （3）喂奶时要注意先吸空一侧乳房再吸吮另一侧，以利乳汁的分泌，每次吸吮交替进行，下次喂奶先吸吮上次后吸吮的乳房，让双侧乳房得到相同的吸吮机会，以利于下奶，吸吮的时间长短不限，让婴儿充分吸吮后自动放弃。	1. 产褥期产妇处于脆弱和不稳定的心理状态，应得到家庭、社会和医务人员的关心、爱护和帮助，要鼓励产妇保持精神愉快，心情舒畅。 2. 要鼓励产妇多食高蛋白、高热量、营养丰富的食物和汤汁，有利于乳汁分泌增多。 3. 帮助母亲采取正确的哺乳姿势，减少乳房疾病的发生。并帮助母亲树立母乳喂养的信心，坚持6个月的纯母乳喂养，在辅食添加的基础上哺乳至2岁。
重要提示：发现产后康复欠佳、合并症症状明显、产后抑郁等问题时，转至分娩医院或上级医疗保健机构。		**所需物品**：血压计、体温表、皮尺。

5.5.2 常见乳房疾病防治以确保母乳喂养顺利进行

操作步骤	知识要求	态度要求
1. 乳头皲裂：要做好乳房局部清洁、护理，每次哺乳前后，均用温水毛巾擦洗乳房及乳头，并帮助其正确吸吮姿势，避免不正确的吸吮造成反复的乳头皲裂，哺乳完毕后，应挤出一滴乳汁涂抹于乳头。要穿戴棉质宽松内衣和乳罩，继续坚持母乳喂养。若乳头皲裂疼痛影响哺乳，可使用吸奶器和特制的乳头防护罩。 2. 乳汁淤积：应穿戴舒适乳罩，喂奶前患侧可先热敷 3~5 分钟，并做乳房按摩，疏通硬块，增加喂哺次数，正确地挤奶和使用吸奶器。 3. 乳管阻塞：应进行乳房湿热敷、按摩、拍打和抖动乳房，疏通淤积的乳汁。哺乳时先喂患侧，哺乳同时按摩患侧乳房，每次哺喂时应改变姿势，利于各部位乳汁引流排空。婴儿正确含接、有效吸吮，当婴儿不肯吸奶时，应将奶挤出或吸出。 4. 乳腺炎：尽早使用吸奶器，在没有发生乳腺脓肿时，吸出的乳汁可以继续喂哺，如出现乳腺脓肿，挤出的乳汁不能喂哺。	1. 婴儿正确的吸吮姿势 （1）用乳头轻触婴儿的嘴唇，直到婴儿嘴张大，很快将婴儿移向乳房，让其下唇在乳头的下方。 （2）舌呈勺状环绕乳头及乳晕。 （3）面颊鼓起呈圆形。 （4）含接时可见到上方的乳晕比下方多，乳晕的下方几乎包全。 （5）有慢而深的吸吮，能看到吞咽动作和听到吞咽的声音。 2. 正确挤奶方法：将拇指放在乳头及乳晕上方，示指放在乳头乳晕下方与拇指相对，离乳头根部 2cm 处，其他手指托住乳房，用拇指及示指面向胸壁轻轻下压，手指固定，不要在皮肤上滑动，充分挤压、松弛，沿着乳头依次挤压所有乳窦。	1. 处理乳房疾病时，经产妇同意后，边处理、边示范、边讲解，使产妇掌握正确的哺乳方法和挤奶技巧，以轻松应对哺乳期乳房常见疾病。 2. 指导和处理乳管阻塞产妇时，讲解要清楚，手法要轻柔、到位，表情要和蔼可亲，从而拉近和产妇之间的距离，增进和产妇之间的感情。同时鼓励和支持产妇继续母乳喂养。
重要提示：如乳房局部出现红、肿、热、痛等急性炎症过程，应及时到医院就诊，在医生的指导下进行抗感染治疗。		**所需物品**：吸奶器。

5.5.3 产后42天健康指导

操作步骤	知识要求	态度要求
1. 指导母亲合理的膳食安排：要注意食品的多样化，尽量做到食物种类齐全，不偏食；粗细要搭配，如多食杂粮、麦片、豆类食品；多食含钙丰富的食品，乳及乳制品含钙量最高，并且易于吸收；预防贫血，多食含铁高的食物；摄入足够新鲜蔬菜、水果和海藻类；少吃刺激性食品等。 2. 指导母乳喂养的母亲用药时应考虑药物对乳汁分泌及对婴儿的影响，如溴隐亭、呋塞米、雌激素会抑制乳汁的分泌。另外，抗生素、抗病毒药、抗凝血药、阿片类、苯二氮䓬类、解热镇痛抗炎药、锂盐、抗甲状腺药、降血糖药等属于哺乳期母亲禁用药品。 3. 指导母亲乳房保健措施 （1）哺乳前：揉一揉或用热毛巾热敷乳房，有利于刺激排乳。 （2）哺乳时：将乳头及乳晕的大部分放入婴儿口腔中，如一侧乳房有乳腺小结，应让婴儿多吸患侧的乳房，以促进乳房疾病好转。 （3）结束前：用示指轻压婴儿的下颌，让婴儿自然吐出乳头，千万不要硬拽乳头。 （4）哺乳后：用少许乳汁涂抹在乳头上，可对乳头起到保护作用。 （5）胸罩：应戴合适的棉质胸罩，托起乳房以改善乳房的血液循环，减少乳房的下坠。 （6）乳房的锻炼：最好每天用温水洗浴乳房1~2次，坚持做胸前肌肉运动，如俯卧撑、扩胸等，可以加强前胸部肌肉的力量，从而增强对乳房的支撑。 4. 将指导内容记录到孕产妇保健手册。	1. 心功能Ⅰ、Ⅱ级的产妇可以实行母乳喂养，心功能Ⅲ级、Ⅳ级产妇不实行母乳喂养。 2. 肾功能不全、产后恢复不良，不宜母乳喂养。 3. 服用高血压药时，应考虑药物对乳汁分泌的影响。 4. 糖尿病患者产后血糖正常后，可以哺乳。 5. HIV抗体、HbeAg阳性母亲不应母乳喂养。 6. 癫痫母亲不建议母乳喂养。 7. 为了婴儿安全，不强调甲状腺功能亢进的母亲母乳喂养。 8. 母亲运动后乳汁含有较高水平的乳酸，应安静休息30分钟后再喂奶。	1. 健康指导对于产妇和婴儿都非常重要，医务人员首先要熟练掌握健康指导内容和相关知识，并针对母亲存在的不同问题，给予相应的指导。 2. 贫困地区的产妇家庭条件可能比较差，文化水平比较低，处理自身和婴儿问题方面有所欠缺，医务人员不能对其指责和批评，应该一视同仁，给予母亲最好的、最适用的、最热情的服务，使其保持心情愉悦，对自己和婴儿充满自信心。
重要提示：母亲发热时，乳汁浓缩，可引起婴儿消化不良，应将乳汁挤出稀释后再喂。		**所需物品**：孕产妇保健手册。

5.5.4 介绍避孕知识以供产妇选择合适的避孕方法

操作步骤	知识要求	态度要求
1. 向产妇及其家属进行避孕知识宣教 （1）产后 42 天健康检查未见异常后，告知产妇可以恢复性生活，但应进行避孕，避免意外怀孕。 （2）如为剖宫产产妇，告知其应避孕 2 年，如在此期间怀孕，发生子宫破裂的风险增高。 2. 为哺乳期产妇介绍适合的避孕方法 （1）首选使用避孕套，并将正确使用方法教给产妇。 （2）放置宫内节育器，是一种高效、安全、可长期使用的方法，但应在产后 6 周或剖宫产后 8~10 周后，检查恶露已净，会阴伤口已愈合，子宫恢复正常者可放置宫内节育器；剖宫产者半年后，排除早孕者可放置宫内节育器。 3. 不哺乳者可采用药物避孕法，应告诉妇女药物避孕的禁忌证和不良反应。 4. 安全期避孕：适用于月经周期正常的妇女，排卵前后 4~5 日内为易受孕期，其余时间不易受孕故为安全期。但安全期避孕需事先确定排卵日期，根据基础体温测定、宫颈黏液检查或根据月经周期来推算，而妇女排卵过程易受各种因素影响而推迟或提前，安全期避孕法并不十分可靠，失败率达 20%。 5. 输卵管绝育术：是一种安全、永久性节育措施，通过切断、结扎、电凝、钳夹、环套输卵管或用药物粘堵、栓堵输卵管管腔，使精子与卵子不能相遇而达到绝育目的。此种绝育措施可复性高，要求复孕妇女输卵管吻合术的成功率达 80% 以上。	1. 避孕套使用方法及作用：性交时男方使用，每次应更换新的避孕套，并选择合适的型号，使用前吹气检验证实是否有漏孔，同时应排去小囊内空气；射精后在阴茎尚未软缩时，即捏住套口和阴茎一起取出，正确使用有效率可达 93%~95%。避孕套还具有防止性传播疾病的作用。 2. 药物避孕禁忌证 （1）重要器官病变：急、慢性肝炎或肾炎，严重心血管疾病，冠状动脉粥样硬化，高血压。 （2）血液及内分泌疾病：各型血液病或血栓性疾病、内分泌疾病（如糖尿病、甲状腺功能亢进）。 （3）恶性肿瘤、癌前病变、子宫病变或乳房肿块患者。 （4）精神病生活不能自理者。 （5）月经稀少或年龄>45 岁者。 （6）年龄>35 岁的吸烟妇女不宜长期服用，以免卵巢功能早衰。 （7）哺乳期、产后未满半年或月经未来潮者。	1. 向产妇及家属说明产褥期避孕的重要性，取得产妇及其家属的同意及配合。 2. 宣教时应选择安静、舒适的房间，对于初产妇，尤其是年轻的产妇，可能会因害羞而对不理解的避孕知识羞于提问，医务人员应用通俗易懂的语言，耐心、详细的讲解，直至她们理解为止。 3. 避孕节育应采取知情选择，医务人员应根据每对夫妇的具体情况，指导妇女选择最适宜的避孕方法，以达到节育的目的。 4. 哺乳期的卵巢功能低下，多有闭经，子宫小而软，为不影响内分泌功能，不宜选用甾体激素避孕药。
重要提示： 产后意外怀孕对其身体恢复不利。		**所需物品：** 避孕套、日历。

5.5.5 教给产妇紧急避孕方法以防止意外怀孕

操作步骤	知识要求	态度要求
1. 告诉产妇紧急避孕适用证 （1）适用于避孕失败，包括避孕套破裂、滑脱，未能做到体外排精，错误计算安全期，漏服避孕药，宫内节育器滑落。 （2）在性生活中未使用任何避孕方法。 （3）遭到性暴力。 2. 教给产妇紧急避孕方法 （1）宫内节育器：带铜宫内节育器，在无保护性生活后 5 日（120 小时）之内放入，作为紧急避孕方法，有效率可达 99% 以上。特别适合希望长期避孕而且符合放环者。 （2）紧急避孕药：在无保护性生活后 3 日（72 小时）之内服用，有效率可达 98% 以上，适用于仅需临时避孕者。激素类药物：复方炔诺孕酮事后避孕片（炔诺孕酮 0.5mg + 炔雌醇 0.05mg），首剂 2 片，12 小时候再服 2 片。炔诺孕酮，首剂半片，12 小时后再服半片。53 号抗孕片，性交后即服 1 片，次晨加服 1 片。非激素类药物米非司酮：单剂量 600mg，避孕效果可达 100%。	1. 宫内节育器放置术后注意事项：术后休息 3 日；1 周内忌性交及盆浴，保持外阴清洁；定期进行随访，3 个月内每次月经期或排便时注意有无节育器脱落。 3. 紧急避孕的不良反应：可能出现恶心、呕吐、不规则阴道流血，但非激素类药米非司酮的不良反应少而轻，一般不需特殊处理。	1. 对产妇进行产褥期避孕指导时，态度要和蔼可亲，语言要温和。对于产妇恢复好的方面给予支持和鼓励。 2. 向产妇详细讲解紧急避孕方法，对于理解力较差的人不要指责或批评，应耐心解释，或告诉家里其他人，或用纸笔将用法和用量记录下来，以备使用。 3. 实行计划生育是我国的一项基本国策，实行避孕节育知情选择，不仅为了控制人口数量，而是为了提高人口素质，积极提倡优生优育。
重要提示： 1. 紧急避孕须严格按照规范执行！ 2. 及时对产妇进行避孕宣传可减少意外怀孕！		**所需物品：**紧急避孕药具。

（范松丽）

6　老年人健康管理

【服务概要】　对辖区 65 岁及以上常住居民每年提供一次面对面地健康管理服务，包括生活方式和健康状况评估、体格检查、辅助检查和健康指导。

【服务流程】

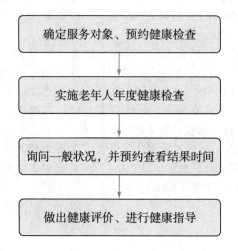

确定服务对象、预约健康检查

实施老年人年度健康检查

询问一般状况，并预约查看结果时间

做出健康评价、进行健康指导

6.1　预约服务对象进行健康检查

【操作说明】

6.1.1　确定并预约服务对象以进行健康检查

操作步骤	知识要求	态度要求
1. 确定服务对象 （1）辖区内 65 岁及以上常住居民且不属于其他重点人群的均属于该项目的服务对象。 （2）服务对象名单可通过社区诊断资料、健康档案库、居委会或派出所等渠道获得。 （3）利用广播、电视、告示、通知等方式提前向辖区居民说明老年人健康检查的安排。 （4）在农村，乡村医生要逐人核实，摸清是否有外出人员及外出时间等其他影响进行健康检查的情况。 2. 预约健康检查的时间 （1）提前 1 天以上预约检查，以方便服务对象及家属安排时间。 （2）预约时间应精确到 30 分钟以内。 （3）一天内预约较多的老年人进行健康管理服务，应注意合理调整时间区间避免服务对象等候时间过长。 （4）检查尽可能约在上午 9 点以前。 3. 预约服务地点 （1）条件允许，尽可能到卫生服务机构进行年度健康检查。 （2）为方便服务对象也可以选择到村卫生室。 （3）对不能到卫生服务机构进行检查者，可以预约到服务对象家里进行，需要携带便携式检查设备。 4. 告知检查前应做的准备 （1）告知服务对象需空腹检查。 （2）机构不能提供便餐时须告知服务对象携带方便食品。 （3）服务对象行动不便时，劝其家属陪同。	1. 能叙述老年人健康检查预约的方法、技巧和注意事项。 2. 能阐述老年人常见慢性病防治的基本知识。	1. 老年人常有听力受损，电话预约时要语言清晰、语速缓慢、声音足够大。重要的信息不仅要重复告知，还需要对方能复述，以确保预约成功。 2. 遇老年人不能完全领会时，需要向家属预约。 3. 将预约名单张贴在办公室的墙上并逐人记录。
重要提示： 1. 一些检查项目需要空腹，因此，需要提前准备早餐以方便老年人体检后食用。 2. 提前按居住地进行分组安排，可提高应约率和检查效率。		**所需物品：** 辖区老年人统计表、老年人健康档案，老年人名单及联系电话。

老年人健康管理

6.2 实施老年人年度健康检查

【服务概要】 按照《国家基本公共卫生服务规范（2011 年版）》中《健康体检表》的要求对老年人进行年度健康检查，包括系统的体格检查和辅助检查。

【服务流程】

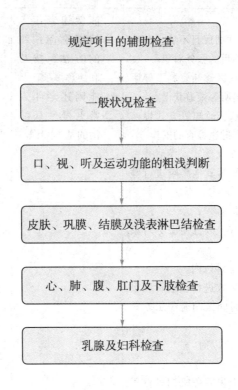

老年人健康管理

【操作说明】
6.2.1　进行辅助检查以获得相关健康信息

操作步骤	知识要求	态度要求
1. 首先做空腹检查项目 （1）向服务对象全面介绍此次检查的程序和项目，提示重要的注意事项。 （2）应有专人引导进行抽血、肝胆 B 超等体检项目。 2. 根据需要，空腹检查后安排进餐 （1）适量进餐，不宜过饱。 （2）无进餐需求的，可以直接进行其他项目检查。 3. 留取尿标本 （1）需留取中段尿。 （2）送检要及时，<1 小时。 4. 心电图检查 （1）摘去项链、手表、手镯等饰物。 （2）充分暴露胸部、手腕、足踝部。 （3）在描记过程中，嘱受检者平静呼吸、不要说话，不与他人有身体接触。 （4）在心电图上记录受检者姓名、性别、描记时间。	1. 能演示静脉采血技术。 2. 能演示肝胆 B 型超声检查。 3. 能指导受检者正确地留取尿标本送检。 4. 能叙述心电图描记技术。	1. 态度和蔼可亲，耐心、细致。 2. 尊重、理解老年人常有的行动迟缓、语言不流利、反应迟钝等表现。 3. 操作熟练、准确，动作快速、轻柔，尽量避免因检查引起的不适。 4. 对行动不便者给予协助或提供轮椅。 5. 排尿困难者留取尿标本时，不应急躁，应鼓励并耐心等待。
重要提示： 1. 检查环境要求安静、温暖、光线充足。 2. 充分暴露被检查部位，但注意保护服务对象的隐私。 3. 详细记录老年人居住地、联系人、联系方式。		**所需物品：** 1. 静脉采血设备。 2. B 型超声检查设备。 3. 心电图机。 4. 居民健康档案。 5. 生化分析仪。 6. 老年人健康体检表。

6.2.2 进行一般状况检查以填写健康体检表的各项内容

操作步骤	知识要求	态度要求
1. 测量体温 （1）体温计的汞柱需甩至 35℃以下。 （2）嘱受检者擦干腋窝，体温计头端顶住腋窝顶部并夹紧。 （3）测量时间>10 分钟。 2. 测量脉率、呼吸频率、血压 （1）要在病人安静状态下测量。 （2）对于刚刚到来的受检者，应嘱其休息 15 分钟后再测量。 （3）要分别测量双上肢的血压。 3. 测量身高、体重、腰围 （1）测量身高时，应让受检者脱鞋测量净高。 （2）测量体重时，应尽量脱掉外衣，测量净重。 （3）测量腰围时，应让受检者站立，双足分开 25~30cm，体重均匀分配，在脐上方约 4cm 处测量。肥胖者选腰部最粗处平绕一周测腰围。将测量尺紧贴皮肤，但不能过紧，测量值精确到 0.1cm。 4. 计算体质指数：BMI = 体重（kg）/身高（m²）。 5. 准确记录测量结果。	1. 能够正确使用腋表测量体温，并准确读数。 2. 能够正确测量脉率、呼吸、血压、身高、体重、腰围等。 3. 能够计算体质指数。	1. 为老年人各项检查提供帮助。 2. 尽量使检查室的布置适合老年人特点。 3. 如果老年人不慎将体温表摔坏，不要埋怨和指责。 4. 对精神紧张而致呼吸增快、血压升高者，应做好解释工作，并嘱老年人休息 10~15 分钟后重复测量。 5. 如在检查中老年人出现不适，应给予及时的检查处理，对心理有压力的给予安慰。
重要提示： 1. 站立困难的老年人，可以平卧位测量腰围。 2. 血压测量时肘部应和心脏保持同一水平位置。		**所需物品：**体温计、血压计、皮尺、体重计、听诊器、老年人健康体检表。

老年人健康管理

6.2.3　进行脏器功能检查以获得各项数值

操作步骤	知识要求	态度要求
1. 口腔检查 （1）观察口唇有无苍白、发绀、皲裂、疱疹。 （2）牙齿排列是否整齐，如有龋齿、义齿、缺齿时按规定格式记录。 （3）咽部有无充血和淋巴滤泡增生。 2. 视力检查 （1）填写采用对数视力表测量后的具体数值。 （2）对佩戴眼镜者，需戴其平时常用眼镜测量矫正视力。 3. 听力检查 （1）在被检查者耳旁轻声耳语："你叫什么姓名"，判断被检查者听力状况。 （2）能说出自己名字的记录为"1"，不能说出自己名字的记录为"2"。 4. 运动功能检查 （1）请被检查者完成以下动作："两手触枕后部"、"捡起这支笔"、"从椅子上站起，行走几步，转身，坐下。"粗测判断被检查者运动功能。 （2）3 个动作均能顺利完成，记录为"1"，有任何 1 个动作不能独立完成，记录为"2"。	1. 能正确进行口腔检查。 2. 能够对视力、听力、运动功能进行粗测判断。	1. 认真负责，态度和蔼可亲，耐心、细致。 2. 老年人动作缓慢，检查运动功能时，要采取必要的防护措施，以免跌倒。 3. 对配合不好的老年人要有耐心，要鼓励再试。 4. 对老年人询问时语速要慢，要有耐心。
重要提示：做听力检查时，检查者的脸应在服务对象的视线之外。		**所需物品：**压舌板、手电筒、对数视力表、老年人健康体检表。

6.2.4 检查皮肤、巩膜、结膜及淋巴结以发现有无异常

操作步骤	知识要求	态度要求
1. 检查皮肤 （1）观察皮肤有无苍白、潮红、发绀、黄染、色素沉着。 （2）观察皮肤有无皮疹。 （3）观察皮肤有无出血点、紫癜、淤斑。 （4）观察皮肤有无肝掌、蜘蛛痣、溃疡。 2. 检查巩膜、结膜 （1）观察巩膜有无黄染。 （2）观察结膜有无充血。 3. 检查浅表淋巴结 （1）检查淋巴结有无增大。 （2）重点检查锁骨上和腋窝淋巴结。 （3）如有增大，要在后面的横线上记录部位、数量、大小、质地、形态、活动度，有无压痛、破溃和瘘管等。 （4）如果其他部位淋巴结增大，应记录位置和增大情况。	能正确进行皮肤、黏膜、浅表淋巴结的检查。	1. 认真负责，态度和蔼可亲，耐心、细致。 2. 操作熟练、准确。动作要轻柔，尽量避免检查引起的不适。
重要提示： 1. 检查环境要求安静、温暖、光线充足。 2. 充分暴露被检查部位，但注意保护被检查者的隐私。 3. 观察巩膜有无黄染应在自然光线下进行。		**所需物品：**老年人健康体检表。

6.2.5 检查肺、心脏、腹部、肛门及下肢以发现有无异常

操作步骤	知识要求	态度要求
1. 肺脏检查 (1) 观察有无桶状胸。 (2) 听诊有无异常呼吸音、干湿性啰音、胸膜摩擦音。如能听到，要注意观察其性质、分布及特点。 2. 心脏检查 (1) 测心率。 (2) 听诊心律是否规整，听诊有无心脏杂音，如能听到心脏杂音，要注意杂音出现的部位、时期、性质、强度、传导部位等。 3. 腹部检查 (1) 触诊腹部有无压痛，如有应描述压痛点的位置和范围。 (2) 触诊腹部有无包块，如有需描述包块的位置、大小、活动度以及与邻近器官的关系。 (3) 触诊肝脏有无肿大，如有肿大，应描述其大小、质地、表面和边缘情况，并观察有无压痛。 (4) 触诊脾脏有无肿大，如有肿大，应注意描述其大小、质地，有无压痛。 (5) 叩诊有无移动性浊音。 4. 下肢与足背动脉检查 (1) 检查下肢水肿。 (2) 检查足背动脉搏动。 5. 肛门指诊 (1) 检查有无触痛、包块、出血。 (2) 对男性受检者应检查前列腺有无肿大。	1. 能正确进行肺部检查，认识肺部检查的阳性体征。 2. 能正确进行心脏检查，认识心脏检查的阳性体征。 3. 能正确地进行腹部检查，认识腹部检查的阳性体征。 4. 能正确地进行下肢和足背动脉检查，认识常见的阳性体征。 5. 能演示肛门指诊的检查方法，识别触痛、包块、出血等常见体征。	1. 操作熟练、准确，手要温暖，动作要轻柔，尽量避免检查引起的不适。 2. 检查过程中注意保护被检查者的隐私。 3. 检查前应告诉老年人，如有不适即时说出，检查过程中应注意观察老年人的表情，如有痛苦表情应及时询问。
重要提示： 1. 检查环境要求安静、温暖、光线充足。 2. 充分暴露被检查部位，但注意保护被检查者的隐私。 3. 腹部触诊有异常时建议做B超检查。		**所需物品：** 听诊器、老年人健康体检表、指套或一次性手套。

6.2.6 进行乳腺及妇科检查以发现有无异常

操作步骤	知识要求	态度要求
1. 乳房检查 （1）检查双侧乳房是否对称，有无手术切除。 （2）检查乳房有无异常泌乳，如有，需描述泌乳的性质和量。 （3）检查乳房有无包块，如有，应注意包块的数量、位置、大小、形态、活动度及压痛情况等。 2. 妇科检查 （1）检查外阴发育情况及婚产式（未婚、已婚未产或经产式），如有异常情况应具体描述。 （2）检查阴道是否通畅，黏膜情况，分泌物量、色、性状以及有无异味等。 （3）检查宫颈大小、质地、有无糜烂、撕裂、息肉、腺囊肿；有无接触性出血、举痛等。 （4）检查宫体位置、大小、质地、活动度；有无压痛等。 （5）检查附件有无块状物、增厚或压痛；若扪及块状物，注意其位置、大小、质地；表面光滑与否、活动度、有无压痛以及与子宫及盆壁关系。左右两侧分别记录。	1. 能正确进行肛门指诊，能够正确识别肛门常见的阳性体征。 2. 能正确进行乳房检查，识别乳房常见的阳性体征 3. 能正确进行妇科检查，识别妇科常见的阳性体征。	1. 操作熟练、准确，动作轻柔，尽量避免检查引起的不适。 2. 检查过程中注意保护被检查者的隐私。 3. 检查前应告诉老年人，如有不适应即时说出，检查过程中应注意观察老年人的表情，如有痛苦表情应及时询问并调整手法。 4. 向服务对象充分解释妇科检查、肛门检查的重要性，使服务对象能够积极配合，操作过程中要适时询问老年人的感受。
重要提示： 1. 检查环境要求安静、温暖、光线充足。 2. 充分暴露被检查部位，但注意保护被检查者的隐私。 3. 男医生进行妇科检查时，应有其他女性在场。		**所需物品：**老年人健康体检表、指套或一次性手套、阴道窥镜。

6.3 询问一般状况并预约查看结果时间

【**服务概要**】 通过问诊及老年人健康状态自评了解其基本健康状况、体育锻炼、饮食、吸烟、饮酒、慢性疾病常见症状、既往所患疾病、治疗及目前用药和生活自理能力等情况，以此完成老年人生活方式和健康状况评估。同时预约时间进行健康体检结果分析和健康指导。

【**服务流程**】

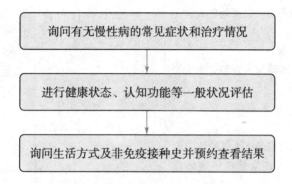

【操作说明】

6.3.1 询问有无慢性病的相关情况以获得病史

操作步骤	知识要求	态度要求
1. 询问有无慢性病常见症状：询问有无头痛、头晕、心悸、胸闷、胸痛、慢性咳嗽、咳痰、呼吸困难、多饮、多尿、体重下降、乏力、关节肿痛、视物模糊、手足麻木、尿急、尿痛、便秘、腹泻、恶心、呕吐、耳鸣、乳房胀痛、以及老年人自述的其他症状。 2. 所患疾病及治疗情况 （1）现患疾病名称（不需填入老年人健康管理年度体检表）。 （2）就诊医院。 （3）做了何种检查。 （4）住院治疗情况（只将最近 1 年的住院治疗情况填入老年人健康管理年度体检表）。 （5）现用药物的使用情况：①对长期服药的慢性病患者了解其最近 1 年内的主要用药情况；②用药时间指在此时间段内一共服用此药的时间，单位为年、月或天；③服药依从性是指对此药的依从情况，"规律"为按医嘱服药，"间断"为未按医嘱服药，频次或数量不足，"不服药"即为医生开了处方，但患者未使用此药（老年人健康管理年度体检时不需填写"服药依从性"一栏）；④西药填写化学名（通用名）而非商品名，中药填写药品名称或中药汤剂，用法、用量按医生医嘱填写。	1. 能阐述问诊的方法、技巧和注意事项。 2. 能陈述社区慢性病常见的症状和体征。 3. 能叙述临床常用药物的化学名和商品名。	1. 询问过程中要体现耐心、细致、负责、尊重的态度。 2. 语言要通俗易懂，避免使用老年人难懂的专业术语。 3. 不要出现不耐烦的言语、动作和表情，破坏老年人的情绪，影响询问效果。
重要提示： 1. 询问时应逻辑清晰，层次递进。 2. 对于语言表达不利者，可向其家属询问，但要向服务对象求证。		**所需物品：**老年人健康体检表。

6.3.2　测评健康状态以获得自理能力、认知功能、情感状态等方面的信息

操作步骤	知识要求	态度要求
1. 健康状态自评：询问老年人对自己的健康状态满意程度。 2. 生活自理能力自我评估 （1）指导老年人自己填写生活自理能力评估评分表（附件9）。 （2）对于不能准确做出程度等级判断的，应帮助其评测。 （3）对于不识字的老年人，由医师填写。 3. 认知功能评测 （1）粗筛方法：告诉被检查者"我将要说3件物品的名称（如铅笔、卡车、书），请您立刻重复"。过1分钟后请其再次重复。如被检查者无法立即重复或1分钟后无法完整回忆3件物品名称为粗筛阳性。 （2）阳性时需进一步行"简易智力状态检查量表"检查（附件10），得出评分。 4. 情感状态评测 （1）老年人情感状态粗筛方法：询问被检查者"你经常感到伤心或抑郁吗"，或"你的情绪怎么样"。如回答"是"，或"我想不是十分好"，为粗筛阳性。 （2）如粗测阳性，需进一步行"老年抑郁量表"检查（附件11），得出评分。	1. 能够熟练使用"简易智力状态检查表"对老年人进行认知功能测评。 2. 能够熟练使用"老年人抑郁量表"对老年人进行情感状态测评。	1. 询问过程中要体现耐心、细致、负责、尊重的态度。 2. 语言要通俗易懂，避免老年人难懂的专业术语。 3. 不要出现不耐烦的言语、动作和表情，破坏老年人的情绪，影响询问效果。
重要提示： 1. 在询问过程中，如果老年人出现烦躁情绪，应做好解释工作，可嘱老年人休息一段时间后再继续进行。 2. 询问过程中避免诱问和逼问，以免影响评测结果。		**所需物品：**老年人健康体检表、老年人生活自理能力评估表、简易智力状态检查量表、老年抑郁量表。

6.3.3 询问生活方式以填写老年人健康体检表

操作步骤	知识要求	态度要求
1. 体育锻炼：是否参加体育锻炼，锻炼的方式、频率、每次时间以及运动后的自我感觉，已经坚持运动多少年了。 2. 饮食情况 （1）询问以荤食为主还是以素食为主，或是均衡饮食。 （2）有无嗜盐、嗜油、嗜糖以及偏食、异食、暴饮暴食习惯。 3. 吸烟情况 （1）询问有无吸烟，如有吸烟，进一步询问每天吸多少支，开始吸烟的年龄。 （2）如不吸烟，进一步询问是从不吸烟还是已经戒烟，戒烟需要询问曾日吸烟量、开始吸烟年龄、戒烟年龄。 （3）从不吸烟者不必填写日吸烟量、开始吸烟年龄和戒烟年龄。 4. 饮酒情况 （1）询问是否饮酒，如饮酒要询问饮酒频率、日饮酒量、是否戒酒、开始饮酒年龄、饮酒种类。 （2）从不饮酒者，偶尔饮酒者不填写其他有关饮酒情况项目。 （3）"日饮酒量"应折合相当于白酒"××两"。白酒1两折合葡萄酒4两、黄酒半斤、啤酒1瓶、果酒4两。 5. 非免疫规划预防接种情况 （1）只填写最近1年内接种疫苗的名称、接种日期和接种机构。 （2）疫苗名称填写应完整准确，如流感疫苗、气管炎疫苗、破伤风疫苗、狂犬病疫苗等。 6. 预约查看体检结果、接受健康指导的时间 （1）预约的时间要兼顾医师和老年人双方的时间。 （2）预约时间要具体到某天日的某段时间。 （3）如有变更，应提前1~2天通知对方。	1. 能阐述问诊的方法、技巧和注意事项。 2. 能叙述常见非免疫规划预防接种的种类。 3. 体育锻炼是指主动锻炼，即有意识地为强身健体而进行的活动。不包括因工作或其他需要而必须进行的活动，如上班骑自行车、做强体力工作等。	1. 询问过程中要体现耐心、细致、负责、尊重的态度。 2. 语言要通俗易懂，避免使用老年人难懂的专业术语。 3. 不要出现不耐烦的言语、动作和表情，以免破坏老年人的情绪，影响询问效果。 4. 对于思路不清，叙述混乱的老年人，可做适当的提示或引导，但是要避免逼问或诱问，以免影响结果的真实性。
重要提示： 1. 询问时应逻辑清晰，层次递进。 2. 对于语言表达不利者，可向其家属询问，但要向服务对象求证。 3. 职业病危害因素接触史：不再询问。		**所需物品：** 老年人健康体检表。

6.4 健康评价与指导

【**服务概要**】 告知老年人健康体检结果并进行相应健康指导；对发现已确诊的原发性高血压和 2 型糖尿病等患者纳入相应的慢性病患者健康管理；对体检中发现有异常的老年人建议定期复查；进行健康生活方式以及疫苗接种、骨质疏松预防、防跌倒措施、意外伤害预防和自救等健康指导；告知或预约下一次健康管理服务的时间。

【**服务流程**】

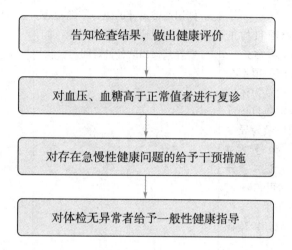

【操作说明】

6.4.1 做出健康评价以填写健康体检表

操作步骤	知识要求	态度要求
1. 整理健康档案 （1）按规定格式将各项检查结果记入到健康档案。 （2）将各项辅助检查报告单粘贴在空白纸上归档。 2. 做出健康评价 （1）本次健康检查的项目均正常，记录为体检无异常。 （2）本次健康检查任何一项不在正常范围内，均记录为体检有异常，并将异常项目按重要性的高低分别记录为异常1、异常2、异常3、异常4后面的横线上。超过4项异常的第5项及以后可忽略。 3. 告知服务对象检查结果：按约定时间接待服务对象，告知各项检查结果。 （1）体检无异常发现。 （2）有异常，有何种异常。 （3）对异常结果进行逐项分析，与服务对象充分交流。	1. 熟悉常见症状和阳性体征的临床意义。 2. 熟悉各项辅助检查的正常值，能说出各项异常结果的临床意义。 3. 能用通俗易懂的语言，把检查结果客观地告诉服务对象，能解释其提出的各种疑问。	1. 医务人员要认真负责，一丝不苟。 2. 接待服务对象要诚恳、和蔼，回答疑问时要耐心、细致，语言要简单明了、通俗易懂。
重要提示： 1. 整理健康档案应在接待服务对象之前进行。 2. 对体检有异常者，直接记录异常项目和内容，如血压升高、血糖升高，而不宜直接诊断，如高血压病、糖尿病等。		**所需物品：** 老年人健康体检表、辅助检查报告单、剪刀、胶水。

6.4.2 复查血压、血糖以决定是否纳入慢性病管理

操作步骤	知识要求	态度要求
1. 血压升高者，即刻再次测量血压 （1）测量为血压正常者，建议1周后复诊。 （2）测量血压依然升高（≥90/140mmHg），能除外继发性高血压者，即可诊断为高血压病，纳入高血压病人健康管理。 （3）测量血压依然升高（≥90/140mmHg），不能除外继发性高血压者，根据情况安排转诊或会诊。 2. 血糖升高者 （1）血糖在6.0~7.0mmol/L之间者，建议择日做OGTT试验。 （2）血糖≥7.0mmol/L者，如果没有症状，建议复查空腹血糖，需次日或他日。 （3）血糖≥7.0mmol/L者，如果有糖尿病的常见症状，即时测任意时间血糖：①任意时间血糖≥11.1mmol/L者，可诊断为糖尿病，纳入糖尿病患者健康管理；②任意时间血糖<11.1mmol/L者，建议复查空腹血糖。需次日或他日。	1. 能正确测量血压和血糖。 2. 能叙述高血压病的诊断标准。 3. 能叙述糖尿病的诊断程序和诊断标准。 4. 能叙述OGTT试验的指征和意义。	1. 服务人员要认真负责，一丝不苟。 2. 对待服务对象要诚恳、和蔼，回答疑问时要耐心、细致，语言要简单明了、通俗易懂。
重要提示：充分解释空腹血糖、OGTT试验不能即时检查的原因，取得老年人的理解。		**所需物品**：老年人健康体检表、血压计、血糖仪。

6.4.3 干预其他急慢性健康问题以控制活动性疾病

操作步骤	知识要求	态度要求
1. 对存在急性健康问题者，根据具体情况给予： （1）即时处置措施。 （2）预约会诊。 （3）转诊。 2. 对存在慢性健康问题者，包括慢性病及危险因素者给予： （1）针对性的处置措施。 （2）个性化的健康教育。 （3）定期复查。	1. 能正确处理社区常见健康问题。 2. 能够对社区常见慢性病进行健康指导。 3. 能陈述健康危险因素相关知识。	1. 服务人员要认真负责，一丝不苟。 2. 对待服务对象要诚恳、和蔼，回答疑问时要耐心、细致，语言简单明了，通俗易懂。
重要提示：需要转、会诊的老年人当时不一定有明显或严重临床症状，要充分解释转、会诊的目的和意义，取得合作。以免被老人或家属理解为小题大做。		**所需物品**：老年人健康体检表、转诊（转出）单、会诊单。

6.4.4　对体检无异常者给予一般性健康指导以进行适时的健康教育

操作步骤	知识要求	态度要求
1. 肯定、鼓励和祝贺 （1）有慢性病，但管理妥善、处置得当，本次检查无异常发现，给予肯定和鼓励。 （2）没有明确的慢性疾病或健康问题，本次体检无异常发现，给予祝贺。 2. 进行一般性健康指导 （1）平衡饮食。 （2）有氧运动。 （3）心理平衡。 （4）预防损伤。 3. 预约下次接受健康管理服务的时间 （1）告知大约到下一年同一月份或季节进行周期性健康检查。 （2）有健康问题即时就诊。	1. 能正确处理社区常见健康问题。 2. 能够对一般人群健康生活方式进行指导。 3. 能够对社区常见慢性病进行正确地健康指导。 4. 能陈述健康危险因素相关知识。	1. 肯定、鼓励和祝贺时应感情真挚、体现尊重的态度。 2. 语言要通俗易懂，应避免老年人难懂的专业术语。 3. 不要出现不耐烦的言语、动作和表情，破坏老年人的情绪，影响指导效果。
重要提示：强调本次体检无异常并不代表服务对象身体完全健康，只是在国家基本公共卫生服务规范要求的检查范围内，各项检查没有异常发现。		**所需物品：**老年人健康体检表、健康教育处方。

（黎采青　卜保鹏）

7 高血压患者健康管理

【服务概要】 以《中国高血压防治指南》、《全国慢病社区综合防治示范点高血压防治方案》为依据,按照《国家基本公共卫生服务规范》(2011 年版)的要求,努力做到:①利用各种方式早期发现高血压患者,摸清社区内高血压的患病率;②通过加强社区健康促进和对高危人群的健康管理,减少高血压的发病率;③通过加强社区高血压患者的随访管理,提高高血压的控制率,减少和延缓心肌梗死和脑卒中的发生。

【服务流程】

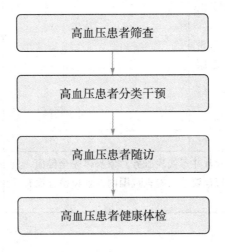

高血压患者健康管理

7.1　社区高血压患者筛查

【服务概要】　通过对社区内高血压高危人群的筛查和实施血压测量，早期发现高血压患者，摸清社区内高血压的患病率，并建立高血压患者管理卡，为实现高血压的早诊早治和规范化管理奠定基础。

【服务流程】

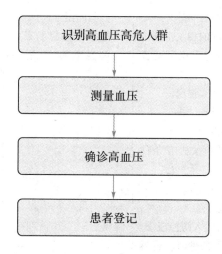

【操作说明】

7.1.1 开展筛查以识别高血压高危人群

操作步骤	知识要求	态度要求
1. 识别高血压高危人群界定条件和特点。 2. 从居民健康档案中发现可疑和潜在高血压人群。 3. 列出可疑高血压高危人群名单。 4. 通知可疑高血压人员集中讲解或单独询问是否具有高血压高危人群的相关指征。 5. 依据高危人群条件和特点与每位可疑者讨论血压情况。 6. 确认每名可疑者的病史和个人情况。 7. 查验每位可疑者及其相关检查结果。 8. 必要时再次测量血压和体重。 9. 对缺失的检验项目告知其再次去有条件的医疗机构进行检查。 10. 综合判断。 11. 按要求记录所有医疗信息。 12. 告诉确定为高血压高危者进入防控流程。 13. 对不具备高血压高危人群条件者，告诉其科学的预防措施及注意事项。	1. 能叙述高血压高危人群的各项条件指标。 2. 能叙述血压、血糖、血脂的正常值。 3. 能指出健康档案的信息收集和记录规范。	1. 从一个社区或一定人群中筛查高血压高危人群，是国家基本公共卫生服务项目内容，是落实基本公共卫生服务均等化的措施，医务人员要从民生高度给予重视，认真对待。 2. 筛查过程需要严格认真、一丝不苟。要从一个人群中逐一确认，应当仔细阅读居民健康档案，对记录不准确的内容应通过直接询问或电话联系等方式核实。对检验数据的判定要依据规定标准。 3. 如遇孤寡老年人，或有听力、视力障碍以及行为不便的老年人，要耐心细致，有亲切感，并给予尊重。老年人如滔滔不绝的述说，应当给予理解，并巧妙地中断叙述。 4. 对筛选出的高血压病人，要科学地向其介绍疾病状况，说明进展和并发症。不应夸大预后。要举例解释饮食和药物控制措施。应与病人商定一个干预计划，并指导和鼓励其落实。
重要提示：早期发现高危人群是成功预防控制高血压的关键。		**所需物品：**高血压的诊断标准、健康档案信息（包含基本的健康信息和体检结果）、医师诊断报告。

7.1.2　测量血压以获得受试者血压值

操作步骤	知识要求	态度要求
1. 依据血压测量的标准方法选择符合计量标准的血压计。 2. 检查血压计，确认气囊袖带和皮球无破损。 3. 确认受测者已按规定程序做好测量前各项准备，包括静息 5 分钟以上，已排空膀胱，30 分钟内未吸烟等。 4. 使受测量者上臂裸露并与心脏处在同一水平。 5. 卧位时手臂应与腋中线保持水平。 6. 按《高血压防治方案》中的"血压测量标准方法"实施血压测量 (1) 选择符合标准的水银柱式血压计或符合国际标准〔欧洲高血压学会（ESH）、英国高血压学会（BHS）、美国仪器协会（AAMI）〕及中国高血压联盟（CHL）认证的电子血压计进行测量。一般不提倡使用腕式或手指式电子血压计。 (2) 袖带的大小适合受测者的上臂臂围，至少覆盖上臂臂围的 2/3。 (3) 受测者测量前 1 小时内应避免进行剧烈运动、进食、喝含咖啡的饮料、吸烟、服用影响血压的药物；精神放松、排空膀胱；至少静息 5 分钟。 (4) 受测者应坐于有靠背的座椅上，裸露右上臂，上臂及血压计与心脏处同一水平。老年糖尿病患者及出现直立性低血压情况者，应加测站立位血压。 (5) 将袖带紧贴缚在受测者上臂，袖带下缘应在肘弯上 2.5cm。用水银柱式血压计时将听诊器胸件置于肘窝肱动脉搏动明显处。 (6) 在放气过程中仔细听取柯氏音，观察柯氏音第I时相（第I音）和第V时相（消失音）。收缩压读数取柯氏音第I音，舒张压读数取柯氏音第V音。12 岁以下儿童、妊娠妇女、严重贫血、甲状腺功能亢进、主动脉瓣关闭不全及柯氏音不消失者，以柯氏音第IV音（变音）作为舒张压读数。 (7) 确定血压读数：所有读数均应以水银柱凸面的顶端为准；电子血压计以显示血压数据为准。 (8) 应间隔 1~2 分钟重复测量，取 2 次读数平均值记录。如果收缩压或舒张压的 2 次读数相差 5mmHg 以上应再次测量，以 3 次读数平均值作为测量结果。 7. 记录收缩压和舒张压的数值。 8. 让受测者休息 1~2 分钟后重复测量血压。 9. 受测者的血压值取 2 次测量的平均值。 10. 计算 2 次测量收缩压的平均值及其差值。 11. 计算 2 次测量舒张压的平均值及其差值。 12. 若差值>5mmHg，应再次重复测量血压。并取 3 次测量的平均值作为受测者的血压值。 13. 记录本次测量的血压值。	1. 能演示使用水银柱（电子）血压计测量血压。 2. 能陈述《中国高血压防治指南》的血压测量规范。	1. 规范操作过程，认真记录血压测量值。 2. 冬天注意听诊器胸件的温度，并提醒受测者适度保暖。 3. 通过交谈等调节现场气氛，使受测者适度放松。 4. 如有必要，需要向受测者和家属传授血压测量方法。 5. 耐心细致地解答受测者的询问，传授血压相关知识。 6. 帮助受测者调整好体位，不应在受测者衣袖外缚袖带。 7. 测量环境应保持安静，室温最好保持在20℃左右。
重要提示： 1. 使用水银柱血压计测量血压血压值不要取单数。 2. 对可疑继发性高血压患者及时转诊。 3. 遇有高血压急症等危急情况，应紧急转诊。		**所需物品：**水银柱血压计、电子血压计、健康档案记录表、听诊器。

高血压患者健康管理

7.1.3 评估血压以确诊高血压及判定高血压级别

操作步骤	知识要求	态度要求
1. 依照《中国高血压防治指南》的血压测量规范测量血压。 2. 根据测得的血压值确定受检者的收缩压和舒张压数值。 3. 若收缩压≥140mmHg 和（或）舒张压≥90mmHg，则预约患者改日重复测量血压。 4. 非同日 3 次血压值有 2 次收缩压≥140mmHg 和（或）舒张压≥90mmHg，则可确诊为高血压。 5. 收缩压在 140~159mmHg 和（或）舒张压在 90~99mmHg 之间，则诊断为 1 级高血压。 6. 收缩压在 160~179mmHg 和（或）舒张压在 100~109mmHg 之间，则诊断为 2 级高血压。 7. 收缩压在 ≥180mmHg 和（或）舒张压在 ≥110mmHg，则诊断为 3 级高血压。 8. 若患者既往有高血压史，目前正在使用降压药物，血压虽然低于 140/90mmHg 也可确诊为高血压。 9. 若收缩压和舒张压属于不同级别，则按较高级别分级。 10. 如有必要，建议转诊上级医院，并按《高血压病防治规范》随访转诊结果。 11. 按规范填写高血压患者管理卡。 12. 将原发性高血压患者纳入高血压患者管理。 13. 对可疑继发性高血压患者及时转诊。 14. 建议高危居民每半年测量一次血压。	1. 能描述《中国高血压防治指南》规范测量血压的方法。 2. 能陈述高血压的诊断标准。 3. 能陈述高血压的分级标准。	1. 规范操作过程，认真记录血压测量值。 2. 对确诊的高血压患者要向本人及其家属传授血压测量方法。 3. 耐心细致地解答患者的询问，讲述血压相关知识。 4. 对初次检查血压高于正常者，应耐心说明可能引起暂时性血压升高的原因，并要求下次复查时尽可能避免这些因素。
重要提示： 1. 使用水银柱血压计测量血压值不要取单数。 2. 对可疑继发性高血压患者及时转诊。 3. 遇有高血压急症等危急情况，应紧急转诊。		**所需物品：**水银柱血压计、电子血压计、健康档案记录表、高血压分级标准。

7.1.4　采集信息以建立高血压患者登记卡

操作步骤	知识要求	态度要求
1. 建立社区高血压患者登记档案。 2. 列出所有高血压患者名单及登记卡、健康档案号码。 3. 定期更新社区高血压患者登记档案内容，统计辖区内患者人数，结合人口数据，计算出社区内高血压的患病率。 4. 对社区内所有确诊为高血压的患者建立登记卡，做到一人一卡，存入个人健康档案。 5. 有条件的社区可尝试高血压患者登记卡的电子档案化管理。 6. 按社区高血压患者管理卡要求询问并记录患者的基本信息，包括姓名、性别、年龄等。 7. 按社区高血压患者管理卡要求采集患病情况的信息（附件55）。 8. 按社区高血压患者管理卡要求登记高血压并发症情况，如脑出血、心绞痛、高血压性肾病、夹层动脉瘤、视盘水肿等。 9. 按社区高血压患者管理卡要求了解患者吸烟、饮酒和运动等生活习惯信息。 10. 记录最近一次检查结果，包括身高、体重、血压、血糖、血脂、蛋白尿和心电图等。 11. 记录近期药物治疗情况。 12. 询问并记录生活习惯改善措施的实施情况。 13. 确认以上项目无缺项漏项。 14. 将新登记的患者名单和编号录入社区高血压患者登记档案。 15. 将高血压患者登记卡存入居民健康档案，并放入指定场所，以备下次查阅。 16. 对缺少的项目，进行补充。 17. 社区内无法完成的项目，建议其去上级医院接受检查。 18. 制定个性化的随访计划。 19. 预约下次随访时间和随访方式。	1. 能叙述社区高血压患者管理卡的内容和填写方法。 2. 社区高血压患病率＝ $$\frac{诊断为高血压的人数}{该社区人口数}$$ 3. 能在计算机上操作使用电子档案并进行维护管理。	1. 理解建立社区高血压患者登记卡的重要性。 2. 掌握本社区内高血压的患病率是社区医生的基本职责，也是国家基本公共卫生服务项目主要内容之一，同时是评价社区医生工作的基本指标。 3. 应注意患者个人信息的保护，未经同意不得向患者以外的其他人提供。 4. 细心、认真是做好本项工作的基本要求，由于档案更新工作量大以及计算机故障等原因，有时会产生懈怠、烦躁，应理解病历档案对动态管理高血压患者病情的重要性，疏漏会造成错误指导，影响患者治疗。
重要提示： 1. 对可疑继发性高血压患者及时转诊。 2. 遇有高血压急症等危急情况，应紧急转诊。 3. 建立社区高血压患者登记档案是掌握患病率的基础。		**所需物品**：高血压患者登记卡、各种检查记录。

7.2 高血压患者分类干预

【**服务概要**】 根据患者血压状况，实施分类干预，重点加大对血压控制不理想患者的支援强度，结合与上级医院的相互转诊，调整治疗方案，提高高血压患者的血压控制率。同时针对患者的具体情况，加强有针对性的健康管理，督促患者彻底改善不良生活习惯，减少和延缓心肌梗死和脑卒中等心脑血管事件的发生。

【**服务流程**】

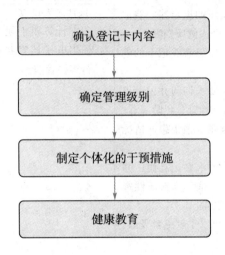

【操作说明】

7.2.1　评价血压及危险因素以明确管理级别

操作步骤	知识要求	态度要求
1. 确认患者收缩压数值。 2. 确认患者舒张压数值。 3. 排除肾病、肾动脉狭窄、原发性醛固酮增多症、嗜铬细胞瘤、大动脉疾病等继发性高血压。 4. 依据患者收缩压和舒张压数值，并根据高血压的诊断与分类标准，综合判断患者血压级别。 5. 确认患者年龄（是否男性>55岁，女性>65岁）。 6. 询问是否吸烟，若吸烟，则高血压的危险性增加。 7. 查看血脂检查结果，若总胆固醇≥5.7 mmol/L，或HDL-C>3.6mmol/L，或HDL-C<1.0 mmol/L，则高血压的危险性增加。 8. 询问一级亲属心血管病发病年龄（是否<50岁），若<50岁，则高血压的危险性增加。 9. 确认是否有腹型肥胖，男性腹围≥85cm、女性腹围≥80cm。 10. 确认患者BMI（是否BMI≥28）。 11. 确认患者体力活动情况。 12. 确认患者高敏C-反应蛋白（是否高敏C-反应蛋白≥3mg/L或C-反应蛋白≥10mg/L）。 13. 综合判断患者危险因素个数。 14. 确认患者有无左心室肥厚、动脉壁增厚、微量蛋白尿等靶器官损害。 15. 确认是否患有糖尿病。 16. 确认是否已经伴有心、脑、肾、外周血管和视网膜病变等并发症。 17. 依据高血压危险分层标准，综合判断患者为低危、中危、高危，还是极高危。 18. 根据血压高低、危险因素、靶器官损害、伴随临床疾患及治疗情况进行临床评估，综合判断患者的管理级别为一级、二级、三级。 19. 将患者的管理级别记入高血压患者管理卡。	1. 能叙述高血压的危险分层方法。 2. 能叙述高血压患者的三级管理干预内容。 3. 能描述高血压的主要并发症。 4. 能叙述高血压患者预后影响因素。	1. 建立标准性管理目标。 2. 人性化、个体化管理方法。 3. 预防为主，积极治疗，综合治理。 4. 与患者沟通治疗方案：充分考虑病情、治疗效果、经济文化背景、高血压防治知识、治疗意愿、自我管理意愿等。
重要提示： 1. 综合掌握患者危险因素的个数。 2. 正确判断患者的管理级别，对极高危患者紧急处理后转诊。		**所需物品：**高血压危险因素表、分类干预管理标准、干预效果评估标准。

高血压患者健康管理

7.2.2 确认高血压患者管理级别以制定个体化随访计划

操作步骤	知识要求	态度要求
1. 确认患者姓名，核对健康档案编号。 2. 提取高血压患者管理卡。 3. 询问患者姓名、编号等基本信息，核对与高血压患者管理卡中是否一致，如不一致，则逐项与患者确认，并及时更改高血压患者管理卡中信息。 4. 全面检查核对登记卡内容。 5. 对缺少的项目，进行补充。 6. 再次确认血压值和患者的血压分级。 7. 确认有无吸烟和高血脂等危险因素。 8. 确认有无糖尿病和动脉硬化等并发症及靶器官损害。 9. 根据《中国高血压防治指南》的危险分层方法，综合判断患者为低危、中危、高危或极高危。 10. 确认高血压患者的管理级别：一级管理适用于低危患者，二级管理适用于中危患者，三级管理适用于高危和极高危患者。 11. 根据管理级别确定随访间隔：一级管理，每3个月1次；二级管理，每2个月1次；三级管理，每个月1次。 12. 根据患者病情，与患者共同制定个性化的生活习惯改善计划，包括体重管理、合理膳食、戒烟限酒、运动计划等。 13. 给出下次随访时需要达到的具体目标。 14. 确定下次随访时间。 15. 填写高血压患者管理卡（附件55）。 16. 将随访记录卡放回健康档案。 17. 整理健康档案并放回原处。	1. 能根据《中国高血压防治指南》对高血压进行危险分层。 2. 能叙述《高血压防治方案》中的高血压患者三级管理的内容。	1. 仔细听取患者的诉求，做出具体而有针对性的生活习惯改善计划。 2. 建立和谐的医患关系是随访成功的关键。 3. 提供几种方案供患者选择，可增强生活习惯改善的效果。 4. 理解增加随访率对高血压控制的重要性，增加电话、入户等主动随访手段。
重要提示： 1. 生活习惯改善目标越具体越有效。 2. 与患者共同制定下次随访时预期达到的具体目标。		**所需物品：** 高血压患者管理卡、高血压危险分层。

7.2.3 评估高血压患者病情以制定个体化的干预措施（1）

操作步骤	知识要求	态度要求
1. 确认高血压患者危险分层 (1) 低危：1级高血压，且无其他危险因素。 (2) 中危：2级高血压；1级高血压并伴1~2个危险因素。 (3) 高危：3级高血压；高血压1或2级伴≥3个危险因素；高血压（任何级别）伴任何一项靶器官损害（左室肥厚、颈动脉内膜增厚、肾功能受损）；高血压（任何级别）并存任何一项临床疾患（心脏病、脑血管病、肾病、周围血管病、糖尿病等）。 2. 确认高血压、年龄≥55岁、吸烟、血脂异常、早发心血管病家族史、肥胖、缺乏体力活动等危险因素个数。 3. 确认患者有无左室肥厚、颈动脉内膜增厚或斑块、肾功能受损等靶器官损害。 4. 确认患者有无心、脑、肾等并发症。 5. 确认患者管理级别和随访间隔 (1) 一级管理 1) 管理对象：男性年龄<55岁、女性年龄<65岁，高血压1级、无其他心血管疾病危险因素，按照危险分层属于低危的高血压患者。 2) 管理要求：至少3个月随访1次，了解血压控制情况，针对患者存在的危险因素情况采取非药物治疗为主的健康教育处方。当单纯非药物治疗6~12个月效果不佳时，增加药物治疗。 (2) 二级管理 1) 管理对象：高血压2级或1~2级同时有1~2个其他心血管疾病危险因素，按照危险分层属于中危的高血压患者。 2) 管理要求：至少2个月随访1次，了解血压控制情况，针对患者存在的危险因素采取非药物治疗为主的健康教育处方，改变不良生活方式。当单纯非药物治疗3~6个月效果不佳时，增加药物治疗，并评价药物治疗效果。	1. 能叙述高血压的危险分层方法。 2. 能叙述高血压患者的三级管理干预内容。 3. 能讲解高血压的主要并发症。	1. 建立标准性管理目标。 2. 人性化、个体化管理方法。 3. 预防为主，积极治疗，综合治疗。 4. 与患者沟通治疗方案：充分考虑病情、治疗效果、经济文化背景、高血压防治知识、治疗意愿、自我管理意愿。
重要提示： 1. 中、低危患者不应立即开始药物治疗。 2. 改善生活习惯是血压控制成功的关键。		**所需物品：** 血管风险水平分层标准、分类干预管理标准、干预效果评估标准。

7.2.3　评估高血压患者病情以制定个体化的干预措施（2）

操作步骤	知识要求	态度要求
（3）三级管理 1）管理对象：高血压 3 级或合并 3 个以上其他心血管疾病危险因素或合并靶器官损害或糖尿病或并存临床情况者，按照危险分层属于高危和极高危的高血压患者。 2）管理要求：至少 1 个月随访 1 次，及时发现高血压危象，了解血压控制水平，加强规范降压治疗，强调按时服药，密切注意患者的病情发展和药物治疗可能出现的不良反应，发现异常情况，及时向患者提出靶器官损害的预警与评价，督促患者到医院进一步治疗。 6. 按规范定期为患者测量血压。 7. 询问患者病情。 8. 测量身高、体重，计算 BMI。 9. 制定个性化的体重管理目标。 10. 制定个性化的运动目标。 11. 制定针对性的生活习惯改善计划，如减盐、戒烟、限酒等。 12. 根据患者病情，适时开始药物治疗。 13. 按规范为患者测量血脂、血糖、血常规、尿常规、心电图检查、肾功能检查、眼底检查、超声心动图检查等，若出现病情变化，发生高血压相关疾病，应及时对患者进行临床评估，重新确定管理级别，并按照新的级别管理要求进行随访管理。	1. 能说出高血压的危险分层方法。 2. 能叙述高血压患者的三级管理干预内容。 3. 能讲解高血压的主要并发症。	1. 建立标准性管理目标。 2. 更人性化、个体化管理方法。 3. 预防为主，积极治疗，综合治理。 4. 与患者沟通治疗方案：充分考虑病情、治疗效果、经济文化背景、高血压防治知识、治疗意愿、自我管理意愿。
重要提示： 1. 中、低危患者不应立即开始药物治疗。 2. 改善生活习惯是血压控制成功的关键。		**所需物品：**血管风险水平分层标准、分类干预管理标准、干预效果评估标准。

7.2.4 进行针对性的健康教育以帮助高血压患者改善不良生活习惯

操作步骤	知识要求	态度要求
1. 告诉患者高血压的发病除家族史和年龄等不可变因素外，饮食、运动、吸烟、饮酒等可以改变的不良生活习惯也是导致高血压的主要原因。 2. 改善吸烟、饮酒、缺乏体育锻炼等不良生活习惯，去除导致血压升高的危险因素。 3. 教会患者家庭血压自测方法，推荐使用符合国际标准的（ESH、BHS 和 AAMI）上臂式全自动或半自动电子血压计，要求患者早晚测量，并记录测量的血压值。 4. 体重管理：每天早晚测量体重并记录，以理想体重为目标。 5. 合理膳食：了解自己所需热量，一日三餐热量平均分配，每餐都有主食（碳水化合物），主菜（鸡、鸭、鱼、肉、蛋、奶）和副菜（时令蔬菜、蘑菇和海藻）。 6. 减少食盐摄取：每天钠盐摄入量≤6g（用固定的匙估算量取）。 7. 增加蔬菜水果的摄取：新鲜蔬菜≥350g/d，水果 200g/d。 8. 限酒：每天饮酒量白酒<50ml，每周<350ml，每周设 2 天休肝日（不饮酒日）。 9. 戒烟。 10. 适当运动：以 1 天 1 万步为理想目标，逐渐增加运动量。每周运动 3~4 次即可。患者运动前至少做 5 分钟的准备体操，散步后做 5 分钟的整理运动。身体不舒服时不要勉强运动。 11. 保持心理平衡。 12. 讲解由肥胖到三高、由三高到动脉硬化、由动脉硬化到心肌梗死和脑卒中的生活习惯病的阶段理论，使患者理解自己所处的阶段，提高依从性。 13. 与患者共同制定下次随访时达到的具体目标。	1. 能够解释高血压病的原因及其危害性。 2. 能说出高血压的危险因素和主要并发症。 3. 能说明生活习惯改善的指导方法。	1. 与患者协调沟通，共同制定个性化方案。 2. 增加电话和入户等随访手段，促进既定目标的实现。 3. 深入浅出地向患者解释改变生活方式的重要性，使之理解其治疗意义，自觉地付诸实践，并长期坚持。
重要提示：改善不良生活习惯是高血压控制的关键。		**所需物品：** 1. 高血压患者随访记录卡。 2. 宣教物品：宣传单、图片等。 3. 检验单、体检单、健康档案数据。

7.3　高血压患者随访评估

【服务概要】　通过加强社区内高血压患者的随访管理，认真填写高血压患者随访卡，及时掌握高血压患者的病情，结合与上级医院的双向转诊，提高高血压患者的血压控制率。在提高高血压患者自我管理知识和技能的同时，提高患者的依从性，督促患者彻底改善不良生活习惯，减少和延缓心肌梗死和脑卒中等心脑血管事件的发生。

【服务流程】

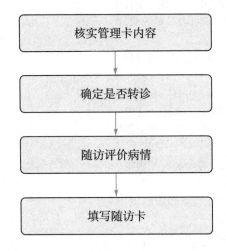

【操作说明】

7.3.1 核实高血压患者资料以确认登记卡内容

操作步骤	知识要求	态度要求
1. 询问病人姓名,并核对与健康档案所登记的姓名有无差异,如有差异,要通过身份证件或户口登记确认。 2. 提取该高血压患者管理卡。 3. 根据高血压患者管理档案(居民健康档案)逐项核实高血压患者管理卡中的基本信息。 4. 全面检查核对登记卡内容。 5. 再次确认血压值和患者的血压分级。 7. 确认有无吸烟和高血脂等危险因素。 8. 通过询问高血压患者的病史、家族史、体格检查及实验室检查的情况确认有无糖尿病和动脉硬化等并发症及靶器官损害。 9. 根据《中国高血压防治指南》中的高血压危险分层方法,综合判断患者为低危、中危、高危、极高危。 10. 确认高血压患者的管理级别,包括一级、二级、三级管理。 11. 确认高血压患者登记卡中随访记录单内容。 12. 评估血压控制效果。 13. 评估药物不良反应情况。 14. 必要时再次测量血压。 15. 如有紧急情况,随时考虑转诊。	1. 能陈述《中国高血压防治指南》高血压危险分层。 2. 能说出《高血压防治方案》中的高血压患者三级管理的内容。 3. 高血压危险分层 (1) 低危:1 级高血压,且无其他危险因素。 (2) 中危:2 级高血压;1 级高血压并伴 1~2 个危险因素。 (3) 高危:3 级高血压;高血压 1 或 2 级伴 ≥3 个危险因素;高血压(任何级别)伴任何一项靶器官损害(左室肥厚、颈动脉内膜增厚、肾功能受损);高血压(任何级别)并存任何一项临床疾患(心脏病、脑血管病、肾病、周围血管病、糖尿病等)。 4. 高血压分级:1 级高血压(轻度),收缩压 140~159mmHg 或舒张压 90~99mmHg;2 级高血压(中度),收缩压 160~179mmHg 或舒张压 100~109mmHg;3 级高血压(重度),收缩压 ≥180mmHg 或舒张压 ≥110mmHg。	1. 高血压患者登记卡和随访记录单是社区高血压患者健康管理的重要文档资料,要认真填写,妥善保存,方便随时查阅。 2. 及时核对各项信息,随时补充缺失项目。对每次访问后有变化的信息,要即时更新,不应靠记忆待以后填写,避免发生错误。 3. 用通俗易懂的语言与患者交流,当患者听不懂时,应给予解释,不要责怪或挖苦任何有疑问的患者。
重要提示:患者管理卡应与健康档案记载内容一致。		**所需物品**:社区高血压患者管理卡、社区高血压患者随访记录单、血压计。

7.3.2 评估高血压患者病情以确定是否转诊

操作步骤	知识要求	态度要求
1. 再次核对患者姓名、年龄和健康档案编号。 2. 有下述情况之一紧急处理后转诊 （1）经过饮食和运动治疗，血压控制不能达标，需要开始药物治疗。 （2）规律治疗 2~3 个月效果不满意者。 （3）血压控制平稳的患者，再度出现血压升高并难以控制。 （4）血压波动很大，临床处理困难者。 （5）出现高血压急、慢性并发症的症状。 （6）出现新的严重临床症状或靶器官损害。 （7）患者服降压药后出现不能解释或处理的不良反应。 （8）重度高血压〔收缩压≥180mmHg，和（或）舒张压≥110mmHg〕的患者。 （9）高血压危象，应就近做紧急处理，将血压降至 160/100mmHg 或在原血压基础上降低 20%~25%后尽快转诊。 （10）妊娠或哺乳期合并高血压的妇女。 （11）意识改变。 （12）剧烈头痛或头晕。 （13）恶心、呕吐。 （14）视物模糊、眼痛。 （15）心悸、胸闷。 （16）喘憋不能平卧。 （17）心前区疼痛。 （18）存在不能处理的其他疾病。 3. 必要时积极给予降压、镇静等紧急处理。 4. 填写社区高血压患者转诊单。 5. 2 周后主动随访转诊情况。 6. 填写随访卡。 7. 整理健康档案。 8. 归档。	1. 能执行《中国高血压防治指南》的血压测量规范。 2. 能叙述高血压急症的判断标准。	1. 高血压急症危及生命，应该高度重视。 2. 双向转诊是提高社区卫生服务的重要措施，也是改善医患关系的关键。 3. 转诊对患者及其家属来说，一是说明病情较严重，应告知患者及其家属转院原因并简要介绍转入医院基本情况及治疗相关情况；二是需要支付更多医疗费，要向患者及其家属说明转院的必要性，并签署知情同意书。
重要提示：高血压危象应紧急降压处理后转诊。		**所需物品**：血压计、急救药物、社区高血压患者转诊单。

7.3.3 逐条确认随访卡内容以评价高血压患者病情 (1)

操作步骤	知识要求	态度要求
1. 从居民健康档案管理系统中调出该高血压患者登记卡。 2. 询问患者姓名、管理级别等信息与卡中登记内容是否一致，如不一致，则逐项与患者确认，并及时更改高血压患者管理卡中信息。 3. 评估是否存在危急情况：包括收缩压≥180mmHg、舒张压≥110mmHg、意识改变、剧烈头痛或头晕、恶心、呕吐、视物模糊、眼痛、心悸、胸闷、喘憋等紧急情况。 4. 必要时转诊，并于2周后主动随访病情。 5. 按标准流程测量血压，确定本次随访血压值。 6. 询问患者血压监测情况：指导患者对血压定期自我监测和记录，或为患者测量和记录血压值，分析和评价最近血压控制情况。 7. 了解患者目前症状及并发症情况。 8. 询问患者最新的阳性体征、实验室和辅助检查结果。 9. 了解生活习惯改善情况：记录患者现有的生活习惯和危险因素，开展有针对性的健康教育，普及健康知识，提供健康处方，教会患者改变和（或）消除行为危险因素的技能。 10. 了解患者就诊和药物使用情况：评价药物治疗的效果。对于治疗有效的患者，督促其坚持用药；对于效果不佳的患者，督促其到综合医院调整治疗方案。 11. 督促定期化验检查：根据高血压分级管理要求告知患者定期去医院做心、肾功能检查和眼底检查。如果发现患者出现靶器官损害症状，如心悸、头晕、视力下降、血尿、间歇性跛行等可疑情况，应及时督促患者去医院进一步检查。	1. 高血压诊断学知识。 2. 健康体检项目内容及目的知识。 3. 健康管理相关知识。 4. 流行病学相关知识。 5. 随访咨询技巧。	1. 增强随访意识，注意和随访对象沟通交流。 2. 关爱每一位受访者，获得信任感、认同感。 3. 语言亲切、态度随和。 4. 为满足行动不便者就诊，可采用入户随访的形式，增加随访管理比例。
重要提示： 1. 遇有高血压急症等危急情况，应紧急转诊。 2. 饮食疗法、运动疗法和药物疗法同等重要。		**所需物品：**社区高血压患者随访服务记录单、各种检查记录、血压计。

7.3.3 逐条确认随访卡内容以评价高血压患者病情 (2)

操作步骤	知识要求	态度要求
12. 强调按时服药：让患者了解该种药物可能出现的不良反应，一旦出现，应及早就医。 13. 给出有针对性的随访建议，包括：①药物治疗；②饮食疗法，如减少钠盐摄入、减少膳食脂肪等；③运动疗法，如步行、快走、慢跑等项目，每周3~5次，每次持续30分钟左右等具体改善措施。 14. 评价患者接受管理程度。 15. 确定下次随访时间和方式。 16. 填写随访卡。 17. 整理健康档案并归档。	1. 高血压诊断学相关知识。 2. 健康体检项目内容及目的相关知识。 3. 健康管理相关知识。 4. 流行病学相关知识。 5. 随访咨询技巧。	1. 增强随访意识，注意和随访对象沟通交流。 2. 关爱每一位受访者，获得信任感、认同感。 3. 语言亲切、态度随和。 4. 为满足行动不便者就诊，可采用入户随访的形式，增加随访管理比例。
重要提示： 1. 遇有高血压急症等危急情况，应紧急转诊。 2. 饮食疗法、运动疗法和药物疗法同等重要。		**所需物品：**社区高血压患者随访服务记录单、各种检查记录、血压计。

7.3.4 随访高血压患者以完成随访卡的填写

操作步骤	知识要求	态度要求
1. 确认社区高血压患者管理卡内容。 2. 核对姓名、健康档案号等个人基本信息。 3. 与高血压患者共同填写本卡。 4. 确认患者的管理级别。 5. 按规范填写患者姓名、性别、出生日期等个人信息。 6. 记录本次随访的血压值。 7. 记录是否有头晕、头痛等自觉症状。 8. 记录心肌梗死、脑卒中等并发症情况。 9. 填写最新阳性体征、化验检查和特殊检查结果。 10. 记录药物治疗情况，包括药物名称和服用方法。 11. 填写服药依从性评价结果。 12. 填写未按医嘱服药原因。 13. 记录非药物疗法的实施情况，包括减盐、戒烟、限酒、体重管理、情绪管理和其他措施的执行情况。 14. 记录本次随访医师的具体建议，包括药物治疗、膳食指导内容、运动处方，以及与血压控制相关的其他建议。 15. 评价并记录接受管理的程度。 16. 预约下次随访时间。 17. 请患者（或家属）签名。 18. 随访医师签名。 19. 记录本次随访日期。 20. 感谢患者配合，询问感想，有无建议。 21. 将随访卡放入健康档案。 22. 整理健康档案并放回原处。	1. 能判断高血压的危急情况。 2. 能解释高血压的主要并发症和靶器官损害的临床表现。 3. 高血压靶器官包括：心脏、脑、眼、肾以及周围血管。	1. 社区高血压患者随访记录单是高血压患者管理的重要文件，应认真询问，仔细填写。 2. 与患者共同制定生活方式改善计划，耐心解答患者的质疑，增强医患互信。 3. 注意询问技巧，做到态度和蔼可亲。 4. 不指责患者，对未完成的计划，检查是否目标制定不切实际。 5. 有缺项不能确认时应在本次访问中完成。
重要提示： 1. 认真填写随访记录单。 2. 确认下次随访时间。 3. 注意患者个人信息保护。		**所需物品：** 1. 社区高血压患者登记卡。 2. 社区高血压患者登记卡（随访记录单）。 3. 社区高血压患者转诊单（社区→综合医院）。 4. 综合医院高血压患者转诊单（综合医院→社区）。

7.4 高血压患者健康体检

【服务概要】 参照《城乡居民健康档案管理服务规范》健康体检表的内容，对原发性高血压患者，每年进行 1 次较全面的健康检查，可与随访相结合。及时掌握高血压患者的病情，并通过体检结果说明会的形式对患者进行个体化的健康管理，督促患者改善生活习惯。

【服务流程】

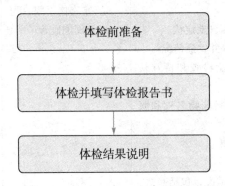

【操作说明】

7.4.1　做好体检前准备以便体检

操作步骤	知识要求	态度要求
1. 根据社区居民健康档案，列出本年度健康体检人员名单。 2. 按居住点进行分组，根据体检小组人员，计算每小时平均体检人数，之后将高血压患者就近分组，并提前告知，合理安排体检时间。 3. 通过门诊、上门和电话等形式，预约体检时间。 4. 通知患者携带医疗保险卡等必要证件。 5. 告诉患者携带综合医院的诊疗文件，如化验单等。 6. 通知患者在体检前3天内，忌暴饮暴食，保持正常的生活和饮食。 7. 告知患者体检当天早晨禁食、禁水。 8. 通知高血压、糖尿病患者携带日常降压、降糖口服药品。 9. 如上门访问应在测量血压前静息10分钟；如集中在门诊体检，应嘱大家先安静休息，并提供休息场所，之后按顺序登记待体检。 10. 化验尿液时，应注意留取中段尿（即先排出一段尿后，再将尿留在标本瓶内）。 11. 女性患者经期不宜留尿，可在月经干净3天后体检。 12. 妊娠或可能受孕者，勿做X线检查或宫颈涂片检查。 13. 摄X线胸片时，摘下佩戴项链、胸罩及其他金属制品。 14. 妇科检查前一天，避免同房。 15. 通知患者其他必要事项，如避免剧烈运动和情绪激动、既往做过手术要带相关病历和有关资料等。 16. 按顺序依次等待体检。	能叙述体检前注意事项。	1. 健康体检是发现高血压、高血糖和高血脂的重要途径，也是国家基本公共卫生服务项目的主要内容之一。要通过各种途径，使居民了解健康体检的意义，增加知晓率。 2. 可通过门诊、户外宣传、入户、电话等形式进行宣传和预约。 3. 科学设计体检项目，避免不必要的重复检查，以降低体检费用，合理安排每次体检人数，避免一次安排人员过多而延长等待时间。 4. 加强医患沟通，使患者理解体检的重要性。可通过列举社区内通过体检早期发现的案例进行宣教，增强依从性。
重要提示：体检当日早晨不能进食。		**所需物品**：居民健康档案、健康体检表。

7.4.2 进行健康体检并填写健康体检表以了解健康状况

操作步骤	知识要求	态度要求
1. 从社区居民健康档案中调出患者健康档案。 2. 确认姓名、性别等基本信息。 3. 依据健康体检表询问患者主观症状。 4. 测量体温、脉搏、呼吸和血压等生命体征。 5. 测量身高、体重、腹围，并计算体质指数。 6. 按体检规范询问患者运动习惯。 7. 询问患者的饮食习惯。 8. 询问患者吸烟情况，如吸烟时间、每天吸烟量（包/支）。 9. 询问患者饮酒情况，如饮酒类型、饮酒量。 10. 询问患者职业病接触史，如曾在或现在煤矿、铁矿、水泥厂等有职业损害的工厂工作。 11. 检查口唇、齿列、龋齿、义齿和眼部情况。 12. 测量视力、听力和运动功能。 13. 检查眼底、皮肤、巩膜和表浅淋巴结。 14. 肺部听诊。 15. 听诊测量心率，识别心律不齐和杂音。 16. 腹部触诊、叩诊以发现包块、肝脾大、压痛和移动性浊音。 17. 观察下肢水肿情况。 18. 触诊确认足背动脉搏动情况。 19. 必要时做肛门指诊、乳腺检查和妇科检查。 20. 根据患者的管理级别，确定是否检测血常规、血脂、尿常规、空腹血糖、心电图、肾功能等其他检查。 21. 按健康体检表要求，评价现存主要健康问题，出具体检总结报告。 22. 必要时进行复诊或转诊。 22. 制定生活习惯改善的具体目标值。 23. 填写健康体检表。 24. 将健康体检表放入健康档案。 25. 将健康档案整理归档。	1. 高血压诊断学知识。 2. 健康管理相关知识。 3. 流行病学相关知识。 4. 能正确询问病史。 5. 能正确进行体格检查。 6. 会计算体质指数。	1. 准确收集和处理体检信息。 2. 注意体检要求，提前告知受检者，征求意见。 3. 协助运动受限、不能满意配合的患者完成体检。 4. 对病人的询问要耐心、认真解答。 5. 寒冷季节体检时应注意保暖，尽量避免突发疾病。 6. 男医师给女性病人进行体检时必须有女医护人员在场。 7. 对孤寡老人进行体检时，应有专人全程陪护。
重要提示： 1. 妊娠期妇女禁止做 X 线检查。 2. 注意保护患者的个人信息。		所需物品：健康体检表。

7.4.3 分析体检结果以提出健康指导计划

操作步骤	知识要求	态度要求
1. 从社区居民健康档案中调出患者健康档案。 2. 核对患者姓名、性别、健康档案编号等信息。 3. 调出健康体检表。 4. 对体检结果中有问题的项目进行针对性的解读（包括体检项目的意义、结果的解读，必要时可结合体检结果的年度变化趋势，用图表进行简单易懂的解释），使患者了解体检的意义。 5. 对患者的不良生活习惯（如吸烟、饮酒、热量摄取过多和缺乏运动等）与异常体检指标（如高血压、高血糖和高血脂等）之间的关联进行解读，使患者知晓不良生活习惯与生活习惯病的关联。 6. 说明生活习惯改善的益处。 7. 解释长期吸烟、饮酒、缺乏锻炼等不良生活习惯会给健康带来严重危害。 8. 对饮食、运动等生活习惯改善进行指导，如减少钠盐摄入、减少膳食脂肪摄入、每周 3~5 次中等强度的运动等。 9. 介绍社区内健康促进和健康教育资源，帮助患者活用这些资源。 10. 将体重、腹围的测量方法演示给患者及其家属。 11. 与患者一起讨论生活习惯、确立行动目标、行动计划，并确定评价时间。 12. 预约 6 个月后对设定的具体行动目标的完成情况进行评价。 13. 将生活习惯改善的具体目标记入健康体检表。	1. 能叙述常见饮食、运动、吸烟、饮酒等生活习惯与疾病的关系。 2. 能对体检结果进行解释。	1. 与患者耐心交流，使其理解生活习惯与疾病的关联是健康指导成功的关键。 2. 提出几个候选项目供患者选择，与患者共同制定生活习惯改善目标，可增进患者的依从性和主动性。 3. 对自己尚不能正确解释的结果，应查阅文献确认后再进行合理解释，勿敷衍病人，或给予错误的解释，以防误导病人。 4. 要心平气和地与病人一起讨论，允许病人述说自己的病情，表达自己的认识，要耐心听取病人的陈述，不武断下结论或打断病人的谈话。
重要提示： 1. 内脏脂肪的堆积是高血压的危险因素之一。 2. 恢复理想体重（BMI＝22）是生活习惯改善的首要目标。		**所需物品：** 健康体检表。

（田庆宝）

8 社区 2 型糖尿病患者健康管理

【服务概要】 以《中国糖尿病防治指南》、《全国慢病社区综合防治示范点糖尿病防治方案》为依据，按照《国家基本公共卫生服务规范》（2011 年版）的要求，努力做到：①利用各种方式早期发现 2 型糖尿病患者，摸清社区内 2 型糖尿病的患病率；②通过加强社区健康促进和对高危人群的健康管理，减少 2 型糖尿病的发病率；③通过加强社区内糖尿病患者的随访管理，提高血糖控制率，减少和延缓心肌梗死和脑卒中的发生。

【服务流程】

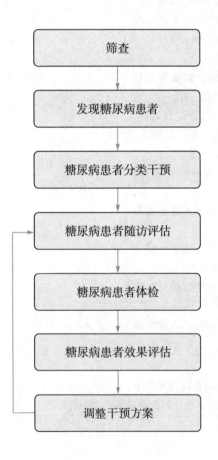

8.1 社区 2 型糖尿病患者的筛查

【**服务概要**】 通过对社区内 2 型糖尿病高危人群的筛查和实施血糖检测，早期发现糖尿病患者，摸清社区内 2 型糖尿病的患病率，并建立糖尿病患者管理卡，为实现糖尿病的早诊早治和规范化管理奠定基础。同时，通过加强健康促进和对高危人群进行有针对性的健康指导，减少或延缓 2 型糖尿病的发生。

【**服务流程**】

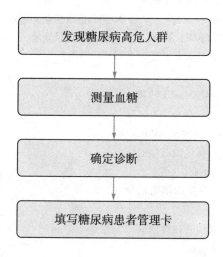

社区 2 型糖尿病患者健康管理

【操作说明】

8.1.1 按照规定流程筛查以发现糖尿病高危人群

操作步骤	知识要求	态度要求
1. 识别糖尿病高危人群界定条件：符合下列任何1项条件者即为高危人群： (1) 曾有轻度血糖升高（IFG 和 ITG）者。 (2) 有糖尿病家族史者（双亲或同胞患糖尿病）。 (3) 肥胖和超重者［体质指数（BMI）≥24］。 (4) 妊娠糖尿病患者或曾经分娩巨大儿（新生儿出生体重≥4kg）的妇女。 (5) 高血压患者（血压≥140/90mmHg）和（或）心血管病变者。 (6) 有高密度脂蛋白胆固醇降低（≤35mg/dl，即0.91mmol/L）和（或）高甘油三酯血症（≥250mg/dl，即2.75mmol/L）者。 (7) 年龄45岁以上，且常年不参加体力活动者。 2. 从居民健康档案中发现可疑和潜在糖尿病人员。 3. 列出可疑糖尿病高危人群名单。 4. 组织对可疑糖尿病人员进行集中讲解糖尿病相关知识或单独访问。 5. 按照高危人群条件和特点与每位可疑者讨论。 6. 核实每名可疑者的病史和个人情况，再次按社区健康管理档案逐项询问受访者，如有差异应向可疑者再次确认，并及时更正健康管理档案中的信息。 7. 查验每位可疑者并做相关检查。 8. 根据常规检查要求，对缺失的检验项目告知其去有条件的医疗机构进行检查。 9. 根据糖尿病高危人群界定条件综合判断。 10. 按要求记录所有医疗信息。 11. 通知糖尿病高危者进入防控流程。 12. 对不具备糖尿病高危人群条件者，宣传科学的预防措施及注意事项。	1. 能解释糖尿病高危人群的各项条件指标。 2. 能叙述血压、血糖、血脂的正常值。 3. 明确健康档案的信息收集和记录规范。	1. 从一个社区或一定人群中筛查糖尿病高危人群，是国家基本公共卫生服务项目内容，是落实卫生服务均等化的具体措施，医务人员要给予高度重视。 2. 筛查过程需要严格认真、一丝不苟。要从人群中逐一确认，应当仔细阅读居民健康档案，记录不准确时应通过直接询问或电话联系等方式核实。对检验数据要依据标准判定。 3. 如遇孤寡、听力或视力不佳、或病危、行动不便的老人，要耐心细致，并给予尊重。老人如滔滔不绝的述说，应当给予理解，并巧妙地中断叙述。 4. 对筛选出的糖尿病患者，要科学地向其介绍疾病状况，说明进展和并发症，不应夸大预后。要举例解释饮食和药物控制措施。应与病人商定一个干预计划，并指导其落实。
重要提示：早期发现高危人群是社区糖尿病预防成功的关键。		**所需物品**：糖尿病的诊断标准、健康档案信息、医师诊断报告。

8.1.2 测量血糖以明确血糖水平（1）

操作步骤	知识要求	态度要求
1. 预约空腹血糖检测时间。 2. 告知受检者检查当天要空腹（8 小时以上禁食、禁酒，不限制饮水）。 3. 测量前的准备工作 （1）先将试纸盒中的记忆码插入仪器中与试纸瓶上的编码核对，要求数值一致。 （2）查看试纸的有效期、有无潮湿和氧化变色。 （3）温暖并按摩手指以增加血液循环。 （4）对拟采血的部位用酒精进行消毒。 4. 采血方法 （1）选择无名指指尖两侧皮肤较薄处采血，因为手指两侧血管丰富，而神经末梢分布较少。在这个部位采血不仅不痛而且出血充分，不会因为出血量不足而影响结果。 （2）采血前可将手臂下垂 10~15 秒，使指尖充血。 （3）待针刺后，轻轻推压手指两侧血管至指前端 1/3 处，让血慢慢溢出即可，勿加力挤压，以免组织液混入血样造成检测结果偏差。 （4）成功采血后，用消毒棉球将采血部位按住，以免少许血液溢出。 5. 记录血糖检验结果。 6. 结合临床表现，患者体检空腹血糖 > 6.1mmol/L，就应该尽快进行口服葡萄糖耐量试验（OGTT）检测。	1. 血糖仪正确使用知识。 2. 采血操作规范。 3. 理解血糖仪原理。 4. 试纸选择。 5. 讲解操作注意事项。 6. 能够按标准方法演示口服糖耐量试验（OGTT）。	1. 全面细致的工作态度。 2. 规范操作过程，认真记录血糖测量值。 3. 为提高高血糖的知晓率，需要每个人重视血糖的定期测量。 4. 糖尿病患病率在农村不断上升，在群众中主要有两种看法：一种是病人多，无所谓；另一种是较为恐惧，压力较大。因此，对前一种情况应广泛宣传糖尿病防治知识，提高患者自我保健和早诊早治的意识；对后一种情况应指导患者进行自我调节，使患者正视自己的病情，正确对待生活，从而缓解心理障碍。 5. 检查过程中应规范操作，做好消毒，尽快检测以保证血糖检测质量。
重要提示：注意毛细血管血和静脉血浆的空腹血糖值的诊断分割点不同。	**所需物品：**血糖仪、酒精、棉球、血糖试纸、记录表。	

8.1.2 测量血糖以明确血糖水平（2）

操作步骤	知识要求	态度要求
7. 口服葡萄糖耐量试验的方法及正常值 （1）进行口服葡萄糖耐量试验（OGTT）之前每天碳水化合物摄入量不少于150g，有正常的体力活动至少3天。 （2）试验前过夜空腹10~16小时，可以饮水。试验过程中禁止吸烟。 （3）取得空腹血标本后，饮用含75g葡萄糖的水300ml，5分钟内饮完。 （4）分别于服糖后0.5、1.5、2小时抽取血标本。 （5）若血糖测定不能立即进行，血标本应放在含有氟化钠的试管中，每毫升全血可用氟化钠6mg。离心分离血浆，血浆可冷冻待测。 （6）正常的血糖水平。空腹<6.4mmol/L，服75g葡萄糖0.5、1.5小时都<11.1mmol/L，2小时<7.8mmol/L。 （7）葡萄糖耐量减低，应具备以下三条 1）空腹血糖<7.8mmol/L。 2）OGTT中服糖2小时血糖>7.8mmol/L，<11.1mmol/L。 3）OGTT中，服糖后0.5、1、1.5小时三点中至少有一点血糖≥11.1mmol/L。 （8）空腹血糖>7.8mmol/L，临床已诊断糖尿病，则不再作OGTT。	1. 血糖仪正确使用知识。 2. 采血操作规范。 3. 理解血糖仪原理。 4. 试纸选择。 5. 讲解操作注意事项。 6. 能够按标准方法演示口服糖耐量试验（OGTT）。	1. 全面细致的工作态度。 2. 规范操作过程，认真记录血糖测量值。 3. 为提高高血糖的知晓率，需要每个人重视血糖的定期测量。 4. 糖尿病患病率在农村不断上升，在群众中主要有两种看法：一种是病人多，无所谓；另一种是较为恐惧，压力较大。因此，对前一种情况应广泛宣传糖尿病防治知识，提高患者自我保健和早诊早治的意识；对后一种情况应指导患者进行自我调节，使患者正视自己的病情，正确对待生活，从而缓解心理障碍。 5. 检查过程中应规范操作，做好消毒，尽快检测以保证血糖检测质量。
重要提示：注意毛细血管血和静脉血浆的空腹血糖值的诊断分割点不同。		**所需物品**：血糖仪、酒精、棉球、血糖试纸、记录表。

8.1.3 核对患者临床症状和血糖值以获得糖尿病确诊证据

操作步骤	知识要求	态度要求
1. 询问患者临床症状（多饮、多食、多尿、体重下降）。 2. 核对化验单中患者的血糖值及检测时间。 3. 通过化验单确认患者空腹（8 小时以内无任何热量摄入）血糖值≥7.0mmol/L（静脉血浆）、或≥6.1mmol/L（全血）。 4. 与患者确认任意时间（1 天内的任何时间，与上次进餐时间及食物摄入量无关）血糖值≥11.1mmol/L。 5. 通过化验单确认口服葡萄糖耐量试验（OGTT）中 2 小时血糖值≥11.1mmol/L。 6. 再次检查以确认上级医院化验结果。 7. 根据糖尿病诊断标准综合判断。 8. 如有必要，建议转诊到上级医院以便确诊。 9. 确定糖尿病诊断。 10. 对血糖处于临界水平（空腹血糖 5.6～7.0mmol/L，口服糖耐量试验负荷后 2 小时血糖在 7.8～11.1mmol/L 之间）者，预约 2 周后复查血糖，以进一步明确诊断。 11. 对确诊的糖尿病患者填写糖尿病患者管理卡。 12. 将患者姓名、性别、健康档案编号等基本信息记入社区糖尿病患者登记档案。 13. 将糖尿病患者管理卡放入本人健康档案。 14. 整理健康档案并归档。	1. 糖尿病的诊断标准。 2. 能叙述糖尿病患者的筛查方式，利用不同形式的筛查发现患者。 3. 根据筛查步骤确诊患者，建立健康档案，为实行后续管理奠定基础。	1. 认真负责的态度履行职责。 2. 对患者要耐心仔细问诊、随访。 3. 密切关注患者动态健康信息。 4. 做好健康档案建立工作。 5. 临床医生和防保医生对患者细致做好健康教育工作。
重要提示： 1. 虽无临床表现，若空腹血糖值≥7.0mmol/L，仍需重复测量血糖以明确诊断。 2. 口服葡萄糖耐量试验时，应停用避孕药、利尿剂和苯妥英钠等药物 3～7 天。		**所需物品：**糖尿病的诊断标准、健康档案信息（包含基本的健康信息和体检结果）、医师诊断报告。

8.1.4 采集所需信息以填写糖尿病患者管理卡

操作步骤	知识要求	态度要求
1. 建立社区糖尿病患者登记档案。 2. 列出所有糖尿病患者名单及其登记卡、健康档案号码。 3. 社区健康管理者应定期更新社区糖尿病患者登记档案内容，统计辖区内患者人数，结合人口数据，计算出社区内糖尿病的患病率。 4. 对社区内所有确诊为糖尿病的患者建立登记卡（附件 56），做到一人一卡，存入个人健康档案。 5. 有条件的社区可尝试糖尿病患者登记卡的数字化、档案化管理。 6. 按社区糖尿病患者管理卡要求询问并记录患者的基本信息，包括姓名、性别、年龄等。 7. 按社区糖尿病患者管理卡要求采集患病情况的信息。 8. 按社区糖尿病患者管理卡要求登记并发症或合并症的情况，如足病（足部坏疽、截肢）、肾病（肾功能衰竭、尿毒症）、眼病（模糊不清、失明）、脑病（脑血管病变）、心脏病、皮肤病、性病等的情况。 9. 按社区糖尿病患者管理卡要求了解患者吸烟、饮酒和运动等生活习惯信息。 10. 记录最近一次检查结果，包括身高、体重、血压、血糖、血脂、蛋白尿和心电图等。 11. 记录近期治疗情况。 12. 询问并记录生活习惯改善措施的实施情况。 13. 确认以上项目无缺项漏项。 14. 将新登记的患者名单和编号录入社区糖尿病患者登记档案。 15. 将糖尿病患者登记卡存入居民健康档案，并放入指定场所，以备下次查阅。 16. 对缺少的项目，进行补充。 17. 社区内无法完成的项目，建议其去上级医院接受检查。 18. 制定个性化的随访计划。 19. 预约下次随访时间、随访方式。	1. 能叙述社区糖尿病患者管理卡的内容和填写方法。 2. 能计算本社区糖尿病的患病率 社区糖尿病患病率= $$\frac{\text{诊断为糖尿病患者的人数}}{\text{社区人口数}}$$ 3. 能在计算机上操作电子档案。	1. 亲切、通俗讲述糖尿病病因、发病风险、预防知识、血糖监测。 2. 有针对性的指导不同特点人群预防发病风险。
重要提示： 1. 遇有危急情况应紧急处理后转诊。 2. 建立社区糖尿病患者登记档案以掌握患病率。 3. 初诊糖尿病患者在实施饮食和运动疗法 1 个月，血糖控制不满意时开始药物治疗。		**所需物品：**糖尿病患者管理卡。

社区 2 型糖尿病患者健康管理

8.2 社区 2 型糖尿病患者的分类干预

【服务概要】 根据患者血糖的控制情况，实施分类干预，重点加大对血糖控制不理想患者的支援强度，结合与上级医院的相互转诊，调整治疗方案，提高 2 型糖尿病患者的血糖控制率。同时针对患者的具体情况，加强有针对性的健康管理，督促患者彻底改善不良生活习惯，减少和延缓心肌梗死和脑卒中等心脑血管事件的发生。

【服务流程】

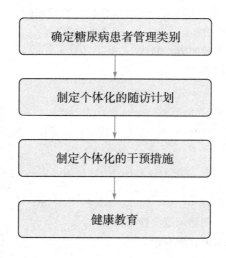

8.2.1 评价糖尿病患者病情以便划分管理类别

操作步骤	知识要求	态度要求
1. 调出糖尿病患者管理卡。 2. 核对患者姓名、性别和健康档案表号准确无误。 3. 询问患者病史及患者是否愿意接受强化管理。 4. 筛查糖尿病并发症，如高血压、高血脂、视网膜病变、糖尿病足、微量蛋白尿、糖尿病肾病及糖尿病神经病变等。 5. 询问并判断患者的自我管理能力，如饮食控制、运动、戒烟等基本情况。 6. 询问患者的血糖控制情况。 7. 询问并确认是否妊娠。 8. 询问并确认是否处于围手术期。 9. 询问并确认是否为 1 型糖尿病。 10. 征求患者治疗上的要求。 11. 确认患者年龄。 12. 确认患者病程。 13. 根据《全国慢病社区综合防治示范点糖尿病防治方案》确定患者的管理身份为常规管理还是强化管理。 14. 将患者的管理类别记入管理卡。	1. 能叙述糖尿病的分类管理对象划分标准。 2. 能说出糖尿病患者的常规和强化管理内容。 3. 能描述糖尿病的主要并发症。	1. 充分尊重患者的意愿，结合病情，综合判断患者的管理级别。 2. 与患者沟通治疗方案：充分考虑病情、治疗效果、经济文化背景、糖尿病防治知识、治疗意愿、自我管理意愿。
重要提示：有紧急情况应立即转诊。		**所需物品：**糖尿病患者管理卡。

8.2.2　确认患者的管理类别以制定个体化的糖尿病随访计划

操作步骤	知识要求	态度要求
1. 核对患者姓名及健康档案编号。 2. 提取糖尿病患者管理卡。 3. 询问患者姓名、编号等基本信息与糖尿病管理卡中记录的是否一致，如不一致，应与患者逐项核对，并及时更正卡中内容。 4. 全面检查核对登记卡内容。 5. 对缺少的项目，进行补充。 6. 再次确认有无高血压和动脉硬化等并发症。 7. 确认糖尿病患者的管理类别（常规管理适用于血糖控制稳定，无并发症和不愿参加强化管理的患者；强化管理适用于已有早期并发症，自我管理能力差，血糖控制情况差，治疗上有积极要求，相对年轻、病程短和有其他情况，如妊娠、围手术期和 1 型糖尿病等）。 8. 根据管理类别确定随访间隔：常规管理每年至少 6 次；强化管理每年至少 12 次。 9. 根据患者类别和病情，确定非药物疗法（包括饮食治疗、运动治疗、心理治疗的计划和时间间隔）。 10. 根据病情确定对患者进行合理用药指导的时间间隔。 11. 根据患者生活习惯确定生活习惯改善目标。 12. 确定临床监测指标（血糖、血压、血脂、糖化血红蛋白、尿微量白蛋白等的检测时间）。 13. 给出下次随访时需要达到的具体目标。 14. 确定下次随访时间。	1. 糖尿病的常规管理是指通过常规的治疗方法，包括饮食、运动等生活习惯的改变及符合患者病因和临床阶段分型而制定的个体化方案，就能有效地控制患者的糖、脂代谢，以及血压、糖化血红蛋白等指标在目标范围以内的管理。 2. 强化管理是指在常规管理的基础上，对强化管理对象实行随访内容更深入、随访频度更高、治疗方案调整更及时的管理。 3. 能描述常规和强化管理的随访内容和频率。	1. 仔细筛查随访名单，对所确定对象负责。 2. 人性化设计随访问题，安排时间。 3. 与糖尿病患者沟通交流要耐心友好。
重要提示： 1. 已有并发症患者的检查内容和频度请遵医嘱。 2. 初诊患者应首选饮食和运动疗法。 3. 遇有紧急情况要及时转诊。		**所需物品：** 糖尿病患者管理卡。

8.2.3 评估患者病情以制定个体化的糖尿病干预措施

操作步骤	知识要求	态度要求
1. 确认患者姓名，核对健康档案编号。 2. 提取糖尿病患者管理卡。 3. 确认糖尿病患者管理卡中患者姓名、编号等基本信息。 4. 全面检查核对登记卡内容。 5. 对缺少的项目，进行补充。 6. 确认患者的管理类别和随访间隔。 7. 根据《全国慢病社区综合防治示范点糖尿病防治方案》询问患者病情（包括症状、体征、血糖、血压等监测指标以及治疗随访情况）；常规管理每 2 个月 1 次，强化管理每月 1 次。 8. 根据方案随访非药物治疗情况（包括饮食疗法、运动疗法和心理治疗）；常规管理每 2 个月 1 次，强化管理每月 1 次。 9. 根据方案进行合理用药指导；常规管理每 2 个月评估 1 次，强化管理每月评估 1 次。 10. 根据方案对患者进行健康教育和自我管理指导（包括传授糖尿病及相关并发症的知识，强化非药物治疗，提高患者的自我管理能力和监测水平）；常规管理每 2 个月 1 次，强化管理每月 1 次。 11. 根据方案进行临床指标检测 （1）监测血糖（常规管理每 2 周 1 次，强化管理每周 2 次）。 （2）监测血压（根据是否伴发高血压及管理类别，确定监测频率）。 （3）检测血脂（每年 1 次，血脂异常者每年 2 次）。 （4）糖化血红蛋白测定（每 3 个月 1 次）。 （5）尿微量白蛋白测定（每年 1 次）。 （6）心电图检查（常规管理每年 1 次，强化管理每年 2 次）。 （7）尿常规监测（每年 1 次）。 （8）神经病变检查（常规管理每年 1 次，强化管理每年 2 次）。 （9）视网膜检查（常规管理每年 1 次，强化管理每年 1~2 次）。 （10）足部检查（常规管理每年 1 次，强化管理每年 2~3 次）。 （11）其他项目（血纤维蛋白原、血小板聚集率和颈动脉超声）依病情决定检查频率。	1. 糖尿病高危人群界定条件。 2. 高危人群干预策略。 3. 设定合理干预目标，有效指导生活方式的改善。 4. 个体化指导患者生活习惯地改善和药物治疗。	1. 与患者沟通治疗方案：充分考虑病情、治疗效果、经济文化背景、糖尿病防治知识、治疗意愿、自我管理意愿。 2. 综合考虑病情，在改善生活方式基础上进行药物治疗。 3. 做好糖尿病教育是提高患者自我管理、积极控制血糖的关键。
重要提示： 1. 有明显并发症患者应视具体情况确定检查内容和频度。 2. 不能检测的项目，应督促患者到综合医院检查。		**所需物品：**糖尿病患者管理卡、居民健康档案。

8.2.4　进行针对性的健康教育以帮助糖尿病患者改善生活习惯

操作步骤	知识要求	态度要求
1. 告诉患者糖尿病的发病除家族史和年龄等不可变因素外，饮食过量、运动不足和肥胖等可以改变的不良生活习惯也是导致糖尿病的主要原因。 2. 改善吸烟、缺乏运动、暴饮暴食等不良生活习惯，以去除导致血糖升高的危险因素，如高血压、肥胖等。 3. 教会患者家庭血糖的自测方法，推荐采用便携式血糖仪进行血糖自我监测，注射胰岛素或使用促胰岛素分泌剂的患者应每日监测血糖 1~4 次；1 型糖尿病患者应每日至少监测血糖 3~4 次；生病时或剧烈运动之前应增加监测次数；生病或血糖>20mmol/L（>360mg/dl）时，应同时测定血酮或尿酮体。 4. 体重管理：每天早晚测量体重并记录，以理想体重为目标。 5. 教会患者每天所需的食物份数和食物交换份法的实际操作方式。 6. 减少食盐摄取：每天钠盐摄入量≤6g。 7. 增加蔬菜水果的摄取：新鲜蔬菜≥350g/d。 8. 戒烟、禁酒：因酒精有热量，但没有相应的食物与它交换，故糖尿病患者应该禁酒。 9. 适当运动：以一天一万步为理想目标，逐渐增加运动量。运动效果可持续 2 天，因此，每周运动 3~4 次即可。指导患者运动前至少做 5 分钟的准备体操，散步后做 5 分钟的整理运动。不提倡剧烈运动，注意运动安全，身体不舒服时不要勉强运动。 10. 教会患者早期识别并发症（包括糖尿病足、神经病变等）。 11. 讲解由肥胖到三高、由三高到动脉硬化、由动脉硬化到心肌梗死和脑卒中的生活习惯病的阶段理论，使患者理解自己所处的阶段，提高依从性。 12. 教会患者识别低血糖症状，如饥饿感、心悸、乏力、出汗、手抖、脸色苍白、头痛、视物不清、意识不清等症状；并教会患者对应方法，如及时补充糖分，吃些含糖食品，饮用含糖饮料，缓解一下不适，以免发生更严重的后果，若几分钟后症状无明显好转，可再吃 1 次。 13. 讲解所使用降糖药的作用机制和不良反应。 14. 与患者共同制定下次随访时达到的具体目标。	1. 能描述糖尿病的主要并发症。 2. 能讲解生活习惯病的阶段理论。 3. 能演示糖尿病饮食的食物交换份法。	1. 都是常见重要的并发症，应时刻警惕，密切观察血糖变化及相关体检结果。 2. 病情严重，请示上级医师会诊，及早转院处理。 3. 要细心、耐心对待教育对象。
重要提示： 1. 胰岛素治疗患者应警惕低血糖的发生。 2. 遇有紧急情况要及时转诊。		**所需物品：**糖尿病患者管理卡。

8.3 社区 2 型糖尿病患者的随访评估

【服务概要】 通过加强社区内 2 型糖尿病患者的随访管理，认真填写糖尿病患者随访卡，及时掌握辖区内糖尿病患者的随访率和病情，结合与上级医院的双向转诊，提高 2 型糖尿病患者的血糖控制率。在提高患者自我管理知识和技能的同时，提高患者的依从性，督促患者彻底改善不良生活习惯，减少和延缓心肌梗死和脑卒中等心脑血管事件的发生。

【服务流程】

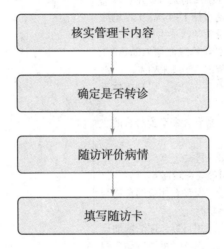

8.3.1 核实糖尿病患者管理卡内容以更新记录

操作步骤	知识要求	态度要求
1. 询问患者姓名，并核对与健康档案所登记的姓名有无差异，如有差异，要通过身份证件或户口登记确认。 2. 提取该糖尿病患者管理卡。 3. 从糖尿病病人管理档案（居民健康档案）中逐项核实糖尿病患者管理卡中的基本信息。 4. 询问并确认患者的既往史、现病史、家族史和过敏史等信息。 5. 询问患者确认糖尿病确诊时间、确诊方式。 6. 询问患者确诊时高血压、视网膜病变、糖尿病足、糖尿病肾病、糖尿病神经病变、高血脂、冠心病、脑卒中等并发症信息。 7. 询问患者确认既往空腹血糖值、餐后2小时血糖值和糖化血红蛋白情况。 8. 询问患者有无吸烟和饮酒史。 9. 询问患者确认建卡时有无合并症（包括冠心病、高血压、高血脂、视网膜病变、周围神经病变、肾病、足部病变和脑卒中）、诊断时间和治疗方式。 10. 核对最近一次检查结果（包括身高、体重、体质指数、空腹血糖、餐后血糖、糖化血红蛋白、甘油三酯、血压、总胆固醇、低密度脂蛋白胆固醇、高密度脂蛋白胆固醇、视网膜病变、神经病变、糖尿病足、尿微量白蛋白）。 11. 询问患者确认近期治疗情况（包括饮食控制、体力活动、口服降糖药名称及用量、胰岛素用量、吸烟饮酒情况等）。 12. 对缺少的项目进行必要的补充。	1. 能解释管理卡各项内容的含义。 2. 能叙述糖尿病的主要并发症。 3. 能讲解常用降糖药的作用机制和使用方法。 4. 能指导患者进行饮食和运动疗法。	1. 边向其询问，边讲解填写项目的重要性。 2. 亲切、通俗讲述糖尿病病因、发病风险、预防知识、血糖监测。
重要提示：遇有紧急情况要及时转诊。		**所需物品：**糖尿病患者管理卡。

8.3.2 评估糖尿病患者病情以确定是否紧急处理和转诊

操作步骤	知识要求	态度要求
1. 再次核对患者姓名等基本信息。 2. 符合下列条件之一的患者，应由社区卫生服务机构转出，进入综合医院进行诊断和治疗。 （1）病程中出现精神萎靡、烦躁不安或昏迷、恶心、呕吐、突然视力下降、肢体无力或瘫痪等症状，可能是发生糖尿病酮症酸中毒、糖尿病非酮症高渗综合征、乳酸性酸中毒和糖尿病低血糖等急性并发症，应做紧急处理后尽快转诊。 （2）在随访过程中出现以下新的靶器官损害，应尽快转诊 1）冠心病（如心肌梗死）、缺血性脑血管病，以及下肢疼痛，感觉异常和间歇性跛行、肢端坏疽。 2）肾损害引起的微量白蛋白尿、水肿、高血压。 3）视物模糊。 （3）下肢感觉异常或疼痛，如袜子、手套状分布的感觉异常，以及麻木、针刺、灼热感，或隐痛、刺痛，或烧灼样痛，夜间及寒冷季节加重。 （4）患者服降糖药后出现不能解释或处理的不良反应。 （5）糖尿病伴发感染，或需手术治疗者。 （6）妊娠和哺乳期妇女。 （7）规律药物治疗3个月，血糖控制不满意者。 （8）慢性并发症，需要调整治疗方案者。 （9）病情稳定的患者，按照随访要求到医院做相关的检查和治疗。 （10）医生和患者双方都同意进行转诊的患者。 3. 必要时给予紧急对症处理（包括大量补液、用胰岛素控制血糖、纠正酸中毒、降压、纠正电解质紊乱等）。 4. 去除可能的诱因。 5. 填写糖尿病患者转诊单并紧急转诊。 6. 2周内主动随访转诊情况。	1. 能够对糖尿病急症进行紧急处理。 2. 能解释糖尿病并发症的主要临床表现。	1. 紧急处理突发情况：病情危急时，不要惊慌，对于全身症状明显的患者尽快抢救、转院，告知上级医院患者病情及诊疗经过。 2. 掌握详细信息，认真准确评估。
重要提示： 1. 遇有危险情况应紧急处理并转诊。 2. 应警惕胰岛素治疗患者低血糖的发生。 3. 激烈运动是导致低血糖的诱因之一。		**所需物品：**各种急救药品、胰岛素、葡萄糖、社区糖尿病患者转诊单、血压计、血糖仪。

8.3.3 逐条确认随访卡内容以评价糖尿病患者病情

操作步骤	知识要求	态度要求
1. 从居民健康档案管理登记卡中，找出该患者健康档案和社区糖尿病患者登记卡。 2. 询问患者姓名、性别等信息与卡中登记内容是否一致，如不一致，则与患者逐项核对，并及时更正卡中信息。 3. 为患者建立糖尿病患者随访记录卡。 4. 测量血压和空腹血糖。 5. 评估是否存在危急情况：包括血糖值>16.7mmol/L或血糖<3.9mmol/L，收缩压≥180mmHg和（或）舒张压≥110mmHg，意识或行为改变，呼气有烂苹果样丙酮味、心悸、出汗、食欲减退、恶心、呕吐、多饮、多尿，腹痛、深大呼吸、皮肤潮红，持续性心动过速，体温超过39℃或有其他异常情况，如视力骤降、妊娠或哺乳期血糖高于正常，或存在不能处理的其他疾病。 6. 必要时转诊并于2周后随访病情。 7. 询问上次随访到此次随访期间的症状（包括多饮、多食、多尿、消瘦、乏力、视物模糊等）。 8. 测量体重并计算体质指数。 9. 检查足背动脉搏动情况。 10. 依据随访计划必要时检查甘油三酯、总胆固醇、低密度脂蛋白胆固醇和高密度脂蛋白胆固醇。 11. 依据随访计划监测视网膜病变、神经病变、尿微量白蛋白和糖尿病足等并发症情况。 12. 询问患者非药物治疗情况（包括饮食疗法、运动疗法、吸烟饮酒等）。 13. 询问近期是否发生过急性并发症（包括糖尿病酮症酸中毒、糖尿病非酮症高渗综合征、乳酸性酸中毒和低血糖症）。 14. 询问服药情况。 15. 核对血糖值、糖化血红蛋白、血压、体质指数、总胆固醇、高密度胆固醇、甘油三酯和低密度胆固醇等的检查结果。 16. 综合判断血糖控制效果。 17. 对血糖控制满意者按期随访。 18. 血糖控制不满意者调整药物，必要时转诊。 19. 填写随访卡。	1. 能说出糖尿病相关体检项目，依据方案确定监测时间。 2. 能解释监测项目的意义，能判断血糖控制及靶器官受累情况。 3. 血糖控制满意是指：空腹血糖<7.0mmol/L，无药物不良反应，无新发并发症或原有并发症未加重。	1. 边向患者询问，边讲解填写项目的重要性。 2. 研究讨论患者情况，确定随访方案和治疗目标。
重要提示：遇有紧急情况及时转诊。		**所需物品**：糖尿病管理随访卡。

8.3.4 采集患者随访信息以完成糖尿病随访卡的填写

操作步骤	知识要求	态度要求
1. 建立糖尿病患者随访记录卡。 2. 填写患者信息卡号和建档日期。 3. 核对患者基本信息和病史。 4. 按随访记录卡条目记录本次随访患者的一般情况（包括多饮、多食、多尿、消瘦、乏力、视物模糊等）。 5. 记录本次检查的结果（包括身高、体重、血压、血糖和血脂的检测数值）。 6. 记录并发症情况（包括视网膜病变、神经病变、糖尿病足、尿微量白蛋白等）。 7. 记录本次随访非药物治疗情况（包括体力活动、饮食、吸烟饮酒、体重变化等）。 8. 记录近期急性并发症情况（包括糖尿病酮症酸中毒、糖尿病非酮症高渗综合征、乳酸性酸中毒和低血糖症）。 9. 记录服药情况（包括口服降糖药和胰岛素的使用及其效果）。 10. 综合评价血糖控制效果，必要时填写转诊卡。 11. 记录处方药物名称及使用方法。 12. 记录饮食疗法和体力活动处方。 13. 记录下次随访日期。 14. 告知并记录下次随访时需要做的检查项目。 15. 核对随访记录卡内容，签字。 16. 将随访卡放入健康档案。 17. 整理健康档案并放回原处。	1. 掌握健康管理的咨询技巧。 2. 能说明糖尿病随访卡内容。 3. 掌握血糖控制效果的评价方法。	1. 态度友善亲切，注意倾听患者问题。如果患者讲述偏离此次随访重点，以提问方式适当中断，继续开始下一问题。 2. 如果遇到由于随访时间偏长，患者不配合或配合不佳时，可以告知本次随访目的或重点，请患者再配合；如果患者时间不允许继续随访，可暂时中断，约定下次时间。 3. 如有缺项不能确认，应在本次访问中完成。
重要提示：认真填写随访记录卡。		**所需物品**：糖尿病患者随访记录卡、糖尿病患者管理卡、居民健康档案。

8.4   社区 2 型糖尿病患者的健康体检

【服务概要】   参照《城乡居民健康档案管理服务规范》健康体检表的内容，对 2 型糖尿病患者，每年进行 1 次较全面的健康检查，可与随访相结合。及时掌握糖尿病患者的病情，并通过体检结果说明会的形式对患者进行个体化的健康管理，督促患者改善生活习惯。

【服务流程】

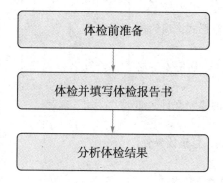

【操作说明】

8.4.1 做好准备以进行健康体检

操作步骤	知识要求	态度要求
1. 根据社区居民健康档案，列出本年度健康体检人员名单。 2. 按居住点进行分组，根据体检小组人员，计算每小时平均体检人数，之后将糖尿病患者就近分组，并提前告知，合理安排体检时间。 3. 通过门诊、上门和电话等形式，预约体检时间。 4. 通知患者携带医疗保险卡、病历本等必要证件。 5. 告诉患者携带综合医院的诊疗文件，如化验单。 6. 通知患者在体检前3天内，忌暴饮暴食，保持正常的生活和饮食。 7. 告知患者体检当天早晨禁食、禁水。 8. 通知高血压、糖尿病患者携带日常降压、降糖口服药。 9. 如上门访问应在测量血压前静息10分钟；如集中在门诊体检，应嘱大家先安静休息，并提供休息场所，之后按顺序登记待体检。 10. 化验尿液时，应注意留取中段尿（即先排出一段尿后，再将尿留在标本瓶内）。 11. 女性患者经期不宜留尿，可在月经干净3天后体检。 12. 妊娠或可能妊娠者，勿做X线检查或宫颈涂片检查。 13. 摄X线胸片时，应摘下项链、胸罩及其他金属制品。 14. 妇科检查前一天，避免同房。 15. 通知患者其他必要事项，如避免剧烈运动和情绪激动、既往做过手术要带相关病历和有关资料等。 16. 按排列顺序，依次等待体检。	能叙述体检前注意事项。	1. 健康体检是发现高血压、高血糖和高血脂的重要途径，也是我国基本公共卫生服务的主要内容之一。要通过各种途径，使居民了解健康体检的意义，增加知晓率。 2. 可通过门诊、户外宣传、入户、电话等形式进行宣传和预约。 3. 科学设计体检项目，避免不必要的重复检查，以降低体检费用，合理安排每次体检人数，避免等待时间过长。 4. 加强医患沟通，使患者理解体检的重要性。可通过列举社区内通过体检早期发现的案例进行宣教，以增强依从性。
重要提示：体检当日早晨不能进食。		**所需物品**：居民健康档案、健康体检表。

8.4.2 进行健康体检以获得健康信息

操作步骤	知识要求	态度要求
1. 从社区居民健康档案中找出患者健康档案。 2. 核对姓名、性别等基本信息。 3. 依据健康体检表询问患者主观症状。 4. 测量体温、脉搏、呼吸和血压等生命体征。 5. 测量身高、体重、腹围，并计算体质指数。 6. 按体检规范询问患者运动习惯。 7. 询问患者的饮食习惯。 8. 询问患者吸烟情况，如吸烟时间、每天吸烟量（包/支）。 9. 询问患者饮酒情况，如饮酒类型、饮酒量。 10. 询问患者职业病接触史，如曾在或现在煤矿、铁矿、水泥厂等有职业损害的工厂工作。 11. 检查口唇、齿列、龋齿、义齿和眼部情况。 12. 测量视力、听力和运动功能。 13. 检查眼底、皮肤、巩膜和表浅淋巴结。 14. 肺部听诊。 15. 听诊测量心率，识别心律不齐和杂音。 16. 腹部触诊、叩诊以发现包块、肝脾大、压痛和移动性浊音。 17. 观察下肢水肿情况。 18. 触诊确认足背动脉搏动情况。 19. 必要时做肛门指诊、乳腺检查和妇科检查。 20. 根据患者的管理级别，确定是否检测血常规、血脂、尿常规、空腹血糖、心电图、肾功能等其他检查。 21. 按健康体检表要求，评价现存主要健康问题，出具体检总结报告。 22. 必要时进行复诊或转诊。 22. 给出生活习惯改善的具体目标值。 23. 填写健康体检表。 24. 将健康体检表放入健康档案。 25. 将健康档案整理归档。	1. 高血压诊断学知识。 2. 健康管理相关知识。 3. 流行病学相关知识。 4. 能正确询问病史。 5. 能正确进行体格检查。 6. 会计算体质指数。	1. 准确收集和处理健康信息。 2. 注意体检要求，提前告知受检者，征求意见。 3. 协助运动受限，不能满意配合的患者完成体检。 4. 对病人的询问要耐心、认真解答。 5. 寒冷季节体检时应注意保暖，尽量避免突发疾病。 6. 男医师给女性病人进行体检时必须有女医护人员在场。 7. 对孤寡老人进行体检时，应有专人全程陪护。
重要提示： 1. 妊娠期妇女禁止做 X 线检查。 2. 注意保护患者的个人信息。		**所需物品：** 健康档案记录表。

8.4.3 分析体检结果以提出健康指导计划

操作步骤	知识要求	态度要求
1. 从社区居民健康管理档案中调出患者健康档案。 2. 核对患者姓名、性别、健康档案编号等信息。 3. 找出健康体检表。 4. 对体检结果中有问题的项目进行针对性的解读（包括体检项目的意义、结果的解读，必要时可结合体检结果的年度变化趋势，用图表进行简单易懂的解释），使患者了解体检的意义。 5. 对患者的不良生活习惯（如吸烟、饮酒、热量摄取过多和缺乏运动等）与异常体检指标（如高血压、高血糖和高血脂等）之间的关联进行解读，使患者知晓不良生活习惯与生活习惯病的关联。 6. 说明生活习惯改善的益处。 7. 解释吸烟、饮酒、运动缺乏等不良生活习惯能给健康带来严重危害。 8. 对饮食、运动等生活习惯改善进行指导，如减少钠盐摄入、减少膳食脂肪摄入、每周3~5次中等强度的运动等。 9. 介绍社区内健康促进和健康教育资源，帮助患者活用这些资源。 10. 将体重、腹围的测量方法演示给患者及其家属。 11. 教会患者血糖自我监测方法。 12. 与患者一起讨论生活习惯、确立行动目标、行动计划，并确定评价时间。 13. 预约6个月后对设定的具体行动目标的完成情况进行评价。 14. 将生活习惯改善的具体目标记入健康体检表。	1. 能说明常见饮食、运动、吸烟、饮酒等生活习惯与疾病的关系。 2. 能对体检结果进行解释。	1. 与患者耐心交流，使其理解生活习惯与疾病的关联是健康指导成功的关键。 2. 提出几个候选项目供患者选择，与患者共同制定生活习惯改善目标，可增进患者的依从性和主动性。 3. 对自己不能正确解释的结果，应查阅文献确认后再进行合理解释，勿敷衍病人，或给予错误的解释，以防误导病人。 4. 要心平气和地与病人一起讨论，允许病人述说自己的病情，表达自己的认识，要耐心听取病人的陈述，不武断下结论或打断病人的谈话。
重要提示： 1. 内脏脂肪的堆积是糖尿病的危险因素之一。 2. 恢复理想体重（BMI＝22）是生活习惯改善的首要目标。		**所需物品：** 健康档案记录表、健康体检表。

8.5　社区2型糖尿病患者的效果评估和方案调整

【服务概要】　以《中国糖尿病防治指南》、《全国慢病社区综合防治示范点糖尿病防治方案》为依据，参照《城乡居民健康档案管理服务规范》健康体检表的结果，对社区内2型糖尿病患者的控制效果进行评估，了解患者血糖控制效果，及时调整治疗方案进行规范治疗，提高患者规范性治疗的依从性，督促患者彻底改善不良生活习惯。同时，结合与上级医院的双向转诊，提高2型糖尿病患者的血糖控制率，促进血糖维持目标水平。

【服务流程】

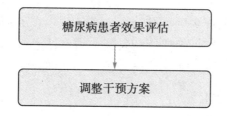

【操作说明】

8.5.1 分析体检结果以评价 2 型糖尿病患者干预效果（1）

操作步骤	知识要求	态度要求
1. 从社区居民健康管理档案中调出患者健康档案。 2. 核对患者姓名、性别、健康档案编号等信息。 3. 找出健康体检表。 4. 根据检查结果对患者进行效果评估 （1）若均符合下列条件则为血糖控制效果理想 1）空腹血糖水平维持在 4.4~6.1mmol/L，非空腹血糖水平维持在 4.4~8.0mmol/L。 2）糖化血红蛋白（HbA1c）<6.5%。 3）血压<130/80mmHg。 4）男性 BMI<25，女性 BMI<24。 5）血清总胆固醇（TC）<4.5mmol/L。 6）高密度脂蛋白（HDL-C）>1.1mmol/L。 7）甘油三酯（TG）<1.5mmol/L。 8）低密度脂蛋白（LDL-C）<2.6mmol/L。 （2）若均符合下列条件则为血糖控制效果良好 1）空腹血糖 ≤7.0mmol/L，非空腹血糖 ≤10.0mmol/L。 2）糖化血红蛋白（HbA1c）水平在 6.5%~7.5%之间。 3）血压水平在 130/80~140/90mmHg 之间。 4）男性 BMI<27，女性 BMI<26。 5）血清总胆固醇（TC）≥4.5mmol/L。 6）高密度脂蛋白（HDL-C）水平在 0.9~1.1mmol/L 之间。	能陈述血糖控制效果指标及标准。	1. 与患者耐心交流，使其了解自己的血糖控制效果。 2. 提出几个候选项目供患者选择，与患者共同制定生活习惯改善目标，可增进患者的依从性和主动性。 3. 要心平气和地与患者一起讨论，允许患者述说自己的病情，表达自己的认识，要耐心听取患者的陈述，不武断下结论或打断患者的谈话。
重要提示： 出现急性并发症的患者，应做紧急处理后尽快转诊。		**所需物品：** 健康档案记录表、健康体检表。

8.5.1　分析体检结果以评价 2 型糖尿病患者干预效果（2）

操作步骤	知识要求	态度要求
7）甘油三酯（TG）水平在 1.5～2.2mmol/L 之间。 8）低密度脂蛋白（LDL-C）水平在 2.6～3.3mmol/L 之间。 （3）若均符合下列条件，则为血糖控制效果差： 1）空腹血糖水平>7.0mmol/L，非空腹血糖水平>10.0mmol/L。 2）糖化血红蛋白（HbA1c）>7.5%。 3）血压≥140/90mmHg。 4）男性 BMI≥27，女性 BMI≥26。 5）血清总胆固醇（TC）≥4.5mmol/L。 6）高密度脂蛋白（HDL-C）<0.9mmol/L。 7）甘油三酯（TG）水平>2.2mmol/L。 8）低密度脂蛋白（LDL-C）>3.3mmol/L。	能陈述血糖控制效果指标及标准。	1．与患者耐心交流，使其了解自己的血糖控制效果。 2．提出几个候选项目供患者选择，与患者共同制定生活习惯改善目标，可增进患者的依从性和主动性。 3．要心平气和地与病人一起讨论，允许患者述说自己的病情，表达自己的认识，要耐心听取患者的陈述，不武断下结论或打断患者的谈话。
重要提示：出现急性并发症的患者，应做紧急处理后尽快转诊。		**所需物品**：健康档案记录表、健康体检表。

8.5.2　调整治疗方案以提高2型糖尿病患者的血糖控制率

操作步骤	知识要求	态度要求
1. 从社区居民健康管理档案中调出患者健康档案。 2. 核对患者姓名、性别、健康档案编号等信息。 3. 找出健康体检表。 4. 根据患者糖尿病效果评估情况，及时调整干预方案 （1）对于血糖水平比较稳定，无并发症或并发症稳定的患者，应继续常规管理，具体内容如下： 1）了解患者病情、治疗和随访管理情况。 2）进行非药物治疗，包括饮食治疗、运动治疗、心理辅导等。 3）药物治疗：合理用药指导，每2个月至少评估1次治疗效果，根据病情及时调整治疗方案。 4）健康教育和患者自我管理：①糖尿病及其并发症防治的知识和技能；②增加患者随访管理的依从性；③患者自我管理知识和技能。 5）临床监测指标：社区不能检测的项目，社区医生应督促患者到综合医院进行检查，并要求将结果反馈到社区卫生服务机构，做好记录。 （2）符合下列条件的患者应实行强化管理 1）已有早期并发症。 2）自我管理能力差。 3）血糖控制情况差。 4）其他特殊情况：如妊娠、围手术期、1型糖尿病［包括成人迟发性自身免疫性糖尿病（LADA）］。	1. 能陈述常规管理和强化管理随访内容和频度。 2. 能叙述强化管理的判定标准。	1. 与患者耐心交流，根据患者糖尿病控制效果，使其了解自己应采取的相应干预方案。 2. 提出几个候选项目供患者选择，与患者共同制定生活习惯改善目标，可增进患者的依从性和主动性。 3. 对患者的询问要耐心、认真解答。
重要提示：出现急性并发症的患者，应做紧急处理后尽快转诊。		**所需物品**：健康档案记录表、健康体检表。

（田庆宝）

9　重性精神疾病患者管理

【服务概要】　以《中国精神障碍防治指南》为依据，按照《国家基本公共卫生服务规范（2011 年版）》中重性精神疾病患者管理服务规范的要求，努力做到：①利用各种方式早期发现重性精神疾病患者；②通过加强对社区重性精神疾病患者的随访管理，降低肇事肇祸率；③通过加强社区重性精神疾病患者的健康管理，提高重性精神疾病患者的治疗率，减少反复发作的机会，降低致残率。

【服务流程】

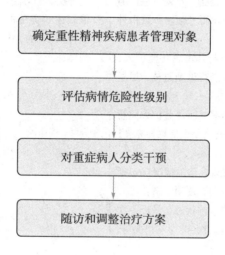

重性精神疾病患者管理

【操作说明】

9.1 收集已明确诊断的重性精神疾病患者信息以便确定服务对象

操作步骤	知识要求	态度要求
1. 在本机构服务管理范围内，通过询问、主动报告、医学观察等多种方式发现重性精神疾病患者。可向居民、卫生院、县医院和就近精神专科医院进行询问。主动报告方式为按照有关规定发布信息，如告示、广播、电视等，鼓励居民、家庭成员或亲戚邻居向卫生服务机构报告。精神疾病患者医学观察包括前来就诊患者和（或）随机发现疑似精神病患者。收容站是发现患者的重要场所之一。 2. 对已明确诊断为重性精神疾病者进行疾病分类，可分为6类，包括精神分裂症、分裂情感性障碍、偏执性精神病、双相障碍、癫痫所致精神障碍和精神发育迟滞。 3. 对疑似重性精神疾病者要与其家属（监护人）商讨，须精神科专业医生进行诊断复核，尽早明确诊断。 4. 检索患者一般居民健康档案，征得监护人同意后，填写《重性精神疾病患者个人信息补充表》（附件57）。 5. 访问患者及其家属症状表现、诊治情况（包括用药名称、用量、就诊医院），逐项记录。 6. 向患者家属了解患者目前精神状态、最近一次治疗效果，以及患病对家庭社会的影响情况等，对患者进行全面评估。 7. 告知患者及其监护人有关重性精神疾病管理治疗事项，进行家属护理知识宣传。 8. 对取得知情同意的患者，将相关信息上报精神疾病防治机构或县级疾病预防控制中心。 9. 将该患者列入本机构重性精神疾病管理列表中。	1. 能叙述常见精神疾病症状。 2. 重性精神疾病包括：精神分裂症、分裂情感性障碍、偏执性精神病、双相障碍、癫痫所致精神障碍和精神发育迟滞。 3. 能描述发现重性精神疾病的方法。 4. 能叙述6类重性精神疾病的症状与体征。	1. 认真负责，对患者不歧视。 2. 问诊耐心仔细，保持良好医患关系。 3. 注意及时疏导患者紧张情绪，避免刺激患者。 4. 在做好自身防护的同时，积极救助患者。 5. 目前在一些农村，对精神疾病患者及家庭的歧视现象还很严重，患者及其家属不愿意承认有精神病，故而常常出现逃避、不合作或填报不真实信息。为此，要做好居民的解释工作，倡导不歧视精神疾病患者的风俗，同时，要保护患者隐私。
重要提示： 1. 患者个案资料信息一人一档，以村委会为单位，按年度，以时间顺序登记，由乡镇卫生院的精防医生保存。 2. 患者个案资料由专人保管，个人信息不得外泄。 3. 一定要获取患者本人、监护人或近亲属的知情同意，才能纳入管理治疗。 4. 除个人基本信息外，还包括患者监护人姓名、监护人电话、初次发病时间。		**所需物品：** 门诊病历、住院病历、诊断证明、个人信息补充表。

重性精神疾病患者管理

9.2 随访患者以便进行具体治疗和康复指导

操作步骤	知识要求	态度要求
1. 对已列入重性精神病管理名单的患者，要按规定进行管理，包括随访。 2. 每次随访时，都要先对患者进行危险性评估，或根据需要随时进行。 3. 观察患者的精神状况，包括感觉、知觉、思维、情感和意志行为、自知力等。 4. 询问患者的躯体疾病情况，如有无高血压、糖尿病、脑血管疾病等。 5. 如患者曾在其他医院或前三个月做过化验、X线等辅助检查项目，可阅读或了解结果。 6. 询问患者的社会功能恢复情况，包括日常生活自理能力；日常行为是否符合社会规范、言谈举止与环境是否协调、有无破坏/攻击行为等；人际交往是主动交往还是被动交往、交往有无现实目的、人际关系是否融洽等；能否很好的参加一些有用的社会活动，活动的现实性、目的性和计划性如何，参与主动性/积极性以及在活动中的表现，工作胜任程度（工作指标的完成、有无多次或长期病假、同事相处等），学习表现等。 7. 询问患者的服药情况，向照料者了解有无藏药、拒绝服药、自行减药等。 8. 根据随访结果进行分类，分为3类，即病情稳定者、病情基本稳定者、病情不稳定者。 9. 发现患者存在危害行为或者出现严重药物不良反应，应及时就近请精神科医生会诊，增加随访次数或紧急送往精神病医院（或精神科）治疗。 10. 向病人及其照料者解释病情，告知其注意事项，强调创造良好氛围的家庭环境，避免各种不良刺激。告知照料者卫生院的联系电话。 11. 填写随访服务记录表（附件58）。	1. 知道危险性评估的分级标准。 2. 对常见精神症状能够区分判断。 3. 知道常见精神科药物剂量、用法及不良反应。 4. 能够对患者的社会功能进行正确评价。 5. 及时发现疾病复发或加重的征兆，给予相应处置或转诊，并进行紧急处理。	1. 每年至少进行1次健康体检，对应管理的重性精神疾病患者每年至少随访4次。 2. 每次随访时，要注意对患者家属的心理支持，表达同情之心，避免刺激性和敏感性语言。 3. 承诺并遵守对患者的信息保密。 4. 对危险性评估4级及以上的患者，随访时要注意做好自身防护，避免刺激患者。 5. 加强与患者的有效沟通，增加患者对医生的信任感非常重要。
重要提示： 1. 为精神疾病患者提供一个适宜的生活疗养与精神康复环境十分重要。 2. 患者不按医嘱服药会严重影响治疗效果。		**所需物品：**门诊日志、随访服务记录表、计算机、电话/传真机。

9.3 分类干预

【服务概要】 检查患者的精神状况，包括感觉、知觉、思维、情感和意志行为、自知力等；询问患者的躯体疾病、社会功能情况、服药情况及各项实验室检查结果等。根据患者的危险性分级、精神症状是否消失、自知力是否完全恢复，工作、社会功能是否恢复，以及患者是否存在药物不良反应或躯体疾病情况对患者进行分类干预。

【服务流程】

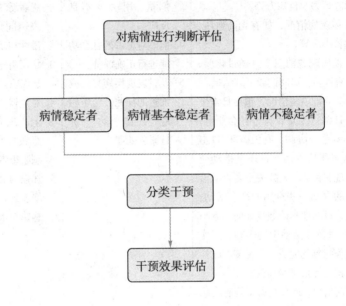

【病情稳定者随访流程】

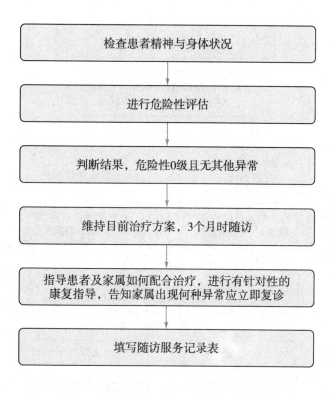

检查患者精神与身体状况

进行危险性评估

判断结果，危险性0级且无其他异常

维持目前治疗方案，3个月时随访

指导患者及家属如何配合治疗，进行有针对性的康复指导，告知家属出现何种异常应立即复诊

填写随访服务记录表

【病情基本稳定者随访流程】

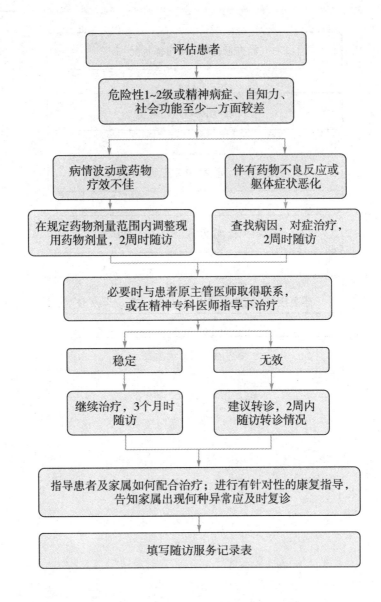

重性精神疾病患者管理

【病情不稳定者随访流程】

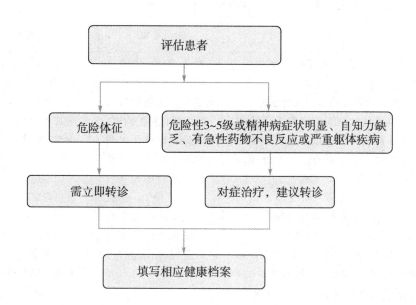

【操作说明】

9.3.1 及时发现危重情况以便紧急处理病情危重者

操作步骤	知识要求	态度要求
1. 接到患者家属、监护人或群众报告后，应立即赶到现场。 2. 将患者引导或安置在安全适宜的场所。 3. 进行危险性评估；询问和观察有无出现暴力、自杀自伤等行为以及药物不良反应或严重躯体疾病。若有，对症处理后立即转诊，2周内随访转诊情况。 4. 进行对症处理，如病情不能在24小时内得到有效控制，或有继续发展加重的趋势，应及时转精神科紧急住院治疗。 5. 如遇情况紧急，患者家属或监护人可以直接向就近精神卫生医疗机构报告。 6. 2周之内须随访患者在转诊后诊断治疗的情况。 7. 认真记录病情及处理经过。	1. 熟悉危险性评估分级。 2. 了解自伤或者自杀行为所包括的内容。 3. 熟悉急性或严重药物不良反应，包括急性药物中毒（自杀或误服），或者长期服药过程中出现的需及时处理的严重药物不良反应。	1. 医务人员应向群众解释某些患者的暴力行为系精神病性症状所致，劝阻其不要应用如捆绑、拘禁等伤害患者的措施。 2. 可以通过语言安抚，缓解患者紧张、恐惧和愤怒情绪，令患者停止危害行为。 3. 对现场其他人的焦虑、紧张、恐惧情绪给予必要的安慰性疏导或转移。 4. 说服周围群众不应对精神疾病患者歧视，应同情患者的遭遇，帮助患者家属共同呵护和管理好精神疾病患者。
重要提示： 1. 精神卫生机构获得患者有危险行为的信息后，要及时赶到现场，采取干预措施，尽可能缩短造成伤害和损失的时间。 2. 对有危险行为患者，要与其家属、村干部等一道对其进行保护，必要时应联系当地公安机关协助。 3. 制止用暴力伤害行为控制患者。 4. 应急医疗处置的部门是精神卫生医疗机构，责任人是精神科执业医师，其他如基层精防医生、家属、社区干部、公安干警都属于协助。 5. 应急处置前，需监护人签订《重性精神疾病应急医疗处置知情同意书》，处置后24小时内，精神科执业医师要填写《重性精神疾病应急医疗处置记录单》。		**所需物品：**电话、重性精神疾病应急医疗处置知情同意书、重性精神疾病应急医疗处置记录单、必要的安全防护设施。

9.3.2 临床评估以确定精神病患者的危险级别

操作步骤	知识要求	态度要求
1. 对被随访患者进行危险性评估 （1）列出患者症状，并进行核实。 （2）检查患者体征，对阳性表现进行确认。 （3）危险性 1 级的判断依据：口头威胁、喊叫，但没有打砸行为。 （4）危险性 2 级的判断依据：打砸行为，局限在家里，针对财物。能劝说制止。 （5）危险性 3 级的判断依据：明显打砸行为，不分场合，针对财物。不能接受劝说而停止。 （6）危险性 4 级的判断依据：持续的打砸行为，不分场合，针对财物或人。不能接受劝说而停止。包括自伤、自杀。 （7）危险性 5 级的判断依据：持械针对人的任何暴力行为，或者纵火、爆炸等行为。无论在家里还是公共场合。 2. 提出评估结果。 3. 分析可能的复发原因 （1）病情波动或药物疗效不佳。 （2）停药或药物减量过快。 （3）药物不良反应。 （4）躯体疾病/症状恶化。 4. 记录评估结果。	1. 知道危险性评估的分级标准。 2. 能够对患者的社会功能、自知力情况进行正确评价。 3. 能够识别常见的药物不良反应。	1. 认真负责，耐心解释。 2. 充分理解家属心情，及时和家属沟通。 3. 注意疏导患者和家属情绪，及时进行康复指导。
重要提示： 1. 注意防止患者伤人、自伤，做好自我防护。 2. 对于有躯体疾病或身体状况欠佳的患者，要兼顾必要的躯体治疗。		**所需物品：**电话、常用诊疗工具、随访服务记录表。

9.3.3 处理危险级别 3~5 级的精神疾病患者以稳定病情减少意外

操作步骤	知识要求	态度要求
1. 对危险性评估 3~5 级的患者予以重点关注。 2. 对症处理 （1）心理危机干预：使用支持性和解释性言语，缓解患者紧张、恐惧和愤怒等情绪，劝说患者停止危害行为。同时对现场其他人的焦虑、紧张、恐惧情绪给予必要的安慰性疏导、转移。 （2）保护性约束：保护性约束为及时控制和制止危害行为发生或者升级，而对患者实施的保护性措施。经患者监护人（家属）同意，在当地公安机关公务人员协同下，使用有效的保护性约束手段对患者进行约束，对其所携危险物品及时全部收缴、登记、暂存，将患者限制于相对安全的场所。 （3）快速药物镇静：为迅速控制患者情绪，经应急医疗处置组的精神科执业医师诊断并处方，可使用抗精神病药物（如氟哌啶醇等，或加用苯二氮䓬类药物）快速镇静。用药后，应注意观察药物不良反应。 3. 对已经转出治疗的病人，要在 2 周内进行随访，主要内容包括： （1）诊治情况。 （2）精神状态恢复情况。 （3）治疗效果。 4. 对于有危险行为者，要与家属、村干部一道对其进行保护，必要时应联系当地公安机关协助。 5. 向患者的监护人（家属）交代病情，并协商选择处理方案。 6. 记录以上诊治过程。 7. 告诉患者的监护人随访时间、联系电话及病人的家庭护理。	1. 熟悉危险性评估的分级标准。 2. 能叙述常见精神症状学知识。 3. 了解常用精神科药物的用法、剂量范围及剂量调整方法。 4. 能够识别常见的药物不良反应以及处理办法。	1. 注意对患者家属的心理支持，表达同情之心。 2. 注意对患者的信息保密。 3. 以认真负责的态度履行职责，了解患者服药的情况，防止患者藏药。 4. 对危险性评估 4 级及以上的患者注意做好自身防护，避免刺激患者。 5. 加强与患者的有效沟通，增加患者对医生的信任。
重要提示：注意防止患者伤人、自伤，做好自我防护。		**所需物品：**电话、常用诊疗工具、随访服务记录表。

9.3.4　准确评估以便妥善处理病情基本稳定的精神病患者

操作步骤	知识要求	态度要求
1. 对病情基本稳定的患者进行精神检查与危险性评估。危险评估1~2级的证据有口头威胁、喊叫，但没有打砸行为；或有打砸行为，局限在家里，针对财物。能劝说制止。 2. 危险性评估为1~2级；或精神症状、自知力、社会功能状况至少有一方面较差。首先应判断是病情波动或药物疗效不佳，还是伴有药物不良反应或躯体症状恶化。 （1）如果患者病情波动，或药物治疗效果不佳：可在规定剂量范围内进行药物剂量调整，并在2周时进行随访观察。 （2）如果患者出现药物不良反应，或原有躯体疾病恶化：要积极查找原因，采取对症治疗措施，2周时进行随访。 3. 必要时与患者原主管医师取得联系，或在精神专科医师指导下治疗。 4. 经初步处理后观察2周 （1）如果患者病情稳定，则维持目前治疗方案，在3个月时进行随访。 （2）如果治疗无效，建议尽快转诊，并在2周内进行随访。 5. 与患者及家属交流关照病人和配合治疗的经验体会，进行有针对性的康复指导，告诉家属出现以下异常应立即复诊： （1）病情波动：失眠、烦躁易怒、懒散，以及出现一些其他的异常行为。 （2）较严重的药物不良反应，如眼上翻、颈歪斜、吞咽困难、皮疹等。 6. 填写随访服务记录表。	1. 能说出危险性评估的分级标准。 2. 能说出常见精神症状。 3. 了解常用精神科药物的用法、剂量范围及剂量调整方法。 4. 能够识别常见的精神药物不良反应以及处理办法。 5. 能够识别病情复发的先兆。 6. 病情基本稳定患者：指精神症状、自知力、社会功能状况至少有一方面较差。处于"病情不稳定"和"病情稳定"之间的患者。	1. 认真负责，耐心解释。 2. 充分理解家属心情，及时和家属沟通。 3. 注意疏导患者和家属情绪，及时进行康复指导。 4. 做好病人家属的工作，说明家庭环境和氛围对病情影响的重要性。应耐心说服经济条件差或久病致使家庭压力加大的人员，对患者给予尊重，应细心照顾，与患者进行良好沟通，不应指责、辱骂、歧视或者采用暴力手段。
重要提示： 1. 定期随访是保持病人病情稳定的<u>重要监测途径</u>。 2. 调整精神药物应严格按照规范执行。		**所需物品：**电话、常用诊疗工具、随访服务记录表。

9.3.5 准确评估以便正确处置病情稳定的精神病患者

操作步骤	知识要求	态度要求
1. 检查患者的精神状况，包括感觉、知觉、思维、情感和意志行为、自知力等。 2. 询问患者的躯体疾病、社会功能情况、服药情况及各项实验室检查结果等。 3. 根据患者的精神症状是否消失、自知力是否完全恢复，工作、社会功能是否恢复，以及患者是否存在药物不良反应或躯体疾病情况确定患者病情状况。 4. 若无其他异常，继续执行精神专科医院制定的治疗方案，3个月时随访。 5. 条件允许的情况下可以适当增加随访次数。 6. 根据患者病情的控制情况，对患者及其家属进行健康教育和康复指导，促进患者的社会功能进一步恢复。 7. 对病情加重者应在规定剂量内调整精神药物剂量；对症处理不良反应；躯体疾病/症状对症处理；必要时与患者原主管医生联系，或由精神科执业医师指导治疗。 8. 填写随访服务记录表。	1. 能准确判断病情稳定患者：病情稳定患者，指精神症状基本消失，自知力基本恢复，社会功能处于一般或良好状态，无严重药物不良反应，躯体疾病稳定。 2. 能叙述危险性评估分级标准。 3. 能叙述常见精神药物的使用剂量、用法。 4. 能够识别常见药物不良反应。 5. 能够正确评估患者的社会功能。	1. 及时与家属沟通，进行健康教育，对家属给予支持。 2. 长期患精神疾病的患者，不仅因疾病折磨思维混乱，而且失去治疗和生活的信心，甚至失去尊严。其家庭也因长期的精神、经济负担和舆论而遭遇不幸，为此，医务工作者应多一分理解与宽容，对患者给予尊重，与患者进行良好沟通，不应指责、辱骂、歧视或者采用暴力手段。 3. 保护患者隐私，个人信息不得外泄。
重要提示：与患者或其家属交流讨论共同管理患者的措施非常必要。		**所需物品：**电话、常用诊疗工具、随访服务记录表。

9.4　健康体检以便指导精神病患者合理用药并提高治疗依从性

操作步骤	知识要求	态度要求
1. 通过门诊、上门和电话等形式，预约访问时间。 2. 告诉患者本次检查应做的准备 （1）检查项目和内容包括一般体格检查、血压、体重、血常规（含白细胞分类）、肝肾功能、血糖和心电图等。 （2）体检前3天，忌暴饮暴食，保持正常的生活和饮食。 （3）体检当天早晨禁食、禁水。 （4）其他必要事项。 3. 逐项进行检查。 4. 阅读和分析检查结果。 5. 对体检结果中异常的项目进行针对性的解读。 6. 作出体检小结，并向患者及其照料者解释。 7. 详细询问患者目前用药，必要时让患者出示药品。 8. 根据体检结果调整用药，如果调整精神类用药，最好与专科医师讨论后确定。 9. 重新提出一份患者治疗康复计划，并逐项解释，说明应用方法和注意事项。 10. 完善患者档案，保存。 11. 告知患者下次随访时间和联系方式。	1. 能叙述体检前注意事项。 2. 能阐述常见饮食、运动、吸烟、饮酒等生活习惯与疾病的关系。 3. 能解释药物与糖脂代谢、体重之间的关系。	1. 抗精神病药物会影响糖脂代谢，要通过各种途径，使患者了解健康体检的意义。 2. 可通过多种形式进行宣传和预约，以方便患者。 3. 避免不必要的重复检查，以降低体检费用。 4. 加强医患沟通，使患者理解体检的重要性。 5. 向患者家属或其监护人详细介绍病情，具体说明治疗康复方案，必要时给予演示。
重要提示： 1. 定期访问患者是判断病情及调整治疗方案的重要机会，必须严格按规定执行。 2. 精神药品要严格保存和按医嘱使用，以防发生意外。		**所需物品：**居民健康档案、健康体检表。

（栗克清　张云淑）

10 传染病及突发公共卫生事件报告和处理

【服务概要】 以《中华人民共和国传染病防治法》、《突发公共卫生事件应急条例》、《国家突发公共卫生事件应急预案》等法律法规为依据，配备专（兼）职人员负责传染病疫情及突发公共卫生事件报告管理工作，建立健全传染病和突发公共卫生事件报告管理制度，协助县区级疾控中心开展传染病和突发公共卫生事件的报告和处置。

【服务流程】

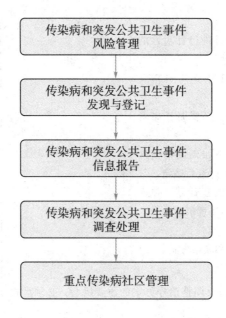

传染病和突发公共卫生事件
风险管理

传染病和突发公共卫生事件
发现与登记

传染病和突发公共卫生事件
信息报告

传染病和突发公共卫生事件
调查处理

重点传染病社区管理

10.1 传染病与突发公共卫生事件风险管理

【服务概要】 在县区级疾控中心和其他专业机构指导下，乡镇卫生院、村卫生室和社区卫生服务中心（站）协助开展传染病疫情和突发公共卫生事件风险排查、收集和提供风险信息，参与风险评估，及时发现疫情隐患；参与应急预案制（修）定，完善当地疫情应急管理机制。

【服务流程】

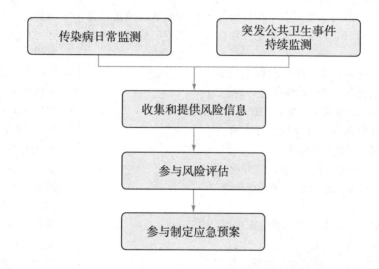

传染病及突发公共卫生事件报告和处理

【操作说明】

10.1.1 协助进行区域内传染病日常监测以早期发现传染病

操作步骤	知识要求	态度要求
1. 乡镇卫生院防保医生负责辖区内传染病的日常监测和风险管理。 2. 确定本区域居民中发生率较高和涉及人口较多的重点监控传染病。 3. 掌握区域内村医名单和联系电话。 4. 定期查访社区内村卫生室、个体诊所等医疗机构门诊日志登记，检查是否存在传染病漏报。 5. 通过入户、电话调查或委托村医上门等方式对本区域散发传染病病例进行调查，指导病人家属采取必要的预防措施。 6. 每月组织本区域村医和全院医务人员召开例行会议。例会内容包括： （1）通报本区域近期传染病发病死亡情况。 （2）培训传染病相关法律法规和最新诊疗、防控知识。 （3）讲解当前本地高发传染病的临床表现、流行特点和防控要求。 （4）和村医交流区域内疾病发生情况，重点关注1个月内发热、腹泻、黄疸、皮疹和结膜红肿等症状病人是否有异常增加。 7. 发现异常要现场核实，如情况属实立即报告县级疾病预防控制中心。 8. 记录每次例会参加人员、培训及会议内容，保存备查。	1. 能叙述传染病的流行病学基本概念，如传染源、传播途径、易感人群、三间分布等。 2. 能叙述当地重点防控传染病种类和防控方法。	1. 传染病的日常监测和风险排查是一项长期不被引起重视但又十分重要的工作。它能够最大限度地早期发现传染病暴发的苗头，对于疫情的预防和控制具有极其重要的意义。 2. 乡镇卫生院防保医生要协助当地疾病预防控制机构，对每一例需要流行病学调查的传染病患者进行相关资料的收集。调查时要谅解患者因病所产生的不良情绪，耐心地向患者及家属解释这项工作的意义，取得他们的配合，确保调查资料完整准确。 3. 村医例会制度能够使基本公共卫生服务的触角延伸到最基层。通过和村医密切交流，可以更加真实有效地了解群众健康水平和卫生需求。因此，不能把例会流于形式，敷衍了事，要认真选择培训内容，耐心细致和村医交流来发现任何可能存在的传染病疫情苗头。
重要提示：早期发现急性传染病可以有效防止疫情的暴发流行。	**所需物品：** 1. 疫情报告相关设备，如计算机、网络设备等。 2. 例会或培训资料。

10.1.2　持续监测突发公共卫生事件相关信息以尽早发现疫情隐患

操作步骤	知识要求	态度要求
1. 乡镇卫生院防保医生有责任对突发公共卫生事件进行监测 （1）每年至少组织 1 次区域内重点职业（如教师、厨师、餐饮服务人员）从业人员健康体检。 （2）每学期开学前，召开辖区内托幼机构和学校卫生保健人员工作会议，指导学校做好新生入学预防接种证（卡）查验登记。 （3）定期对辖区内的托幼机构和学校卫生防病工作进行指导，查看学生晨午检登记、病假与患病登记和食堂卫生管理情况。 （4）定期向乡村医生了解近期是否有可疑传染病、可疑食物中毒、职业中毒或群体性不明原因疾病患者就诊。 （5）对当地到过传染病疫区的流动人口进行霍乱、登革热、血吸虫等急性传染病排查。 （6）指导区域内大型厂矿企业、建筑工地和铁路交通等重点单位安保部门进行突发公共卫生事件的日常检查和登记。 （7）对公众举报或媒体报道的各种突发公共卫生事件信息进行现场核实。 2. 当地发出突发公共卫生事件预警或发生各种自然灾害时，要按照疾控中心要求开展以下工作： （1）走访群众对预警事件或灾害相关信息进行主动搜索。 （2）协助开展发热、腹泻、黄疸、皮疹和结膜红肿等传染病症状监测。 （3）协助开展对患者、生活饮用水、食物和外环境等标本采集和监测。	1. 能叙述突发公共卫生事件的定义。 2. 能叙述《突发公共卫生事件相关信息报告管理规范》的内容。 3. 能叙述饮食行业、幼托机构等重点职业人群从业要求。 4. 能叙述食源性疾病的常见原因和表现。 5. 能熟练进行各种标本采集。 6. 能叙述当地主要的风险类别和报告种类。	1. 早期敏锐地发现和意识到突发公共卫生事件隐患是卫生工作人员重要的工作责任。及早预见和洞察隐患可使防控工作更为主动，防控效果更为有效，对群众生活的影响也会减少，因此，要勤入社区走访调查，深入群众搜集敏感信息，只要与公共卫生安全有关，都要记下来，核实清楚。 2. 我国大多数突发公共卫生事件发生在托幼机构和学校中，积极认真地指导学校做好晨午检工作，可以早期发现患儿，有效避免传染病在学校流行。 3. 饮食行业从业人员在健康体检中发现患有痢疾、伤寒等肠道传染病，或患有化脓性、渗出性皮肤病等有碍食品安全的患者，要耐心向其解释有关政策，在疾病痊愈前劝阻其不能继续从事食品加工工作。
重要提示： 1. 早期发现突发公共卫生事件迹象是有效控制的关键。 2. 保持高度的职业敏感性可显著提高对突发公共卫生事件防范效果。		**所需物品：**疫情报告相关设备，如计算机、网络设备等。

10.1.3　收集各种资料以预测突发公共卫生事件风险

操作步骤	知识要求	态度要求
1. 乡镇卫生院指定专人负责本区域风险信息收集和报告。 2. 搜集传染病信息 （1）收集人群疫苗接种信息。 （2）收集当地传染病发病可疑信息，与历史资料进行对照，监测可疑变化。 （3）搜集社区内流动人口的基本情况。 （4）登记外来打工人员和打工返乡人员是否去过传染病疫区。 （5）从指定体检机构反馈重点职业从业人员体检结果，对发现的传染病患者进行管理。在疾病痊愈前劝阻其不能继续从事相关工作。 3. 通过浏览新生入学预防接种证（卡）登记表，分析某些传染病的潜在发病可能。 4. 定期收集学生晨检情况登记表和学生病假与患病登记表，注意查找同一班级1周内是否发生同种传染病，估计疫情传播的可能性。 5. 收集老鼠和蚊虫等病媒生物的密度信息，从其数量和病死情况变化中发现突发公共卫生事件隐患。 6. 当本地发生火灾、地震、旱涝等自然灾害时，汇总县级疾病预防控制机构要求搜集的疫情信息。 7. 分类整理以上各类信息，用统计图或表分析，揭示判断可疑问题。	1. 能叙述收集风险信息内容。 2. 能叙述文档保存的注意事项。 3. 能叙述识别传染病和突发公共卫生事件风险的方法。 4. 能够制作线图、直方图、饼图等简单的统计图形分析疫情。	1. 风险信息收集工作非常繁琐，要通过社区调查了解严重影响居民健康和生活质量的问题，确定社区居民中有较高发病率和涉及较多人口的传染病，确定本社区的主要风险因素，用制度形式明确信息收集的种类、途径和责任人。 2. 流动人口信息是卫生风险信息管理的难点和重点。对流动人口管理不到位，易导致输入性传染病流行。要依靠乡镇政府或街道办事处协调和沟通有关部门共同做好流动人口信息的收集和管理。 3. 当发生严重自然灾害时，公共交通和通讯设施可能遭到破坏，短时间内专业防控人员难以进入灾区。这时更需要乡镇防保医生收集灾区人员死亡、传染病流行、饮用水和食物卫生安全等信息提供第一手情报资料。
重要提示： 1. 错误信息或不准确信息可导致对事件的误判，须高度注意。 2. 用统计方法对数据进行分析判断，可提高对事件判断的科学性和可靠性。		**所需物品：**新生入学预防接种证（卡）登记表（附件59）、学生晨检情况登记表、学生病假与患病登记表。

10.1.4　核实与报告突发公共卫生事件相关信息以便及时处理

操作步骤	知识要求	态度要求
1. 发现异常情况，乡镇卫生院防保医生要尽早深入现场核实确认信息。 2. 尽快将搜集到的信息统计分析，归纳要点。 3. 内容包括发病地点、患病人群数量、分布、构成和可能的原因线索等。 4. 核实后及时向当地县疾控中心汇报。 5. 如通过电话汇报，做好记录。 6. 将以上信息备份归档。	1. 能叙述《突发公共卫生事件相关信息报告管理规范》的内容。 2. 能够制作线图、直方图、饼图等统计图形分析疫情。	1. 乡村医生是公共卫生事件预防控制工作的耳目，发现异常信息后及时核查和报告，能够将突发公共卫生事件的隐患扼杀在萌芽阶段。 2. 当地乡村医生进行入户的信息核实，态度要亲切，询问要从家长里短入手，消除群众的恐惧和疑惑心理，尽量掌握第一手数据，保证信息的准确性。 3. 认真负责地做好风险信息的入档保存，保持这项工作的持续性，当人员变化时做好历史资料的交接。
重要提示：及时核实和报告异常信息是有效防控突发公共卫生事件的关键环节。		**所需物品**：电话、传真机。

10.1.5 参与风险评估以协助调查核实突发公共卫生事件相关信息

操作步骤	知识要求	态度要求
1. 当从传染病和突发公共卫生信息监测中发现可疑迹象时，根据县区级疾控中心的安排，乡镇卫生院防保医生应加入工作小组之中。 2. 当疾控中心专业人员认为必须亲自进行现场调查时，防保医生应配合他们一起确定暴露在安全隐患下的居民或场所名单。 3. 电话联系村（居）委会或村医取得入户调查名单的详细地址，确定现场调查路线。 4. 协调村（居）委会或村医引领疾控中心专业人员深入社区入户调查。 5. 协助县区级疾控中心对现场调查信息进行评估。 6. 判断这些安全隐患引起突发公共卫生事件的风险，提出防控建议，协助落实改进措施。 7. 做好当地群众的宣教工作，指导群众做好个人隔离和防护。 8. 根据疾控中心专家意见做好下一步工作的准备。	1. 能叙述突发公共卫生事件的定义和风险评估的目的意义。 2. 能叙述当地主要传染病的传播方式与防治方法。 3. 能够陈述深入群众发现问题的方法和技巧。 4. 能叙述传染病的流行病学基本概念，如传染源、传播途径、易感人群、三间分布等。	1. 乡镇、社区医院的防保医生在疫情风险排查和评估中承担着搜索与报告异常信息、协调引领入户调查、提出评估建议等多重任务，起着承上启下的桥梁作用。 2. 入户调查前可通过村（居）委会广播，争取群众对调查工作的理解和支持。 3. 选择熟悉村屯（社区）的村（居）委会干部或村医陪同，能够在入户时很好的消除群众的顾虑，更容易得到真实可靠的调查结果。 4. 当进行风险评估时，根据对本社区环境、人员及其相互关系熟悉的优势，要大胆提出自己的观点和改进意见，提供更多的思路和依据使风险评估更加准确。
重要提示： 1. 乡镇卫生院应为上级专业技术人员做好初期准备和善后处理工作。 2. 协助开展调查时做好个人防护。		**所需物品：** 电话、口罩等个人防护用品，相关人员通讯录。

10.1.6 参与传染病和突发公共卫生事件应急预案的制定以完善应急机制

操作步骤	知识要求	态度要求
1. 在县级传染病和突发公共卫生事件应急预案的基础上，按照乡政府统一安排，结合当地特点，参与本地《突发公共卫生事件乡镇应急预案》卫生部分的制定。 2. 对上级专业机构组织制定的《突发公共卫生事件应急预案》提出修改意见以供参考。	1. 能叙述《突发公共卫生事件乡镇（社区）应急预案编制指南》预案编制依据和要求。 2. 能叙述突发公共卫生事件的定义。 3. 能叙述突发公共卫生事件的分级标准。	1. 作为乡镇卫生院的防保医生，有责任认真完善本地应急预案体系，编制技术方案。应急预案编制一定要结合当地实际，考虑当地条件，着眼当地资源，努力使其成为一个科学、有效、符合实际、便于操作的应急指导手册。 2. 应急预案的编制不能由乡镇卫生院防保医生独自承担。必须要在乡镇人民政府主导下，组织协调各职能部门、基层卫生组织、驻社区单位、群众组织、企业及个人共同参与。 3. 应急预案要依据风险排查中发现的本地突发公共卫生事件的各类危险因素特点，制定相应的监测预警和控制措施，普及相关卫生知识，提高居民自救、避险和逃生技能，增强居民应对突发公共卫生事件的能力。
重要提示： 应急预案编制一定要结合当地实际。		**所需物品：** 相关应急预案和法律法规。

传染病及突发公共卫生事件报告和处理

10.1.7 做好应急准备以有效应对突发公共卫生事件

操作步骤	知识要求	态度要求
1. 乡镇卫生院按照应急预案要求，从人员、物资、技术等方面完善预案的各项要求。 2. 培训卫生院专业技术人员和其他工作人员，使其熟悉掌握本地应急预案内容。 3. 应急预案医护人员应人手一册，经常阅读。 4. 乡镇卫生院防保医生应积极参与上级专业机构组织应急演练。 5. 乡镇卫生院防保医生应配合上级专业机构对应急演练进行评估。	1. 能叙述应急演练的方式、目的和意义。 2. 能叙述突发公共卫生事件应急准备的具体要求。	1. 乡镇卫生院的防保医生协助院长努力提高基层卫生应急能力，最大限度地做好准备，以保障人民群众的身心健康和生命安全。 2. 应急演练能够有效提高处置突发公共卫生事件的协调配合、快速反应能力。防保医生应具体负责组织、协调本院卫生应急培训和演练工作，把卫生应急演练、培训工作列入重要日程。
重要提示：只有经常学习应急预案才能够在紧急情况下有序执行。		**所需物品**：应急预案手册、各类应急储备物品。

10.2 传染病与突发公共卫生事件的发现与登记

【服务概要】 乡镇卫生院、村卫生室和社区卫生服务中心（站）规范填写门诊日志、出入院登记本、X线检查和实验室检测结果登记本。临床医生在诊疗过程中发现传染病患者及疑似患者后，按要求填写《传染病报告卡》；当发现或怀疑为突发公共卫生事件时，按要求填写《突发公共卫生事件相关信息报告卡》。

【服务流程】

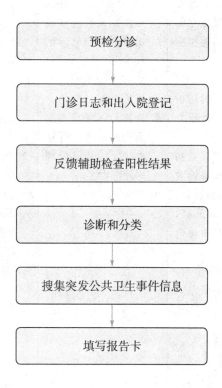

预检分诊

门诊日志和出入院登记

反馈辅助检查阳性结果

诊断和分类

搜集突发公共卫生事件信息

填写报告卡

【操作说明】

10.2.1 开展预检分诊以初步识别传染病患者

操作步骤	知识要求	态度要求
1. 乡镇卫生院按照《医疗机构传染病预检分诊管理办法》要求建立预检、分诊制度,设立专门的分诊点。当区域内流行病学资料提示预警或本地季节性传染病高发时期,乡镇卫生院要设置独立的发热门诊、肠道门诊或其他相应预检门诊。 2. 分诊点应当相对独立,通风良好,具有消毒隔离条件和必要的防护用品。预检门诊有专人值守并管理。 3. 前来就诊病人经分诊医护人员初步询问后,属于预检门诊接诊对象的,指引病人到预检门诊就诊。门诊医生根据就诊患者的症状、体征,结合主诉,初步判断是否患传染病。 4. 对初步诊断的特定传染病患者,根据所患传染病种类,依据上级专业部门制订的流程进一步处置并登记报告。 5. 发现甲类或按甲类管理的传染病病例时,没有诊疗条件的乡镇卫生院向上级卫生行政部门报告,并安排患者转诊至指定医疗机构。 6. 如果排除传染病诊断,患者再回到相应的普通科室就诊。 7. 预检分诊人员应当正确使用个人防护用品,按照规范严格消毒。 8. 按《医疗卫生机构医疗废物管理办法》规范处理医疗废物。	1. 能叙述本地常见传染病的临床表现和诊断标准。 2. 对特定传染病进行预检分诊时,分诊点医护人员能够说出患者进行分诊的标准。 3. 能够正确使用个人防护用品。 4. 能按照《医疗卫生机构医疗废物管理办法》的要求处理医疗废物。	1. 分诊点医护人员要尽力消除病人对传染病的恐惧心理,注意问话的方式和内容,表示对病人的理解和同情,特别强调问话交流的艺术性,态度认真,体现出对工作的负责,并针对性进行病情的分析,让病人加深对医生的良好印象。 2. 预检分诊迅速、准确,主动为患者提供方便,热情耐心回答患者提出的各种问题。 3. 由于人员和诊室条件限制,部分乡镇卫生院没有独立诊室设立分诊点。门诊和治疗室内人员拥挤,当有急性传染病患者混杂其中时,很容易造成疾病的院内传播感染。因此,必须高度重视分诊点的建设,切断院内感染源头,保护就诊群众和医护人员身体健康。 4. 在诊疗过程中指导患者家属做必要的防护。而且要注意做好自身防护,避免自身被传染。 5. 清楚地标明肠道门诊、发热门诊或传染病分诊点的位置和路线。 6. 遇有行动不便的老人、病重及残疾患者,主动搀扶就诊。 7. 发现传染病患者要立即隔离,并做好消毒和疫情报告。
重要提示: 1. 规范的预检分诊能最大限度地防止院内交叉感染。 2. 肠道门诊和发热门诊要有专门的腹泻病人登记本和发热病人登记本。		所需物品: 1. 帽子、口罩防护服等个人防护用品。 2. 采样器材。

10.2.2 填写并收集门诊与出入院登记本以减少传染病信息漏报

操作步骤	知识要求	态度要求
1. 乡镇卫生院临床医生对所有就诊患者进行门诊登记。 2. 询问病人及其家属（陪护人员）第一时间填写门诊日志。 3. 询问和填写项目至少包括就诊日期、姓名、性别、年龄、职业、现住址、病名（初步诊断）、发病日期、初诊或复诊 9 项基本内容。 4. 需要观察或住院治疗的患者，住院部医生填写出入院登记本。 5. 出入院登记至少包括姓名、性别、年龄、职业、现住址、入院日期、入院诊断、出院日期、出院诊断、转归情况（是否死亡、死亡原因、死亡日期等）10 项基本内容。 6. 检查门诊日志和出入院登记项目填写是否详细、齐全，确认填写内容真实可靠。 （1）门诊日志中的病名项目应填写诊断的病名，不能用发热、腹泻等症状代替。 （2）学生和幼托儿童患者，在现住址栏要注明学校或幼儿园及班级名称。 （3）现住址栏目一定要填写到村级。 （4）儿童年龄在 14 岁以下要填家长姓名及联系电话。 7. 防保医生每月初对各科室的门诊日志和出入院登记本核查一次，对所有传染病病例或疑似病例进行标记、核对。所有已填报《传染病报告卡》的病例要在门诊日志或出入院登记本中注明"已报"字样。 8. 年度结束，对全年的门诊日志核查无误后存入资料室以备检查。 9. 贮存资料做好防水、防火、防盗等措施。 10. 有 HIS 系统的医疗机构参照上述要求做好就诊、入院信息登记，传染病疫情核查工作。	1. 能叙述门诊登记和出入院登记的填写要求。 2. 能叙述门诊日志等文档资料的保存方法。	1. 临床医生承担传染病登记报告的社会责任，政府多个部门（如卫生、公安、民政、计生部门等）需要查阅医院登记资料。因此，应以高度的责任心做好此项工作，切勿应付。 2. 有时医院内病人很多，个别医生认为门诊登记没有时间填写，这是对门诊登记重要性认识不足，要加强对《传染病防治法》等法律法规的学习。提高对疫情报告和做好规范登记工作的认识，使规范登记成为医院联系病人的纽带。 3. 门诊和出入院登记用圆珠笔或钢笔填写，字迹要清楚。
重要提示：门诊日志和出入院登记是患者就诊情况的原始资料，是做好传染病疫情发现和报告工作的基础。		**所需物品**：门诊日志登记本（附件 60）、出入院登记本。

10.2.3 反馈传染病患者及疑似患者阳性辅助检查结果以提供诊断依据

操作步骤	知识要求	态度要求
1. 预检分诊点的医生在诊疗过程中，询问有发热、腹泻、发疹和全身中毒症状的就诊者相关传染病线索。 2. 对不能排除传染病诊断的患者，要开具相应的实验室检验和（或）X线检查报告单进一步检查。 3. 相关实验室和X线检查科对每名待检患者进行登记。 4. 实验室检验登记项目至少包括送检科室或医生、病人姓名、年龄、检验结果、检验日期。 5. X线检查登记应包括开单科室或医生、病人姓名、年龄、检查结果、检查日期。 6. 检查结果为阳性或超过正常值范围或影像学检查发现可疑传染病影像，由检验人员或影像检查人员每日分上、下午两次将结果送交开具检查单的医生。 7. 检验人员发现腹泻病人制动试验阳性患者，立即通知开具检查单的医生。 8. 开具检查单的医生在实验室检验或影像检查登记本上对阳性结果签字确认。	1. 能叙述常见传染病明确诊断需要的实验室检查项目。 2. 能叙述血常规、尿常规十项、便常规、潜血检验、乙肝五项等检验的正常值（阴性结果）、异常值（阳性结果）及其临床意义。 3. 能叙述X线检查阳性结果、正常值、异常值及其临床意义。	1. 检验人员要耐心嘱咐病人或家属要拿着化验结果去找开单医生明确诊断，不要私自转诊。 2. 检验人员要严格按照规定的程序报告患者的阳性结果。不能把阳性结果直接交给防保医生，更不能自己根据阳性结果填写《传染病报告卡》。 3. 实验室检验和影像检查登记用圆珠笔或钢笔填写，字迹要清楚。 4. 有些医务人员因担心疾病传染，在检查病人或取用标本时敷衍粗糙，从而导致检查不细致，遗漏检验项目，操作不准确，违反程序等不负责任的事项发生，有悖于医务人员职业道德，应予以注意。
重要提示： 1. 医生要对患者阳性检验结果及相关资料保密。 2. 对有诊断价值的阳性结果要进行核对确认。		**所需物品：**实验室检验登记本、影像学检查登记本。

10.2.4　识别传染病患者及疑似患者以明确诊断与分类

操作步骤	知识要求	态度要求
1. 根据患者的症状、体征和实验室检验结果，结合病人的主诉，临床医生作出初步诊断。 2. 如果诊断为法定传染病病例或疑似病例，应进一步询问病人是否是第一次就诊。 3. 如果是第一次就诊，马上填写《传染病报告卡》，并进行报告。 4. 如果已经在本院或其他医疗机构就诊过，应询问病人是否被诊断并且报告过。如果以前没有被报告过本次应登记报告。 5. 对于乙肝、肺结核、艾滋病等慢性传染病的复诊病人，如果病人曾经被诊断并且报告过，本次不再进行报告。 6. 复诊病例要在门诊日志或出入院登记本中注明。 7. 按传染病的甲、乙、丙类对病人分类。 8. 初步确定为传染病患者或疑似病例，按传染病分类分别处理。甲类和按甲类管理传染病在 2 小时内进行报告；其他乙类和丙类传染病在 24 小时内报告。 9. 不能排除甲类或按甲类管理的传染病诊断，但没有条件进一步鉴别诊断的患者或群体性不明原因病例，立即报告县卫生行政部门，并按上级要求做好转院前的准备工作。 10. 向病人家属交代病人情况并商讨处理措施。 11. 在病历中记录处置过程。	1. 能叙述本地多发或流行的传染病。 2. 能描述法定传染病诊断标准。 3. 能叙述各种传染病的传染源、传播介质和传播途径。 4. 能叙述急、慢性传染病发病病程知识。 5. 法定传染病的病种和分类：目前法定报告传染病甲、乙、丙三类共 39 种，甲类包括鼠疫、霍乱；乙类包括传染性非典型肺炎、艾滋病、病毒性肝炎、脊髓灰质炎、人感染高致病性禽流感、麻疹、人感染 H_7N_9 禽流感、出血热、狂犬病、乙脑、登革热、炭疽、痢疾、肺结核、猩红热、百日咳、伤寒、流脑、白喉、新破、布病、淋病、梅毒、钩体病、血吸虫病、疟疾；丙类包括流感、流行性腮腺炎、风疹、急性出血性结膜炎、麻风病、斑疹伤寒、黑热病、包虫病、丝虫病，除霍乱、痢疾、伤寒以外的其他感染性腹泻病、手足口病。其中乙类传染病中的肺炭疽、传染性非典型肺炎、脊髓灰质炎按甲类传染病管理。	1. 客观细致的观察病情，推断可能的诊断并进行鉴别。 2. 对病人或家属询问流行病史要认真，态度和蔼、耐心、仔细。对不愿合作的病人及其家属要反复解释全面了解流行病史的重要性，取得他们的配合。 3. 注意疏导病人因诊断传染病而导致的紧张情绪，指导家属做必要的防护。 4. 在积极救助病人的同时，要注意做好自身防护，避免自身感染。 5. 要同情传染病患者的不幸遭遇，多与病人交流病情，关心、帮助病人使其树立尽快治愈疾病的信心。
重要提示： 1. 同一个病人患急性传染病，要注意识别是否一年内多次发病，每次都应该进行登记报告。 2. 依法诊治和管理传染病患者及密切接触者。		**所需物品：**门诊日志登记本、出入院登记本、化验单、传染病报告卡。

10.2.5 搜索急性传染病相关信息以早期发现传染病类突发公共卫生事件

操作步骤	知识要求	态度要求
1. 初诊为传染病病例或疑似病例的患者，临床医生要询问患者流行病史。 2. 重点询问是否接触过相关传染病患者、是否食用或饮用不干净的食物或饮水。 3. 进一步了解患者的职业、手术、流产或分娩史等个人资料。 4. 临床医生回忆近期是否还有类似症状患者，如果有，详细询问病人和这些同类患者是否来自同一村落、学校或同一集体单位。 5. 向防保医生报告发现的可疑突发公共卫生事件。 6. 接到临床医生报告或群众举报后，防保医生初步判定事件是感染性疾病还是非感染性疾病；如果为感染性疾病，需考虑是否具有传染性。 7. 对具有传染性事件进行流行病学统计分析和关联病例搜索，步骤包括： （1）调出区域内近 1 个月所有相同症状的病例。 （2）列表登记病人来源、现住址、性别、年龄、职业（学校）、症状、用药、转归、外出史、共同进餐经历等重要信息。 （3）统计有共性的信息。 （4）统计检出病例在一个疾病潜伏期内有无相互接触史。 （5）判断是否发生或可能发生人际传播或共同接触同一危害因素聚集发病。 8. 未达到突发公共卫生事件相关信息报告标准的要持续关注疫情进展。 9. 达到报告标准时，由防保医生填写《突发公共卫生事件相关信息报告卡》，并进行报告。	1. 能叙述突发公共卫生事件的定义。 2. 能叙述突发公共卫生事件相关信息报告标准。 3. 能叙述当地主要传染病的潜伏期、传播方式与防治方法。 4. 能描述传染病三间分布。 5. 能够说出传染病流行病学分析方法。	1. 流行病学史最好直接向患者本人询问。若因病人意识不清等原因而不能自述者，可向家属或陪诊者询问。当病人能陈述时，应及时加以核实或补充，以便资料准确、可靠。 2. 询问流行病学史时，切忌审讯式的询问。对病人既要严肃认真，又要和蔼可亲，细心询问，耐心听取病人的陈述，使病人感到温暖亲切，愿意主动陈述。 3. 防保医生在发现和核实传染性突发公共卫生事件时，只要达到了突发公共卫生事件相关信息报告标准就要先向当地疾病预防控制机构进行报告，不用等到完全查清发病人数、发病原因。
重要提示：我国大多数的传染病暴发流行发生在学校，尤其是卫生条件相对较差的农村中、小学，临床医生对学龄儿童的流行病学询问是早期发现传染病暴发苗头的关键。	**所需物品**：《突发公共卫生事件相关信息报告卡》。	

10.2.6 搜集群体性疾病相关信息以发现非传染病类突发公共卫生事件

操作步骤	知识要求	态度要求
1. 防保医生接到临床医生报告或群众举报后，判定事件为非感染性疾病，信息搜集步骤如下： (1) 搜集进食史、职业暴露史、临床症状和体征、发病过程等资料，判定是否中毒以及可疑的中毒物。 (2) 搜集患者的临床表现、周围人群特征等资料，判定是否心因性疾病。 (3) 搜集进食史、用药史、生活或职业暴露史、临床症状和体征、发病过程等资料，判定是否是过敏性疾病（如药物疹等）。 (4) 搜集生活或职业暴露史、临床症状和体征、发病过程等资料，判定是否辐射病。 2. 根据搜集信息，判定事件是否达到突发公共卫生事件相关信息报告标准。 3. 未达到报告标准的持续监测，定期向县区级疾控中心汇报事件进展。 4. 达到报告标准时，填写《突发公共卫生事件相关信息报告卡》，并按规定的程序进行报告。	1. 能叙述突发公共卫生事件的定义。 2. 能叙述突发公共卫生事件相关信息报告标准。 3. 能叙述食源性疾病的常见原因和表现。 4. 能描述职业中毒的常见原因和表现。	1. 要关注在日常监测中发现的安全隐患；协助疾控部门核实公共监测系统、政府有关部门、群众和媒体（报纸、网络）等提供的疫情信息。 2. 对公众举报电话要做详细记录，重点包括报告者姓名、联系电话、报告日期、时间以及举报事件发生的时间、详细地点、发病人数、死亡人数等内容。 3. 排查工厂、建筑工地风险隐患时，要重点关注工人的就餐、洗浴和如厕条件，特别要注意厨房饮水安全、共用餐具消毒等问题。和用人单位建立卫生联系人制度，改善卫生条件。
重要提示：主动排查、关口前移是早期发现突发公共卫生事件的关键。		**所需物品**：《突发公共卫生事件相关信息报告卡》。

10.2.7 填写《传染病报告卡》以报告法定传染病

操作步骤	知识要求	态度要求
1. 按照《传染病信息报告管理规范》、《传染病监测信息网络直报工作技术指南》要求填报《传染病报告卡》。 2. 传染病报告实行"谁发现，谁报告"的原则。 3. 临床医生在确定传染病病例、疑似病例为新发病例时，要立刻填写《传染病报告卡》。 4. 将填卡医生的名字填写在卡片下方签字栏。 5. 《传染病报告卡》由防保医生收集，每月整理建档，保存期为3年。	1. 能叙述传染病报告的病例分类和突发公共卫生事件的定义及分类。 2. 能够按照《传染病信息报告管理规范》要求填写《传染病报告卡》。 3. 能按要求正确填报《传染病报告卡》。 4. 能叙述传染病报告的时限和程序。	1. 对新发病例要及时、准确填报《传染病报告卡》。其中需要报告病原携带者的病种包括霍乱、脊髓灰质炎、艾滋病。 2. 《传染病报告卡》填报内容不能随意涂改，填写错误的卡片要废弃重填。 3. 阳性检验结果仅需要采供血机构填写，其他医疗机构不能填写。 4. 学校和幼托儿童的患者，在工作单位栏要注明学校或幼儿园及班级名称。 5. 《传染病报告卡》要采用国家统一格式，用A4纸印刷。 6. 填写报告卡时使用钢笔或圆珠笔，要把《传染病报告卡》中带＊号的所有选项填全，字迹清楚。《传染病报告卡》中家长姓名、身份证号、联系电话要尽量询问清楚后填报。 7. 不外泄传染病患者、病原携带者、疑似传染病患者涉及个人隐私的有关信息资料。
重要提示：防保医生负责收集、核对和保管《传染病报告卡》，但不能代替临床医生填报卡片。		**所需物品**：《中华人民共和国传染病报告卡》（附件61）。

10.2.8 填写《突发公共卫生事件相关信息报告卡》以报告突发事件相关信息

操作步骤	知识要求	态度要求
1. 按照《突发公共卫生事件相关信息报告管理规范》要求填报《突发公共卫生事件相关信息报告卡》。 2. 实行"谁发现，谁报告"的原则。 3. 核实确定突发公共卫生事件信息后，防保医生要立即填写《突发公共卫生事件相关信息报告卡》。 4. 按照报告进程注明初次报告、进程报告和结案报告。 5. 填写报告单位，并加盖公章。 6. 填写填卡医生的姓名和联系电话。 7. 填写相应的传染病、食物中毒、职业中毒、环境卫生事件等副卡信息。 8.《突发公共卫生事件相关信息报告卡》及其副卡由防保医生收集，每月整理建档，保存3年。	1. 能叙述突发公共卫生事件的定义及分类。 2. 能够按照《突发公共卫生事件相关信息报告管理规范》要求填写《突发公共卫生事件相关信息报告卡》。 3. 按照报告进程分3类 (1) 初次报告内容包括初步判定的事件类别和性质、发生时间、地点、人数、死亡人数、主要症状、事件原因、已采取措施、报告单位、报告人员及通讯方式等。 (2) 进程报告包括事件发展与变化、处置进程、事件的诊断和原因或可能因素、事态评估、控制措施等内容。重大和特别重大突发群体性不明原因疾病事件每日进行进程报告。 (3) 结案报告应在确认事件结束后2周内，对事件发生和处理全过程进行总结，分析原因和影响因素，并提出防范措施和建议。	1.《突发公共卫生事件相关信息报告卡》的填写要以及时、规范为原则。 2. 不外泄传染病患者、病原携带者、疑似传染病患者涉及个人隐私的有关信息资料。 3. 对突发公共卫生事件信息要认真核准再报，不捕风捉影，不听信小道消息，要认真确定信息来源，甄别信息可靠性，尽可能到现场核实。但也不应因不能到现场而在可信的信息存在下延误报告。
重要提示： 核实突发公共卫生事件相关信息后必须在2小时内完成初次报告，延误报告将承担法律责任。		**所需物品：**《突发公共卫生事件相关信息报告卡》（附件62）。

10.3 传染病与突发公共卫生事件的报告

【服务概要】 按照疫情报告属地管理原则，收集责任范围内发现的传染病疫情及突发公共卫生事件相关信息，并且按照规定的内容、程序、方式和时限进行报告。

【服务流程】

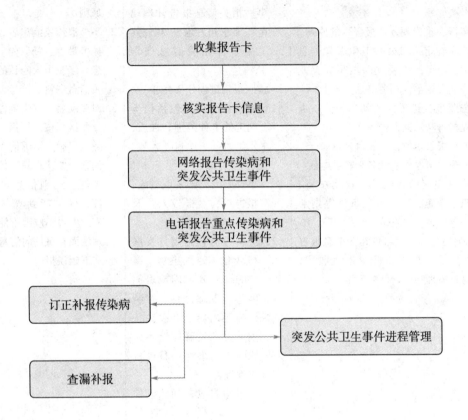

【操作说明】

10.3.1 收集传染病与突发公共卫生事件报告卡以掌握疫情信息

操作步骤	知识要求	态度要求
1. 发现甲类传染病和按甲类管理的乙类传染病患者或疑似患者时，临床医生要立即通知本院的防保医生。 2. 将填好的《传染病报告卡》送交防保医生。 3. 其他乙类和丙类传染病，临床医生要在下班前整理好当天填报的《传染病报告卡》。 4. 下班时将《传染病报告卡》放到防保医生指定地点。 5. 防保医生每日早晨上班后和晚上下班前2次定时在指定地点收取《传染病报告卡》。 6. 防保医生负责核实区域内各种渠道收集的突发公共卫生事件信息，达到报告标准时，填写《突发公共卫生事件相关信息报告卡》，并进行报告。 7. 防保医生对辖区内村医送交的《传染病报告卡》和（或）《突发公共卫生事件相关信息报告卡》进行收集代报。	1. 能叙述甲类和按甲类管理的乙类传染病《传染病报告卡》的收集程序。 2. 能叙述其他乙类和丙类管理传染病《传染病报告卡》的收集程序。 3. 能叙述《突发公共卫生事件相关信息报告卡》收集程序。	1. 防保医生要把自己的电话号码通知给服务区域的相关人员，使之能够随时进行沟通，确保发现的疫情信息及时准确收集报告。 2. 乙、丙类传染病的报告时限是24小时，因此，防保医生必须每天2次收集本院的《传染病报告卡》，以免造成传染病卡片的迟报。在已实行网络报告的地区，应按规定程序进行网络报告。 3. 甲类传染病日趋少见，许多基层医生缺乏这方面的临床经验。为此，医务人员要不断加强学习，通过视频或图片教材了解传染病特征。当有与甲类传染病相似症状和体征的病人就诊时，要具有敏感性，详查细问，医务工作者不可回避对急性传染病的应对。
重要提示：节假日等公休时间也必须坚持每天2次的《传染病报告卡》收集制度。		**所需物品**：《传染病报告卡》、《突发公共卫生事件相关信息报告卡》。

10.3.2 核实《传染病报告卡》信息以明确报告信息

操作步骤	知识要求	态度要求
1. 防保医生对收到的《传染病报告卡》内容进行核对。 2. 查看报告卡是否填写完整。 3. 查看报告卡是否存在逻辑错误。 4. 与填卡医生核实报告卡中填写不全或有疑问的信息。 5. 填录核实后的《传染病报告卡》信息到传染病登记本上。 6. 传染病登记本和传染病报告卡保存3年，备查。 7. 具备网络报告条件的地区可以直接从网络直报系统导出保存。	1. 能叙述法定传染病的病种和分类。 2. 能叙述《传染病报告卡》的填写要求。	1. 对《传染病报告卡》的核实是疫情上报前的最后环节，特别需要防保医生耐心、仔细的检查核对每一项报告内容，发现错项、漏项或逻辑错误时要及时与填卡医生沟通确认，最大限度的减少错报、误报发生。 2. 有些医疗机构不重视传染病登记工作，认为这是没有意义的重复录入敷衍应对。而很多《传染病报告卡》的漏报和错报都是这种不负责任的工作态度造成。因此，要在传染病疫情登记本上准确、完整的填写登记项目，字体清楚。
重要提示： 1. 对于"职业"是学生和幼托儿童的《传染病报告卡》，在工作单位栏必须注明学校或幼儿园及班级名称。 2. 14岁以下散居儿童要填家长姓名及联系电话。		**所需物品：**《传染病报告卡》、传染病登记本。

10.3.3 网络报告《传染病报告卡》信息以逐级上报疫情

操作步骤	知识要求	态度要求
1. 发现甲类或按甲类管理的乙类传染病后要立即进行疫情报告，报告时限不能超过 2 小时。 2. 其他乙类和丙类传染病在 24 小时内进行报告。 3. 能够实行网络直报的乡镇卫生院及时网络报告。按以下程序操作： （1）登录网址 http://10.249.1.170/。 （2）输入直报用户名、密码和验证码进入《中国疾病预防控制信息系统》。 （3）点击进入子系统《疾病监测信息报告管理系统》进行传染病报告。 （4）选择点击左侧功能菜单"报卡管理"中的"新增报告卡"选项。 （5）录入《传染病报告卡》信息，信息检验无误后，点击"保存"选项。 （6）退出《中国疾病预防控制信息系统》，完成直报。	1. 能叙述各类传染病的报告时限。 2. 能叙述按甲类管理的乙类传染病病种。 3. 能进行计算机基本操作。 4. 能够登录《中国疾病预防控制信息系统》进行网络报告操作。	1. 能够网络直报的单位，要确保直报系统处于正常、安全、通畅的运行状态。同时要妥善保管好网络直报系统的用户编码及密码。 2. 针对急性传染病监测报告，卫生院要安排专人 24 小时值班，不能出现缺岗、空岗现象。 3. 节假日也要坚持乙类和丙类传染病疫情每天 2 次收集和报告。 4. 乙类和丙类传染病报告量大，临床医生和防保医生按时核对疫情信息，减少错报、漏报。 5. 对疑似甲类传染病在尚未明确诊断前，不能在群众中传播信息，以免引起社会恐慌。
重要提示： 1. 疑似病例也要进行疫情报告，确诊后作订正报告。 2. 乡镇卫生院发现不明原因肺炎病例后，立即向县级疾控中心和县卫生局报告。 3. 不明原因肺炎病例需要县级及以上医院专家组会诊排查，仍不能明确诊断的由县级以上医院进行网络报告。 4. 乡镇（社区）医院不需要填写不明原因肺炎病例《传染病报告卡》。		**所需物品：**网络直报专用计算机、上网设备、配套设备和防病毒软件、电话、传真机。

10.3.4 网络报告突发公共卫生事件相关信息以迅速上报疫情

操作步骤	知识要求	态度要求
1. 防保医生发现突发公共卫生事件后要立即填写《突发公共卫生事件相关信息报告卡》进行疫情报告，报告时限不能超过2小时。 2. 能够实行网络直报的乡镇卫生院及时网络报告。按以下程序操作： （1）登录网址 http://10.249.1.170/。 （2）输入直报用户名、密码和验证码进入《中国疾病预防控制信息系统》。 （3）点击进入子系统《突发公共卫生事件管理信息系统》进行突发公共卫生事件报告。 （4）选择点击左侧功能菜单"事件管理"中的"新增突发事件"选项。 （5）录入《突发公共卫生事件相关信息报告卡》，信息检验无误后点击"保存"选项。 （6）退出《中国疾病预防控制信息系统》，完成直报。	1. 能叙述各类传染病及突发公共卫生事件的报告时限。 2. 能叙述按甲类管理的乙类传染病病种。 3. 能进行计算机基本操作。 4. 能够登录《中国疾病预防控制信息系统》进行网络报告操作。	1. 能够网络直报的单位，要确保直报系统处于正常、安全、通畅的运行状态。同时要妥善保管好网络直报系统的用户编码及密码。 2. 突发公共卫生事件由卫生行政部门负责公布。对已经公布的发生在本区域的疫情，要及时对群众进行有针对性的健康教育，正确引导群众科学预防。
重要提示：突发公共卫生事件报告应该分秒必争，越早发现和报告对疫情处置越有利。		**所需物品**：网络直报专用计算机、上网设备、配套设备和防病毒软件、电话、传真机。

10.3.5　电话报告重点传染病和突发公共卫生事件相关信息以"双线"上报疫情

操作步骤	知识要求	态度要求
1. 甲类和按甲类管理乙类传染病在网络直报的同时必须电话报告属地县级疾控中心。 2. 突发公共卫生事件在网络直报的同时也必须电话报告属地县级疾控中心。 3. 不能进行网络直报的乡镇卫生院要在规定时限里向属地县级疾控中心传真报告卡，并寄送出卡片由其代为直报。 4. 填写电话记录并保存备查。	1. 能叙述各类传染病及突发公共卫生事件的报告时限。 2. 能叙述按甲类管理的乙类传染病病种。 3. 能进行计算机基本操作。 4. 能够登录《中国疾病预防控制信息系统》进行网络报告操作。	1. 必须始终坚持重大疫情和突发公共卫生相关信息电话和网络"双线"报告制度。在发生重大疫情或突发公共卫生相关信息时，报告单位在进行网络报告的同时，还必须通过电话向辖区疾控机构报告，避免网络出现问题时耽误疫情信息的及时上报及处置。 2. 村级医疗机构临床医生发现甲类或按甲类管理的传染病疑似患者或突发公共卫生事件后要及时电话报告县区级疾控中心。填报的《传染病报告卡》和（或）《突发公共卫生事件相关信息报告卡》可以传真或寄送县区级疾控中心，也可以送交乡镇卫生院的防保医生进行代报。
重要提示：坚持"双线"疫情报告制度能够最大程度减少误报、漏报。		**所需物品**：网络直报专用计算机、上网设备、配套设备和防病毒软件、电话、传真机。

10.3.6 订正与补报《传染病报告卡》以保证报告信息质量

操作步骤	知识要求	态度要求
1. 以下情况都要立即重新填写一张《传染病报告卡》： （1）根据上级权威机构对当前流行传染病的诊断规定，对疑似病例明确诊断或进行排除。 （2）后续诊疗服务中依照权威标准变更患者诊断。 （3）发现原报告卡存在填写错误选项。 2. 注明是订正卡片。 3. 记录原来报告的病名。 4. 患者死亡时找到原报告卡补充录入死亡信息。 5. 防保医生在《中国疾病预防控制信息系统》对卡片修改信息进行订正。 6. 不能网络直报的单位要及时把订正卡传真或邮寄给县疾控中心代报。 7. 订正卡报告的要求、程序、时限和原始卡相同。	1. 能进行计算机基本操作。 2. 能叙述《传染病报告卡》订正程序。 3. 能够登录《中国疾病预防控制信息系统》进行查找和订正操作。	1.《传染病报告卡》的订正工作应该按照初次报告时的要求进行，需要订正时要立即填卡报告，不能拖沓延迟。 2. 及时排除或确诊报告的疑似病例。对于调查核实现住址查无此人，又无其他联系方式的病例，应报告区县疾控中心处置。
重要提示：转诊病人发生诊断变更、死亡或填卡错误等情况时，由转诊后的医疗机构负责填写订正卡，并向病人现住址所在地县级疾控中心报告。		**所需物品**：网络直报专用计算机、上网设备、配套设备和防病毒软件、电话、传真机。

10.3.7 填报突发公共卫生事件进程报告以掌握事件进展

操作步骤	知识要求	态度要求
1. 从初次报告后当天起，原则上每 24 小时进行 1 次报告。 2. 进程报告主要收集情况 （1）累计发病、死亡数。 （2）新增发病、死亡数。 （3）实验室检验结果。 （4）收集初次报告未完善的内容，如疑似病例确诊情况等。 （5）目前采取的控制措施。 （6）控制情况和疫情发展趋势。 3. 突发公共卫生事件初步事件原因变化时需要填写进程报告进行订正。 4. 如果事件趋于逐步稳定，没有什么新的变化，进程报告的时间间隔可根据情况相应延长。 5. 事件终止后填写结案报告。 6. 不能网络直报的单位要及时将进程报告传真或邮寄给县疾控中心代报。	1. 具备计算机基本操作技能。 2. 能叙述突发公共卫生事件相关信息进程报告填报要求。 3. 能叙述进程报告的内容和目的。	1. 突发公共卫生事件进程报告所要反映的内容，多为疾病预防控制工作中亟待解决的问题，是及时开展深入调查和做出决策的重要依据。因此要及时、准确的进行填报，如实反映疫情处置情况，不能凭主观臆断随意地得出结论。 2. 突发公共卫生事件终止后 10 天内，应对本起事件的发生、发展、处置、后果等进行全面的汇总和评价，撰写突发公共卫生事件结案报告。
重要提示：事件中发病、死亡人数发生较大变化时要随时报告。		**所需物品：**网络直报专用计算机、上网设备、配套设备和防病毒软件、电话、传真机。

10.3.8 开展查重查漏以评价传染病报告质量

操作步骤	知识要求	态度要求
1. 防保医生每月对年度内报告的传染病病例进行查重核对。 2. 发现的重复报告卡片按照报告诊断结果保留最高级别的卡片（由高到低以此为：实验室诊断、临床诊断、疑似病例）。 3. 相同诊断级别则保留报告时间早的卡片。 4. 每月到相关科室逐日逐项核对门诊日志和出入院登记本。 5. 发现的漏报卡片在核实疫情信息后及时补报。 6. 防保医生在《中国疾病预防控制信息系统》对漏报卡片进行补报。 7. 不能网络直报的单位把漏报卡传真或邮寄给县疾控中心代报。 8. 防保医生每月要对本院传染病监测信息进行汇总分析，内容包括： （1）本院报告传染病发病概况。 （2）病例流行病学分布特征。 （3）与上期和历史同期比较。 （4）重点关注当前季节性传染病流行特征。 9. 评价相关科室和医生的报告质量，计算传染病卡及时报告率和重卡率。 10. 分析结果报告本院主管院长并在全院通报。 11. 将每月检查情况纳入医院全年目标考核体系。 12. 将每月疫情检查结果进行公布，与绩效考评挂钩按制度进行奖惩。	1. 能够进行计算机的基本操作。 2. 能叙述《传染病报告卡》和《突发公共卫生事件相关信息报告卡》订正程序。 3. 能够登录《中国疾病预防控制信息系统》进行查找和订正操作。 4. 对疫情进行简单分析。	1. 进行漏报调查时，防保医生每月对门诊日志和出入院登记本核查1次，对出现漏报的临床医生要进行单独交流，提高其对传染病报告意义的认识。没有改进的要与其科室负责人反馈责令其改正。 2. 漏报调查不能流于形式，更应该注意工作的连续性。 3. 被疾控中心选定做年度漏报调查时，对发现的传染病病例如实补报，不能因为怕影响疫情报告质量而瞒报。 4. 基层医疗机构由于制度执行不规范，有时将传染病报告自查流于形式，极易造成漏报，忽略传染病疫情暴发苗头。有时小的疏忽就可造成重大差错，导致严重后果，并将承担相关责任。为杜绝此类问题发生，卫生院要严格执行相关疫情管理制度，临床医生要牢记疫情报告工作的重要性，防保医生要一丝不苟、公正无私的进行疫情报告质量督导检查。
重要提示：严格执行国家相关疫情报告制度是减少漏报的关键。		**所需物品**：漏报调查记录、检查结果公示、传染病报告奖惩制度、疫情分析报告。

10.4 传染病与突发公共卫生事件的处理

【服务概要】 乡镇卫生院按照规范要求对传染病患者、疑似患者采取隔离、救治和转诊。协助开展传染病密切接触者和健康危害暴露人群的追踪、查找和对居家医学观察人员随访和预防指导。协助开展本地疫情流行病学调查、疫点疫区处理、应急接种、预防性服药和宣传教育，协助开展突发公共卫生事件的应急处理。

【服务流程】

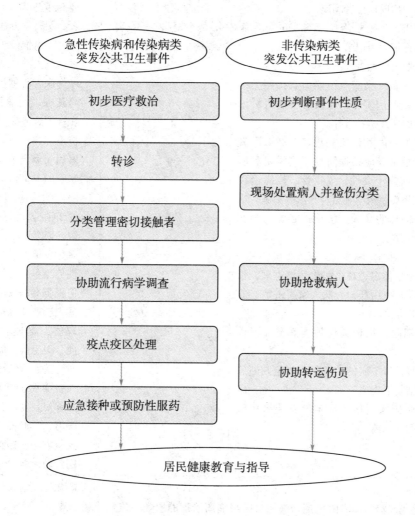

10.4.1 开展医疗救治以控制传染病患者病情

操作步骤	知识要求	态度要求
1. 对传染病患者和疑似患者在传染病分诊点进行救治。 2. 根据不同传染病的治疗急救规范开展医疗救治。 3. 对甲类和按甲类管理的传染病患者、疑似患者和病原携带者隔离治疗。 4. 书写病历，对抢救治疗及观察的重症病人应做详细病历记录。 5. 病历按要求归档管理。 6. 本院不具备传染病救治能力或按照上级卫生行政部门安排，应及时将病人转诊到指定的医疗机构诊疗。 7. 其他乙类和丙类传染病患者、疑似患者和病原携带者应根据防控工作需要和所患传染病的传染性、危害性、传播途径等采取隔离、医学观察、救治等措施。 8. 对居家隔离的病人，禁止不必要的亲戚邻里间探视。 9. 指派专人对居家隔离病人每日1次访视。 10. 入户测量体温，观察病人病情进展，指导病人合理用药，为病人家属讲解必要的预防办法。 11. 隔离期限根据传染病种类确定（附件63）。 12. 按照每种传染病的治愈标准规定判断患者病情是否痊愈。 13. 经过临床医生检查确定没有传播风险后，解除隔离。	1. 能叙述各种传染病的传播途径。 2. 掌握当地常见传染病的治疗方法。 3. 能叙述各种传染病隔离要求和时限。 4. 能叙述居家隔离、医学观察的要求。	1. 目前，群众对急性传染病的防范意识逐渐增强，对新发或甲类传染病患者，医护人员在做好个人防护的前提下，要认真负责地对待患者，用科学方法处理患者，不可推诿、拒绝和敷衍病人。 2. 做好患者心理护理，消除其顾虑与急躁情绪，积极配合治疗。 3. 按不同病种，向患者及家属讲解传染病隔离、预防的卫生知识。 4. 隔离病房应布局简单、便于消毒，保持空气新鲜、阳光充足。 5. 多数乡镇卫生院处理急性传染病的能力不足，但根据传染病防治法，病人应就地隔离、就地观察、就地治疗。因此，卫生院平时要加强对传染病救治的准备，储备必要的急救器材，加强对新发传染病知识学习，掌握各种传染病急救方法，提高传染病医疗救治能力。
重要提示： 1. 对拒绝隔离治疗或者隔离期未满擅自脱离隔离治疗的甲类传染病或按甲类管理的乙类传染病患者，可以申请公安机关协助采取强制隔离治疗措施。 2. 注意早期采集病人标本，治疗前采集的标本更容易检出阳性结果。		**所需物品：**体温计、标本采集器材。

10.4.2 协助传染病患者转诊以获得进一步处理

操作步骤	知识要求	态度要求
1. 确定患者转诊条件 （1）本医疗单位不具备救治能力。 （2）发现鼠疫、肺炭疽、非典型肺炎等烈性传染病需要集中救治。 （3）肺结核、艾滋病等需要定点医疗机构进一步明确诊断和治疗。 （4）经抢救不见好转。 2. 向家属和患者通报病情，交代转诊的必要性，并嘱其做好准备。 3. 请示卫生行政部门，做好安排 （1）安排转院专用车辆。 （2）准备好转诊途中需要的治疗、抢救设备。 （3）指定医务人员与患者家属陪同护送。 （4）带全患者诊治复印资料。 （5）通知接收医院做好接诊准备。 4. 患者转走后处理 （1）及时对隔离病房、患者接触、排泄物和医疗废物进行严格的终末消毒。 （2）接触患者的医护人员更换帽子、防护口罩及工作服后方可重新接诊下一位病人。 （3）运送病人的车辆、担架等要进行消毒，随车陪护、驾驶人员要做好个人防护。 （4）做好终末消毒记录：内容包括接诊患者姓名、性别、年龄、住址、工作单位及联系方式，空气、地面、物体表面及使用过的医疗用品等消毒方式及持续时间。最后有实施消毒人和记录者的签名，并注明记录时间。	1. 能叙述传染病患者和疑似患者转诊条件和要求。 2. 能叙述抢救药品及使用方法。 3. 能进行污染物和医疗废物消毒处理。	1. 转诊前要详细地向患者和家属介绍病情，说明转诊的必要性，达成共识，取得同意。 2. 护送人员应当是接诊医生，对患者态度和蔼，密切观察病情变化，不断鼓励和安慰患者。对转诊途中可能出现的危险有充分准备和应对措施，避免传染源扩散。 3. 送抵转诊医院后，要向接诊医师详细介绍病情和流行病史。 4. 霍乱患者、疑似患者和病原携带者，尽量就地治疗，或立即送就近指定医院，不允许长距离转送患者。若必须转诊抢救的患者，要随带盛放吐泻物的容器。对途中污染的物品、地面和运送患者之工具要随时消毒处理。
重要提示： 转诊时必须带上必备的抢救和消毒药品。		**所需物品：** 专用车辆、相应抢救药械、消毒药品、患者病历资料、终末消毒记录。

10.4.3 分类管理密切接触者以避免传染病疫情传播扩散

操作步骤	知识要求	态度要求
1. 甲类和按甲类管理的乙类传染病密切接触者管理流程 (1) 询问患者和知情人绘制传播链。 (2) 协助确定患者或疑似患者的家属、陪护人员及其他密切接触人员名单。 (3) 设置单独的观察室对名单中的人员进行隔离医学观察。 (4) 观察时限不少于接触的患者所患传染病的1个最长潜伏期。 (5) 每日对隔离观察人员进行医学检查，详细记录健康状况。 (6) 每日向疾控中心报告隔离观察情况。 (7) 隔离观察期间，密切接触者如出现发病症状，应立即报告县级疾控中心，协助采样检测并送定点医疗机构进行隔离治疗。 (8) 隔离观察期满，无异常情况的密切接触者解除医学观察。 (9) 出具书面健康证明。 2. 其他需要管理的乙、丙类传染病密切接触者的管理流程 (1) 登记密切接触者住址、电话信息并掌握其去向。 (2) 每日电话询问或委托村医上门访视密切接触者，了解其健康状况。 (3) 如需要，可以在指定场所集中隔离观察或在家隔离观察急性呼吸道和肠道传染病的密切接触者。 (4) 记录密切接触者的健康状况。 (5) 追访时限不少于接触的患者所患传染病的1个最长潜伏期。 (6) 观察期满无异常者解除医学观察措施。 (7) 出具书面健康证明。 (8) 观察期间如出现发病症状，应立即向县区级疾控中心报告，协助采样和检测并进行隔离治疗。	1. 能叙述传染病密切接触者划定标准。 2. 能叙述各种传染病的潜伏期。 3. 能叙述当地主要流行传染病的临床特点、传播途径和预防方法。	1. 密切接触者通常自感身体正常，因此，不愿被隔离影响自己的正常生活。进行医学观察前，医生要详细地向密切接触者耐心解释医学观察的依据、期限及作用，使密切接触者能够自觉地配合落实在家隔离观察。 2. 居家隔离观察的密切接触者不得外出，尽量保障他们能够分室单独居住。 3. 对老年人和婴幼儿在访视时要了解有无其他病症或不适，注意对其他基础病和慢性病的控制。 4. 入户访视时要做好基本的个人防护，避免医源性感染。 5. 学校或幼托机构发生传染病疫情停课时，叮嘱在家留观的学生不能出外玩耍，在观察期满后凭防保医生开具的书面健康证明回学校复课。 6. 集中隔离观察场所应配备必要的消毒设施、消毒剂和个人防护用品，认真做好场所的清洁与消毒工作。
重要提示： 1. 流行病学调查是追踪传染病密切接触者的重要手段。 2. 如果遗漏对密切接触者的追踪管理，将为疫情控制留下隐患。		**所需物品：**体温计、密切接触者健康状况登记本、健康证明。

10.4.4 协助进行流行病学调查以明确事件性质

操作步骤	知识要求	态度要求
乡镇卫生院防保医生应积极协助开展传染病流行病学调查工作，具体步骤如下： 1. 按照疾控中心给出的病例定义协助核实传染病患者。 2. 提供患者住址，协助确定疫点和疫区范围。 3. 协助疾控中心入户调查，做好患者的个案调查记录。 4. 协助采集患者或疑似患者的生物学标本，以便进一步进行检测，核实诊断。 5. 收集查找传染病患者、密切接触者、共同就餐者或有同一危害暴露人员的基本信息。 6. 协助疾控中心查找本次事件的传播因素和传播途径。 7. 协助调查近年来疫苗接种情况，计算接种率。 8. 随时与疾控中心取得联系，报告疫情进展信息。 9. 协助疾控中心收集、整理、分析疫情资料。 10. 提出自己的疫情控制建议。	1. 能叙述各种体液标本的正确采集、保存和送检方法。 2. 能进行配置采集标本的培养液和培养基。 3. 能叙述当地常见传染病传播途径和影响因素。 4. 能开展现场流行病学调查。	1. 防保医生在入户调查前联系当地村（居）委会，找熟人带路访视，可以有效缓解群众恐惧心理。入户时要向群众解释调查目的和疾病预防措施，消除群众紧张情绪。 2. 患者精神萎靡不愿被打扰，采集血液等生物标本时，要向患者及家属耐心解释采集标本的理由和后续治疗的意义，取得患者与家属的理解和配合。 3. 入户调查人员要善于倾听，耐心、细心的听取群众诉述，鼓励他们提供更多信息线索。 4. 传染病疫情暴发流行病学调查重点包括疫情始发时间、首发病例、续发病例及续发的时间、病例的年龄、性别、地区、职业等分布。 5. 基层防保医生要学会流行病学调查方法和技术，能够承担或协助上级疾病预防控制机构人员开展流行病学调查。
重要提示：甲类和按甲类管理传染病患者或疑似患者每例都要采集标本进行血清学或病原学诊断。		**所需物品：**无菌试管、咽拭子、便盒、血培养瓶、各种病原培养液（基）、专用运输箱。

10.4.5 进行疫点疫区处理以切断传播途径

操作步骤	知识要求	态度要求
1. 配备专（兼）职消毒专业人员，每年定期接受当地县疾控中心培训。 2. 储备用于环境消毒、饮水消毒、空气消毒和手消毒的消毒剂。 3. 配备手动喷具、消毒浮筒、配药桶、刻度量杯、工具箱等。 4. 院内传染病患者污染区域采取标准防护措施，按照规范严格消毒。 5. 规范处理医疗废物 （1）所有废弃物应放入黄色污物袋中。 （2）专人定时封袋运送处理。 （3）可燃性污物，采用焚烧处理。 （4）非可燃性污物可选用含有效氯500～1000mg/L 的消毒液或 0.5% 过氧乙酸消毒液浸泡 60 分钟。 （5）有条件的由指定机构集中处理医疗废弃物。 6. 处理医疗污水达标后排放。 7. 患者死亡、转院或痊愈出院后，要及时进行严格的院内终末消毒。 8. 做好终末消毒记录。 9. 实施消毒人在消毒记录上签名，并注明记录时间。 10. 发现甲类、按甲类管理传染病疫情后，配合当地县区疾控中心对疫区隔离、疫点消毒和病媒生物杀灭处置。 11. 每天向疾控中心报告疫情发展、控制措施落实情况。	1. 能叙述传染源隔离方法。 2. 能叙述流行病学调查方法。 3. 能按《医疗废物管理条例》规范进行空气、医疗器械、医疗废弃物消毒灭菌。 4. 能叙述各种消毒剂使用剂量并能熟练配制。 5. 掌握杀灭蚊、蝇、老鼠、跳蚤等常见病媒生物的方法。 6. 能叙述国家《医疗机构水污染物排放标准》。	1. 当进行疫点处置时，协助和指导当地居民做好肠道传染病疫点处理，关键步骤上亲自操作，要有不怕脏不怕累的职业精神。 2. 指导家属做好居家隔离观察患者消毒工作。 3. 肠道传染病疫点处理重点是对患者粪便与排泄物、污染的物品和环境消毒，杀蛆灭蝇，加强饮用水消毒和食品管理。向群众解释饮水安全的重要性，对分散给水的家庭必须当面监督其对储水缸投药消毒。 4. 呼吸道传染病疫点处理重点对空气消毒，室内注意开窗通风，减少公共集会活动，注意个人卫生。 5. 自然疫源与虫源传染病疫点处理重点是消灭蚊、蝇、蟑螂、跳蚤、老鼠等病媒生物，野外或务农时要做好个人防护。 6. 终末消毒记录要包括接诊患者姓名、性别、年龄、住址、工作单位及联系方式，空气、地面、物体表面及使用过的医疗用品等消毒方式及持续时间、医疗废物及污染衣物的处理等。
重要提示： 1. 传染病患者治愈出院时，应对其衣物及生活用品进行消毒后方可带出病房。 2. 甲类或乙类传染病中的肺炭疽患者死亡后，必须将尸体立即消毒，就近火化。		**所需物品：** 高压蒸气灭菌设备、漂白粉（片）、含氯消毒剂、过氧化物类消毒剂、便携式喷雾器、灭蚊蝇药物、灭鼠药及捕鼠器。

10.4.6 开展应急接种和预防性服药以提高人群对传染病的抵抗力

操作步骤	知识要求	态度要求
1. 急性传染病流行时，可对重点人群进行疫苗应急接种。 2. 根据疾控中心安排，协助实施接种。 3. 确定应急接种范围和对象。 4. 制订本区域接种计划 （1）明确接种时间和地点。 （2）估计受种人数。 （3）计算疫苗和接种器材用量。 5. 与疾控中心专业人员一起修订计划。 6. 进行应急接种准备 （1）通过学校、单位组织，村委会广播和村医上门动员等形式通知受种人员按时接种。 （2）培训医务人员确保应急接种安全规范。 （3）准备疫苗、器材和急救用品，规范管理疫苗。 7. 组织实施应急接种的流程 （1）核对疫苗的品种，检查疫苗质量。 （2）安排受种者接种顺序。 （3）严格按照规定的疫苗接种部位、途径和剂量进行接种。 （4）告诉受种者可能出现的不良反应及注意事项。 （5）嘱咐受种者在留观室休息 15~30 分钟。 （6）统计完成应急接种人数，上报县级疾控机构。 8. 接种后发现预防接种异常反应及时报告处置。 9. 对潜伏期较长的传染病，可进行被动免疫接种，如麻疹患者可以注射免疫球蛋白。 10. 有特殊防治药物的传染病，可以给密切接触者预防服药。	1. 能进行各种疫苗的免疫接种程序，口服、皮内、皮下、肌内接种技术及接种反应处理技能。 2. 能叙述当地主要流行传染病病原菌的敏感抗生素和使用方法。 3. 能叙述应急接种或预防性服药的范围、适应证和注意事项。	1. 耐心指导群众进行预防性服药，注意防止群众盲目或过量用药引起过敏等不良反应。 2. 应急接种时，接种人数多，时间匆忙。接种前要对群众进行耐心科学的解释。 3. 应急接种后，接种人员要提醒群众多休息，多饮水。如果出现疫苗接种反应症状，及时到接种门诊对症处理。 4. 同时给予应急接种和服用预防药物，能达到更好的预防效果。 5. 受种者出现接种反应时，要保持耐心、关心和负责任的态度与其沟通，正确引导，科学解释，防止群体性接种反应发生。
重要提示：应急接种应当在自愿的原则下进行，预防服药必须要在专家论证基础上组织实施。		**所需物品**：一次性注射器、疫苗、病原菌敏感抗生素。

10.4.7 对突发公共卫生事件进行初步评估以判断事件性质

操作步骤	知识要求	态度要求
1. 当辖区内有突发公共卫生事件发生时，首先核实事件真实性。 2. 对患者或伤者进行询问，查找共性特征。 3. 通过现场调查、环境调查或实验室检测结果，初步分析事件起因。 （1）根据起病方式、发热（热度、热程、热型）、病情进展、常规检验结果，初步判定是感染性疾病，还是非感染性疾病。 （2）考虑为感染性疾病时，根据患者的症状、体征，进一步判定是细菌性、病毒性，还是其他病原微生物的感染。 （3）判定有无传染性，然后通过临床综合分析提出可疑的病原。 （4）考虑为非感染性疾病时，需先判定是否为中毒。同时结合进食、职业史等暴露资料，寻找可能引起中毒的毒物线索。 （5）物理、化学因素引起的突发公共卫生事件，在进行调查的同时，要初步判断可能的污染源。 （6）排除上述原因后，再考虑心因性、过敏性或其他原因的可能性。 （7）发生自然灾害时，收集灾区人员死伤情报。 4. 向县区级疾控中心报告事件初步评估结果。	1. 能叙述各类突发公共卫生事件的定义。 2. 能叙述突发公共卫生事件的分类分级标准。 3. 能叙述《突发公共卫生事件相关信息报告管理规范》规定的相关信息报告标准。	1. 对突发公共卫生事件性质和规模的初步判断常常影响上级疾病预防控制机构的人员和物资准备，因此，要求防保医生尽可能深入现场进行核实和了解，多收集事件相关资料，使初步评估结果更加准确可靠。 2. 在核实疫情确实发生后，可以在初次报告中先报告不明原因群体性事件，在后续调查明确事件性质后进行进程报告，不能因为没有找到事件起因线索而耽误疫情报告。
重要提示：事件起因线索的调查首先按感染性与非感染性两类查找病因线索，然后逐步细化。		

10.4.8 现场处置患者并检伤分类以减少伤亡

操作步骤	知识要求	态度要求
1. 当区域内有非传染性突发公共卫生事件发生时,乡镇卫生院立即启动应急预案,进行赶赴现场前的准备工作。 (1) 组织除值诊医生外所有医务人员参加的急救队。 (2) 检查急救药品、器械是否齐全,装入急救箱内备用。 (3) 检查标本采集用品是否齐全。 (4) 以不干胶材料或塑料材料做成5cm×3cm"蓝、黄、红、黑"四种颜色的伤病分类卡腕带备用。 (5) 带好个人防护用具。 (6) 安排车辆赶赴事件现场。 2. 到达现场后,迅速将患(伤)者转出危险区,尽量选择上风向空气新鲜场所。 3. 安置场所保持安静,避免反复移动患者。 4. 安排经验丰富的医生对患者进行伤病情分类。 5. 依据患者的伤病情况按轻、中、重、死亡分类,分别以"蓝、黄、红、黑"的伤病分类卡作标志。 6. 伤病分类卡扣系在伤病员或死亡人员的手腕或足踝部位。	1. 能叙述伤者应急救治方法。 2. 能叙述各种体液标本的正确采集、保存和送检方法。 3. 能叙述不同突发公共卫生事件的伤情分类标准。	1. 当地发生突发公共卫生事件时,越早进行科学处置越能最大限度挽救危重伤病员生命。一般情况下,乡镇卫生院医护人员是最早到达现场的专业救治人员,肩负着救死扶伤的神圣职责。 2. 到达现场后应立即采取抢救措施,抢救工作的每一分钟都关系到患者的安危。"时间就是生命"、"分秒必争"是急救人员必须牢固树立的观念。 3. 按先救命后治伤、先治重伤后治轻伤的原则救治患者。进行急救时操作要熟练、准确,动作快速、轻柔,避免损伤。 4. 突发公共卫生事件发生概率较低,有些医生存在侥幸心理,认为自己负责区域不会出现疫情而疏于防范,当真有疫情发生时则慌乱不能应对。因此,要在平时加强医疗队伍的培训,提高现场的医疗救治能力和水平。重点掌握检伤分类、徒手复苏、骨折固定、止血等基本技能,并举行模拟演练,达到实战要求。
重要提示: 按"先救命后治伤、先治重伤后治轻伤"的原则救治患者。		**所需物品:** 急救箱、样品采集箱、伤病分类卡、医疗救治记录单。

10.4.9 协助抢救伤病者以减少死亡和伤残

操作步骤	知识要求	态度要求
1. 组织现场群众开展自救互救工作。 2. 按照伤病分类卡检伤，对有活动性大出血或转运途中有生命危险的急危重症者，应就地优先予以抢救。 3. 根据事件性质，按照不同类型突发公共卫生事件的急救规范开展医疗救治。 （1）疑似食物中毒：停止可疑中毒食品；在用药前采集患者血液、尿液、吐泻物标本，以备送检；积极救治患者，加速体内毒物清除，控制惊厥、抢救呼吸衰竭、抗休克、纠正水及电解质紊乱、保护重要器官功能、预防和治疗继发感染等。 （2）疑似职业中毒：迅速将患者移离中毒现场，必要时给予吸氧；脱去被毒物污染的衣物，用流动清水及时反复清洗皮肤毛发15分钟以上；保持呼吸道通畅，保护各脏器功能，维持电解质、酸碱平衡；规范使用特效解毒药。 （3）其他物理性伤害事件：迅速使患者脱离伤害暴露；检查并处理伤口防止失血性休克；密切观察患者意识状态、生命体征变化，发现异常立即处理。 4. 书写医疗救治记录单，逐项填写经治患者的血型、伤情、急救处置、注意事项，一式二份。 5. 将1份医疗救治记录单置于伤员衣袋内提交接诊患者的医院，一份用于报告汇总。 6. 运送经治患者到附近医疗机构进一步治疗。 7. 对没有症状的暴露人群指定地点集中观察，观察时限由上级疾控部门或医疗机构专业人员确定。 8. 观察期间出现发病症状及时送医。	1. 能叙述清除毒物的常用方法。 2. 知道清除毒物常用方法的注意事项、适应证和禁忌证。 3. 能叙述特效解毒药使用方法和剂量。 4. 能够进行心肺复苏等急救操作。	1. 按先救命后治伤、先治重伤后治轻伤的原则救治患者。进行急救时操作要熟练、准确，动作快速、轻柔，避免损伤。如发现并发症或病情加重，应在给予积极救治后尽早安排转院治疗，并带好病历记录。 2. 要提高突发公共卫生事件风险意识，在平时加强医疗队伍的培训，提高现场的医疗救治能力和水平。重点掌握检伤分类、徒手复苏、骨折固定、止血、气管插管、气管切开、清创、缝合等基本技能，并举行模拟演练，达到实战要求。 3. 清除毒物必须及时果断。必要时可用手指或汤匙刺激咽后壁诱发呕吐。但对昏迷、抽搐未控制、强烈呕吐、腹泻、消化道损伤的患者要注意清除毒物的适应证。
重要提示：现场急救时，哭喊吵闹的伤病员不一定是危重症患者，对精神萎靡者更应该密切观察，发现病情加重要紧急处置。		**所需物品**：急救箱、样品采集箱、伤病分类卡。

10.4.10   协助转运伤病者以获得进一步处理

操作步骤	知识要求	态度要求
1. 经过现场紧急处置的伤病者，条件允许时，要尽快安排转送医疗机构。 2. 按照卫生行政部门或现场指挥部指示，安排转院车辆。 3. 向家属和患者通报病情，交代转院的必要性，并嘱其做好准备。 4. 通知接收医院做好接诊准备。 5. 指定医务人员与患者家属陪同护送。 6 带好医疗救治记录单提交接纳患者的医院。 7. 准备好转院途中需要的治疗、抢救设备。 8. 转运中医护人员必须密切观察伤病者病情变化，并确保治疗持续进行。 9. 转运时要科学搬运，避免造成二次损伤。 10. 到达指定医疗机构后做好交接记录。	1. 能叙述抢救药品及使用方法。 2. 能够进行心肺复苏等现场急救。 3. 能正确搬运伤病者。 4. 能观察病人生命体征。	1. 应当在伤病情允许的前提下进行转运，但是不能因为怕承担责任而推诿伤病者。转运前尽可能向伤病者家属说明转送医院并征得同意。对转运途中可能出现的危险有充分的准备和应对措施。 2. 转运过程中当伤病者出现危急情况时，应当沉着镇静，有条不紊，及时救治。 3. 如果突发公共卫生事件中伤病者很多，专用的转院车辆不足，要根据可及的交通工具，将伤病者安置合适的体位，态度和蔼地不断鼓励和安慰患者。送抵医院后要向接诊医生介绍病情和抢救过程。
重要提示： 对需要急救的突发公共卫生事件伤病者，任何医疗机构不得拒绝接诊。		**所需物品：** 专用车辆、相应抢救药械、医疗救治记录单。

10.4.11 开展宣传教育以提高传染病防控知识和突发公共卫生事件自救互救能力

操作步骤	知识要求	态度要求
1. 传染病的常规宣传教育活动内容 （1）指派专人负责本社区传染病防治知识宣传和咨询工作。 （2）以橱窗或板报的形式设立宣传专栏，结合传染病发病的季节性和防病需要制作宣传材料。 （3）每年艾滋病、结核病等专病防治日，组织相关宣传活动。 （4）配合乡政府或街道办事处开展爱国卫生月活动。 （5）协助做好食品卫生、饮水卫生、卫生大清扫和除"四害"宣传组织。 2. 当有疫情发生时，增加宣传教育活动内容 （1）开设传染病咨询窗口。 （2）安排专人接受居民传染病相关知识答疑。 （3）立即更新宣传栏内容为当前暴发疫情传染病防控知识。 （4）村医进行新发传染病强化培训。 （5）接收疾控中心印制的宣传折页、传单、张贴画等宣传品。 （6）协调村医进行发放资料到户。 （7）委托村医入户对患者及家属、密切接触者、群众开展针对性健康教育。 （8）学校、厂矿或工地暴发传染病疫情时，防保医生要对所有波及人群举办专门讲座，进行重点教育。 3. 开展居民相关培训，提高自然灾害时自救互救能力。	1. 能叙述当地主要流行传染病的临床特点、传播途径、预防方法。 2. 能叙述当地主要传染病的传播方式与防治方法。 3. 肠道传染病宣传重点是管水、管粪、管理饮食及消灭苍蝇。 4. 呼吸道传染病宣传重点是讲究个人、家庭和环境卫生。勤洗手，室内注意开窗通风。减少到人群密集的地方去。 5. 自然疫源与虫媒传染病宣传重点是消灭媒介昆虫和农耕时做好个人防护。 6. 能叙述各种自然灾害发生时正确防范、规避方法和注意事项。	1. 开展丰富多彩的健康教育活动，有利于营造健康的社区环境，良好的社区卫生宣传能够提高医疗单位的知名度。 2. 通过社区调查了解严重影响居民健康、生活和生活质量的问题，确定社区居民中有较高发生率和涉及较多人口的传染病，明确本社区居民对健康教育的需求。 3. 选择能够使群众乐于接受宣传形式，细致耐心的引导群众自觉加入到健康活动中来。潜移默化中增进群众自我保健意识。 4. 突发公共卫生事件发生时，要迅速采取多种形式，广泛开展综合防治知识的宣传和健康教育，提高群众的自我防病意识和能力，引导群众养成良好的卫生习惯，要搞好家庭、环境卫生，做好自我防护，尽量避免与可疑病例接触，发生类似症状及时主动就医。
重要提示： 1. 日常宣教工作，不能间断。 2. 疫情发生时的健康教育活动在内容和方法上要坚持科学原则，根据当地、当时的条件，开展针对性的传播活动，务求实效。		**所需物品：**各种宣传平台，包括板报、宣传册、咨询服务台。

10.5 重点传染病社区管理

【服务概要】 乡镇卫生院（社区卫生服务中心）按照规范要求，协助上级专业防治机构做好结核病和艾滋病患者的宣传、指导以及非住院患者的治疗管理工作。开展疑似结核病患者的发现报告和及时转诊、追踪；执行统一化疗方案，对结核病患者进行定期随访管理，落实直接面视下的短程化疗，宣传结核病防治知识；开展艾滋病知识宣传和行为干预。

【服务流程】

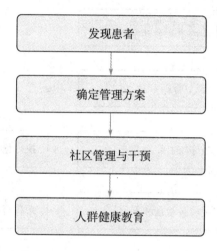

10.5.1 结核病患者社区管理

【服务概要】 乡镇卫生院按照规范要求，协助上级专业防治机构做好结核病患者的宣传、指导以及非住院患者的治疗管理工作。开展疑似结核病患者的发现报告和及时转诊、追踪；执行统一化疗方案，对结核病患者进行定期随访管理，落实直接面视下的短程化疗，宣传结核病防治知识。

【服务流程】

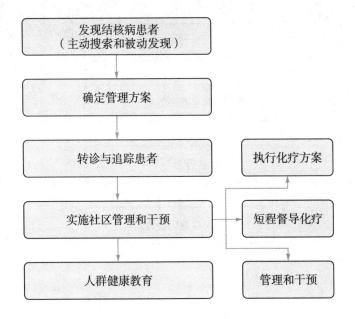

【操作说明】

10.5.1.1　主动进行社区搜索和网络浏览以发现肺结核患者

操作步骤	知识要求	态度要求
1. 指派专人负责本社区结核病疫情报告及肺结核病患者主动搜索。 （1）对社区内结核病密切接触者或疑似肺结核的就诊者给予询问，如果就诊者具有咳嗽、咳痰 2 周以上；咯血或血痰；有其他表现（如发热、盗汗、胸痛或不明原因消瘦）2 周以上者，可转送至定点结核病防治机构进行免费 X 线和痰涂片检查以确诊。 （2）有条件的卫生院，如患者不愿到定点结核病防治机构，可拍 X 线胸片并做痰涂片检查，不能确诊时，转至定点结核病防治机构。 2. 定期登录中国疾病预防控制信息系统进行网络搜索，发现因病被动就诊并被报告的肺结核病患者，将现住址为本辖区的患者纳入社区管理。	1. 能叙述肺结核的种类及临床表现。 2. 能叙述肺结核的家庭隔离知识。 3. 能进行痰涂片操作。	1. 肺结核的患者往往家庭较为贫困，因此，在询问和检查患者时要一视同仁，不应歧视。应对患者的遭遇表示同情。 2. 不能因肺结核有传染性而敷衍询问和体检，检查者可戴工作帽和口罩，但不应表现出躲避或厌恶患者。 3. 一些地方因群众对结核病可以根治的情况缺乏认识，出现歧视现象，因此，对患者情况应保密。 4. 有些患者因担心歧视和朋友疏远隐瞒病情，甚至不实名登记，或不按规程转诊，除做好耐心科学的解释外，要承诺不随意泄露患者信息。但要说服患者自觉回避，不到人群中，并建议其告知同室居住者防护。 5. 要负责地跟踪每一名患者，并在治疗全程给予关注和爱心。
重要提示：国家规定，定点结核病防治机构是传染性肺结核的归口转诊单位，并提供 X 经胸片、痰涂片免费检查。		**所需物品：**《传染病报告卡》、网络直报专用计算机、网设备、UPS 等配套设备、电话、传真机。

10.5.1.2　确定管理方案以开展肺结核患者社区管理

操作步骤	知识要求	态度要求
1. 根据治疗方案确定管理方案。新发病人24小时内转诊至结核病防治机构确定治疗方案，根据治疗方案确定社区管理方案。 2. 确定随访计划。新发病人社区医生常规1周内随访；出现重度并发症时立即通知结核病防治机构医生转诊治疗，并在1周内跟踪随访。 3. 制定药物不良反应监测计划。掌握患者用药后不良反应情况，如有反应及时采取措施。 4. 制定定点结核病防治机构转诊计划。 5. 制定健康教育计划，以提高社区居民结核病防治知识知晓率。	1. 能叙述结核病药物不良反应和并发症内容。 2. 能叙述结核疑似患者分类和处理方法。 3. 能叙述结核病患者社区管理的内容和方法。	1. 诊断为肺结核的患者比较自卑和恐惧，应当用科学道理给予解释病情，并鼓励患者坚强信念，战胜疾病。告诉患者结核病是可以治愈的，要树立信心，充分与医生配合。 2. 耐心引导患者讲述既往结核病史，对以前患过结核病的患者要详细询问其治疗服药情况，以便制定合理有效的治疗方案。 3. 患者如果同时患有糖尿病、HIV感染、先天性免疫缺陷及其他影响免疫功能的疾病，必须耐心询问患者用药控制情况，防止因结核病化疗加重其他疾病负担。 4. 告诉患者在治疗过程中注意药物不良反应，叮嘱患者服药后一旦出现不良反应，及时找医生处理，不要自行停药。
重要提示：治疗期间出现病情变化随时转诊。		**所需物品：**转诊通知单。

10.5.1.3　转诊和追踪结核病患者以进一步治疗和社区管理

操作步骤	知识要求	态度要求
1. 转至定点结核病防治机构的转诊条件 （1）以前没有患过结核病的疑似患者。 （2）中断治疗时间为2~8周，已治疗时间>1个月的患者。 （3）有轻微的药物不良反应或轻微并发症，且治疗2周后症状或体征不见好转患者。 2. 接诊医生开具转诊单一式三份，一份给患者，一份报定点结核病防治机构，一份送防保科留底。 3. 告诉患者定点结核病防治机构地址和详细路线。 4. 病史资料记录复制交给患者携带，转院诊治。 5. 根据中国疾病预防控制信息系统报告情况，对现住址为本辖区的患者进行追踪，防保医生登记患者的转诊情况，了解患者是否转诊到位，如果没有到位，由防保医生通知村医，再由村医与患者进行联系，督促患者到定点结核病防治机构就诊。	1. 能叙述结核患者的转诊要求和程序。 2. 能叙述结核重症患者抢救药品及使用方法。 3. 能进行肺结核痰检标本的采集。 4. 能追踪患者。	1. 转诊前要向患者和家属说明转院的必要性。 2. 对有大咯血引起休克、自发性气胸引起急性呼吸衰竭、重症感染、慢性肺源性心脏病心功能失代偿的患者，卫生院要竭尽可能给予抢救，立即安排车辆转院。 3. 如果没有条件专车接送，乡镇卫生院接诊医生要详细告诉患者定点医疗单位的交通路线，嘱咐其及时转诊。防保医生必须要落实对患者的转诊追踪和随访。
重要提示：严重急性并发症患者需要转诊时，在上报结核病防治机构医生的同时，要征求其相关处理意见，确保患者安全、及时转诊。		**所需物品**：专用车辆、相应抢救药械、结核病患者转诊单。

10.5.1.4 开展社区管理与干预以提高结核病治愈率

操作步骤	知识要求	态度要求
1. 执行化疗方案：社区医生根据定点结核病防治机构确定的化疗方案，指导患者或家属严格执行化疗方案，以便规律治疗。 2. 执行直接督导化疗 （1）确定家庭督导员，培训患者及家庭督导员。 （2）指导家庭督导员能识别抗结核药物，了解其常用剂量和用药方法，以及可能发生的不良反应。 （3）每次服药在家属督导员面视下进行，并填写《肺结核患者治疗记录卡》。 （4）确定家庭督导员的联系方式，并留下医生的联系方式以便出现病情变化及时告知医生。 3. 社区管理和干预 （1）社区医生完成首访，以后2周对其家访1次。家访中通过询问患者或家属、查看《肺结核患者治疗记录卡》、核查剩余药品量等监督患者服药情况。 （2）监测药物不良反应：持续监测患者是否有药物不良反应和并发症出现，无药物不良反应和并发症患者，继续目前化疗方案，督导患者按时服药；轻微的药物不良反应或轻微并发症，维持目前化疗方案；出现严重的药物不良反应或重度并发症，立即通知定点结核病防治机构的医生并转诊，1周内随访。 （3）随访时提醒患者在治疗满2个月、5个月、6个月要按期查痰，并做好记录。 （4）填写管理病人基本情况表，建立健康档案。 （5）每月填写肺结核病患者随访表。 （6）指导全程服药后仍未痊愈患者去结核专病防治机构复查，重新确定治疗方案。	1. 能叙述结核病全程管理病人的要求。 2. 能叙述肺结核治疗常用药物、使用剂量。 3. 能叙述肺结核病不良反应的体征、症状以及对应措施。	1. 社区医生在家访中，根据患者的生活方式进行有针对性的生活方式指导，提出改进意见，并与患者共同制定生活方式改进目标，在下次随访时讨论这些改变对病情的影响。 2. 嘱咐患者注意休息，保证充足的睡眠，适当活动，避免剧烈运动。若急性期症状较轻，可以轻度活动，如吃饭、走动、散步等，也不要久卧、久坐。经治疗1~2个月后症状明显好转，可以正常生活、从事较轻的工作、学习，但不能太劳累。 3. 加强对患者教育，对于不能坚持持续治疗者，告诉患者间断治疗很容易产生耐药性，结核病也难以控制，说服患者坚持按时治疗。 4. 结核病患者的营养消耗严重，合理安排患者饮食十分重要。医生应指导患者食用高热量、高蛋白质、高维生素的膳食。合理的饮食不但可以改善患者的营养状态，还有助于促进病体的康复。
重要提示：患者在化疗过程中出现大咯血必须立即抢救。		**所需物品**：抗结核化疗药物、肺结核患者治疗记录卡、肺结核患者随访表。

10.5.1.5 开展社区居民健康教育以提高结核病防治知识知晓率

操作步骤	知识要求	态度要求
1. 组织辖区内居民，开展结核病防治知识宣传教育。 （1）开展方式包括宣传栏或宣传橱窗、黑板报、画板展览、悬挂横幅、电子屏、组织讲座、专家咨询、医院门诊大厅或公共场所发放宣传材料等多种形式。制作固定宣传栏和宣传橱窗，每年更换内容2次以上。宣传黑板报每年出2期以上。 （2）宣传教育重点内容包括结核病的危害、传播途径、流行特点及防治知识。 （3）组织社区居民结核病防治知识讲座或培训，每年至少1次。 2. 做好患者和家属的健康教育 （1）患者健康教育内容包括解释病情、介绍治疗方案、规则用药的重要性等。 （2）对家庭督导员开展健康教育，使其理解直接督导化疗的意义和重要性，掌握督导技巧、方法以及患者不配合的处理方法，顺利完成督导任务，以取得良好的治疗效果。	1. 能叙述结核病的传播途径、流行特点。 2. 能叙述结核病预防和控制主要措施。 3. 能叙述结核病直接督导化疗方法。 4. 能叙述结核病防治知识宣传的核心信息。	1. 选择社区居民乐于接受的宣传方法和形式，细致耐心引导群众注意养成良好的卫生习惯，增进群众自我保健意识，倡导文明健康的生活方式，减少结核病的发病。 2. 开展结核病健康教育是社区卫生服务的重要组成部分。因此，耐心科学的宣传教育非常必要。 3. 全民健康教育可以提高群众对结核病的警觉性，增强自我防护意识，以便早发现、早治疗结核病患者，减少公众对结核病的恐惧心理。
重要提示：3月24日世界防治结核病日，是开展多种形式宣教活动的最佳时机。	**所需物品**：宣传栏或宣传橱窗、黑板报、画板或横幅、艾滋病防治宣传册（页）。	

10.5.2 艾滋病患者社区管理

【服务概要】 乡镇卫生院按照规范要求,协助上级专业防治机构做好艾滋病患者的健康指导与咨询;开展社区行为干预以预防艾滋病发生,对社区居民开展健康教育活动,普及艾滋病知识以提高艾滋病知识知晓率。

【服务流程】

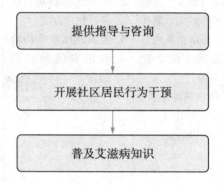

10.5.2.1　对就诊患者提供多种服务以早期发现与处理艾滋病感染者

操作步骤	知识要求	态度要求
1. 社区医生为就诊患者提供艾滋病相关咨询。 2. 根据患者自愿的原则指导其到具有艾滋病初筛检测资质的医疗保健机构进行艾滋病初筛检测。 3. 对孕产妇提供咨询服务，求询者可自愿进行免费初筛检测。 4. 有条件的乡镇（社区）医院协助县区级疾控中心开展外出（来）务工人员、外来婚嫁女等流动人口的艾滋病病毒抗体检测。 5. 劝导艾滋病初筛检测阳性的患者到艾滋病确证实验室检测确诊。 6. 提供当地艾滋病确证实验室电话和详细地址。 7. 鼓励患者现场约定检测日期。 8. 有艾滋病患者或 HIV 感染者的社区，落实免费抗病毒治疗。 9. 在自愿保密原则下，联系社区居委会帮助解决患者及家庭成员在生活、就业、就学、入托等方面的困难。 10. 对艾滋病患者、HIV 感染者及其家庭进行随访。 11. 对患者及家属提供防治知识的宣传、教育。 12. 协助县区级疾控中心做好艾滋病患者和 HIV 感染者的治疗和管理，落实国家"四免一关怀"政策。	1. 能叙述艾滋病流行状况及防治知识。 2. 能叙述对艾滋病等传染病患者的保密原则。 3. 能解释"四免一关怀"政策的具体含义。 4. 能叙述当地初筛检测机构的名称和具体地址。	1. 在社区宣教的基础上，注意营造没有歧视的社会环境，并与艾滋病的宣传、监测、医疗救治和关怀结合起来，提高人们参与自愿检测的意识。 2. 艾滋病检测必须以受检者知情并且同意为基础，医务人员要在情感和心理上给予求询者支持。在医患平等的原则下，告知受检者容易理解的国家相关政策，取得求询人员自愿检测。 3. 艾滋病感染者最怕的不是死亡，而是离世前社会的冷漠。对艾滋病患者要落实国家"四免一关怀"政策，用实际行动表现对患者的同情和照顾，如定期访视、了解其家属情绪、呼吁有关部门帮助解决些实际困难。
重要提示：艾滋病患者和 HIV 感染者在咨询过程、检验报告、转介服务、档案管理等各个环节信息保密。		**所需物品**：初筛检测试剂、抗病毒治疗药物。

10.5.2.2 开展社区行为干预以预防艾滋病与性病感染发生率

操作步骤	知识要求	态度要求
1. 调查本地娱乐场所种类、数量、业主姓名和联系方式并建档。 2. 协助警务人员摸清社区内暗娼、同性恋、吸毒人员等高危行为人群名单。 3. 收集本地外出打工、出国劳务人员的数量、分布等基本情况，建立资料档案。 4. 协助县疾控中心定期对暗娼、同性恋、吸毒人员等高危人群发送安全套。 5. 为高危行为人群提供咨询检测服务。 6. 为性病患者提供性病临床诊断、一般治疗、生殖健康咨询等服务。 7. 每年由警务人员牵头召开娱乐场所业主防艾专题座谈会。 8. 有条件的地区可以介绍吸毒人员到就近的卫生部门，开展清洁针具交换和药物替代治疗服务。 9. 登记记录干预活动。	1. 能叙述性病、艾滋病预防和控制主要措施。 2. 能叙述正确使用安全套的意义和方法。	1. 社区医生必须"走出医院，走进社区"，坚持不懈为社区居民提供更方便、亲切、有效的干预服务。 2. 艾滋病高危行为干预工作人员在与暗娼、同性恋、吸毒人员进行访谈时，要耐心仔细地向干预对象讲明干预的目的、内容、程序及可能对他们造成的影响。一定要在取得干预对象同意后再开展干预活动。 3. 应该鼓励人际关系较广、素质较高的干预对象加入到同伴教育活动中，对他们愿意参与到行为干预行动中表示支持和赞扬。 4. 行为干预要以交流的方式，而不是以传统说教和强制方式去争取干预对象实现行为的改变。在干预过程中避免歧视、孤立、排斥干预对象，不对干预对象的行为做道德评论。 5. 我国的男男同性恋人群中多数表现为性情敏感且习惯隐匿自己的真实性取向。通过免费发放艾滋病防治知识宣传资料、安全套等方式，经常与这些人聊天以取得他们的认同感，同时鼓励同性恋者参加 HIV 抗体检测。
重要提示： 1. 高危行为人群的信息保密。 2. 泄露信息人员将负法律责任。		**所需物品：**安全套、艾滋病防治宣传册（页）。

10.5.2.3 开展人群健康教育以预防艾滋病毒感染

操作步骤	知识要求	态度要求
1. 艾滋病健康宣教，提高艾滋病知识知晓率 （1）组织辖区内艾滋病预防知识宣传教育。 （2）开展方式包括宣传栏或宣传橱窗、黑板报、画板展览、悬挂横幅、电子屏、组织讲座、专家咨询、医院门诊大厅或公共场所发放宣传材料等多种形式。 （3）宣传教育重点内容包括艾滋病的危害、传播途径及预防知识。 （4）指导高危人群正确使用安全套。 （5）每年开展1次预防艾滋病宣传材料入户发放活动。 （6）制作固定宣传栏和宣传橱窗，每年更换内容2次以上。 （7）宣传黑板报每年出2期以上。 2. 组织社区群众预防艾滋病知识讲座或培训每年至少1次。 3. 在内科、外科和孕妇保健门诊等科室免费放置艾滋病宣传材料。 4. 每次宣传活动做好记录。	1. 能叙述艾滋病的危害和传播途径。 2. 能叙述艾滋病预防和控制主要措施。 3. 能叙述安全套正确使用方法。	1. 选择社区居民愿意接受的宣传方法和形式，细致耐心引导群众注意养成良好的卫生习惯，增进群众自我保健意识，倡导文明健康的生活方式，减少艾滋病的发病。 2. 开展艾滋病健康教育是社区卫生服务的重要组成部分。是目前世界公认的有效遏制艾滋病传播的一项战略性工作，因此，耐心科学的宣传教育非常必要。 3. 全民健康教育可以提高群众对艾滋病传染的警觉性，增加自我保护意识。通过普及艾滋病防病知识，减少公众对艾滋病的恐惧心理。
重要提示：12月1日世界艾滋病日，开展多种形式的宣教活动。		**所需物品**：宣传栏或宣传橱窗、黑板报、画板或横幅、艾滋病防治宣传册（页）。

（董 辉 王丽芳）

11　卫生监督协管

【服务概要】　按照《食品安全法》及其实施条例、《职业病防治法》、《执业医师法》、《医疗机构管理条例》、《学校卫生工作条例》、《生活饮用水卫生监督管理办法》和卫生监督协管服务规范等法律法规和规范要求，协助县（区）卫生监督机构对辖区内乡镇、社区、村医疗卫生机构、供水单位、学校和居民社区进行巡查，收集食品安全、可疑职业病患者、饮用水异常情况、学校传染病防控存在问题和辖区非法行医、非法采供血等相关信息并报告，及时发现公共卫生方面的安全隐患和问题，做到"早发现、早报告、早消除"。

【服务流程】

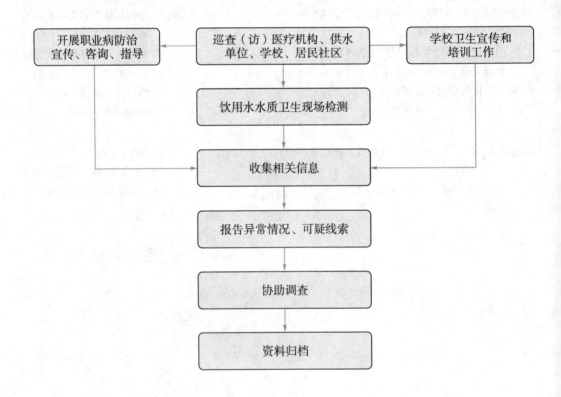

11.1 现场巡查（访）、宣传、咨询、指导、教育和饮水检测

【服务概要】 协管员在辖区（责任区内）巡查医疗机构、供水单位、学校和居民区，并询问、了解调查食品安全、饮用水、职业病和非法行医（非法采供血）的相关信息；一边巡查一边开展卫生知识宣传、咨询、培训和指导；巡查到供水单位时进行水质卫生现场检测。

【服务流程】

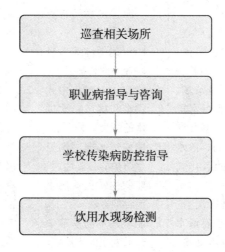

【操作说明】

11.1.1 巡查（访）相关单位及场所以"早发现"卫生安全隐患和问题

卫生监督协管

操作内容	知识要求	态度要求
1. 到辖区医疗卫生服务机构进行巡查（访）。向接诊医生了解是否有可疑食物中毒、食品污染、食源性疾病患者就诊；是否发现可疑职业病患者；是否有新诊所或个人从事医疗活动。 2. 到农村集中式供水单位进行巡查。查看水源（自备井井口；河流、湖泊的取水口）周围 100m 内是否有旱厕、渗水坑和畜禽养殖场、垃圾堆、化粪池、废渣和污水渠道；查看水泵房、蓄水池、沉淀池周围 30m 内是否有旱厕、渗水坑、畜禽养殖场、垃圾堆、化粪池、废渣和污水渠道。 3. 到城市二次供水单位进行巡查。查看水箱周围 10m 内是否有渗水坑、化粪池、垃圾堆等污染源；查看是否有水箱定期清洗消毒记录。 4. 到辖区内学校进行巡查 （1）巡查学校内二次供水，查看水箱周围 10m 内是否有渗水坑、化粪池、垃圾堆等污染源；查看是否有水箱定期清洗消毒记录。 （2）对学校传染病防控工作进行巡访。 5. 对辖区内是否有挂有医疗服务招牌、字号，涉嫌无证行医的场所进行巡访。 6. 对卫生监督机构通报的非法行医重点地区或个案进行巡访。	1. 能叙述卫生监督协管的内容。 2. 能解释巡查（访）的目的和意义。 3. 能叙述食物中毒、食源性疾病的常见原因和表现。 4. 能叙述尘肺等常见职业病的特征。 5. 能叙述农村集中式供水和城市二次供水的概念。 6. 能叙述水源周围卫生防护的必要性。 7. 能叙述常见饮用水消毒的方法。 8. 能叙述不同季节学校易发生的传染病。 9. 能描述非法行医的基本特征。	1. 协管员一般生活在本辖区，对辖区内的情况比较了解，又要经常进行巡查（访），容易产生"熟视无睹"或"自以为是"，因此，要警惕认为已掌握所需巡查（访）的机构或场所情况而不去巡查（访），不能仅靠打电话询问了解情况，或巡查走过场。 2. 巡查（访）时要边走边看边问，"眼观六路、耳听八方"，提高职业敏感性，不放过任何细微的异于常态的情况。不能因为其所要了解的信息常常为看似不重要的小节而忽视，如辖区内又开了个小诊所、几个人腹泻了、饮用水有异味等等，均要引起重视，并详细分析。 3. 与居民聊天很关键，有些情况常常是在看似闲聊的时候发现的，要以"包打听"的态度关注辖区内有关的公共卫生情况。 4. 巡查每一个机构均要明确介绍此行目的，与被调查者进行详细无障碍沟通，要倾听对方的介绍，尊重对方，并不断肯定对方提供信息和判断的贡献，使其能够持续不断地支持这项工作。
重要提示： 1. 巡查是早期发现卫生安全隐患的有效手段。 2. 巡查（访）须填写附件 66～68。附件 67 与第 1 次巡查（访）内容无变化时，不必每次填写。		**所需物品：**电动自行车或自行车、手机、照相机。

11.1.2　开展宣传、咨询与指导以预防职业病

操作内容	知识要求	态度要求
1. 门诊职业健康教育、咨询、指导 （1）在医疗服务过程中发现患者疾病可能与职业暴露有关，按照要求进行登记，并与接诊医师一起对从事接触职业病危害作业的就诊者，有针对性进行职业健康教育、咨询及指导。 （2）指导内容包括其所从事的职业可能导致的职业病、主要临床症状及表现、如何进行职业病体检、诊断及劳动者依法享有的职业卫生保护的权利等。 （3）指导时间不少于5分钟。 （4）职业健康教育或指导的主要内容，均应记录在就诊者的诊疗记录中，如应记录职业健康教育题目和重点讲解的内容小标题。 2. 职业病防治宣传 （1）充分利用社区卫生服务机构内设置的卫生宣传栏，包括卫生墙报、宣传橱窗和流动宣传展板等宣传辖区内存在的常见职业病危害知识，内容要精炼、通俗易懂，可请辖区卫生监督机构提供业务支持。 （2）结合每年《职业病防治法》宣传周及法制宣传日活动，配合辖区卫生监督机构采取向社区职业人群发放宣传传单、小册子、小折页、张贴宣传画等形式，集中开展职业病防治知识宣传。在有条件的地方，还可以利用触摸式电子屏幕、闭路电视、宽带网等现代媒体开展职业健康知识的普及。	1. 能叙述常见职业病危害因素。 2. 能解释评价常见职业病的防治要点。 3. 能演示与服务对象交流的过程。 4. 能设计一个职业病健康教育计划。	1. 防治职业病最重要、最有效的手段是用人单位在生产活动中做好工人的防护，包括有害工序和场所的防护提示牌、工人的防护用品等。对这些直观可见的防护措施要不厌其烦地对企业工人进行宣讲，提高他们的自我防护意识。 2. 要时刻牢记职业病防治工作的重要性，将防治宣传的理念落实到日常巡查和生活中。 3. 要用老百姓听得懂的语言和方式进行宣传。 4. 在基层，职业病防治有两大问题，一是群众职业病防控意识较差，二是乡镇企业对职业病危害信息不透明，因此，要强化多形式的宣传，让防治知识深入人心。防治知识的宣传和普及效果直接影响辖区职业病的发病率。
重要提示： 1. 咨询技巧决定咨询效果。 2. 要敢于发现和揭露存在职业危害不遵守职业病防治法的现象。		**所需物品：**电动车或自行车，照相机，电脑，动态宣传用展牌、各种宣传品等。

卫生监督协管

11.1.3　协助开展宣传与培训以提高学校防控传染病能力

操作内容	知识要求	态度要求
1. 宣传：协助学校通过校园广播、知识竞赛、健康教育课、讲座、多媒体播放、健康咨询、板报和发放宣传品等方式开展学校卫生宣传教育工作。主要内容有： （1）协助学校开展传染病防控、食品和饮用水安全等学校卫生相关知识宣传。 （2）协助卫生监督机构给学校发放卫生相关知识宣传品。 （3）在传染病高发季节协助卫生监督机构及学校开展有针对性的传染病预防知识宣传。 （4）协助学校开设学校卫生相关知识宣传栏。 2. 培训：按照当地卫生监督机构培训计划安排，组织辖区内学校相关工作人员参加卫生监督机构组织的学校卫生工作培训。 3. 宣传培训工作要有记录。	1. 能叙述学校传染病防控、饮用水安全有关法律法规和标准要求。 2. 能评价学校传染病防控、饮用水安全采取措施的有效性。	1. 协助学校开展宣传工作时，要有针对性地按照中小学的不同情况，以适应学生年龄的需要，采用形式多样的方式设计，如宣传画的动画设计、使用生动活泼的语言等，起到激发学生兴趣易于接受的作用。 2. 要开发学校领导层，争取学校领导的支持和配合，主动开展学校卫生知识学习、教育，主动配合做好学校卫生培训工作。
重要提示： 1. 宣传工作要在每学期开学后 1 个月内开展，遇有传染病暴发流行要随时开展。 2. 填写卫生监督协管服务记录表（附表 64）。		**所需物品：**有关学校卫生法律法规标准和卫生知识书籍、宣传材料、电动车或自行车、电脑、打印机、照相机等。

卫生监督协管

11.1.4　对饮用水水质卫生进行现场检测以明确水质卫生状况

操作内容	知识要求	态度要求
1. 确定取水点 （1）供水单位出厂水取水点：①集中式供水取水点：设在水质消毒设备出水端最近的出水口处；②二次供水取水点：设在蓄水池或水箱出水口处。 （2）末梢水取水点：居民家庭龙头水，设在居民家中厨房的水龙头处（不要选择安装家用水质处理器后的水样）。 （3）学校龙头水取水点：设在学校常用取水（自来水、井水）龙头处。 2. 采样前准备 （1）采样容器：采样瓶（250ml 锥形瓶，没有锥形瓶的可用其他无色透明的洁净容器代替）。 （2）检测工具：pH 试纸、余氯比色盒。 3. 采样 （1）采样时应先打开水口龙头放水 1～3 分钟至水质变清后采样（放水过程可让居民自备容器接水，避免浪费）。 （2）用采样瓶接取 100ml 以上水样。 4. 检测 （1）将水样摇匀在光亮处迎光观察，有无肉眼可见物（如泥沙、悬浮颗粒、藻类、线虫等）。 （2）直接从瓶口闻水的气味，用适当文字描述（如无异味、腥味、土臭味、铁锈味等）。 （3）用 pH 试纸蘸取水样，显色后用比色卡比色读数。 （4）余氯检测：将比色片插入到比色皿宽池前面的槽内，窄池和宽池中均加水样至刻度线处，将一粒试剂放入窄池中，加盖，上下摇动待试剂溶解后，在 3 分钟后从正面观察，用白色镂空尺找出与比色片相同或相近的色阶，该色阶上的读数即为水样中游离余氯的含量 mg/L（实际操作步骤以仪器所配说明书为准）。 5. 结果判定（正常值） （1）肉眼可见物：不能有肉眼可见物。 （2）臭和味：不得有异味。 （3）pH 值：6.5～8.5。 （4）游离氯：出厂水 ≥0.3mg/L；末梢龙头水 ≥0.05mg/L。	1. 能描述《生活饮用水卫生标准》（GB5749—2006）常规项目要求。 2. 能叙述供水单位每日必测项目。 3. 能描述饮用水感官检测、pH 值、游离余氯快速检测方法。 4. 概念解释：集中式供水是指由水源集中取水，经统一净化处理和消毒后，由输水管网送至用户的供水方式。二次供水是指将来自集中式供水的管道水另行贮存、加压，再送至水站或用户的供水方式。	1. 到居民家采集水样要不定期更换采样点。 2. 检测值达不到标准要求的须反复再测 1～2 次，做确证试验。 3. 要在所到居民家中宣传采集末梢水检测的意义，让居民了解发生什么情况需尽快报告。 4. 按程序操作，认真观察记录结果。
重要提示： 1. 游离氯检测只适合含氯消毒方法，二氧化氯消毒方法不适用。 2. 检测余氯时，加入试剂后，时间要控制在 3 分钟后立即读取数值，不能延迟。		**所需物品：**电动车或自行车、照相机、采样瓶、pH 试纸、余氯比色盒等。

11.2　收集协管服务信息以报告并记录所有协管服务工作开展情况

操作内容	知识要求	态度要求
协管服务信息包括食品安全、职业卫生、饮用水卫生、学校卫生服务、非法行医和非法采供血等信息。 1. 食品安全信息 （1）收集下列已确认或疑似食物中毒等食品安全事故的信息 1）诊疗医生接诊报告的信息：初诊医生要在诊疗过程中询问进食情况，发现食源性或疑似食源性病人后，通报给卫生监督协管员。 2）食品安全事故发生单位与引发食品安全事故的食品生产经营单位报告的信息。 3）公众举报信息和媒体报道的信息。 （2）做好信息记录，尽可能记录 1）发生食品安全事故的单位、地址、电话。 2）事故发生或食品安全事故病人发病的时间、发病人数、死亡人数。 3）可疑引发事故的食品品种及进食时间、进食人数。 4）病人主要症状表现、就诊或所处地点、救治措施及病人情况。 5）信息报告人员和卫生监督协管员的通讯联系方式。 （3）通知事发相关单位和医疗服务机构保护事故现场、留存病人粪便、呕吐物及可疑引发事故的食物，以备取样送检。 （4）对公众举报信息和媒体报道信息进行现场核实。 2. 职业卫生信息：收集医疗服务过程中，发现可疑职业病患者的信息。询问职业史和职业病危害接触史等，做好信息登记（附件66）。 3. 饮用水信息：收集供水单位的基本信息、巡查（访）发现的信息，现场水质检测的信息，做好记录。 4. 学校卫生信息：收集学校基本信息（附件67）和巡查（访）发现的相关信息，包括学校传染病防控措施存在的问题、生活饮用水水质检测等信息。 5. 非法行医和非法采供血违法行为信息：非法行医重点收集非法行医地点、开诊时间段、是否有诊疗行为、是否有诊疗标识等相关信息；非法采供血重点收集非法采供血单位、地点，非法采供血行为等信息。	1. 能叙述食物中毒、食源性疾病的常见原因和表现。 2. 能叙述尘肺等常见职业病的特征，引发常见职业病的工种。 3. 能描述非法行医和非法采供血行为的基本特征。	1. 协管员应该是卫生监督最好的情报员，要具有情报人员的特质。 2. 能在第一时间发现收集到涉及公共卫生安全的信息，协管员要有"顺风耳"和"千里眼"，无论在平时的工作和生活中，还是到各单位场所进行巡视查访，要有灵敏的感觉，善于问、听、看，从中发现疑点，并追索核实。 3. 对食物中毒信息一定亲自识别分析，不可以讹传讹，听信不实之言。
重要提示： 1. 非法行医的线索常常是通过在医疗机构与就诊患者交流获得，要特别注意询问患者的就医过程。 2. 对社区服务居民反应的非法行医、非法采供血行为线索要特别关注。	**所需物品：**电动车或自行车，电脑、电话、照相机、打印机、各种记录表等。

11.3 报告协管事项的异常情况以便基层卫生监督机构及时处置

操作内容	知识要求	态度要求
1. 食品安全信息报告：协管员对食物中毒、食品安全事故进行初步核实后，应在 2 小时内将事故相关信息通过电话等方式报告给辖区卫生行政部门。 (1) 对中毒人数超过 30 人或死亡 1 人及以上的；凡事故发生在学校、幼儿园、建筑工地等集体单位及地区性或全国性重要活动期间，且一次中毒人数 5 人以上的，需紧急报告。 (2) 食物中毒或食品安全事故报告内容包括发生时间、发生地点、暴露人数、发病人数、死亡人数、主要的临床症状及严重程度、可能引发原因、已采取的措施、报告单位、报告人员及联系方式等。 2. 饮用水信息报告 (1) 在生活饮用水现场水质检测过程中，发现任意 1 件水样的任何指标出现不合格，及时报告卫生监督机构。报告内容包括被检测单位名称、地点，检测水样种类，检测不合格项目。 (2) 在生活饮用水日常巡查中发现或接到群众反映，水质感官出现异常（异色、异味、异物、温度异常）的报告，应立即报告卫生监督机构。对群众反映的水质异常，应在报告后前往现场进行核实。报告内容包括出现水质异常的单位名称、地址，水质异常的表现，影响范围，有无人员发病。 (3) 基层医疗卫生机构接诊在 24 小时内有 3 例以上可能与共同饮水史有关的集中病例时，立即报告卫生监督机构。 3. 职业病报告：发现可疑职业病患者须采用电话报告或书面报告形式向卫生监督机构报告，同时告知患者到有资质的职业病健康检查机构进行规范体检，以确定是否为疑似职业病。报告的内容应包括姓名、性别、年龄、身份证号、工作单位、工种、接害时间、可疑职业病名称、患者及工作单位联系方式等（附件 66）。 4. 非法行医报告：发现非法行医和非法采供血行为，立即采用电话、传真等方式向辖区卫生监督机构报告。	1. 能叙述《食品安全法》及其实施条例、《突发公共卫生事件应急条例》等法规规范对食品安全事故报告的相关规定。 2. 能叙述《职业病防治法》关于卫生部门的职责。 3. 能叙述常见职业病目录。 4. 能叙述常见职业病的危害因素。 5. 能叙述非法行医的基本特征。	1. 要做到有疑必报。 2. 食物中毒发生时病人常常表现又吐又泻，不能怕脏怕累，尽早采集吐泻样品以利于致病因素的检出。 3. 发生较大食品安全事故的，不能因为怕被追究责任，或迫于其他压力不报或少报中毒人数。 4. 对可疑食品要态度鲜明的予以留存，保全证据。 5. 在事故原因调查清楚前不要擅自在媒体采访时做猜测性推断。
重要提示： 1. 收到信息要快速报告，不得耽误。 2. 符合紧急报告范围和标准的要立即报告，不得瞒报。 3. 保护事故现场，第一时间留存病人粪便、呕吐物及可疑引发事故的食物，以备取样送检。		**所需物品：**电话、照相机、现场快速检测设备、样品保存设备（冰箱、冰柜）。

11.4 协助卫生监督机构以便开展调查处理

操作内容	知识要求	态度要求
1. 协助食品安全事故调查处理部门查找涉及食品安全事故的相关人员及可疑肇事单位的地理位置，并做好下列工作： （1）协助开展事故现场流行病学调查。 （2）协助对可疑食品生产经营情况开展现场卫生学调查。 （3）协助监控食品控制措施的执行情况，发现异常及时报告。 2. 针对在学校巡访中发现的学校传染病防控、常见病防控和生活饮用水等方面的问题，要及时告知校方，指导其改正，做好记录并定期回访，同时将回访相关情况上报卫生监督机构。 3. 监测非法行医案件查处效果：卫生监督机构查处非法行医案件后，将个案查处情况通报协管员，由协管员对被查处的非法行医点和人员进行监测并做好记录，向交办的卫生监督机构报告监测情况。发现再次非法行医的，再次进行报告并协查。	1. 能叙述食物中毒流行病学调查的要点。 2. 能描述可疑食品的常用控制措施。 3. 能说出学校卫生工作存在的常见问题。 4. 能描述非法行医的反复发生特点。	1. 协管员配合到现场的卫生监督机构对各类事件进行调查时，要将先期了解的情况详细予以说明，并尽可能负责联系到涉及的人，做个好向导。 2. 事件处理后，为防止同样的问题回潮，要勤回访，比平时巡视的频次要更多。
重要提示：协管员报告公共卫生安全信息后，要协助卫生行政部门或卫生监督机构开展调查。在调查过程中要发挥熟悉当地情况的优势，起到联络沟通传达监测的作用，应立案查处的由卫生监督机构和卫生行政部门办理。		**所需物品**：电话、传真机、照相机、现场快速检测设备、样品保存设备（冰箱、冰柜）。

11.5 将卫生监督协管工作形成的各种记录、表格、有关资料等归档成卷

操作内容	知识要求	态度要求
1. 将对辖区医疗机构、供水单位、学校、社区巡查（访）的情况、发现的问题的记录存档，依需要填写附件66~68存档。 2. 将开展职业病教育、咨询、指导服务的记录存档。 3. 将开展职业病防治宣传的传单、小册子、小折页，张贴的宣传画的资料归档。 4. 将开展职业病防治宣传的卫生宣传栏，包括卫生墙报、宣传橱窗和流动宣传展板等用照片的形式记录存档等。 5. 将为开展职业防治宣传组织的各种活动、电视台节目等用音像的形式记录存档。 6. 协助学校开展的卫生宣传与培训工作记录存档，发放的卫生相关知识宣传品、宣传片及活动的录音录像资料存档。 7. 将上述2~6项活动内容填写附件64并附相应文字、音像资料存档。 8. 将水质监测的结果记录存档。 9. 将收集的信息填写附件65，同时将相关原始记录存档。 10. 将报告事件的查处情况做好记录存档。	1. 能叙述卫生监督协管项目需要留存的档案内容。 2. 能叙述文字档案、音像档案保存的注意事项。	1. 卫生监督协管工作要多跑腿、多说话、多记录，只要与公共卫生安全有关的消息都要记录，并进行核实，做到早报告、早处理。 2. 不能忽视原始记录的入档保存。
重要提示： 1. 保存好与卫生监督协管工作有关的资料，包括工作原始记录和各种应填写的表格。 2. 开展的各种活动要留存照片、音像资料。		**所需物品：**装订机、档案盒、档案橱。

（刘　静）

12　中医药健康管理

【服务概要】　按照《中医药健康管理服务规范》对辖区内 65 岁及以上常住居民每年提供 1 次中医药健康管理服务，内容包括中医体质辨识和中医药保健指导；对辖区内 0~36 个月儿童家长进行儿童中医药健康指导。

【服务流程】

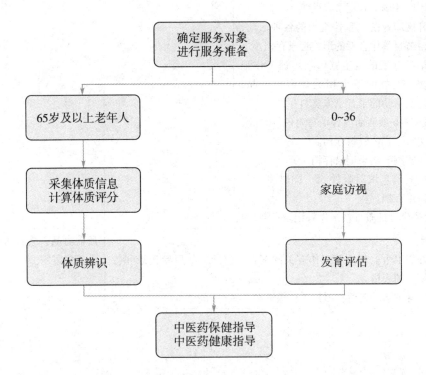

12.1 老年人中医药健康管理

【**服务概要**】 对辖区内 65 岁及以上常住居民每年提供 1 次中医药健康管理服务，内容包括中医体质辨识和中医药保健指导。

1. 中医体质辨识 按照老年人中医药健康管理服务记录表（附件 69）前 33 项问题采集信息，根据体质判定标准表（附件 70）进行体质辨识，并将辨识结果告知服务对象。

2. 中医药保健指导 根据不同体质从情志调摄、饮食调养、起居调摄、运动保健、穴位保健等方面进行相应的中医药保健指导。

【**服务流程**】

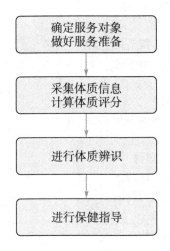

中医药健康管理

【操作说明】

12.1.1　确定服务对象并预约时间以便为中医药健康管理服务做准备

中医药健康管理

操作步骤	知识要求	态度要求
1. 确定服务对象 （1）辖区内 65 岁及以上常住居民且不属于其他重点人群的均属于该项目的服务对象。 （2）服务对象名单可通过社区诊断资料、健康档案库或居委会及派出所等渠道获得。 （3）利用广播、电视、告示、通知等方式提前向辖区居民说明老年人健康检查的安排。 （4）在农村，乡村医生要逐人核实，摸清是否有外出人员及外出时间等其他影响进行健康检查的情况。 2. 预约中医药健康管理服务的时间 （1）提前 1 天以上预约，以方便服务对象及家属安排时间。 （2）预约时间应精确到 30 分钟时间段内。 （3）1 天内预约较多的老年人进行中医药健康管理服务时，应注意合理调整时间区间，避免服务对象等候时间过长。 （4）进行中医药健康管理服务尽可能约在上午进行。 3. 预约服务地点 （1）条件允许时尽可能到乡镇卫生院、社区卫生服务中心进行中医健康管理。 （2）为方便服务对象也可以选择到社区卫生服务站。 （3）对行动不便、卧床居民可提供预约上门服务。 4. 告知检查前应做的准备 （1）告知服务对象不需空腹。 （2）服务对象行动不便时，劝其家属陪同。	1. 能叙述为老年人提供中医药健康管理服务流程、方法、注意事项。 2. 能阐述老年人常见慢性病防治的基本知识和中医药保健方法。	1. 老年人常常有听力受损，电话预约时要语言清晰、语速缓慢、声音大。重要的信息不仅要重复告知，还需要对方能复述以确保预约成功。 2. 遇老年人不能完全领会时，需要向家属预约。 3. 要将预约名单张贴在办公室的墙上并逐人记录。
重要提示： 1. 接受服务的老年人到场后应休息 10~20 分钟，保持心情舒畅，避免紧张。 2. 准备接受服务的老年人，前 1 天晚上要保证夜间良好的睡眠，晨起要以清淡饮食为主，避免吃含色素食品，以免染苔影响舌苔的观察。	**所需物品：**辖区老年人统计表、老年人健康档案。	

12.1.2　采集信息以填写老年人中医药健康管理记录表

操作步骤	知识要求	态度要求
1. 按照老年人中医药健康管理服务记录表（附件69）前33项问题，逐项询问居民近1年的体验、感觉，查看舌苔、舌下静脉及皮肤情况等，将信息在相应分值内划"√"。 2. 采集信息时要能够反映老年人平时的感受，避免采集老年人的即时感受。 3. 参照括号内的描述向受试者解释其不能理解的条目，但不能主观引导老年人的选择。 4. 记录表所列问题不能空项，须全部询问填写。 5. 询问结果应在相应分值内划"√"，并将计算得分填写在相应空格内。 6. 1个问题只能选1个选项，在最符合的选项上划"√"，如出现规律性选项等情况，需要核实。	1. 能详细描述中医药健康管理服务记录表的内容及涉及的相关中医基本理论和知识。 2. 能解释服务对象提出的中医养生保健的有关问题。	1. 如实填写，确保不漏项。 2. 询问过程中，语言要通俗易懂，避免使用医学专业术语。 3. 信息采集过程中不要因求快而影响服务对象真实信息的表达，不能诱导答案。 4. 对智障人员、表述困难者或外来人口要耐心解释，对听力下降的老年人，应适当加大声音，必要时请家中其他人员帮助，不应歧视，更不能敷衍应付。 5. 医务人员和老年人交流应语气平和，声音清晰，对老年人不能理解的问题，应耐心解释，切勿急躁。 6. 对行动不便的老人应提供特殊服务，如上门进行信息采集和健康指导。
重要提示：信息采集应在光线明亮、温度适宜的环境中进行，以免影响对老年人面色、舌质舌苔等望诊内容的观察。		**所需物品**：老年人健康档案、脉诊、中医药健康管理服务记录表、体质判定标准表。

中医药健康管理

12.1.3 进行体质辨识以确定体质类型

操作步骤	知识要求	态度要求
1. 按照体质判定标准表（附件70）计算该居民的具体得分，偏颇体质正向计分，平和质有4个条目，即（2）（4）（5）（13）反向计分，选1得5分、选2得4分、选3得3分、选4得2分、选5得1分（即 1→5, 2→4, 3→3, 4→2, 5→1）。 2. 将计算得分填写在老年人中医药健康管理服务记录表体质辨识栏内。 3. 判定标准 （1）偏颇体质：各条目得分相加≥11分时确定是；各条目得分相加9~10分时倾向是；各条目得分相加≤8分时确定不是。 （2）平和质：各条目得分相加≥17分，同时其他8种体质得分都<8分确定是；各条目得分相加≥17分，同时其他8种体质得分都<10分基本是；不满足上述条件者确定不是。 （3）当每种体质得分相加均≤8分，出现无法判断体质类型等情况，则需2周后重新填写。	1. 能叙述中医体质分类的基本知识，分类方法、内容。 2. 能解答服务对象提出的有关体质与养生保健及疾病的问题。	1. 对老年人提出的问题要耐心解释和回答。 2. 要尊重老年人，特别是对行动迟缓、听力减退、认知障碍的老年人要耐心交流，体现同情心和关怀感。 3. 要实事求是，不宜夸大宣传体质与疾病的关系，避免给居民造成心理负担。
重要提示： 1. 填写各种记录表一律用蓝、黑色钢笔或圆珠笔填写，不能用铅笔或红色笔书写。 2. 计算得分要准确，填写得分时要复核，不能根据个人经验判定为某一体质而人为修改评分。		**所需物品：** 老年人健康档案、中医药健康管理服务记录表、体质判定标准表。

12.1.4　指导平和质的老年人以实施中医药保健指导

操作步骤	知识要求	态度要求
1. 情志调摄：宜保持平和的心态。可根据个人爱好，选择弹琴、下棋、书法、绘画、听音乐、阅读、旅游、种植花草等放松心情。 2. 饮食调养：饮食宜粗细粮合理搭配，多食五谷杂粮、蔬菜瓜果，少食过于油腻及辛辣食品；不要过饥过饱，也不要进食过冷过烫或不干净食物；注意戒烟限酒。四时饮食调养：①春宜多食蔬菜，如菠菜、芹菜、春笋、荠菜等；②夏宜多食新鲜水果，如西瓜、番茄、菠萝等，其他清凉生津食品，如金银花、菊花、鲜芦根、绿豆、冬瓜、苦瓜、黄瓜、生菜、豆芽等均可酌情食用，以清热祛暑；③长夏宜选用茯苓、藿香、山药、莲子、薏苡仁、扁豆、丝瓜等利湿健脾之品，不宜进食滋腻碍胃的食物；④秋宜选用寒温偏性不明显的平性药食。同时，宜食用濡润滋阴之品以保护阴津，如沙参、麦冬、阿胶、甘草等；⑤冬宜选用温补之品，如生姜、肉桂、羊肉等温补之品。 3. 起居调摄：起居宜规律，睡眠要充足，劳逸相结合，穿戴求自然。 4. 运动保健：形成良好的运动健身习惯，可根据个人爱好和耐受程度，选择运动健身项目。 5. 穴位保健 （1）选穴：涌泉、足三里。 （2）定位：涌泉位于足底部，卷足时足前部凹陷处，约当足底二三趾趾缝纹头端与足跟连线的前 1/3 与后 2/3 交点上。足三里位于小腿前外侧，当犊鼻下 3 寸，距胫骨前缘一横指处。 （3）操作：用拇指或中指指腹按压穴位，做轻柔缓和的环旋活动，以穴位感到酸胀为度，按揉 2~3 分钟。每天操作 1~2 次。	1. 能叙述"中医药健康管理服务技术规范"平和质的中医药保健方法。 2. 能叙述常用中医养生保健知识及常用保健俞穴的取穴方法、操作要点。	1. 对老年人提出的问题要耐心解释和回答。 2. 要尊重老年人，特别是对行动迟缓、听力减退、认知障碍的老年人要耐心交流，体现同情心和关怀感。 3. 要实事求是，不宜夸大宣传体质与疾病的关系，避免给居民造成心理负担。
重要提示：取穴准确是提高效果的关键。		**所需物品**：针灸穴位图或模型人。

中医药健康管理

12.1.5 指导气虚质的老年人以实施中医药保健指导

中医药健康管理

操作步骤	知识要求	态度要求
1. 情志调摄：宜保持稳定乐观的心态，不可过度劳神。宜欣赏节奏明快的音乐，如笛子曲《喜相逢》等。 2. 饮食调养：宜选用性平偏温、健脾益气的食物，如大米、小米、南瓜、胡萝卜、山药、大枣、香菇、莲子、白扁豆、黄豆、豆腐、鸡肉、鸡蛋、鹌鹑（蛋）、牛肉等。尽量少食或不食槟榔、生萝卜等耗气的食物。不宜多食生冷苦寒、辛辣燥热的食物。参考食疗方：①山药粥：山药、粳米，具有补中益气功效，适合气虚体质者食用；②黄芪童子鸡：童子鸡、生黄芪，具有益气补虚功效，适合气虚体质易自汗者食用。本方补气力量较强，对气虚表现比较明显者，可每隔半个月食用1次，不宜长期连续服用。 3. 起居调摄：提倡劳逸结合，不要过于劳作，以免损伤正气。平时应避免汗出受风。居室环境应采用明亮的暖色调。 4. 运动保健：宜选择比较柔和的传统健身项目，如八段锦。在做完全套八段锦动作后，将"两手攀足固肾腰"和"攒拳怒目增力气"各加做1~3遍。避免剧烈运动。还可采用提肛法防止脏器下垂，即全身放松，注意力集中在会阴肛门部。首先吸气收腹，收缩并提升肛门，停顿2~3秒之后，再缓慢放松呼气，如此反复10~15次。 5. 穴位保健：①选穴：气海、关元；②定位：气海位于下腹部，前正中线上，当脐中下1.5寸；关元位于下腹部，前正中线上，当脐下3寸；③操作：用掌根着力于穴位，做轻柔缓和的环旋活动，每个穴位按揉2~3分钟，每天操作1~2次。还可以采用艾条温和灸，增加温阳益气的作用。点燃艾条或借助温灸盒，对穴位进行温灸，每次10分钟，每周操作1次。	1. 能叙述"中医药健康管理服务技术规范"气虚体质的中医药保健方法。 2. 能叙述常用的中医养生保健知识及常用保健俞穴的取穴方法、操作要点。	1. 对老年人提出的问题要耐心解释和回答。 2. 要尊重老年人，特别是对行动迟缓、听力减退、认知障碍的老年人要耐心交流，体现出同情心和关怀感。 3. 要实事求是，不宜夸大宣传体质与疾病的关系，避免给居民造成心理负担。
重要提示： 1. 取穴准确是提高效果的关键。 2. 艾条温和灸点燃端要与皮肤保持2~3cm的距离，不能烫伤皮肤。		**所需物品：**针灸穴位图或模型人、艾条、温灸盒。

12.1.6 指导阳虚质的老年人以实施中医药保健指导

操作步骤	知识要求	态度要求
1. 情志调摄：宜保持积极向上的心态，正确对待生活中的不利事件，及时调节自己的消极情绪。宜欣赏激昂、高亢、豪迈的音乐，如《黄河大合唱》等。 2. 饮食调养：宜选用甘温补脾阳、温肾助阳为主的食物，如羊肉、鸡肉、带鱼、黄鳝、虾、刀豆、韭菜、茴香、核桃、栗子、腰果、松子、红茶、生姜等。少食生冷、苦寒、黏腻食物，如田螺、螃蟹、海带、紫菜、芹菜、苦瓜、冬瓜、西瓜、香蕉、柿子、甘蔗、梨、绿豆、蚕豆、绿茶、冷冻饮料等。即使在盛夏也不要过食寒凉之品。参考食疗方：①当归生姜羊肉汤：当归、生姜、羊肉，具有温阳补血、祛寒止痛功效，适合阳虚体质者食用；②韭菜炒胡桃仁：生胡桃仁、韭菜，具有温肾助阳功效，适合阳虚体质腰膝冷痛者。 3. 起居调摄：居住环境以温和的暖色调为宜，不宜在阴暗、潮湿、寒冷的环境下长期工作和生活。平时要注意腰部、背部和下肢保暖。白天保持一定活动量，避免瞌睡。睡觉前尽量不要饮水，睡前将尿排净。 4. 运动保健：宜在阳光充足的环境下适当进行舒缓柔和的户外活动，尽量避免在大风、大寒、大雪的环境中锻炼。日光浴、空气浴是较好的强身壮阳之法。也可选择八段锦，在完成整套动作后将"五劳七伤往后瞧"和"两手攀足固肾腰"加做 1~3 遍。 5. 穴位保健：①选穴：关元、命门；②定位：关元位于下腹部，前正中线上，当脐下 3 寸。命门位于腰部，当后正中线上，第 2 腰椎棘突下凹陷中；③操作：两穴均可采用温和灸的方法，点燃艾条或借助温灸盒，对穴位进行温灸，每次 10 分钟，每周进行 1 次。关元穴还可采用掌根揉法，用掌根着力于穴位，做轻柔缓和的环旋活动，按揉每穴 2~3 分钟，每天 1~2 次。也可配合摩擦腰肾法温肾助阳，以手掌鱼际、掌根或拳背摩擦两侧腰骶部，每次操作约 10 分钟，以摩至皮肤温热为度，每天 1 次。	1. 能叙述"中医药健康管理服务技术规范"阳虚体质的中医药保健方法。 2. 能叙述常用的中医养生保健知识及常用保健俞穴的取穴方法、操作要点。	1. 对老年人提出的问题要耐心解释和回答。 2. 要尊重老年人，特别是对行动迟缓、听力减退、认知障碍的老年人要耐心交流，体现出同情心和关怀感。 3. 要实事求是，不宜夸大宣传体质与疾病的关系，避免给居民造成心理负担。
重要提示： 1. 取穴准确是提高效果的关键。 2. 艾条温和灸点燃端要与皮肤保持 2~3cm 的距离，不能烫伤皮肤。		**所需物品：**针灸穴位图或模型人、艾条、温灸盒。

12.1.7 指导阴虚质的老年人以实施中医药保健指导

操作步骤	知识要求	态度要求
1. 情志调摄：宜加强自我修养、培养自己的耐性，尽量减少与人争执、动怒，不宜参加竞争胜负的活动，可在安静、优雅环境中练习书法、绘画等。有条件者可以选择在环境清新凉爽的海边、山林旅游休假。宜欣赏曲调轻柔、舒缓的音乐，如舒伯特《小夜曲》等。 2. 饮食调养：宜选用甘凉滋润的食物，如鸭肉、猪瘦肉、百合、黑芝麻、蜂蜜、荸荠、鳖、海蜇、海参、甘蔗、银耳、燕窝等。少食温燥、辛辣、香浓的食物，如羊肉、韭菜、茴香、辣椒、葱、蒜、葵花子、酒、咖啡、浓茶、荔枝、龙眼、樱桃、杏、大枣、核桃、栗子等。参考食疗方：①蜂蜜银耳蒸百合：百合、蜂蜜、银耳，具有养阴生津润燥的功效，适合阴虚体质常感咽干口燥、皮肤干燥者食用。糖尿病患者不宜使用本方；②莲子百合煲瘦肉：莲子（去芯）、百合、猪瘦肉，具有养阴清热、益气安神功效，适合阴虚体质常感虚烦失眠多梦者食用。 3. 起居调摄：居住环境宜安静，睡好"子午觉"。避免熬夜及在高温酷暑下工作，不宜洗桑拿、泡温泉。节制房事，勿吸烟。注意防晒，保持皮肤湿润，宜选择蚕丝等清凉柔和的衣物。 4. 运动保健：宜做中小强度的运动项目，控制出汗量，及时补充水分。不宜进行大强度、大运动量的锻炼，避免在炎热的夏天或闷热的环境中运动。可选择八段锦，在做完八段锦整套动作后将"摇头摆尾去心火"和"两手攀足固肾腰"加做1~3遍。也可选择太极拳、太极剑等。 5. 穴位保健：①选穴：太溪、三阴交；②定位：太溪位于足内侧，内踝后方，当内踝尖与跟腱之间的凹陷处；三阴交位于小腿内侧，当足内踝尖上3寸，胫骨内侧缘后方；③操作：采用指揉的方法，用拇指或中指指腹按压穴位，做轻柔缓和的环旋活动，以穴位感到酸胀为度，每个穴位按揉2~3分钟，每天操作1~2次。	1. 能叙述"中医药健康管理服务技术规范"阴虚体质的中医药保健方法。 2. 能叙述常用的中医养生保健知识及常用保健俞穴的取穴方法、操作要点。	1. 对老年人提出的问题要耐心解释和回答。 2. 要尊重老年人，特别是对行动迟缓、听力减退、认知障碍的老年人要耐心交流，体现出同情心和关怀感。 3. 要实事求是，不宜夸大宣传体质与疾病的关系，避免给居民造成心理负担。
重要提示：取穴准确是提高效果的关键。		**所需物品：**针灸穴位图或模型人。

12.1.8　指导痰湿质的老年人以实施中医药保健指导

操作步骤	知识要求	态度要求
1. 情志调摄：宜多参加社会活动，培养广泛的兴趣爱好。宜欣赏激进、振奋的音乐，如二胡《赛马》等。 2. 饮食调养：宜选用健脾助运、祛湿化痰的食物，如冬瓜、白萝卜、薏苡仁、赤小豆、荷叶、山楂、生姜、荠菜、紫菜、海带、鲫鱼、鲤鱼、鲈鱼、文蛤等。少食肥、甜、油、黏（腻）的食物。参考食疗方：①荷叶粥：干荷、大米，具有祛湿降浊的功效，适合痰湿体质者食用；②冬瓜海带薏米排骨汤：冬瓜、海带、薏米、猪排骨（少量）、生姜，具有健脾祛湿、化痰消浊的功效，适合痰湿体质腹部肥满的老年人食用。 3. 起居调摄：居住环境宜干燥，不宜潮湿，穿衣面料以棉、麻、丝等透气散湿的天然纤维为佳，尽量保持宽松，有利于汗液蒸发，祛除体内湿气。枕头不宜过高，防止加重打鼾；早睡早起，不能过于安逸，勿贪恋沙发和床榻。 4. 运动保健：坚持长期运动锻炼，强度应根据自身的状况循序渐进。不宜在阴雨季节、天气湿冷的气候条件下运动。可选择快走、武术以及打羽毛球等，使松弛的肌肉逐渐变得结实、致密。如果体重过重、膝盖受损，可选择游泳。 5. 穴位保健：①选穴：丰隆、足三里；②定位：足三里位于小腿前外侧，当犊鼻下3寸，距胫骨前缘1横指处。丰隆位于小腿前外侧，当外踝尖上8寸，条口外，距胫骨前缘2横指处；③操作：采用指揉法，用拇指或中指指腹按压穴位，做轻柔缓和的环旋活动，以穴位感到酸胀为度，按揉2~3分钟，每天操作1~2次。	1. 能叙述"中医药健康管理服务技术规范"痰湿质的中医药保健方法。 2. 能叙述常用的中医养生保健知识及常用保健俞穴的取穴方法、操作要点。	1. 对老年人提出的问题要耐心解释和回答。 2. 要尊重老年人，特别是对行动迟缓、听力减退、认知障碍的老年人要耐心交流，体现出同情心和关怀感。 3. 要实事求是，不宜夸大宣传体质与疾病的关系，避免给居民造成心理负担。
重要提示：取穴准确是提高效果的关键。		**所需物品**：针灸穴位图或模型人。

12.1.9 指导湿热质的老年人以实施中医药保健指导

操作步骤	知识要求	态度要求
1. 情志调摄：宜稳定情绪，尽量避免烦恼，可选择不同形式的兴趣爱好。宜欣赏曲调悠扬的乐曲，如古筝《高山流水》等。 2. 饮食调养：宜选用甘寒或苦寒的清利化湿食物，如绿豆（芽）、绿豆糕、绿茶、芹菜、黄瓜、苦瓜、西瓜、冬瓜、薏苡仁、赤小豆、马齿苋、藕等。少食羊肉、动物内脏等肥厚油腻之品，以及韭菜、生姜、辣椒、胡椒、花椒及火锅、烹炸、烧烤等辛温助热的食物。参考食疗方：①老黄瓜赤小豆煲猪肉汤：老黄瓜、赤小豆、瘦猪肉（少量）、陈皮、生姜，具有清热利湿、理气和中的功效，适合湿热体质者食用；②绿豆薏米粥：生薏苡仁、绿豆，具有清热利湿解毒的功效，适合湿热体质易长疮疖者食用。 3. 起居调摄：居室宜干燥、通风良好，避免居处潮热，可在室内用除湿器或空调改善湿、热的环境。选择款式宽松，透气性好的天然棉、麻、丝质服装。注意个人卫生，预防皮肤病变。保持充足而有规律的睡眠，睡前半小时不宜思考问题、看书、看情节紧张的电视节目，避免服用兴奋饮料，不宜吸烟饮酒。保持尿便通畅，防止湿热积聚。 4. 运动保健：宜做中长跑、游泳、各种球类、武术等强度较大的锻炼。夏季应避免在烈日下长时间活动，在秋高气爽的季节，经常爬山登高，有助于祛除湿热。也可做八段锦，在完成整套动作后将"双手托天理三焦"和"调理脾胃须单举"加做 1~3遍，每日 1 遍。 5. 穴位保健：①选穴：支沟、阴陵泉；②定位：支沟穴位于前臂背侧，当阳池与肘尖的连线上，腕背横纹上 3 寸，尺骨与桡骨之间。阴陵泉位于小腿内侧，当胫骨内侧踝后下陷处；③操作：采用指揉法，用拇指或中指指腹按压穴位，做轻柔缓和的环旋活动，以穴位感到酸胀为度，按揉 2~3 分钟。每天操作 1~2 次。阴陵泉还可以选择刮痧，先涂刮痧油，用刮痧板与皮肤呈 45°角在穴位区域从上往下刮，以皮肤潮红或出痧点为度。	1. 能叙述"中医药健康管理服务技术规范"湿热质的中医药保健方法。 2. 能叙述常用的中医养生保健知识及常用保健俞穴的取穴方法、操作要点。	1. 对老年人提出的问题要耐心解释和回答。 2. 要尊重老年人，特别是对行动迟缓、听力减退、认知障碍的老年人要耐心交流，体现出同情心和关怀感。 3. 要实事求是，不宜夸大宣传体质与疾病的关系，避免给居民造成心理负担。
重要提示： 1. 取穴准确是提高效果的关键。 2. 掌握好刮痧力度，以皮肤潮红或出痧点为度，避免皮肤破损。		**所需物品：**针灸穴位图或模型人、刮痧板、刮痧油。

12.1.10 指导血瘀质的老年人以实施中医药保健指导

操作步骤	知识要求	态度要求
1. 情志调摄：遇事宜沉稳，努力克服浮躁情绪。宜欣赏流畅抒情的音乐，如《春江花月夜》等。 2. 饮食调养：宜选用具有调畅气血作用的食物，如生山楂、醋、玫瑰花、桃仁（花）、黑豆、油菜等。少食收涩、寒凉、冰冻之物，如乌梅、柿子、石榴、苦瓜、花生米以及高脂肪、高胆固醇、油腻食物（如蛋黄、虾、猪头肉、猪脑、奶酪等）。还可少量饮用葡萄酒、糯米甜酒，有助于促进血液运行，但高血压和冠心病等患者不宜饮用。女性月经期间慎用活血类食物。参考食疗方：①黑豆川芎粥：川芎、黑豆、大米，具有活血祛瘀功效，适合血瘀体质者食用；②红花三七蒸老母鸡：老母鸡、参三七、红花、陈皮，具有活血行气功效，适合血瘀体质患有胸痹、痛证者食用。 3. 起居调摄：居室宜温暖舒适，不宜在阴暗、寒冷的环境中长期工作和生活。衣着宜宽松，注意保暖，保持排便通畅。不宜贪图安逸，宜在阳光充足的时候进行户外活动。避免久坐、长时间看电视等。 4. 运动保健：宜进行有助于促进气血运行的运动项目，持之以恒，如步行健身法，或者八段锦，在完成整套动作后将"左右开弓似射雕"和"背后七颠百病消"加做1~3遍。避免在封闭环境中进行锻炼。锻炼强度视身体情况而定，不宜进行大强度、大负荷运动，以防意外。 5. 穴位保健：①选穴：期门、血海；②定位：期门位于胸部，当乳头直下，第6肋间隙，前正中线旁开4寸。血海：屈膝，在股内侧，髌底内侧端上2寸，当股四头肌内侧头的隆起处；③操作：采用指揉法，用拇指或中指指腹按压穴位，做轻柔缓和的环旋活动，以穴位感到酸胀为度，按揉2~3分钟，每天操作1~2次。	1. 能叙述"中医药健康管理服务技术规范"血瘀质的中医药保健方法。 2. 能讲出常用的中医养生保健知识及常用保健俞穴的取穴方法、操作要点。	1. 对老年人提出的问题要耐心解释和回答。 2. 要尊重老年人，特别是对行动迟缓、听力减退、认知障碍的老年人要耐心交流，体现出同情心和关怀感。 3. 要实事求是，不宜夸大宣传体质与疾病的关系，避免给居民造成心理负担。
重要提示：取穴准确是提高效果的关键。		**所需物品**：针灸穴位图或模型人。

12.1.11　指导气郁质的老年人以实施中医药保健指导

操作步骤	知识要求	态度要求
1. 情志调摄：宜乐观开朗，多与他人相处，不苛求自己也不苛求他人。如心境抑郁不能排解时，要积极寻找原因，及时向朋友倾诉。宜欣赏节奏欢快、旋律优美的乐曲，如《金蛇狂舞》等，还适宜看喜剧、励志剧，以及轻松愉悦的相声表演。 2. 饮食调养：宜选用具有理气解郁作用的食物，如黄花菜、菊花、玫瑰花、茉莉花、大麦、金橘、柑橘、柚子等。少食收敛酸涩的食物，如石榴、乌梅、青梅、杨梅、草莓、杨桃、酸枣、李子、柠檬、南瓜、泡菜等。参考食疗方：①三花茶：茉莉花、菊花、玫瑰花，具有行气解郁功效，适合气郁体质者饮用；②黄花菜瘦肉汤：黄花菜（水焯）、猪瘦肉、生姜，适量油盐。具有疏肝解郁功效，适合气郁体质者食用。 3. 起居调摄：尽量增加户外活动和社交，防止一人独处时心生凄凉。居室保持安静，宜宽敞、明亮。平日保持有规律的睡眠，睡前避免饮用茶、咖啡和可可等饮料。衣着宜柔软、透气、舒适。 4. 运动保健：宜多参加群体性体育运动项目，坚持做较大强度、较大负荷的"发泄式"锻炼，如跑步、登山、游泳。也可参与下棋、打牌等娱乐活动，分散注意力。 5. 穴位保健：①选穴：合谷、太冲穴；②定位：合谷位于手背，第1、2掌骨间，当第2掌骨桡侧的中点处。太冲位于足背侧，当第1跖骨间隙的后方凹陷处；③操作：采用指揉的方法，用拇指或中指指腹按压穴位，做轻柔缓和的环旋活动，以穴位感到酸胀为度，按揉2~3分钟，每天操作1~2次。	1. 能叙述"中医药健康管理服务技术规范"气郁质的中医药保健方法。 2. 能讲出常用的中医养生保健知识及常用保健俞穴的取穴方法、操作要点。	1. 对老年人提出的问题要耐心解释和回答。 2. 要尊重老年人，特别是对行动迟缓、听力减退、认知障碍的老年人要耐心交流，体现出同情心和关怀感。 3. 要实事求是，不宜夸大宣传体质与疾病的关系，避免给居民造成心理负担。
重要提示：取穴准确是提高效果的关键。		**所需物品**：针灸穴位图或模型人。

12.1.12 指导特禀质的老年人以实施中医药保健指导

操作步骤	知识要求	态度要求
1. 情志调摄：过敏体质的人因对变应原敏感，容易产生紧张、焦虑等情绪，故要在尽量避免变应原的同时，还应避免紧张情绪。 2. 饮食调养：饮食宜均衡、粗细粮食搭配适当、荤素配伍合理，宜多食益气固表的食物，尽量少食辛辣、腥发食物，不食含致敏物质的食品，如蚕豆、白扁豆、羊肉、鹅肉、鲤鱼、虾、蟹、茄子、辣椒、浓茶、咖啡等。参考食疗方：①固表粥：乌梅、黄芪、当归、粳米，具有益气养血脱敏功效，适合过敏体质易发皮肤过敏者食用；②黄芪首乌藤炖猪瘦肉：黄芪、首乌藤、猪瘦肉、食盐、葱、生姜、料酒、味精各适量，具有益气养血、祛风脱敏功效，适合过敏体质者食用。 3. 起居调摄：起居要有规律，保持充足的睡眠时间。居室宜通风良好。生活环境中接触的物品，如枕头、棉被、床垫、地毯、窗帘、衣橱易附有尘螨，可引起过敏，应经常清洗、日晒。外出也要避免处在花粉及粉刷油漆的空气中，以免刺激而诱发过敏病症。 4. 运动保健：宜进行慢跑、散步等户外活动，也可选择下棋、瑜伽等室内活动。不宜选择大运动量的活动，避免春天或季节交替时长时间在野外锻炼。运动时注意避风寒，如出现哮喘、憋闷现象应及时停止运动。 5. 穴位保健：①选穴：神阙、曲池；②定位：神阙位于腹中部，脐中央。曲池位于肘横纹外侧端，屈肘，当尺泽与在肘横纹外侧端与肱骨外上髁连线中点；③操作：神阙采用温和灸，点燃艾条或借助温灸盒，对穴位进行温灸，每次10分钟，每周进行1次。曲池采用指揉法，用拇指或中指指腹按压穴位，做轻柔缓和的环旋活动，以穴位感到酸胀为度，按揉2~3分钟，每天操作1~2次。	1. 能叙述"中医药健康管理服务技术规范"特禀质的中医药保健方法。 2. 能讲出常用的中医养生保健知识及常用保健俞穴的取穴方法、操作要点。	1. 对老年人提出的问题要耐心解释和回答。 2. 要尊重老年人，特别是对行动迟缓、听力减退、认知障碍的老年人要耐心交流，体现出同情心和关怀感。 3. 要实事求是，不宜夸大宣传体质与疾病的关系，避免给居民造成心理负担。
重要提示： 1. 取穴准确是提高效果的关键。 2. 艾条温和灸点燃端要与皮肤保持2~3cm的距离，不能烫伤皮肤。		**所需物品：**针灸穴位图或模型人、艾条、温灸盒。

（田军彪　黄春霞）

12.2 0~36个月儿童中医药健康管理

【服务概要】 按照《中医药健康管理服务规范》0~36个月儿童中医药健康管理服务规范要求，由当地乡镇卫生院、社区卫生服务中心为辖区内0~36个月儿童家长进行儿童中医药健康指导，具体内容包括：

1. 向家长提供儿童中医饮食调养、起居活动指导。

2. 在儿童6、12月龄给家长传授摩腹和捏脊方法；在18、24月龄传授按揉迎香穴、足三里穴的方法；在30、36月龄传授按揉四神聪穴的方法。

【服务流程】

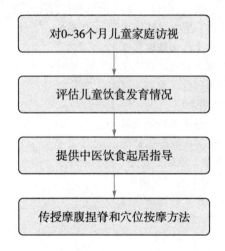

对0~36个月儿童家庭访视

↓

评估儿童饮食发育情况

↓

提供中医饮食起居指导

↓

传授摩腹捏脊和穴位按摩方法

【操作说明】

12.2.1 对6、12月龄婴幼儿进行家庭访视和发育评估以确定中医保健需求

操作步骤	知识要求	态度要求
1. 询问婴幼儿的喂养情况：喂养方式、喂养习惯，添加辅食的月龄、种类、数量。 2. 询问婴幼儿户外活动和生活起居情况。 3. 查看婴幼儿口腔黏膜有无溃疡，有无唇裂、腭裂，乳牙齿数量，有无龋齿；询问母亲婴幼儿出牙时间。查看眼、耳外观是否正常。 4. 触摸前囟是否闭合，如未闭合测量前囟大小。 5. 查看胸廓有无鸡胸、漏斗胸、串珠肋、Harrison沟。 6. 听诊肺部有无啰音，心脏有无杂音。 7. 触诊腹部有无异常包块、膨隆，肝脾有无增大。 8. 观察四肢有无畸形，有无"O"形腿、"X"形腿。 9. 测量婴幼儿身长和体重。 10. 运用中医望、闻、问、切四诊合参诊察，尤其注重望诊，望面色、望舌，查指纹。 11. 将询问结果和诊察情况进行综合分析作出判断。 12. 记录询问和检查结果到1岁以内儿童中医药健康管理服务记录表（附件71）和儿童保健手册。	1. 能叙述生长发育评估方法。 2. 能叙述维生素D缺乏性佝偻病的症状、体征。 3. 能进行小儿体格检查。 4. 能叙述前囟检查的异常表现。 5. 能叙述常规免疫、强化免疫、应急接种以及查漏补种等预防接种服务的组织形式及相关要求。 6. 能熟练进行望诊，尤其是能正确说出小儿指纹辨证纲要。	1. 与母亲沟通时态度要和蔼，语言要文明礼貌。 2. 为增加婴幼儿的安全感，检查时应尽量让其与亲人在一起，婴幼儿可坐或躺在家长的怀里，检查者顺应婴幼儿的体位。 3. 应同情患有畸形婴幼儿，给予科学的解释和帮助。 4. 耐心向家长解释断乳的时间及注意事项。
重要提示： 1. 发现乳牙迟萌、面色差，动作发育落后婴幼儿，转诊到上一级医疗保健机构确诊。 2. 婴幼儿前囟在6个月以后逐渐固化而变小，多数在1~1.5岁闭合。前囟饱满者常见于各种原因所致的颅压升高，应向上一级医疗保健机构转诊。		**所需物品：**手电筒、压舌板、听诊器、手电筒、身长体重计、儿童保健手册、1岁以内儿童中医药健康管理服务记录表。

12.2.2 对6、12月龄婴幼儿家长进行中医饮食起居指导以提高中医保健能力

操作步骤	知识要求	态度要求
1. 指导家长合理添加辅食，食物宜细、软、烂、碎，养成良好的饮食习惯。 2. 指导家长婴儿期间脏腑气血未充，生长发育迅速，除合理喂养之外，必须根据这一时期的生理特点安排起居作息。 3. 指导家长婴儿应衣着宽松，应寒温适宜、避免过暖。 4. 指导家长多带婴幼儿于户外晒太阳。 5. 积极应用中医药方法，为儿童提供生长发育与疾病预防等健康指导。 6. 中医指导儿童秋季调摄要点：①感冒的预防；②体瘦儿的调养；③肥胖儿的调养。 7. 指导家长正确理解"春捂"、"秋冻"。春季注意保暖；夏季纳凉要适度，避免直吹电风扇，空调温度不宜过低；秋季应避免保暖过度，提倡"三分寒"；冬季室内不宜过度密闭保暖，应适当通风，保持空气新鲜。	1. 小儿生理特点：小儿具有生机旺盛而又稚嫩柔软的生理特点，一方面生机蓬勃，发育旺盛；另一方面脏腑娇嫩，形气未充。其"发病容易，传变迅速"，而又"脏气清灵，易趋康复"。 2. 元代著名儿科医家曾世荣就在《活幼心书》中云："四时欲得小儿安，常要三分饥与寒；但愿人皆依此法，自然诸疾不相干。"并且进一步告诫世人"殊不知忍一分饥，胜服调脾之剂；耐一分寒，不须发表之功。"他的主张让儿童保持七分饱，则脏腑不易损伤，不易患肠胃病，自然不用服调理脾胃之药；倘能经常保持一种微寒状态，也就不易患伤风感冒，因而不用服解表发汗之药。	1. 认真负责，态度和蔼可亲，耐心、细致。 2. 语言要通俗易懂，避免服务对象难懂的专业术语。 3. 向家长耐心解释注意中医调护。 4. 当服务对象询问非自身问题时，应热情回答和解释。
重要提示： 1. 6月龄添加辅食的同时，继续母乳喂养2周岁。 2. 婴幼儿前囟在6个月以后逐渐固化而变小，多数在1~1.5岁闭合。前囟饱满者常见于各种原因所致的颅压升高，应向上一级医疗保健机构转诊。 3. 鸡、鸭、猪血是铁的很好来源，婴幼儿喂养时可以适当增加。		**所需物品：** 1岁以内儿童中医药健康管理服务记录表。

12.2.3　传授摩腹方法以指导家长为 6、12 月龄儿童开展保健按摩

操作步骤	知识要求	态度要求
1. 位置：腹部。 2. 操作：操作者用手掌掌面或示指、中指、环指的指面附着于小儿腹部，以腕关节连同前臂反复做环形有节律的移动，每次 1~3 分钟。 3. 功效：具有改善脾胃功能，促进消化吸收的作用。一般顺时针揉动为泻，逆时针揉动为补。	1. 能叙述推拿疗法的操作规范。 2. 能叙述推拿疗法的作用。 3. 能描述推拿疗法的禁忌证。 4. 能正确描述推拿疗法的常用手法及适应证。	1. 操作者应双手保持清洁，指甲修剪圆润，防止操作时划伤婴幼儿皮肤。 2. 天气寒冷时，要保持双手温暖，可搓热后再操作，以免刺激婴幼儿，造成紧张，影响推拿。 3. 手法应柔和，争取婴幼儿配合。为增加婴幼儿的安全感，操作时应尽量让其与亲人在一起，婴幼儿可躺在家长的怀里。
重要提示： 1. 摩腹时须匀速、缓慢、柔和、轻松自然。 2. 局部皮肤破损、骨折不宜按揉。		**所需物品：**滑石粉、爽身粉或冬青膏等介质、1 岁以内儿童中医药健康管理服务记录表。

12.2.4 传授捏脊方法以指导家长为 6、12 月龄婴儿开展保健按摩

操作步骤	知识要求	态度要求
1. 位置：背脊正中，督脉两侧的大椎至尾骨末端处。 2. 操作：操作者用双手的中指、环指和小指握成空拳状，示指半屈，拇指伸直并对准示指的前半段。施术从长强穴开始，操作用双手示指与拇指合作，在示指向前轻推患儿皮肤的基础上与拇指一起将长强穴的皮肤捏提起来，然后沿督脉两侧，自下而上，左右两手交替合作，按照推、捏、捻、放、提的前后顺序，自长强穴向前捏拿至脊背上端的大椎穴捏 1 遍。如此循环，根据病情及体质可捏拿 4~6 遍。从第 2 遍开始，操作者可根据不同脏腑出现的症状，采用"重提"的手法，有针对性的刺激背部的脏腑俞穴，以便加强疗效。在第 5 遍捏拿儿童脊背时，在儿童督脉两旁的脏腑俞穴处，用双手的拇指与示指合作分别将脏腑俞穴的皮肤，用较重的力量在捏拿的基础上，提拉一下。捏拿第 6 遍结束后，用双手拇指指腹在儿童腰部的肾俞穴处，在原处揉动的动作中，用拇指适当地向下施以一定的压力，揉按结合。 3. 功效：具有消食积、健脾胃、通经络的作用。	1. 能叙述推拿疗法的操作规范。 2. 能叙述推拿疗法的作用。 3. 能描述推拿疗法的禁忌证。 4. 能正确进行穴位定位。 5. 能正确说出各个穴位的作用。 6. 能正确描述推拿疗法的常用手法及适应证。	1. 操作者应双手保持清洁，指甲修剪圆润，防止操作时划伤婴幼儿皮肤。 2. 天气寒冷时，要保持双手温暖，可搓热后再操作，以免刺激婴幼儿，造成紧张，影响推拿。 3. 手法应柔和，争取婴幼儿配合。为增加婴幼儿的安全感，操作时应尽量让其与亲人在一起，婴幼儿可坐或躺在家长的怀里。
重要提示：局部皮肤破损、感染时不宜捏脊。		**所需物品**：滑石粉、爽身粉或冬青膏等介质、针灸穴位图或模型人、1 岁以内儿童中医药健康管理服务记录表。

12.2.5 对 18、24 月龄儿童进行家庭访视和发育评估以确定中医保健需求

操作步骤	知识要求	态度要求
1. 询问幼儿的饮食情况、户外活动和生活起居及服用维生素 D 情况。 2. 询问家长是否为幼儿进行听力筛查，是否为幼儿定期进行口腔检查及保健，降低龋齿发生率。 3. 查看眼、耳外观是否正常。 4. 触摸前囟是否闭合。 5. 查看胸廓有无鸡胸、漏斗胸、串珠肋、Harrison 沟。 6. 听诊肺部有无啰音，心脏有无杂音。 7. 触诊腹部有无异常包块、膨隆，肝脾有无增大。 8. 观察四肢有无畸形，有无"O"形腿、"X"形腿。 9. 测量婴幼儿身高和体重。 10. 运用中医望、闻、问、切四诊合参诊察。尤其注重望诊，望面色、望舌，查指纹。 11. 根据询问和查看结果进行健康和发育的全面评估。 12. 将评估结果记录到儿童保健手册。	1. 能解释生长发育评估方法。 2. 能叙述动作发育评估方法。 3. 能叙述维生素 D 缺乏性佝偻病的症状、体征。 4. 能进行小儿体格检查。 5. 能进行正确望诊，尤其是能正确说出小儿指纹辨证纲要。 6. 能叙述常用辅助检查的目的、意义和注意事项。 7. 能解释生长发育评估方法。 8. 能叙述动作发育评估方法。	1. 与母亲交流过程中态度要温和，对母亲的倾诉要认真倾听，不要打断。 2. 使用通俗易懂的语言和母亲交流。 3. 为母亲做指导时，要以朋友的语言和方式，建议母亲如何做，而不要要求或命令母亲应该怎样做。 4. 应耐心回答家长提出的问题。 5. 对于有特殊疾病的患儿家长要耐心指导。
重要提示： 1. 提醒家长注意预防意外伤害及危险。 2. 指导家长注意合理饮食，营养充足。		**所需物品：**手电筒、压舌板、生长发育监测图、儿童保健手册。

12.2.6 对18、24月龄婴幼儿家长进行中医饮食起居指导以提高中医保健能力

操作步骤	知识要求	态度要求
1. 指导家长合理喂养：幼儿脾胃功能较薄弱，食物宜细、软、烂、碎，营养均衡。养成良好饮食习惯，避免偏食、纵儿所好、乳食无度。 2. 指导家长正确为幼儿穿衣：婴儿衣着要宽松，不可紧束而妨碍气血流通，影响骨骼发育。幼儿衣着应寒温适宜，避免过暖。 3. 保证幼儿合理睡眠：幼儿要有足够的睡眠，注意逐步形成夜间以睡眠为主、白天以活动为主的作息习惯。 4. 经常带孩子到户外活动，多晒太阳，增强体质，增加对疾病的抵抗力。	1. 小儿生理特点：小儿具有生机旺盛而又稚嫩柔软的生理特点，一方面生机蓬勃，发育旺盛；另一方面脏腑娇嫩，形气未充。其"发病容易，传变迅速"，而又"脏气清灵，易趋康复"。 2. 元代著名儿科医家曾世荣就在《活幼心书》中云："四时欲得小儿安，常要三分饥与寒；但愿人皆依此法，自然诸疾不相干。"并且进一步告诫世人"殊不知忍一分饥，胜服调脾之剂；耐一分寒，不须发表之功。"他的主张让孩子保持七分饱，则脏腑不易损伤，就不易患肠胃病，自然不用服调理脾胃的药物；倘能经常保持一种微寒状态，也就不易患伤风感冒，因而不用服解表发汗的药物。 3. 正确理解"春捂"、"秋冻"：春季注意保暖；夏季纳凉要适度，避免直吹风扇，空调温度不宜过低；秋季应避免保暖过度，提倡"三分寒"；冬季室内不宜过度密闭保暖，应适当通风，保持空气新鲜。	1. 应根据当地儿童健康状况，有的放矢地进行预防疾病的宣传，采取综合措施增强小儿体质，防患于未然。 2. 多数母亲对医学知识了解甚少，因此，当开展疾病指导教育时，要分次分节进行，将讲解内容通俗化，或编成易记忆易理解的顺口溜。 3. 告诉母亲防治疾病的关键是理论联系实际，必须把这些知识在抚养过程中慢慢理解和实践，最好将这些知识印在卡片上发给家长。 4. 要不厌其烦地耐心解释，不应急躁。
重要提示： 1. 合理添加辅食，营养均衡，避免意外伤害。 2. 经常户外活动，晒太阳有利于增强体质、抵抗外邪。		**所需物品：**勺、带量食谱。

12.2.7 传授按揉迎香穴方法以指导家长为 18、24 月龄儿童开展保健按摩

操作步骤	知识要求	态度要求
1. 取穴：在鼻翼外缘中点旁，当鼻唇沟中。 2. 操作：双手拇指分别按于同侧下颌部，中指分别按于同侧迎香穴，其余 3 指则向手心方向弯曲，然后使中指在迎香穴处做顺时针方向按揉，每次 1~3 分钟。 3. 功效：具有宣通鼻窍的作用。	1. 能叙述推拿疗法的操作规范。 2. 能说出推拿疗法的作用。 3. 能描述推拿疗法的禁忌证。 4. 能正确进行穴位定位。 5. 能正确叙述各个穴位的作用。 6. 现代研究证明，透刺迎香穴为主治疗过敏性鼻炎的临床疗效明显优于内服鼻炎康的对照组；低频电脉冲刺激迎香穴治疗慢性单纯性鼻炎疗效确切；迎香穴位按摩可以有效促进腹部手术患者肠功能恢复；术后早期指压迎香穴可促进胃肠道蠕动，恢复胃肠道排气。	1. 操作者应双手保持清洁，指甲修剪圆润，防止操作时划伤婴幼儿皮肤。 2. 天气寒冷时，要保持双手温暖，可搓热后再操作，以免刺激婴幼儿，造成紧张，影响推拿。 3. 手法应柔和，争取婴幼儿配合。为增加婴幼儿的安全感，操作时应尽量让其与亲人在一起，婴幼儿可坐或躺在家长的怀里。 4. 对于哭闹严重的幼儿应耐心交流，让幼儿产生信任，配合治疗。
重要提示： 局部皮肤破损、骨折不宜按揉。		**所需物品：** 滑石粉、爽身粉或冬青膏等介质。

12.2.8 传授按揉足三里穴方法以指导家长为 18、24 月龄幼儿开展保健按摩

操作步骤	知识要求	态度要求
1. 取穴：当犊鼻下 3 寸，距胫骨前缘 1 横指处。 2. 操作：操作者用拇指端按揉，每次 1~3 分钟。 3. 功效：具有健脾益胃、强壮体质的作用。	1. 能叙述推拿疗法的操作规范。 2. 能叙述推拿疗法的作用。 3. 能描述推拿疗法的禁忌证。 4. 能正确进行穴位定位。 5. 能正确叙述各个穴位的作用。 6. 现代研究证明，针灸足三里穴能提高小鼠运动能力，其机制可能与纠正运动小鼠神经-内分泌-免疫调节紊乱有关；亦有研究证明，与纠正运动小鼠自由基代谢失衡有关。	1. 操作者应双手保持清洁，指甲修剪圆润，防止操作时划伤幼儿皮肤。 2. 天气寒冷时，要保持双手温暖，可搓热后再操作，以免刺激幼儿，造成紧张，影响推拿。 3. 手法应柔和，争取幼儿配合。为增加婴幼儿的安全感，操作时应尽量让其与亲人在一起，婴幼儿可坐或躺在家长的怀里。 4. 对于哭闹严重的幼儿应耐心交流，让幼儿产生信任，配合治疗。
重要提示：局部皮肤破损、骨折不宜按揉。		**所需物品**：滑石粉、爽身粉或冬青膏等介质。

12.2.9 对 30、36 月龄儿童进行家庭访视和健康评估以确定保健需求

操作步骤	知识要求	态度要求
1. 询问幼儿的饮食、户外活动、生活起居及服用维生素 D 情况。 2. 询问家长是否为幼儿进行听力筛查，是否为幼儿定期进行口腔检查及保健，降低龋齿发生率。 3. 查看眼、耳外观是否正常。 4. 触摸前囟是否闭合。 5. 查看胸廓有无鸡胸、漏斗胸、串珠肋、Harrison 沟。 6. 听诊肺部有无啰音，心脏有无杂音。 7. 触诊腹部有无异常包块、膨隆，肝脾有无增大。 8. 观察四肢有无畸形，有无 "O" 形腿、"X" 形腿。 9. 测量婴幼儿身高和体重。 10. 运用中医望、闻、问、切四诊合参诊察。尤其注重望诊，望面色、望舌，查指纹。 11. 根据询问和查看结果进行健康和发育的全面评估。 12. 将评估结果记录到 1~2 岁儿童中医药健康管理服务记录表（附件 72）和儿童保健手册。	1. 能解释生长发育评估方法。 2. 能叙述动作发育评估方法。 3. 能叙述维生素 D 缺乏性佝偻病的症状、体征。 4. 能进行小儿体格检查。 5. 能进行正确望诊，尤其是能正确叙述小儿指纹辨证纲要。 6. 能叙述常用辅助检查的目的、意义和注意事项。 7. 能解释生长发育评估方法。 8. 能叙述动作发育评估方法。	1. 与母亲交流过程中态度要温和，对母亲的倾诉要认真倾听，不要打断。 2. 使用通俗易懂的语言和母亲交流。 3. 为母亲做指导时，要以朋友的语言和方式，建议母亲如何做，而不能要求或命令母亲应该怎样做。 4. 应耐心回答家长提出的问题。 5. 对于有特殊疾病的患儿家长要耐心指导。
重要提示： 1. 提醒家长注意预防意外伤害及危险。 2. 指导家长注意合理饮食，营养充足。		**所需物品：**手电筒、压舌板、生长发育监测图、儿童保健手册。

12.2.10 对 30、36 月龄幼儿家长进行中医饮食起居指导以促进幼儿健康

操作步骤	知识要求	态度要求
1. 饮食指导：幼儿脾胃功能较薄弱，食物宜细、软、烂、碎，营养均衡。养成良好饮食习惯，避免偏食、饮食无度。做到不乱吃零食、不挑食、不偏食等。平时不要让孩子吃过甜、过油腻的食物，特别是睡前和进食前不要吃糖果等甜食，避免食欲减退和发生龋齿。 2. 穿着指导：幼儿衣着应寒温适宜，避免过暖。 3. 卫生指导：培养良好的卫生习惯，经常洗头、沐浴、勤换衣服、勤剪指（趾）甲。培养幼儿自己刷牙、洗脸的习惯。 4. 户外活动指导：经常带孩子到户外活动，多晒太阳，增强体质，增加小儿对自然环境的适应能力，对疾病的抵抗力，预防疾病，促进健康。 5. 精神调摄：注意精神调摄，避免暴受惊恐而扰乱心气致病。 6. 教育指导：合理教育可以促进小儿智力发育，培养其愉悦的精神和优良的品质，促进其身心健康成长。 7. 指导家长防止幼儿意外伤害和异物吸入。	1. 小儿生理特点：小儿具有生机旺盛而又稚嫩柔软的生理特点，一方面生机蓬勃，发育旺盛；另一方面脏腑娇嫩，形气未充。其"发病容易，传变迅速"，而又"脏气清灵，易趋康复"。 2. 正确理解"四时欲得小儿安，常要三分饥与寒；但愿人皆依此法，自然诸疾不相干"。 3. 能叙述中医食疗方法，对幼儿进行日常调护。	1. 对幼儿要面带微笑，和蔼可亲，使婴幼儿有亲切感，从而消除紧张、抵触心理，以取得信任与合作。 2. 与家长认真沟通，充分了解儿童是否有不良的饮食（挑食、偏食）习惯，特别是对蛋白质和能量等营养素的摄入不足，慢性腹泻、感染性疾病等。 3. 指导家长培养幼儿良好的作息习惯。 4. 向家长解释无病者不必服药，尤其是不要乱服补药，以免碍滞脾胃，或被药毒所伤，或产生耐药性。
重要提示： 1. 培养幼儿良好的饮食及生活习惯，防止意外伤害。 2. 幼儿皮肤娇嫩，沐浴后必须擦干。		**所需物品：** 3~6 岁儿童中医药健康管理服务记录表（附件 73）。

12.2.11　传授按揉四神聪穴的方法以指导家长为 30、36 月龄儿童开展保健按摩

操作步骤	知识要求	态度要求
1. 四神聪穴位置：在头顶部，当百会前后左右各旁开 1 寸处，共 4 穴。 2. 操作：用手指逐一按揉，先按左右神聪穴，再按前后神聪穴，每次 1~3 分钟。 3. 功效：具有醒神益智的作用。 4. 将指导结果记录到 1~2 岁或 3~6 岁儿童中医药健康管理服务记录表（附件 73）。	1. 能叙述推拿疗法的操作规范。 2. 能叙述推拿疗法的作用。 3. 能描述推拿疗法的禁忌证。 4. 能正确进行穴位定位。 5. 能正确叙述各个穴位的作用。 6. 现代研究证明，针刺四神聪治疗失眠症疗效显著；电针智三针穴、四神聪穴对血管性痴呆的日常生活能力、神经功能缺损所形成的功能障碍有改善作用；采用针刺四神聪的方法可明显改善 AD 大鼠的学习记忆能力，并能提高其脑内 SOD 的活性；针刺四神聪延长睡眠时间和改善大鼠睡眠结构的机制可能与改变大鼠脑内的单胺类递质含量有关。	1. 操作者应双手保持清洁，指甲修剪圆润，防止操作时划伤幼儿皮肤。 2. 天气寒冷时，要保持双手温暖，可搓热后再操作，以免刺激幼儿，造成紧张，影响推拿。 3. 手法应柔和，争取幼儿配合。
重要提示：局部皮肤破损、骨折不宜按揉。		**所需物品：**滑石粉、爽身粉或冬青膏等介质、针灸穴位图或模型人、儿童中医药健康管理服务记录表。

（黄春霞　田军彪）

附 件

附件1 居民健康档案封面

编号□□□□□□-□□□-□□□-□□□□□

居民健康档案

姓　　名：＿＿＿＿＿＿＿＿＿＿＿＿＿＿＿＿

现 住 址：＿＿＿＿＿＿＿＿＿＿＿＿＿＿＿＿

户籍地址：＿＿＿＿＿＿＿＿＿＿＿＿＿＿＿＿

联系电话：＿＿＿＿＿＿＿＿＿＿＿＿＿＿＿＿

乡镇（街道）名称：＿＿＿＿＿＿＿＿＿＿＿＿

村（居）委会名称：＿＿＿＿＿＿＿＿＿＿＿＿

建档单位：＿＿＿＿＿＿＿＿＿＿

建 档 人：＿＿＿＿＿＿＿＿＿＿

责任医生：＿＿＿＿＿＿＿＿＿＿

建档日期：＿＿＿＿年＿＿月＿＿日

附件2 个人基本信息表

姓名：   编号□□□-□□□□□

性　别	0未知的性别 1男 2女 9未说明的性别 □		出生日期	□□□□ □□ □□
身份证号			工作单位	
本人电话		联系人姓名	联系人电话	
常住类型	1户籍　2非户籍　　　□		民　族	1汉族　2少数民族_____ □
血　型	1A型　2B型　3O型　4AB型　5不详/Rh阴性：1否　2是　3不详			□/□
文化程度	1文盲及半文盲　2小学　3初中　4高中/技校/中专　5大学专科及以上　6不详			□
职　业	1国家机关、党群组织、企业、事业单位负责人　2专业技术人员　3办事人员和有关人员 4商业、服务业人员　5农、林、牧、渔、水利业生产人员　6生产、运输设备操作人员 及有关人员　7军人　8不便分类的其他从业人员			□
婚姻状况	1未婚　2已婚　3丧偶　4离婚　5未说明的婚姻状况			□
医疗费用支付方式	1城镇职工基本医疗保险　2城镇居民基本医疗保险　3新型农村合作医疗 4贫困救助　5商业医疗保险　6全公费　7全自费　8其他_____			□/□
药物过敏史	1无　有：2青霉素　3磺胺　4链霉素　5其他_____			□/□/□
暴露史	1无　有：2化学品　3毒物　4射线			□/□/□

<table>
<tr><td rowspan="6">既往史</td><td rowspan="3">疾病</td><td colspan="3">1无　2高血压　3糖尿病　4冠心病　5慢性阻塞性肺疾病　6恶性肿瘤_____
7脑卒中　8重性精神疾病　9结核病　10肝炎　11其他法定传染病　12职业病_____
13其他____</td></tr>
<tr><td>□ 确诊时间　年　月/</td><td>□ 确诊时间　年　月/</td><td>□ 确诊时间　年　月</td></tr>
<tr><td>□ 确诊时间　年　月/</td><td>□ 确诊时间　年　月/</td><td>□ 确诊时间　年　月</td></tr>
<tr><td>手术</td><td colspan="3">1无　2有：名称1_____时间_____/名称2_____时间_____　□</td></tr>
<tr><td>外伤</td><td colspan="3">1无　2有：名称1_____时间_____/名称2_____时间_____　□</td></tr>
<tr><td>输血</td><td colspan="3">1无　2有：原因1_____时间_____/原因2_____时间_____　□</td></tr>
</table>

<table>
<tr><td rowspan="3">家族史</td><td>父　亲</td><td>□/□/□/□/□/□____</td><td>母　亲</td><td>□/□/□/□/□/□_____</td></tr>
<tr><td>兄弟姐妹</td><td>□/□/□/□/□/□____</td><td>子　女</td><td>□/□/□/□/□/□_____</td></tr>
<tr><td colspan="4">1无　2高血压　3糖尿病　4冠心病　5慢性阻塞性肺疾病　6恶性肿瘤　7脑卒中 8重性精神疾病　9结核病　10肝炎　11先天畸形　12其他</td></tr>
</table>

遗传病史	1无 2有：疾病名称_____	□
残疾情况	1无残疾　2视力残疾　3听力残疾　4言语残疾　5肢体残疾 6智力残疾　7精神残疾　8其他残疾_____	□/□/□/□/□/□

<table>
<tr><td rowspan="5">生活环境*</td><td>厨房排风设施</td><td>1无　2油烟机　3换气扇　4烟囱</td><td>□</td></tr>
<tr><td>燃料类型</td><td>1液化气　2煤　3天然气　4沼气　5柴火　6其他</td><td>□</td></tr>
<tr><td>饮水</td><td>1自来水　2经净化过滤的水　3井水　4河湖水　5塘水　6其他</td><td>□</td></tr>
<tr><td>厕所</td><td>1卫生厕所　2一格或二格粪池式　3马桶　4露天粪坑　5简易棚厕</td><td>□</td></tr>
<tr><td>禽畜栏</td><td>1单设　2室内　3室外</td><td>□</td></tr>
</table>

填表说明：

1. 本表用于居民首次建立健康档案时填写。如果居民的个人信息有所变动，可在原条目处修改，并注明修改时间。

2. 性别：按照国标分为未知的性别、男、女及未说明的性别。

3. 出生日期：根据居民身份证的出生日期，按照年（4位）、月（2位）、日（2位）顺序填写，如19490101。

4. 工作单位：应填写目前所在工作单位的全称。离退休者填写最后工作单位的全称；下岗待业或无工作经历者须具体注明。

5. 联系人姓名：填写与建档对象关系紧密的亲友姓名。

6. 民族：少数民族应填写全称，如彝族、回族等。

7. 血型：在前一个"□"内填写与ABO血型对应编号的数字；在后一个"□"内填写是否为"RH阴性"对应编号的数字。

8. 文化程度：指截至建档时间，本人接受国内外教育所取得的最高学历或现有水平所相当的学历。

9. 药物过敏史：表中药物过敏主要列出青霉素、磺胺或者链霉素过敏，如有其他药物过敏，请在其他栏中写明名称，可以多选。

10. 既往史：包括疾病史、手术史、外伤史和输血史。

（1）疾病：填写现在和过去曾经患过的某种疾病，包括建档时还未治愈的慢性病或某些反复发作的疾病，并写明确诊时间，如有恶性肿瘤，请写明具体的部位或疾病名称，如有职业病，请填写具体名称。对于经医疗单位明确诊断的疾病都应以一级及以上医院的正式诊断为依据，有病史卡的以卡上的疾病名称为准，没有病史卡的应有证据证明是经过医院明确诊断的。可以多选。

（2）手术：填写曾经接受过的手术治疗。如有，应填写具体手术名称和手术时间。

（3）外伤：填写曾经发生的后果比较严重的外伤经历。如有，应填写具体外伤名称和发生时间。

（4）输血：填写曾经接受过的输血情况。如有，应填写具体输血原因和发生时间。

11. 家族史：指直系亲属（父亲、母亲、兄弟姐妹、子女）中是否患过所列出的具有遗传性或遗传倾向的疾病或症状。有则选择具体疾病名称对应编号的数字；没有列出的请在"____"上写明。可以多选。

12. 生活环境：农村地区在建立居民健康档案时需根据实际情况选择填写此项。

附件3 健康体检表

姓名： 编号□□□-□□□□□

体检日期	年 月 日	责任医生	

内容	检 查 项 目					
症状	1 无症状 2 头痛 3 头晕 4 心悸 5 胸闷 6 胸痛 7 慢性咳嗽 8 咳痰 9 呼吸困难 10 多饮 11 多尿 12 体重下降 13 乏力 14 关节肿痛 15 视物模糊 16 手脚麻木 17 尿急 18 尿痛 19 便秘 20 腹泻 21 恶心呕吐 22 眼花 23 耳鸣 24 乳房胀痛 25 其他＿＿＿＿＿ <div align="right">□/□/□/□/□/□/□/□/□/□</div>					

一般状况	体 温		℃	脉 率		次/分钟
	呼吸频率		次/分钟	血 压	左 侧　　／	mmHg
					右 侧　　／	mmHg
	身 高		cm	体 重		kg
	腰 围		cm	体质指数（BMI）		
	老年人健康状态自我评估＊	1 满意　2 基本满意　3 说不清楚　4 不太满意　5 不满意				□
	老年人生活自理能力自我评估＊	1 可自理（0~3分）　　2 轻度依赖（4~8分）　3 中度依赖（9~18分）　4 不能自理（≥19分）				□
	老年人认知功能＊	1 粗筛阴性　2 粗筛阳性，简易智力状态检查，总分＿＿＿＿				□
	老年人情感状态＊	1 粗筛阴性　2 粗筛阳性，老年人抑郁评分检查，总分＿＿＿＿				□

生活方式	体育锻炼	锻炼频率	1 每天　2 每周1次以上　3 偶尔　4 不锻炼		□
		每次锻炼时间	分钟	坚持锻炼时间	年
		锻炼方式			
	饮食习惯	1 荤素均衡 2 荤食为主 3 素食为主 4 嗜盐 5 嗜油 6 嗜糖			□/□/□
	吸烟情况	吸烟状况	1 从不吸烟　　2 已戒烟　　3 吸烟		□
		日吸烟量	平均 支		
		开始吸烟年龄	岁	戒烟年龄	岁
	饮酒情况	饮酒频率	1 从不　2 偶尔　3 经常　4 每天		□
		日饮酒量	平均 两		
		是否戒酒	1 未戒酒　2 已戒酒，戒酒年龄：＿＿＿岁		□
		开始饮酒年龄	岁	近一年内是否曾醉酒 1 是　2 否	□
		饮酒种类	1 白酒 2 啤酒 3 红酒 4 黄酒 5 其他＿＿＿		□/□/□/□
	职业病危害因素接触史	1 无 2 有（工种＿＿＿　从业时间＿＿＿年）毒物种类　粉尘＿＿＿＿＿＿防护措施 1 无 2 有＿＿＿＿ 放射物质＿＿＿＿防护措施 1 无 2 有＿＿＿＿ 物理因素＿＿＿＿防护措施 1 无 2 有＿＿＿＿ 化学物质＿＿＿＿防护措施 1 无 2 有＿＿＿＿ 其他＿＿＿＿＿＿防护措施 1 无 2 有＿＿＿＿			□ □ □ □ □ □

续　表

体检日期		年　月　日	责任医生	
内　容		**检　查　项　目**		
脏器功能	口　腔	口唇 1 红润 2 苍白 3 发绀 4 皲裂 5 疱疹		□
		齿列 1 正常 2 缺齿 3 龋齿 4 义齿（假牙）		□
		咽部 1 无充血 2 充血 3 淋巴滤泡增生		□
	视　力	左眼 ____ 右眼 ____（矫正视力：左眼 _____ 右眼 _____）		
	听　力	1 听见 2 听不清或无法听见		□
	运动功能	1 可顺利完成　2 无法独立完成其中任何一个动作		□
查体	眼　底*	1 正常　2 异常 _____		□
	皮　肤	1 正常 2 潮红 3 苍白 4 发绀 5 黄染　6 色素沉着 7 其他 ____		□
	巩　膜	1 正常　2 黄染 3 充血 4 其他 ____		□
	淋巴结	1 未触及　2 锁骨上　3 腋窝　4 其他 ____		□
	肺	桶状胸：1 否　　　2 是		□
		呼吸音：1 正常　2 异常 _____		□
		啰　音：1 无　2 干啰音　3 湿啰音　4 其他 ____		□
	心　脏	心率 _____ 次/分　　心律：1 齐 2 不齐 3 绝对不齐		
		杂音：1 无　　2 有 _____		□
	腹　部	压痛：1 无　2 有 _____		□
		包块：1 无　2 有 _____		□
		肝大：1 无　2 有 _____		□
		脾大：1 无　2 有 _____		□
		移动性浊音：1 无　2 有 _____		□
	下肢水肿	1 无　2 单侧　3 双侧不对称　4 双侧对称		□
	足背动脉搏动	1 未触及 2 触及双侧对称 3 触及左侧弱或消失 4 触及右侧弱或消失		□
	肛门指诊*	1 未及异常　2 触痛　3 包块　4 前列腺异常　5 其他 __		□
	乳　腺*	1 未见异常 2 乳房切除 3 异常泌乳 4 乳腺包块 5 其他 ____		□/□/□/□
	妇科*	外阴	1 未见异常　2 异常 _____	□
		阴道	1 未见异常　2 异常 _____	□
		宫颈	1 未见异常　2 异常 _____	□
		宫体	1 未见异常　2 异常 _____	□
		附件	1 未见异常　2 异常 _____	□
	其　他*			

辅助检查	血常规*	血红蛋白_____ g/L 白细胞_____ ×10⁹/L 血小板_____ ×10⁹/L 其他_____
	尿常规*	尿蛋白_____ 尿糖_____ 尿酮体_____ 尿潜血_____ 其他_____
	空腹血糖*	_____ mmol/L 或_____ mg/dl
	心电图*	1 正常 2 异常_____ □
	尿微量白蛋白*	_____ mg/dl
	大便潜血*	1 阴性 2 阳性 □
	糖化血红蛋白*	_____%
	乙型肝炎 表面抗原*	1 阴性 2 阳性 □
	肝功能*	血清谷丙转氨酶_____ U/L 血清谷草转氨酶_____ U/L 白蛋白_____ g/L 总胆红素_____ μmol/L 结合胆红素_____ μmol/L
	肾功能*	血清肌酐_____ μmol/L 血尿素氮_____ mmol/L 血钾浓度_____ mmol/L 血钠浓度_____ mmol/L
	血脂*	总胆固醇_____ mmol/L 甘油三酯_____ mmol/L 血清低密度脂蛋白胆固醇_____ mmol/L 血清高密度脂蛋白胆固醇_____ mmol/L
	胸部 X 线片*	1 正常 2 异常_____ □
	B 超*	1 正常 2 异常_____ □
	宫颈涂片*	1 正常 2 异常_____ □
	其 他*	
中医体质辨识*	平和质	1 是 2 基本是 □
	气虚质	1 是 2 倾向是 □
	阳虚质	1 是 2 倾向是 □
	阴虚质	1 是 2 倾向是 □
	痰湿质	1 是 2 倾向是 □
	湿热质	1 是 2 倾向是 □
	血瘀质	1 是 2 倾向是 □
	气郁质	1 是 2 倾向是 □
	特禀质	1 是 2 倾向是 □
现存主要健康问题	脑血管疾病	1 未发现 2 缺血性卒中 3 脑出血 4 蛛网膜下腔出血 5 短暂性脑缺血发作 6 其他_____ □/□/□/□/□
	肾脏疾病	1 未发现 2 糖尿病肾病 3 肾功能衰竭 4 急性肾炎 5 慢性肾炎 6 其他_____ □/□/□/□/□
	心脏疾病	1 未发现 2 心肌梗死 3 心绞痛 4 冠状动脉血运重建 5 充血性心力衰竭 6 心前区疼痛 7 其他_____ □/□/□/□/□
	血管疾病	1 未发现 2 夹层动脉瘤 3 动脉闭塞性疾病 4 其他____ □/□/□
	眼部疾病	1 未发现 2 视网膜出血或渗出 3 视盘水肿 4 白内障 5 其他_____ □/□/□/□
	神经系统疾病	1 未发现 2 有_____ □
	其他系统疾病	1 未发现 2 有_____ □

续　表

住院治疗情况	住院史	入/出院日期	原　因	医疗机构名称	病案号
		/			
		/			
	家庭病床史	建/撤床日期	原　因	医疗机构名称	病案号
		/			
		/			

主要用药情况		药物名称	用法	用量	用药时间	服药依从性 1 规律　2 间断　3 不服药
	1					
	2					
	3					
	4					
	5					
	6					

非免疫规划预防接种史		名称	接种日期	接种机构
	1			
	2			
	3			

健康评价	1 体检无异常　　　　　　　　　　　　　　　　　　□ 2 有异常 异常1 _____ 异常2 _____ 异常3 _____ 异常4 _____

健康指导	1 纳入慢性病患者健康管理 2 建议复查 3 建议转诊 　　　　　　□/□/□/□	危险因素控制：　　　　　　□/□/□/□/□/□ 1 戒烟　2 健康饮酒　3 饮食　4 锻炼 5 减体重（目标 _____ ） 6 建议接种疫苗 _____ 7 其他 _____

附件

填表说明：

1. 本表用于居民首次建立健康档案以及老年人、高血压、2 型糖尿病和重性精神疾病患者等的年度健康检查。

2. 表中带有＊号的项目，在为一般居民建立健康档案时不作为免费检查项目，不同重点人群的免费检查项目按照各专项服务规范的要求执行。

3. 一般状况

体质指数＝体重（kg）／身高的平方（m²）。

老年人生活自理能力评估：65 岁及以上老年人需填写此项，详见老年人健康管理服务规范附表。

老年人认知功能粗筛方法：告诉被检查者"我将要说三件物品的名称（如铅笔、卡车、书），请您立刻重复"。过 1 分钟后请其再次重复。如被检查者无法立即重复或 1 分钟后无法完整回忆三件物品名称为粗筛阳性，需进一步行"简易智力状态检查量表"检查。

老年人情感状态粗筛方法：询问被检查者"你经常感到伤心或抑郁吗"或"你的情绪怎么样"。如回答"是"或"我想不是十分好"，为粗筛阳性，需进一步行"老年抑郁量表"检查。

4. 生活方式

体育锻炼：指主动锻炼，即有意识地为强体健身而进行的活动。不包括因工作或其他需要而必须进行的活动，如为上班骑自行车、做强体力工作等。锻炼方式填写最常采用的具体锻炼方式。

吸烟情况："从不吸烟者"不必填写"日吸烟量"、"开始吸烟年龄"、"戒烟年龄"等。

饮酒情况："从不饮酒者"不必填写其他有关饮酒情况项目。"日饮酒量"应折合相当于白酒"××两"。白酒 1 两折合葡萄酒 4 两、黄酒半斤、啤酒 1 瓶、果酒 4 两。

职业暴露情况：指因患者职业原因造成的化学品、毒物或射线接触情况。如有，需填写具体化学品、毒物、射线名或填不详。

职业病危险因素接触史：指因患者职业原因造成的粉尘、放射物质、物理因素、化学物质的接触情况。如有，需填写具体粉尘、放射物质、物理因素、化学物质的名称或填不详。

5. 脏器功能

视力：填写采用对数视力表测量后的具体数值，对佩戴眼镜者，可戴其平时所用眼镜测量矫正视力。

听力：在被检查者耳旁轻声耳语"你叫什么姓名"（注意检查时检查者的脸应在被检查者视线之外），判断被检查者听力状况。

运动功能：请被检查者完成以下动作："两手触枕后部"、"捡起这支笔"、"从椅子上站起，行走几步，转身，坐下。"判断被检查者运动功能。

6. 查体：如有异常请在横线上具体说明，如可触及的淋巴结部位、个数；心脏杂音描述；肝脾肋下触诊大小等。建议有条件的地区开展眼底检查，特别是针对高血压或糖尿病患者。

眼底：如果有异常，具体描述异常结果。

足背动脉搏动：糖尿病患者必须进行此项检查。

乳腺：检查外观有无异常，有无异常泌乳及包块。

妇科：

外阴：记录发育情况及婚产式（未婚、已婚未产或经产式），如有异常情况请具体描述。

阴道：记录是否通畅，黏膜情况，分泌物量、色、性状以及有无异味等。

宫颈：记录大小、质地、有无糜烂、撕裂、息肉、腺囊肿；有无接触性出血、举痛等。

宫体：记录位置、大小、质地、活动度；有无压痛等。

附件：记录有无块物、增厚或压痛；若扣及块物，记录其位置、大小、质地；表面光滑与否、活动度、有无压痛以及与子宫及盆壁关系。左右两侧分别记录。

7. 辅助检查：该项目根据各地实际情况及不同人群情况，有选择地开展。老年人、高血压、2型糖尿病和重性精神疾病患者的免费辅助检查项目按照各专项规范要求执行。

尿常规中的"尿蛋白、尿糖、尿酮体、尿潜血"可以填写定性检查结果，阴性填写"−"，阳性根据检查结果填写"+"、"++"、"+++"或"++++"，也可以填写定量检查结果，定量结果需写明计量单位。

便潜血、肝功能、肾功能、胸部X线片、B超检查结果若有异常，请具体描述异常结果。其中B超写明检查的部位。

其他：表中列出的检查项目以外的辅助检查结果填写在"其他"一栏。

8. 中医体质辨识：该项由有条件的地区基层医疗卫生机构中医医务人员或经过培训的其他医务人员填写。根据不同的体质辨识，提供相应的健康指导。

体质辨识方法：采用量表的方法，依据中华中医药学会颁布的《中医体质分类与判定标准》进行测评。

9. 现存主要健康问题：指曾经出现或一直存在，并影响目前身体健康状况的疾病。可以多选（本栏内容老年人健康管理年度体检时不需填写）。

10. 住院治疗情况：指最近1年内的住院治疗情况。应逐项填写。日期填写年月，年份必须写4位，如因慢性病急性发作或加重而住院/家庭病床，请特别说明。医疗机构名称应写全称。

11. 主要用药情况（老年人健康管理年度体检时不需填写"服药依从性"一栏）：对长期服药的慢性病患者了解其最近1年内的主要用药情况，西药填写化学名（通用名），中药填写药品名称或中药汤剂，用法、用量按医生医嘱填写。用药时间指在此时间段内一共服用此药的时间，单位为年、月或天。服药依从性是指对此药的依从情况，"规律"为按医嘱服药，"间断"为未按医嘱服药，频次或数量不足，"不服药"即为医生开了处方，但患者未使用此药。

12. 非免疫规划预防接种史：填写最近1年内接种的疫苗名称、接种日期和接种机构。疫苗名称填写应完整准确。

附件4　接诊记录表

姓名：＿＿＿＿＿＿＿＿＿　　　　　　　　　编号□□□－□□□□□

就诊者的主观资料：

就诊者的客观资料：

评估：

处置计划：

　　　　　　　　　　　　　　　　　　　　　医生签字：

　　　　　　　　　　　　　　　　　　　　　接诊日期：＿＿＿年＿月＿日

填表说明：

　　1. 本表供居民由于急性或短期健康问题接受咨询或医疗卫生服务时使用，应以能够如实反映居民接受服务的全过程为目的，根据居民接受服务的具体情况填写。

　　2. 就诊者的主观资料：包括主诉、咨询问题和卫生服务要求等。

　　3. 就诊者的客观资料：包括查体、实验室检查、影像检查等结果。

　　4. 评估：根据就诊者的主、客观资料作出的初步印象、疾病诊断或健康问题评估。

　　5. 处置计划：指在评估基础上制定的处置计划，包括诊断计划、治疗计划、患者指导计划等。

附件5 会诊记录表

姓名：_____   编号□□□-□□□□□

会诊原因：

会诊意见：

会诊医生及其所在医疗卫生机构：

　　医疗卫生机构名称　　　　　　　　　　　　　　会诊医生签字

_____ _____ _____ _____
_____ _____ _____ _____
_____ _____ _____ _____
_____ _____ _____ _____
_____ _____ _____ _____

　　　　　　　　　　　　　　　　　　　　责任医生：_____
　　　　　　　　　　　　　　　　　　　　会诊日期：____年__月__日

填表说明：

1. 本表供居民接受会诊服务时使用。

2. 会诊原因：责任医生填写患者需会诊的主要情况。

3. 会诊意见：责任医生填写会诊医生的主要处置、指导意见。

4. 会诊医生及其所在医疗卫生机构：填写会诊医生所在医疗卫生机构名称并签署会诊医生姓名。来自同一医疗卫生机构的会诊医生可以只填写一次机构名称，然后在同一行依次签署姓名。

附件6　双向转诊单

存　根

患者姓名_____性别_____年龄_____档案编号_____

家庭住址_____联系电话_____

于____年__月__日因病情需要，转入_____单位

_____科室_____接诊医生。

转诊医生（签字）：

年　月　日

双向转诊（转出）单

_____（机构名称）：

现有患者_____性别_____年龄_____因病情需要，需转入贵单位，请予以接诊。

初步印象：

主要现病史（转出原因）：

主要既往史：

治疗经过：

转诊医生（签字）：

联系电话：

_____（机构名称）

年　月　日

填表说明：

1. 本表供居民双向转诊转出时使用，由转诊医生填写。

2. 初步印象：转诊医生根据患者病情做出的初步判断。

3. 主要现病史：患者转诊时存在的主要临床问题。

4. 主要既往史：患者既往存在的主要疾病史。

5. 治疗经过：经治医生对患者实施的主要诊治措施。

存　根

患者姓名＿＿＿＿＿＿＿＿＿性别＿＿＿＿＿＿＿＿年龄＿＿＿＿＿＿档案编号＿＿＿＿＿＿＿＿

家庭住址＿＿＿＿＿＿＿＿＿＿＿＿＿＿＿＿＿＿＿＿＿＿＿＿＿联系电话＿＿＿＿＿＿＿＿

于＿＿年＿月＿日因病情需要，转回＿＿＿＿＿＿＿＿＿＿＿＿＿＿＿＿＿＿＿＿单位

＿＿＿＿＿＿＿＿＿＿＿＿＿＿＿＿＿＿＿接诊医生。

转诊医生（签字）：

年　月　日

双向转诊（回转）单

＿＿＿＿＿＿＿＿＿＿（机构名称）：

现有患者＿＿＿＿＿＿＿＿＿＿＿＿＿＿因病情需要，现转回贵单位，请予以接诊。

诊断结果＿＿＿＿＿＿＿＿＿＿＿＿＿＿＿＿住院病案号＿＿＿＿＿＿＿＿＿＿＿

主要检查结果：

治疗经过、下一步治疗方案及康复建议：

转诊医生（签字）：

联系电话：

＿＿＿＿＿＿＿＿＿（机构名称）

年　月　日

填表说明：

1. 本表供居民双向转诊回转时使用，由转诊医生填写。

2. 主要检查结果：填写患者接受检查的主要结果。

3. 治疗经过：经治医生对患者实施的主要诊治措施。

4. 康复建议：填写经治医生对患者转出后需要进一步治疗及康复提出的指导建议。

附件7　居民健康档案信息卡

（正面）

姓名		性别		出生日期		年　月　日
健康档案编号			□□-□□□□□			
ABO 血型	□A □B □O □AB			Rh 血型		□Rh 阴性 □Rh 阳性 □不详

慢性病患病情况：

□无　　　□高血压　　□糖尿病　　　□脑卒中　　　□冠心病　　　□哮喘　　　□职业病

□其他疾病＿＿＿＿＿＿＿＿＿＿＿＿＿＿＿＿＿

过敏史：

（反面）

家庭住址		家庭电话	
紧急情况联系人		联系人电话	
建档机构名称		联系电话	
责任医生或护士		联系电话	

其他说明：

填表说明：

1. 居民健康档案信息卡为正反两面，根据居民信息如实填写，应与健康档案对应项目的填写内容一致。

2. 过敏史：过敏主要指青霉素、磺胺、链霉素过敏，如有其他药物或食物等其他物质（如花粉、酒精、油漆等）过敏，请写明过敏物质名称。

附件 8　健康档案填表基本要求

一、基本要求

1. 档案填写一律用钢笔或圆珠笔，不能用铅笔或红色笔书写。字迹要清楚，书写要工整。数字或代码一律用阿拉伯数字书写。数字和编码不要填出格外，如果数字填错，用双横线将整笔数码划去，并在原数码上方工整填写正确的数码，切勿在原数码上涂改。

2. 在居民健康档案的各种记录表中，凡有备选答案的项目，应在该项目栏的"□"内填写与相应答案选项编号对应的数字，如性别为男，应在性别栏"□"内填写与"1 男"对应的数字 1。对于选择备选答案中"其他"或者是"异常"这一选项者，应在该选项留出的空白处用文字填写相应内容，并在项目栏的"□"内填写与"其他"或者是"异常"选项编号对应的数字，如填写"个人基本信息表"中的既往疾病史，若该居民曾患有"腰椎间盘突出症"，则在该项目中应选择"其他"，既要在"其他"选项后写明"腰椎间盘突出症"，同时在项目栏"□"内填写数字 13。对各类表单中没有备选答案的项目用文字或数据在相应的横线上或方框内据情填写。

3. 在为居民提供诊疗服务过程中，涉及到疾病诊断名称时，疾病名称应遵循国际疾病分类标准 ICD-10 填写，涉及疾病中医诊断病名及辨证分型时，应遵循《中医病证分类与代码》（GB/T15657-1995，TCD）。

二、居民健康档案编码

统一为居民健康档案进行编码，采用 17 位编码制，以国家统一的行政区划编码为基础，以乡镇（街道）为范围，村（居）委会为单位，编制居民健康档案唯一编码。同时将建档居民的身份证号作为统一的身份识别码，为在信息平台下实现资源共享奠定基础。

第一段为 6 位数字，表示县及县以上的行政区划，统一使用《中华人民共和国行政区划代码》（GB2260）。

第二段为 3 位数字，表示乡镇（街道）级行政区划，按照国家标准《县以下行政区划代码编码规则》（GB/T10114-2003）编制。

第三段为 3 位数字，表示村（居）民委员会等，具体划分为：001～099 表示居委会，101～199 表示村委会，901～999 表示其他组织。

第四段为 5 位数字，表示居民个人序号，由建档机构根据建档顺序编制。

填写健康档案的其他表格时，必须填写居民健康档案编号，但只需填写后 8 位编码。

三、各类检查报告单据及转诊记录粘贴

服务对象在健康体检、就诊、会诊时所做的各种化验及检查的报告单据，都应该粘贴留存归档。可以有序地粘贴在相应健康体检表、接诊记录表、会诊记录表的后面。

双向转诊（转出）单存根与双向转诊（回转）单可另页粘贴，附在相应位置上与本人健康档案一并归档。

四、其他

各类表单中涉及的日期类项目，如体检日期、访视日期、会诊日期等，按照年（4位）、月（2 位）、日（2 位）顺序填写。

附件9 老年人生活自理能力评估表

该表为自评表，根据下表中5个方面进行评估，将各方面判断评分汇总后，0~3分者为可自理；4~8分者为轻度依赖；9~18分者为中度依赖；≥19分者为不能自理。

评估事项、内容与评分	程度等级				判断评分
	可自理	轻度依赖	中度依赖	不能自理	
(1) 进餐：使用餐具将饭菜送入口、咀嚼、吞咽等活动	独立完成	—	需要协助，如切碎、搅拌食物等	完全需要帮助	
评分	0	0	3	5	
(2) 梳洗：梳头、洗脸、刷牙、剃须、沐浴等活动	独立完成	能独立地洗头、梳头、洗脸、刷牙、剃须等；沐浴需要协助	在协助下和适当的时间内，能完成部分梳洗活动	完全需要帮助	
评分	0	1	3	7	
(3) 穿衣：穿衣裤、袜子、鞋子等活动	独立完成	—	需要协助，在适当的时间内完成部分穿衣	完全需要帮助	
评分	0	0	3	5	
(4) 如厕：排尿、排便等活动及自控	不需协助，可自控	偶尔失禁，但基本上能如厕或使用便具	经常失禁，在很多提示和协助下尚能如厕或使用便具	完全失禁，完全需要帮助	
评分	0	1	5	10	
(5) 活动：站立、室内行走、上下楼梯、户外活动	独立完成所有活动	借助较小的外力或辅助装置能完成站立、行走、上下楼梯等	借助较大的外力才能完成站立、行走，不能上下楼梯	卧床不起，活动完全需要帮助	
评分	0	1	5	10	
总评分					

附件 10　简易智力状态检查量表（MMSE）

病人姓名＿＿＿＿　性别＿＿＿　年龄＿＿＿＿　文化程度＿＿＿＿　电话＿＿＿＿＿＿＿＿＿＿＿＿

家庭住址＿＿＿＿＿＿＿＿＿＿＿＿＿＿＿＿＿＿＿＿初步诊断＿＿＿＿＿＿＿＿＿＿＿＿＿＿＿＿＿

	分类	最高分
定向力 现在是　星期几？　几号？　几月？　什么季节？　哪一年？ 我们现在在哪里：省？　市？　医院？　科室？　第几层楼？	（　） （　）	5 5
记忆力 现在我要说三样东西的名称，在我讲完后，请您重复一遍。请您记住这三样东西，因为几分钟后要再问您的（请仔细说清楚，每一样东西 1 秒钟）。 "皮球"、"国旗"、"树木" 请您把三样东西说一遍（以第一次答案记分）。	（　）	3
注意力和计算力 请您算一算 100 减去 7，然后从所得数目再减去 7，如此一直计算下去，请您将每减一个 7 后答案告诉我，直至我说"停止"为止（若错了，但下一个答案是对的，那么只记一次错误）。 93　　86　　79　　72　　65	（　）	5
回忆能力 现在请您说出刚才我让您记住的那三样东西？　　"皮球""国旗""树木"	（　）	3
语言能力 （出示手表）这个东西叫什么？	（　）	1
（出示钢笔）这个东西叫什么？	（　）	1
现在我要说一句话，请您跟着我清楚的重复一遍。 "四十四只石狮子"	（　）	1
我给您一张纸请您按我说的去做，现在开始："用右手拿着这张纸，用两只手将它对折起来，放在您的大腿上"（不要重复说明，也不示范）。	（　）	3
请您念一念这句话，并且按它的意思去做（见背面）。	（　）	1
您给我写一句完整的句子（句子必须有主语、谓语、宾语）。	（　）	1
记下所叙述句子的全文：＿＿＿＿＿＿＿＿＿＿＿＿＿＿＿＿＿＿＿＿		
（见背面）这是一张图，请您在同一张纸上照样画出来。 （对：两个五边形的图案，交叉处有一个四边形）	（　）	1

分数在 27～30 分：正常　　　　　　　　　　　　　　　　**总分（　）**

分数<27 分：认知功能障碍

临床印象：＿＿＿＿＿＿＿＿＿＿＿＿＿＿＿＿＿＿＿＿＿＿＿＿＿＿＿

医院名称：＿＿＿＿＿　　　量表测定时间：＿＿＿＿＿　　　评定医师签名：＿＿＿＿＿

闭上您的眼睛

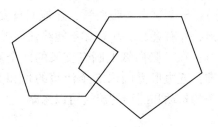

简易智力状态检查量表（MMSE）操作说明

Ⅰ. 定向力（最高分：10 分）

1. 每答对一题得 1 分

星期几？几号？几月？什么季节？哪一年？

2. 请依次提问，每答对一题得 1 分

省？市？医院？科室？第几层楼？

Ⅱ. 记忆力（最高分：3 分）

告诉被测试者您将问几个问题来检查他的记忆力，然后清楚、缓慢地说出 3 个相互无关的东西的名称（大约 1 秒钟说 1 个），说完所有的 3 个名称后，要求被测试者重复它们。被测试者的得分取决于他们首次重复的答案（答对 1 个得 1 分，最多得 3 分）。如果他们没能完全记住，你可以重复，但你重复的次数不能超过 5 次。如果 5 次后他们仍然未记住所有的 3 个名称，那么对于回忆能力的检查就没有意义了。

"皮球""国旗""树木"

Ⅲ. 注意力和计算力（最高分：5 分）

要求病人从 100 开始减 7，之后再减 7，一直减 5 次（即 93，86，79，72，65）。每答对一个得 1 分，如果前次错了，但下一个答案是对的，也得 1 分。

正确的次数：_____

Ⅳ. 回忆能力（最高分：3 分）

如果前次被测试者完全记住了 3 个名称，现在就让他们再重复一遍。每正确重复一个得 1 分，最高 3 分。

"皮球""国旗""树木"

Ⅴ. 语言能力（最高分：9 分）

1. 命名能力（0~2 分）：拿出你的手表给测试者看，要求他们说出这是什么？之后拿出钢笔问他们同样的问题。

2. 复述能力（0~1 分）：要求被测试者注意你说的话并重复一次，注意只允许重复一次。这句话是"四十四只石狮子"，只有正确、咬字清楚的才记 1 分。

3. 三步命令（0~3 分）：给被测试者一张空白平纸，要求对方按你的命令去做，注意不要重复或示范。只有按正确顺序做的动作才算正确，每个正确动作记 1 分。

右手拿纸──→两手对折──→放在大腿上。

4. 阅读能力（0~1 分）：在一张白纸上印有一行字"闭上您的眼睛"。要求被测试者读它并按要求做。只有他们确实闭上了眼睛才能得分。

5. 书写能力（0~1 分）：给测试者一张白纸，让他们自发的写出一个完整的句子。句子必须主语、谓语、宾语，并有意义。注意你不能给任何提示。

6. 复写能力（0~1 分）：在一张白纸上画有交叉的两个五边形，要求被测试者照样准确的画出来。评分标准：五边形需画出 5 个清楚的角和 5 个边。同时，两个五边形交叉处形成四边形。线条的抖动和图形的旋转可以忽略。

附件 11 老年抑郁量表（GDS）

选择最切合您1周来的感受的答案，在每题后［ ］内答"是"或"否"。

您的姓名（   ）性别（ ）   出生日期（   ）职业（   ）   文化程度（   ）。

1. ［ ］   你对生活基本上满意吗？
2. ［ ］   你是否已放弃了许多活动与兴趣？
3. ［ ］   你是否觉得生活空虚？
4. ［ ］   你是否感到厌倦？
5. ［ ］   你觉得未来有希望吗？
6. ［ ］   你是否因为脑子里一些想法摆脱不掉而烦恼？
7. ［ ］   你是否大部分时间精力充沛？
8. ［ ］   你是否害怕会有不幸的事落到你头上？
9. ［ ］   你是否大部分时间感到幸福？
10. ［ ］   你是否常感到孤立无援？
11. ［ ］   你是否经常坐立不安，心烦意乱？
12. ［ ］   你是否愿意待在家里而不愿去做些新鲜事？
13. ［ ］   你是否常常担心将来？
14. ［ ］   你是否觉得记忆力比以前差？
15. ［ ］   你觉得现在活着很惬意吗？
16. ［ ］   你是否常感到心情沉重、郁闷？
17. ［ ］   你是否觉得像现在这样活着毫无意义？
18. ［ ］   你是否总为过去的事忧愁？
19. ［ ］   你觉得生活很令人兴奋吗？
20. ［ ］   你开始一件新的工作很困难吗？
21. ［ ］   你觉得生活充满活力吗？
22. ［ ］   你是否觉得你的处境已毫无希望？
23. ［ ］   你是否觉得大多数人比你强得多？
24. ［ ］   你是否常为些小事伤心？
25. ［ ］   你是否常觉得想哭？
26. ［ ］   你集中精力有困难吗？
27. ［ ］   你早晨起来很快活吗？
28. ［ ］   你希望避开聚会吗？
29. ［ ］   你做决定很容易吗？
30. ［ ］   你的头脑像往常一样清晰吗？

简介：

1982年Brink等人创制老年抑郁量表（GDS）作为专用老年人的抑郁筛查表。

因为老年人躯体主诉多，所以许多老人其躯体主诉在这个年龄阶段属于正常范围，却被误诊为抑郁症。设计GDS是为了更敏感地检查老年抑郁患者所特有的躯体症状。

另外，其"是"与"否"的定式回答较其他分级量表也更容易掌握。其30个条目代表了老年抑郁的核心。

结果评定： 情绪低落、活动减少、易激惹、退缩痛苦的想法，对过去、现在与将来的消极评价。每个条目都是一句问话，要求受试者回答"是"或"否"。30个条目中的10条用反序计分（回答"否"表示抑郁存在），20条用正序计（回答"是"表示抑郁存在）。每项表示抑郁的回答得1分。

Brink建议按不同的研究目的（要求灵敏度还是特异性）用9~14分作为存在抑郁的界限分。一般地讲，在最高分30分中得0~10分可视为正常范围，即无抑郁症，11~20分显示轻度抑郁，而21~30分为中重度抑郁。

附件 12 健康教育活动记录表

活动时间：	活动地点：
活动形式：	
活动主题：	
组织者：	
接受健康教育人员类别：	接受健康教育人数：
健康教育资料发放种类及数量：	
活动内容：	
活动总结评价：	
存档材料请附后 □书面材料　　□图片材料　　□印刷材料　□影音材料　□签到表 □其他材料	

填表人（签字）：　　　　　　　　　　负责人（签字）：

填表时间：　　　年　　月　　日

附件 13 疫苗免疫程序

疫 苗	接种对象月（年）龄	接种剂次	接种部位	接种途径	接种剂量/剂次	备 注
乙肝疫苗	0、1、6月龄	3	上臂三角肌	肌内注射	酵母苗5μg/0.5ml，CHO苗 10μg/1ml、20μg/1ml	出生后24小时内接种第1剂次，第1、2剂次间隔≥28天
卡介苗	出生时	1	上臂三角肌中部略下处	皮下注射	0.1ml	
脊灰疫苗	2、3、4月龄，4周岁	4		口服	1粒	第1、2剂次，第2、3剂次间隔均≥28天
百白破疫苗	3、4、5月龄，18~24月龄	4	上臂外侧三角肌	肌内注射	0.5ml	第1、2剂次，第2、3剂次间隔均≥28天
白破疫苗	6周岁	1	上臂三角肌	肌内注射	0.5ml	
麻风疫苗（麻疹疫苗）	8月龄	1	上臂外侧三角肌下缘附着处	皮下注射	0.5ml	
麻腮风疫苗（麻腮疫苗、麻疹疫苗）	18~24月龄	1	上臂外侧三角肌下缘附着处	皮下注射	0.5ml	
乙脑（减毒）	8月龄，2周岁	2	上臂外侧三角肌下缘附着处	皮下注射	0.5ml	
流脑A	6~18月龄	2	上臂外侧三角肌附着处	皮下注射	30μg/0.5ml	第1、2剂次间隔3个月
流脑A+C	3周岁，6周岁	2	上臂外侧三角肌附着处	皮下注射	100μg/0.5ml	2剂次间隔≥3年；第1剂次与A群流脑疫苗第2剂次间隔≥12个月

疫　苗	接种对象月（年）龄	接种剂次	接种部位	接种途径	接种剂量/剂次	备　注
甲肝（减毒）	18月龄	1	上臂外侧三角肌附着处	皮下注射	1ml	
出血热疫苗（双价）	16~60周岁	3	上臂外侧三角肌	肌内注射	1ml	接种第1剂次后14天接种第2剂次，第3剂次在第1剂次接种后6个月接种
炭疽疫苗	炭疽疫情发生时，病例或病畜间接接触者及疫点周围高危人群	1	上臂外侧三角肌附着处	皮上划痕	0.05ml（2滴）	病例或病畜的直接接触者不能接种
钩体疫苗	流行地区可能接触疫水的7~60岁高危人群	2	上臂外侧三角肌附着处	皮下注射	成人第1剂0.5ml，第2剂1.0ml 7~13岁剂量减半，必要时7岁以下儿童依据年龄、体重酌量注射，不超过成人剂量1/4	接种第1剂次后7~10天接种第2剂次
乙脑灭活疫苗	8月龄（2剂次），2周岁，6周岁	4	上臂外侧三角肌下缘附着处	皮下注射	0.5ml	第1、2剂次间隔7~10天
甲肝灭活疫苗	18月龄，24~30月龄	2	上臂三角肌附着处	肌内注射	0.5ml	2剂次间隔≥6个月

注：①CHO疫苗用于新生儿母婴阻断的剂量为20μg/ml；②未收入药典的疫苗，其接种部位、途径和剂量参见疫苗使用说明书。

附件 14 预防接种卡

姓名 _____ 编号□□□-□□□□□

性别：_____出生日期：__年__月__日

监护人姓名：_____与儿童关系：_____联系电话：_____

家庭现住址：_____县（区）_____乡镇（街道）

户籍地址：1 同家庭地址 2 _____省_____市_____县（区）____乡镇（街道）

迁入时间：____年__月__日 迁出时间：____年__月__日 迁出原因：_____

疫苗异常反应史：_____

接种禁忌：_____

传染病史：_____

建卡日期：_____年__月__日   建卡人：_____

疫苗与剂次		接种日期	接种部位	疫苗批号	接种医生	备注
乙肝疫苗	1					
	2					
	3					
卡介苗						
脊灰疫苗	1					
	2					
	3					
	4					
百白破疫苗	1					
	2					
	3					
	4					
白破疫苗						
麻风疫苗						
麻腮风疫苗	1					
	2					
麻腮疫苗						
麻疹疫苗	1					
	2					
A 群流脑疫苗	1					
	2					
A+C 群流脑疫苗	1					
	2					

疫苗与剂次		接种日期	接种部位	疫苗批号	接种医生	备注
乙脑（减毒）活疫苗	1					
	2					
乙脑灭活疫苗	1					
	2					
	3					
	4					
甲肝减毒活疫苗						
甲肝灭活疫苗	1					
	2					
其他疫苗						

填表说明：

1. 姓名：根据儿童居民身份证的姓名填写。可暂缺，儿童取名后应及时补充记录。

2. 出生日期：按照年（4位）、月（2位）、日（2位）顺序填写，如19490101。

3. 监护人姓名：只填写一个，并在"与儿童关系"中注明母亲、父亲或其他关系。

4. 家庭现住址：只填写至乡级。

5. 户籍住址：若同家庭现住址，则在"同家庭现住址"前数字1上划"√"，若不同，请具体填写，只填写至乡级。

6. 异常反应史、接种禁忌和传染病史：在每次接种前询问后填写。

7. 每次完成接种后，接种医生应将接种日期、接种部位、疫苗批号、生产企业、接种单位等内容登记到预防接种证中，并及时签名；同时将接种日期、接种部位、疫苗批号、接种医生等内容登记到儿童预防接种卡中。其中，"接种部位"只填写注射用疫苗的接种部位：左侧用1表示，右侧用2表示；"有效日期"指有效截止日期。

8. "备注"栏用于记录某疫苗某剂次接种的其他重要信息，例如，接种乙肝疫苗的种类（酵母苗/CHO苗）、接种百白破疫苗的种类（全细胞苗/无细胞苗）、特殊情况下的不同接种剂量等。

9. 接种其他疫苗时，按上述内容进行登记。

附件 15 预防接种技术操作表

技术名称	应用器具	操作步骤
皮内接种法	配有 4~4.5 号针头的 1ml 一次性蓝芯注射器或 0.1ml 自毁型注射器	1. 儿童家长或监护人抱紧儿童，露出儿童左臂 2. 用注射器吸取 1 人份疫苗，排尽空气 3. 皮肤常规消毒 4. 待乙醇干后，用左手绷紧注射部位皮肤，右手持注射器，示指固定针管，针头斜面向上，与皮肤呈 10°~15° 角快速刺入皮内；用左手拇指固定针管，但不要接触针头部分，然后注入疫苗，使注射部位形成一个圆形皮丘 5. 注射完毕，为防止疫苗外溢，应将针管顺时针方向旋转 180° 角，然后拔出针头；切勿按摩注射部位
皮下接种法	配有 5~5.5 号针头的 1ml 一次性注射器，或配套剂量的自毁型注射器配上 5.5 号针头	1. 如在儿童左上臂接种，监护人取坐位，儿童坐于监护人腿上；监护人左臂抱紧儿童，使儿童头部靠在其左肩部；将儿童右臂置于监护人身后；用右臂固定儿童双腿，右手握住儿童左手，防止在接种过程中乱动 2. 用注射器吸取 1 人份疫苗，排尽空气 3. 皮肤常规消毒 4. 待乙醇干后，用左手绷紧皮肤，右手持注射器，示指固定针栓，不可接触针栓，针头斜面向上，与皮肤表面成 30°~40° 角（过瘦者可提起注射部位皮肤），快速刺入皮下至针头长度的 1/3~2/3，放松皮肤，左手固定针管，回抽无血后，注入疫苗。应注意针头入刺角度不应超过 45°，以免刺入肌层。若有回血，应更换注射部位，重新注射 5. 注射完毕后快速拔出针头，用消毒干棉球稍加按压针孔部位
肌内接种法	配有 5.5~6.5 号针头的 1ml 一次性注射器，或配套剂量的自毁型注射器配上 6 号或 5.5 号针头	1. 如在儿童左上臂接种，监护人取坐位，儿童坐于监护人腿上；监护人左臂抱紧儿童，使儿童头部靠在其左肩部；将儿童右臂置于监护人身后；监护人用右臂固定儿童双腿，右手握住儿童左手，防止在接种过程中乱动。大龄儿童可取坐位或立位，注射侧的手叉腰 2. 用注射器吸取 1 人份疫苗，排尽空气 3. 皮肤常规消毒 4. 左手将三角肌皮肤绷紧，右手持注射器（以执毛笔式），中指固定针管，针头与皮肤表面呈 90° 角，快速进针刺入针头长度的 2/3，固定针管，放松皮肤，回抽无血后，注入疫苗。如有回血，应更换注射部位，重新注射。注意勿将针头全部刺入，以防针头折断 5. 注射完毕，快速拔出针头，局部可用消毒干棉球稍加按压针孔部位
口服法	汤匙或盛水容器等	1. 糖丸剂型：直接服用。用消毒的汤匙将脊灰疫苗送入儿童口中，用事先准备的凉开水送服咽下。月龄小的儿童，可将糖丸碾碎，放入汤匙内，加少许凉开水溶解成糊状服用，或将糖丸溶于约 5ml 凉开水内，使其完全溶化口服咽下 2. 液体剂型：月龄小的儿童呈仰卧位，接种者左手拇指和示指捏住儿童颊部，使口张开，将疫苗直接滴入舌根部
划痕法	单针或双排钝针	洗净皮肤，做常规消毒，待消毒液干后，滴上疫苗，用针划成"井"字形，使皮肤组织液有少量渗出，不可流血

注：其他注射方式暂不介绍。

附件 16　疑似预防接种异常反应报告范围

异常反应	接种事故	心因性反应
1. 无菌性脓肿	1. 局部化脓性感染	1. 晕厥
2. 热性惊厥	（1）局部脓肿	2. 癔症
3. 过敏反应	（2）淋巴管炎和淋巴结炎	3. 群发性癔症
（1）过敏性休克	（3）蜂窝织炎	4. 任何怀疑与预防接种有关的
（2）过敏性皮疹	2. 全身性化脓感染	死亡、群体性反应或引起公
（3）过敏性紫癜	（1）毒血症	众高度关注的事件
（4）血小板减少性紫癜	（2）败血症	
（5）Arthus 反应	（3）脓毒血症	
（6）血管性水肿		
（7）其他过敏反应		
4. 多发性神经炎		
5. 臂丛神经炎		
6. 癫痫		
7. 脑病		
8. 脑炎和脑膜炎		
9. 脊灰疫苗相关病例		
10. 卡介苗接种异常反应		
（1）卡介苗淋巴结炎		
（2）卡介苗骨髓炎		
（3）全身播散型卡介苗感染		

附件 17 出现疑似预防接种异常反应时间范围

时间范围	可能出现的反应
24 小时内	过敏性休克、不伴休克的过敏反应（荨麻疹、斑丘疹、喉头水肿等）、中毒性休克综合征、晕厥、癔症等
5 天内	发热（腋温≥38.6℃）、血管性水肿、全身化脓性感染（毒血症、败血症、脓毒血症）、接种部位发生的红肿（直径>2.5cm）、硬结（直径>2.5cm）、局部化脓性感染（局部脓肿、淋巴管炎和淋巴结炎、蜂窝织炎）等
15 天内	麻疹样或猩红热样皮疹、过敏性紫癜、局部过敏坏死反应（Arthus 反应）、热性惊厥、癫痫、多发性神经炎、脑病、脑炎和脑膜炎等
6 周内	血小板减少性紫癜、格林-巴利综合征、疫苗相关麻痹型脊髓灰质炎等
3 个月内	臂丛神经炎、接种部位发生的无菌性脓肿等
1~12 个月	接种卡介苗后 1~12 个月，如淋巴结炎或淋巴管炎、骨髓炎、全身播散型卡介苗感染等
其他	怀疑与预防接种有关的其他严重疑似预防接种异常反应

附件 18　群发性癔症的处理

一、临床表现

群发性癔病为预防接种后多人同时或先后发生的，多数表现相同或相似的癔病。临床类型呈多样化，发病者以自主神经功能紊乱为主，可以同时出现多个系统的症状，但体检无阳性体征（临床症状见下表）。具有以下特点：

1. 急性群体发病：有明显的精神诱发，多数起病急骤，可有发作性和持续性两种临床经过。

2. 暗示性强：在他人的语言、动作和表情的启发下，或看到某种事物"触景生情"，并可相互影响，诱发症状。

3. 发作短暂：绝大多数病人症状持续时间较短。一般运动障碍 5~20 分钟，精神、感觉障碍 10~30 分钟。自主神经系统紊乱可达 1 小时或更长。

4. 反复发作：患者症状可反复发作，表现可以完全一样，发作次数 2~10 次不等，少数发作次数更多。

5. 主观症状与客观检查不符，无阳性体征。

6. 女性、年长儿童居多，发病者均属同一区域，处同一环境、同一年龄组在同一时间发作，并受同一种精神刺激引起。

7. 预后良好。

二、防治对策及措施

1. 宣传教育，预防为主：平时要做好预防接种的宣传教育工作，特别应讲清接种后可能出现的不良反应及其处理原则，使受种者心理上有所准备，避免出现反应后思想紧张和恐惧。应尽量避免在温课应考，精神过于紧张时进行预防接种。注射时避免一过性刺痛而引起的晕针，避免在空气不畅通场所、疲劳或饥饿时进行接种。

2. 排除干扰，疏散病人：一旦发生群发性癔症，应及时疏散病人，不宜集中处理，进行隔离治疗，避免相互感应，造成连锁反应，尽量缩小反应面。

3. 避免医疗行为的刺激：如脑电图、脑 CT 或磁共振等检查，无需补液者避免输液。

4. 疏导为主，暗示治疗：正面疏导，消除恐惧心理和顾虑心理，稳定情绪。辅以药物治疗，不可用兴奋剂，可应用小剂量镇静剂，采用暗示疗法往往会收到很好的效果。

5. 仔细观察，处理适度：群体反应人员复杂，个体差异也较大，应注意接种反应之外的偶合症，并及时报告家长及学校，要求积极配合做好治疗工作。特别要防止少数人利用不明真相的群众聚众闹事。

癔症主要临床表现

反应类型	主要临床表现
自主神经系统紊乱	头痛、头晕、恶心、面色苍白或潮红、出冷汗、肢冷、阵发性腹痛等
运动障碍	阵发性抽搐、下肢活动不便、四肢强直等
感觉障碍	肢麻、肢痛、喉头异物感
视觉障碍	视物模糊、一过性复视
精神障碍	翻滚、嚎叫、哭闹
其他	嗜睡（阵发性）

附件 19 0~3岁男童身长（身高）/年龄、
体重/年龄百分位标准曲线图

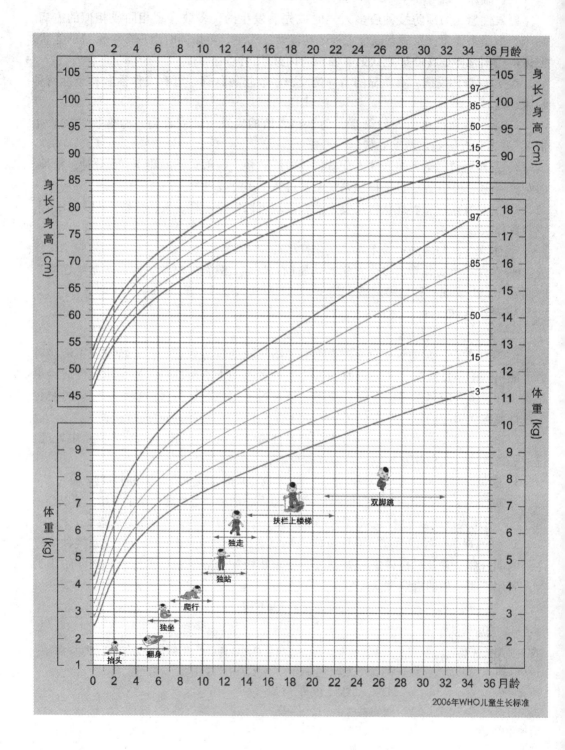

附件20 0~3岁男童头围/年龄、体重/身长百分位标准曲线图

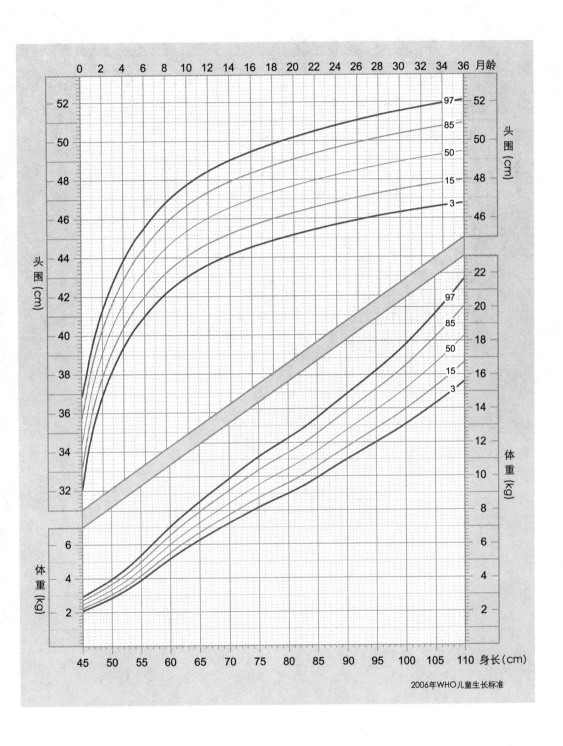

2006年WHO儿童生长标准

附件21 0~7岁男童体质指数（BMI）/年龄百分位标准曲线图

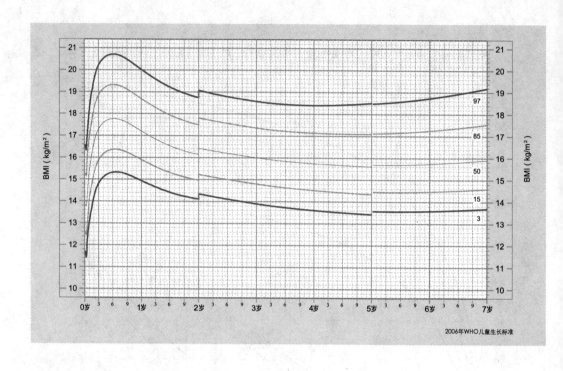

2006年WHO儿童生长标准

附件 22　0~3 岁女童身长（身高）/年龄、
体重/年龄百分位标准曲线图

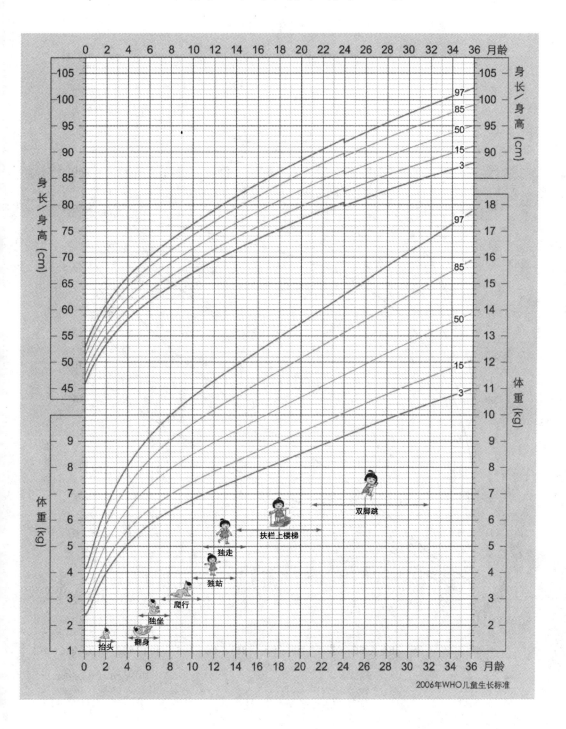

2006年WHO儿童生长标准

附件 23 0~3 岁女童头围/年龄、体重/身长百分位标准曲线图

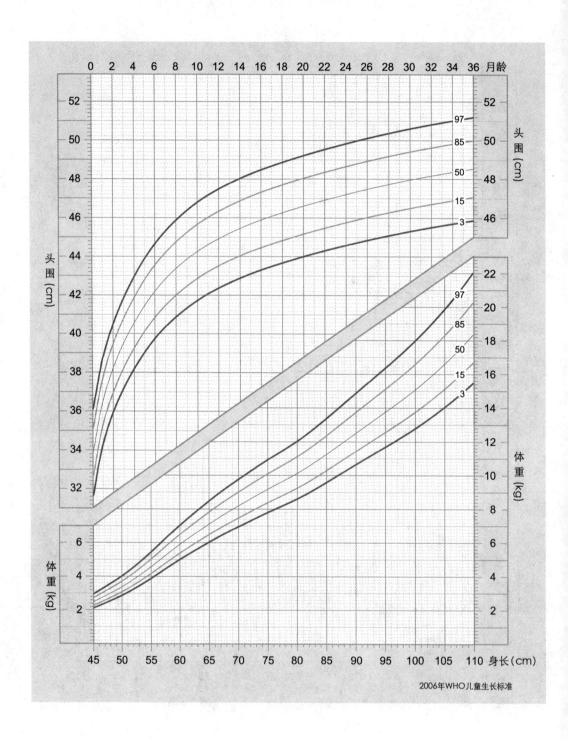

2006年WHO儿童生长标准

附件 24　0~7 岁女童体质指数（BMI）／年龄百分位标准曲线图

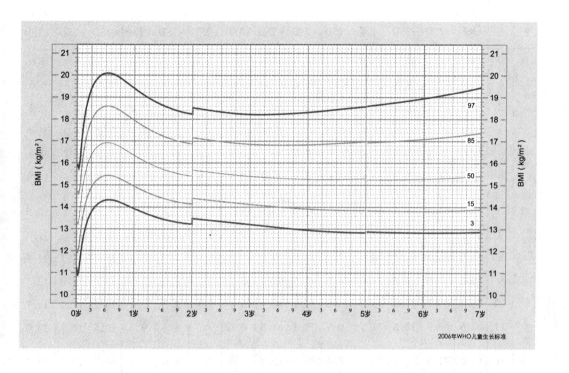

2006年WHO儿童生长标准

附件25 0~2岁男童身长/年龄、体重/年龄标准差数值表

年龄		身长（cm）							体重（kg）						
岁	月	−3SD	−2SD	−1SD	中位数	+1SD	+2SD	+3SD	−3SD	−2SD	−1SD	中位数	+1SD	+2SD	+3SD
0	0	44.2	46.1	48.0	49.9	51.8	53.7	55.6	2.1	2.5	2.9	3.3	3.9	4.4	5.0
	1	48.9	50.8	52.8	54.7	56.7	58.6	60.6	2.9	3.4	3.9	4.5	5.1	5.8	6.6
	2	52.4	54.4	56.4	58.4	60.4	62.4	64.4	3.8	4.3	4.9	5.6	6.3	7.1	8.0
	3	55.3	57.3	59.4	61.4	63.5	65.5	67.6	4.4	5.0	5.7	6.4	7.2	8.0	9.0
	4	57.6	59.7	61.8	63.9	66.0	68.0	70.1	4.9	5.6	6.2	7.0	7.8	8.7	9.7
	5	59.6	61.7	63.8	65.9	68.0	70.1	72.2	5.3	6.0	6.7	7.5	8.4	9.3	10.4
0	6	61.2	63.3	65.5	67.6	69.8	71.9	74.0	5.7	6.4	7.1	7.9	8.8	9.8	10.9
	7	62.7	64.8	67.0	69.2	71.3	73.5	75.7	5.9	6.7	7.4	8.3	9.2	10.3	11.4
	8	64.0	66.2	68.4	70.6	72.8	75.0	77.2	6.2	6.9	7.7	8.6	9.6	10.7	11.9
	9	65.2	67.5	69.7	72.0	74.2	76.5	78.7	6.4	7.1	8.0	8.9	9.9	11.0	12.3
	10	66.4	68.7	71.0	73.3	75.6	77.9	80.1	6.6	7.4	8.2	9.2	10.2	11.4	12.7
	11	67.6	69.9	72.2	74.5	76.9	79.2	81.5	6.8	7.6	8.4	9.4	10.5	11.7	13.0
1	0	68.6	71.0	73.4	75.7	78.1	80.5	82.9	6.9	7.7	8.6	9.6	10.8	12.0	13.3
	1	69.6	72.1	74.5	76.9	79.3	81.8	84.2	7.1	7.9	8.8	9.9	11.0	12.3	13.7
	2	70.6	73.1	75.6	78.0	80.5	83.0	85.5	7.2	8.1	9.0	10.1	11.3	12.6	14.0
	3	71.6	74.1	76.6	79.1	81.7	84.2	86.7	7.4	8.3	9.2	10.3	11.5	12.8	14.3
	4	72.5	75.0	77.6	80.2	82.8	85.4	88.0	7.5	8.4	9.4	10.5	11.7	13.1	14.6
	5	73.3	76.0	78.6	81.2	83.9	86.5	89.2	7.7	8.6	9.6	10.7	12.0	13.4	14.9
1	6	74.2	76.9	79.6	82.3	85.0	87.7	90.4	7.8	8.8	9.8	10.9	12.2	13.7	15.3
	7	75.0	77.7	80.5	83.2	86.0	88.8	91.5	8.0	8.9	10.0	11.1	12.5	13.9	15.6
	8	75.8	78.6	81.4	84.2	87.0	89.8	92.6	8.1	9.1	10.1	11.3	12.7	14.2	15.9
	9	76.5	79.4	82.3	85.1	88.0	90.9	93.8	8.2	9.2	10.3	11.5	12.9	14.5	16.2
	10	77.2	80.2	83.1	86.0	89.0	91.9	94.9	8.4	9.4	10.5	11.8	13.2	14.7	16.5
	11	78.0	81.0	83.9	86.9	89.9	92.9	95.9	8.5	9.5	10.7	12.0	13.4	15.0	16.8
2	0	78.7	81.7	84.8	87.8	90.9	93.9	97.0	8.6	9.7	10.8	12.2	13.6	15.3	17.1

注：若24月龄的男童使用立式身高计测量身高，则数值请参见"2~5岁男童身高、体重标准差单位数值表"的24月龄数据。

2006年WHO儿童生长标准

附件26 2~7岁男童身高/年龄、体重/年龄标准差数值表

年龄		身长（cm）							体重（kg）						
岁	月	-3SD	-2SD	-1SD	中位数	+1SD	+2SD	+3SD	-3SD	-2SD	-1SD	中位数	+1SD	+2SD	+3SD
2	0	78.0	81.0	84.1	87.1	90.2	93.2	96.3	8.6	9.7	10.8	12.2	13.6	15.3	17.1
	1	78.6	81.7	84.9	88.0	91.1	94.2	97.3	8.8	9.8	11.0	12.4	13.9	15.5	17.5
	2	79.3	82.5	85.6	88.8	92.0	95.2	98.3	8.9	10.0	11.2	12.5	14.1	15.8	17.8
	3	79.9	83.1	86.4	89.6	92.9	96.1	99.3	9.0	10.1	11.3	12.7	14.3	16.1	18.1
	4	80.5	83.8	87.1	90.4	93.7	97.0	100.3	9.1	10.2	11.5	12.9	14.5	16.3	18.4
	5	81.1	84.5	87.8	91.2	94.5	97.9	101.2	9.2	10.4	11.7	13.1	14.8	16.6	18.7
2	6	81.7	85.1	88.5	91.9	95.3	98.7	102.1	9.4	10.5	11.8	13.3	15.0	16.9	19.0
	7	82.3	85.7	89.2	92.7	96.1	99.6	103.0	9.5	10.7	12.0	13.5	15.2	17.1	19.3
	8	82.8	86.4	89.9	93.4	96.9	100.4	103.9	9.6	10.8	12.1	13.7	15.4	17.4	19.6
	9	83.4	86.9	90.5	94.1	97.6	101.2	104.8	9.7	10.9	12.3	13.8	15.6	17.6	19.9
	10	83.9	87.5	91.1	94.8	98.4	102.0	105.6	9.8	11.0	12.4	14.0	15.8	17.8	20.2
	11	84.4	88.1	91.8	95.4	99.1	102.7	106.4	9.9	11.2	12.6	14.2	16.0	18.1	20.4
3	0	85.0	88.7	92.4	96.1	99.8	103.5	107.2	10.0	11.3	12.7	14.3	16.2	18.3	20.7
	1	85.5	89.2	93.0	96.7	100.5	104.2	108.0	10.1	11.4	12.9	14.5	16.4	18.6	21.0
	2	86.0	89.8	93.6	97.4	101.2	105.0	108.8	10.2	11.5	13.0	14.7	16.6	18.8	21.3
	3	86.5	90.3	94.2	98.0	101.8	105.7	109.5	10.3	11.6	13.1	14.8	16.8	19.0	21.6
	4	87.0	90.9	94.7	98.6	102.5	106.4	110.3	10.4	11.8	13.3	15.0	17.0	19.3	21.9
	5	87.5	91.4	95.3	99.2	103.2	107.1	111.0	10.5	11.9	13.4	15.2	17.2	19.5	22.1
3	6	88.0	91.9	95.9	99.9	103.8	107.8	111.7	10.6	12.0	13.6	15.3	17.4	19.7	22.4
	7	88.4	92.4	96.4	100.4	104.5	108.5	112.5	10.7	12.1	13.7	15.5	17.6	20.0	22.7
	8	88.9	93.0	97.0	101.0	105.1	109.1	113.2	10.8	12.2	13.8	15.7	17.8	20.2	23.0
	9	89.4	93.5	97.5	101.6	105.7	109.8	113.9	10.9	12.4	14.0	15.8	18.0	20.5	23.3
	10	89.8	94.0	98.1	102.2	106.3	110.4	114.6	11.0	12.5	14.1	16.0	18.2	20.7	23.6
	11	90.3	94.4	98.6	102.8	106.9	111.1	115.2	11.1	12.6	14.3	16.2	18.4	20.9	23.9
4	0	90.7	94.9	99.1	103.3	107.5	111.7	115.9	11.2	12.7	14.4	16.3	18.6	21.2	24.2
	1	91.2	95.4	99.7	103.9	108.1	112.4	116.6	11.3	12.8	14.5	16.5	18.8	21.4	24.5
	2	91.6	95.9	100.2	104.4	108.7	113.0	117.3	11.4	12.9	14.7	16.7	19.0	21.7	24.8
	3	92.1	96.4	100.7	105.0	109.3	113.6	117.9	11.5	13.1	14.8	16.8	19.2	21.9	25.1
	4	92.5	96.9	101.2	105.6	109.9	114.2	118.6	11.6	13.2	15.0	17.0	19.4	22.2	25.4
	5	93.0	97.4	101.7	106.1	110.5	114.9	119.2	11.7	13.3	15.1	17.2	19.6	22.4	25.7

续　表

年龄		身长（cm）							体重（kg）						
岁	月	-3SD	-2SD	-1SD	中位数	+1SD	+2SD	+3SD	-3SD	-2SD	-1SD	中位数	+1SD	+2SD	+3SD
4	6	93.4	97.8	102.3	106.7	111.1	115.5	119.9	11.8	13.4	15.2	17.3	19.8	22.7	26.0
	7	93.9	98.3	102.8	107.2	111.7	116.1	120.6	11.9	13.5	15.4	17.5	20.0	22.9	26.3
	8	94.3	98.8	103.3	107.8	112.3	116.7	121.2	12.0	13.6	15.5	17.7	20.2	23.2	26.6
	9	94.7	99.3	103.8	108.3	112.8	117.4	121.9	12.1	13.7	15.6	17.8	20.4	23.4	26.9
	10	95.2	99.7	104.3	108.9	113.4	118.0	122.6	12.2	13.8	15.8	18.0	20.6	23.7	27.2
	11	95.6	100.2	104.8	109.4	114.0	118.6	123.2	12.3	14.0	15.9	18.2	20.8	23.9	27.6
5	0	96.1	100.7	105.3	110.0	114.6	119.2	123.9	12.4	14.1	16.0	18.3	21.0	24.2	27.9
	1	96.5	101.1	105.7	110.3	114.9	119.4	124.0	12.7	14.4	16.3	18.5	21.1	24.2	27.8
	2	96.9	101.6	106.2	110.8	115.4	120.0	124.7	12.8	14.5	16.4	18.7	21.3	24.4	28.1
	3	97.4	102.0	106.7	111.3	116.0	120.6	125.3	13.0	14.6	16.6	18.9	21.5	24.7	28.4
	4	97.8	102.5	107.2	111.9	116.5	121.2	125.9	13.1	14.8	16.7	19.0	21.7	24.9	28.8
	5	98.2	103.0	107.7	112.4	117.1	121.8	126.5	13.2	14.9	16.9	19.2	22.0	25.2	29.1
5	6	98.7	103.4	108.2	112.9	117.7	122.4	127.1	13.3	15.0	17.0	19.4	22.2	25.5	29.4
	7	99.1	103.9	108.7	113.4	118.2	123.0	127.8	13.4	15.2	17.2	19.6	22.4	25.7	29.8
	8	99.5	104.3	109.1	113.9	118.7	123.6	128.4	13.6	15.3	17.4	19.8	22.6	26.0	30.1
	9	99.9	104.8	109.6	114.5	119.3	124.1	129.0	13.7	15.4	17.5	19.9	22.8	26.3	30.4
	10	100.4	105.2	110.1	115.0	119.8	124.7	129.6	13.8	15.6	17.7	20.1	23.1	26.6	30.8
	11	100.8	105.7	110.6	115.5	120.4	125.2	130.1	13.9	15.7	17.8	20.3	23.3	26.8	31.2
6	0	101.2	106.1	111.0	116.0	120.9	125.8	130.7	14.1	15.9	18.0	20.5	23.5	27.1	31.5
	1	101.6	106.5	111.5	116.4	121.4	126.4	131.3	14.2	16.0	18.2	20.7	23.7	27.4	31.9
	2	102.0	107.0	111.9	116.9	121.9	126.9	131.9	14.3	16.2	18.3	20.9	24.0	27.7	32.2
	3	102.4	107.4	112.4	117.4	122.4	127.5	132.5	14.5	16.3	18.5	21.1	24.2	28.0	32.6
	4	102.8	107.8	112.9	117.9	123.0	128.0	133.0	14.6	16.5	18.7	21.3	24.4	28.3	33.0
	5	103.2	108.2	113.3	118.4	123.5	128.5	133.6	14.7	16.6	18.8	21.5	24.7	28.6	33.3
6	6	103.6	108.7	113.8	118.9	124.0	129.1	134.2	14.9	16.8	19.0	21.7	24.9	28.9	33.7
	7	103.9	109.1	114.2	119.4	124.5	129.6	134.8	15.0	16.9	19.2	21.9	25.2	29.2	34.1
	8	104.3	109.5	114.7	119.8	125.0	130.2	135.3	15.1	17.1	19.3	22.1	25.4	29.5	34.5
	9	104.7	109.9	115.1	120.3	125.5	130.7	135.9	15.3	17.2	19.5	22.3	25.6	29.8	34.9
	10	105.1	110.3	115.6	120.8	126.0	131.2	136.5	15.4	17.4	19.7	22.5	25.9	30.1	35.3
	11	105.5	110.8	116.0	121.3	126.5	131.8	137.0	15.5	17.5	19.9	22.7	26.1	30.4	35.7
7	0	105.9	111.2	116.4	121.7	127.0	132.3	137.6	15.7	17.7	20.0	22.9	26.4	30.7	36.1

2006 年 WHO 儿童生长标准

附件 27　男童体重/身长标准差数值表

身长（cm）	体重（kg）						
	−3SD	−2SD	−1SD	中位数	+1SD	+2SD	+3SD
45.0	1.9	2.0	2.2	2.4	2.7	3.0	3.3
45.5	1.9	2.1	2.3	2.5	2.8	3.1	3.4
46.0	2.0	2.2	2.4	2.6	2.9	3.1	3.5
46.5	2.1	2.3	2.5	2.7	3.0	3.2	3.6
47.0	2.1	2.3	2.5	2.8	3.0	3.3	3.7
47.5	2.2	2.4	2.6	2.9	3.1	3.4	3.8
48.0	2.3	2.5	2.7	2.9	3.2	3.6	3.9
48.5	2.3	2.6	2.8	3.0	3.3	3.7	4.0
49.0	2.4	2.6	2.9	3.1	3.4	3.8	4.2
49.5	2.5	2.7	3.0	3.2	3.5	3.9	4.3
50.0	2.6	2.8	3.0	3.3	3.6	4.0	4.4
50.5	2.7	2.9	3.1	3.4	3.8	4.1	4.5
51.0	2.7	3.0	3.2	3.5	3.9	4.2	4.7
51.5	2.8	3.1	3.3	3.6	4.0	4.4	4.8
52.0	2.9	3.2	3.5	3.8	4.1	4.5	5.0
52.5	3.0	3.3	3.6	3.9	4.2	4.6	5.1
53.0	3.1	3.4	3.7	4.0	4.4	4.8	5.3
53.5	3.2	3.5	3.8	4.1	4.5	4.9	5.4
54.0	3.3	3.6	3.9	4.3	4.7	5.1	5.6
54.5	3.4	3.7	4.0	4.4	4.8	5.3	5.8
55.0	3.6	3.8	4.2	4.5	5.0	5.4	6.0
55.5	3.7	4.0	4.3	4.7	5.1	5.6	6.1
56.0	3.8	4.1	4.4	4.8	5.3	5.8	6.3
56.5	3.9	4.2	4.6	5.0	5.4	5.9	6.5
57.0	4.0	4.3	4.7	5.1	5.6	6.1	6.7
57.5	4.1	4.5	4.9	5.3	5.7	6.3	6.9
58.0	4.3	4.6	5.0	5.4	5.9	6.4	7.1
58.5	4.4	4.7	5.1	5.6	6.1	6.6	7.2
59.0	4.5	4.8	5.3	5.7	6.2	6.8	7.4
59.5	4.6	5.0	5.4	5.9	6.4	7.0	7.6
60.0	4.7	5.1	5.5	6.0	6.5	7.1	7.8
60.5	4.8	5.2	5.6	6.1	6.7	7.3	8.0
61.0	4.9	5.3	5.8	6.3	6.8	7.4	8.1
61.5	5.0	5.4	5.9	6.4	7.0	7.6	8.3
62.0	5.1	5.6	6.0	6.5	7.1	7.7	8.5
62.5	5.2	5.7	6.1	6.7	7.2	7.9	8.6
63.0	5.3	5.8	6.2	6.8	7.4	8.0	8.8
63.5	5.4	5.9	6.4	6.9	7.5	8.2	8.9
64.0	5.5	6.0	6.5	7.0	7.6	8.3	9.1
64.5	5.6	6.1	6.6	7.1	7.8	8.5	9.3
65.0	5.7	6.2	6.7	7.3	7.9	8.6	9.4
65.5	5.8	6.3	6.8	7.4	8.0	8.7	9.6
66.0	5.9	6.4	6.9	7.5	8.2	8.9	9.7
66.5	6.0	6.5	7.0	7.6	8.3	9.0	9.9
67.0	6.1	6.6	7.1	7.7	8.4	9.2	10.0

续 表

身长（cm）	体重（kg）						
	-3SD	-2SD	-1SD	中位数	+1SD	+2SD	+3SD
67.5	6.2	6.7	7.2	7.9	8.5	9.3	10.2
68.0	6.3	6.8	7.3	8.0	8.7	9.4	10.3
68.5	6.4	6.9	7.5	8.1	8.8	9.6	10.5
69.0	6.5	7.0	7.6	8.2	8.9	9.7	10.6
69.5	6.6	7.1	7.7	8.3	9.0	9.8	10.8
70.0	6.6	7.2	7.8	8.4	9.2	10.0	10.9
70.5	6.7	7.3	7.9	8.5	9.3	10.1	11.1
71.0	6.8	7.4	8.0	8.6	9.4	10.2	11.2
71.5	6.9	7.5	8.1	8.8	9.5	10.4	11.3
72.0	7.0	7.6	8.2	8.9	9.6	10.5	11.5
72.5	7.1	7.6	8.3	9.0	9.8	10.6	11.6
73.0	7.2	7.7	8.4	9.1	9.9	10.8	11.8
73.5	7.2	7.8	8.5	9.2	10.0	10.9	11.9
74.0	7.3	7.9	8.6	9.3	10.1	11.0	12.1
74.5	7.4	8.0	8.7	9.4	10.2	11.2	12.2
75.0	7.5	8.1	8.8	9.5	10.3	11.3	12.3
75.5	7.6	8.2	8.8	9.6	10.4	11.4	12.5
76.0	7.6	8.3	8.9	9.7	10.6	11.5	12.6
76.5	7.7	8.3	9.0	9.8	10.7	11.6	12.7
77.0	7.8	8.4	9.1	9.9	10.8	11.7	12.8
77.5	7.9	8.5	9.2	10.0	10.9	11.9	13.0
78.0	7.9	8.6	9.3	10.1	11.0	12.0	13.1
78.5	8.0	8.7	9.4	10.2	11.1	12.1	13.2
79.0	8.1	8.7	9.5	10.3	11.2	12.2	13.3
79.5	8.2	8.8	9.5	10.4	11.3	12.3	13.4
80.0	8.2	8.9	9.6	10.4	11.4	12.4	13.6
80.5	8.3	9.0	9.7	10.5	11.5	12.5	13.7
81.0	8.4	9.1	9.8	10.6	11.6	12.6	13.8
81.5	8.5	9.1	9.9	10.7	11.7	12.7	13.9
82.0	8.5	9.2	10.0	10.8	11.8	12.8	14.0
82.5	8.6	9.3	10.1	10.9	11.9	13.0	14.2
83.0	8.7	9.4	10.2	11.0	12.0	13.1	14.3
83.5	8.8	9.5	10.3	11.2	12.1	13.2	14.4
84.0	8.9	9.6	10.4	11.3	12.2	13.3	14.6
84.5	9.0	9.7	10.5	11.4	12.4	13.5	14.7
85.0	9.1	9.8	10.6	11.5	12.5	13.6	14.9
85.5	9.2	9.9	10.7	11.6	12.6	13.7	15.0
86.0	9.3	10.0	10.8	11.7	12.8	13.9	15.2
86.5	9.4	10.1	11.0	11.9	12.9	14.0	15.3
87.0	9.5	10.2	11.1	12.0	13.0	14.2	15.5
87.5	9.6	10.4	11.2	12.1	13.2	14.3	15.6
88.0	9.7	10.5	11.3	12.2	13.3	14.5	15.8
88.5	9.8	10.6	11.4	12.4	13.4	14.6	15.9
89.0	9.9	10.7	11.5	12.5	13.5	14.7	16.1
89.5	10.0	10.8	11.6	12.6	13.7	14.9	16.2

身长（cm）	体重（kg）						
	-3SD	-2SD	-1SD	中位数	+1SD	+2SD	+3SD
90.0	10.1	10.9	11.8	12.7	13.8	15.0	16.4
90.5	10.2	11.0	11.9	12.8	13.9	15.1	16.5
91.0	10.3	11.1	12.0	13.0	14.1	15.3	16.7
91.5	10.4	11.2	12.1	13.1	14.2	15.4	16.8
92.0	10.5	11.3	12.2	13.2	14.3	15.6	17.0
92.5	10.6	11.4	12.3	13.3	14.4	15.7	17.1
93.0	10.7	11.5	12.4	13.4	14.6	15.8	17.3
93.5	10.7	11.6	12.5	13.5	14.7	16.0	17.4
94.0	10.8	11.7	12.6	13.7	14.8	16.1	17.6
94.5	10.9	11.8	12.7	13.8	14.9	16.3	17.7
95.0	11.0	11.9	12.8	13.9	15.1	16.4	17.9
95.5	11.1	12.0	12.9	14.0	15.2	16.5	18.0
96.0	11.2	12.1	13.1	14.1	15.3	16.7	18.2
96.5	11.3	12.2	13.2	14.3	15.5	16.8	18.4
97.0	11.4	12.3	13.3	14.4	15.6	17.0	18.5
97.5	11.5	12.4	13.4	14.5	15.7	17.1	18.7
98.0	11.6	12.5	13.5	14.6	15.9	17.3	18.9
98.5	11.7	12.6	13.6	14.8	16.0	17.5	19.1
99.0	11.8	12.7	13.7	14.9	16.2	17.6	19.2
99.5	11.9	12.8	13.9	15.0	16.3	17.8	19.4
100.0	12.0	12.9	14.0	15.2	16.5	18.0	19.6
100.5	12.1	13.0	14.1	15.3	16.6	18.1	19.8
101.0	12.2	13.2	14.2	15.4	16.8	18.3	20.0
101.5	12.3	13.3	14.4	15.6	16.9	18.5	20.2
102.0	12.4	13.4	14.5	15.7	17.1	18.7	20.4
102.5	12.5	13.5	14.6	15.9	17.3	18.8	20.6
103.0	12.6	13.6	14.8	16.0	17.4	19.0	20.8
103.5	12.7	13.7	14.9	16.2	17.6	19.2	21.0
104.0	12.8	13.9	15.0	16.3	17.8	19.4	21.2
104.5	12.9	14.0	15.2	16.5	17.9	19.6	21.5
105.0	13.0	14.1	15.3	16.6	18.1	19.8	21.7
105.5	13.2	14.2	15.4	16.8	18.3	20.0	21.9
106.0	13.3	14.4	15.6	16.9	18.5	20.2	22.1
106.5	13.4	14.5	15.7	17.1	18.6	20.4	22.4
107.0	13.5	14.6	15.9	17.3	18.8	20.6	22.6
107.5	13.6	14.7	16.0	17.4	19.0	20.8	22.8
108.0	13.7	14.9	16.2	17.6	19.2	21.0	23.1
108.5	13.8	15.0	16.3	17.8	19.4	21.2	23.3
109.0	14.0	15.1	16.5	17.9	19.6	21.4	23.6
109.5	14.1	15.3	16.6	18.1	19.8	21.7	23.8
110.0	14.2	15.4	16.8	18.3	20.0	21.9	24.1

2006 年 WHO 儿童生长标准

附件 28　男童体重/身高标准差数值表

身长（cm）	体重（kg）						
	-3SD	-2SD	-1SD	中位数	+1SD	+2SD	+3SD
65.0	5.9	6.3	6.9	7.4	8.1	8.8	9.6
65.5	6.0	6.4	7.0	7.6	8.2	8.9	9.8
66.0	6.1	6.5	7.1	7.7	8.3	9.1	9.9
66.5	6.1	6.6	7.2	7.8	8.5	9.2	10.1
67.0	6.2	6.7	7.3	7.9	8.6	9.4	10.2
67.5	6.3	6.8	7.4	8.0	8.7	9.5	10.4
68.0	6.4	6.9	7.5	8.1	8.8	9.6	10.5
68.5	6.5	7.0	7.6	8.2	9.0	9.8	10.7
69.0	6.6	7.1	7.7	8.4	9.1	9.9	10.8
69.5	6.7	7.2	7.8	8.5	9.2	10.0	11.0
70.0	6.8	7.3	7.9	8.6	9.3	10.2	11.1
70.5	6.9	7.4	8.0	8.7	9.5	10.3	11.3
71.0	6.9	7.5	8.1	8.8	9.6	10.4	11.4
71.5	7.0	7.6	8.2	8.9	9.7	10.6	11.6
72.0	7.1	7.7	8.3	9.0	9.8	10.7	11.7
72.5	7.2	7.8	8.4	9.1	9.9	10.8	11.8
73.0	7.3	7.9	8.5	9.2	10.0	11.0	12.0
73.5	7.4	7.9	8.6	9.3	10.2	11.1	12.1
74.0	7.4	8.0	8.7	9.4	10.3	11.2	12.2
74.5	7.5	8.1	8.8	9.5	10.4	11.3	12.4
75.0	7.6	8.2	8.9	9.6	10.5	11.4	12.5
75.5	7.7	8.3	9.0	9.7	10.6	11.6	12.6
76.0	7.7	8.4	9.1	9.8	10.7	11.7	12.8
76.5	7.8	8.5	9.2	9.9	10.8	11.8	12.9
77.0	7.9	8.5	9.2	10.0	10.9	11.9	13.0
77.5	8.0	8.6	9.3	10.1	11.0	12.0	13.1
78.0	8.0	8.7	9.4	10.2	11.1	12.1	13.3
78.5	8.1	8.8	9.5	10.3	11.2	12.2	13.4
79.0	8.2	8.8	9.6	10.4	11.3	12.3	13.5
79.5	8.3	8.9	9.7	10.5	11.4	12.4	13.6
80.0	8.3	9.0	9.7	10.6	11.5	12.6	13.7
80.5	8.4	9.1	9.8	10.7	11.6	12.7	13.8
81.0	8.5	9.2	9.9	10.8	11.7	12.8	14.0
81.5	8.6	9.3	10.0	10.9	11.8	12.9	14.1
82.0	8.7	9.3	10.1	11.0	11.9	13.0	14.2

身长（cm）	体重（kg）						
	−3SD	−2SD	−1SD	中位数	+1SD	+2SD	+3SD
82.5	8.7	9.4	10.2	11.1	12.1	13.1	14.4
83.0	8.8	9.5	10.3	11.2	12.2	13.3	14.5
83.5	8.9	9.6	10.4	11.3	12.3	13.4	14.6
84.0	9.0	9.7	10.5	11.4	12.4	13.5	14.8
84.5	9.1	9.9	10.7	11.5	12.5	13.7	14.9
85.0	9.2	10.0	10.8	11.7	12.7	13.8	15.1
85.5	9.3	10.1	10.9	11.8	12.8	13.9	15.2
86.0	9.4	10.2	11.0	11.9	12.9	14.1	15.4
86.5	9.5	10.3	11.1	12.0	13.1	14.2	15.5
87.0	9.6	10.4	11.2	12.2	13.2	14.4	15.7
87.5	9.7	10.5	11.3	12.3	13.3	14.5	15.8
88.0	9.8	10.6	11.5	12.4	13.5	14.7	16.0
88.5	9.9	10.7	11.6	12.5	13.6	14.8	16.1
89.0	10.0	10.8	11.7	12.6	13.7	14.9	16.3
89.5	10.1	10.9	11.8	12.8	13.9	15.1	16.4
90.0	10.2	11.0	11.9	12.9	14.0	15.2	16.6
90.5	10.3	11.1	12.0	13.0	14.1	15.3	16.7
91.0	10.4	11.2	12.1	13.1	14.2	15.5	16.9
91.5	10.5	11.3	12.2	13.2	14.4	15.6	17.0
92.0	10.6	11.4	12.3	13.4	14.5	15.8	17.2
92.5	10.7	11.5	12.4	13.5	14.6	15.9	17.3
93.0	10.8	11.6	12.6	13.6	14.7	16.0	17.5
93.5	10.9	11.7	12.7	13.7	14.9	16.2	17.6
94.0	11.0	11.8	12.8	13.8	15.0	16.3	17.8
94.5	11.1	11.9	12.9	13.9	15.1	16.5	17.9
95.0	11.1	12.0	13.0	14.1	15.3	16.6	18.1
95.5	11.2	12.1	13.1	14.2	15.4	16.7	18.3
96.0	11.3	12.2	13.2	14.3	15.5	16.9	18.4
96.5	11.4	12.3	13.3	14.4	15.7	17.0	18.6
97.0	11.5	12.4	13.4	14.6	15.8	17.2	18.8
97.5	11.6	12.5	13.6	14.7	15.9	17.4	18.9
98.0	11.7	12.6	13.7	14.8	16.1	17.5	19.1
98.5	11.8	12.8	13.8	14.9	16.2	17.7	19.3
99.0	11.9	12.9	13.9	15.1	16.4	17.9	19.5
99.5	12.0	13.0	14.0	15.2	16.5	18.0	19.7
100.0	12.1	13.1	14.2	15.4	16.7	18.2	19.9
100.5	12.2	13.2	14.3	15.5	16.9	18.4	20.1
101.0	12.3	13.3	14.4	15.6	17.0	18.5	20.3
101.5	12.4	13.4	14.5	15.8	17.2	18.7	20.5
102.0	12.5	13.6	14.7	15.9	17.3	18.9	20.7

续 表

身长（cm）	体重（kg）						
	−3SD	−2SD	−1SD	中位数	+1SD	+2SD	+3SD
102.5	12.6	13.7	14.8	16.1	17.5	19.1	20.9
103.0	12.8	13.8	14.9	16.2	17.7	19.3	21.1
103.5	12.9	13.9	15.1	16.4	17.8	19.5	21.3
104.0	13.0	14.0	15.2	16.5	18.0	19.7	21.6
104.5	13.1	14.2	15.4	16.7	18.2	19.9	21.8
105.0	13.2	14.3	15.5	16.8	18.4	20.1	22.0
105.5	13.3	14.4	15.6	17.0	18.5	20.3	22.2
106.0	13.4	14.5	15.8	17.2	18.7	20.5	22.5
106.5	13.5	14.7	15.9	17.3	18.9	20.7	22.7
107.0	13.7	14.8	16.1	17.5	19.1	20.9	22.9
107.5	13.8	14.9	16.2	17.7	19.3	21.1	23.2
108.0	13.9	15.1	16.4	17.8	19.5	21.3	23.4
108.5	14.0	15.2	16.5	18.0	19.7	21.5	23.7
109.0	14.1	15.3	16.7	18.2	19.8	21.8	23.9
109.5	14.3	15.5	16.8	18.3	20.0	22.0	24.2
110.0	14.4	15.6	17.0	18.5	20.2	22.2	24.4
110.5	14.5	15.8	17.1	18.7	20.4	22.4	24.7
111.0	14.6	15.9	17.3	18.9	20.7	22.7	25.0
111.5	14.8	16.0	17.5	19.1	20.9	22.9	25.2
112.0	14.9	16.2	17.6	19.2	21.1	23.1	25.5
112.5	15.0	16.3	17.8	19.4	21.3	23.4	25.8
113.0	15.2	16.5	18.0	19.6	21.5	23.6	26.0
113.5	15.3	16.6	18.1	19.8	21.7	23.9	26.3
114.0	15.4	16.8	18.3	20.0	21.9	24.1	26.6
114.5	15.6	16.8	18.5	20.2	22.1	24.4	26.9
115.0	15.7	17.1	18.6	20.4	22.4	24.6	27.2
115.5	15.8	17.2	18.8	20.6	22.6	24.9	27.5
116.0	16.0	17.4	19.0	20.8	22.8	25.1	27.8
116.5	16.1	17.5	19.2	21.0	23.0	25.4	28.0
117.0	16.2	17.7	19.3	21.2	23.3	25.6	28.3
117.5	16.4	17.9	19.5	21.4	23.5	25.9	28.6
118.0	16.5	18.0	19.7	21.6	23.7	26.1	28.9
118.5	16.7	18.2	19.9	21.8	23.9	26.4	29.2
119.0	16.8	18.3	20.0	22.0	24.1	26.6	29.5
119.5	16.9	18.5	20.2	22.2	24.4	26.9	29.8
120.0	17.1	18.6	20.4	22.4	24.6	27.2	30.1

2006 年 WHO 儿童生长标准

附件29 0~2岁女童身长/年龄、体重/年龄标准差数值表

年龄		身长（cm）							体重（kg）						
岁	月	−3SD	−2SD	−1SD	中位数	+1SD	+2SD	+3SD	−3SD	−2SD	−1SD	中位数	+1SD	+2SD	+3SD
0	0	43.6	45.4	47.3	49.1	51.0	52.9	54.7	2.0	2.4	2.8	3.2	3.7	4.2	4.8
	1	47.8	49.8	51.7	53.7	55.6	57.6	59.5	2.7	3.2	3.6	4.2	4.8	5.5	6.2
	2	51.0	53.0	55.0	57.1	59.1	61.1	63.2	3.4	3.9	4.5	5.1	5.8	6.6	7.5
	3	53.5	55.6	57.7	59.8	61.9	64.0	66.1	4.0	4.5	5.2	5.8	6.6	7.5	8.5
	4	55.6	57.8	59.9	62.1	64.3	66.4	68.6	4.4	5.0	5.7	6.4	7.3	8.2	9.3
	5	57.4	59.6	61.8	64.0	66.2	68.5	70.7	4.8	5.4	6.1	6.9	7.8	8.8	10.0
0	6	58.9	61.2	63.5	65.7	68.0	70.3	72.5	5.1	5.7	6.5	7.3	8.2	9.3	10.6
	7	60.3	62.7	65.0	67.3	69.6	71.9	74.2	5.3	6.0	6.8	7.6	8.6	9.8	11.1
	8	61.7	64.0	66.4	68.7	71.1	73.5	75.8	5.6	6.3	7.0	7.9	9.0	10.2	11.6
	9	62.9	65.3	67.7	70.1	72.6	75.0	77.4	5.8	6.5	7.3	8.2	9.3	10.5	12.0
	10	64.1	66.5	69.0	71.5	73.9	76.4	78.9	5.9	6.7	7.5	8.5	9.6	10.9	12.4
	11	65.2	67.7	70.3	72.8	75.3	77.8	80.3	6.1	6.9	7.7	8.7	9.9	11.2	12.8
1	0	66.3	68.9	71.4	74.0	76.6	79.2	81.7	6.3	7.0	7.9	8.9	10.1	11.5	13.1
	1	67.3	70.0	72.6	75.2	77.8	80.5	83.1	6.4	7.2	8.1	9.2	10.4	11.8	13.5
	2	68.3	71.0	73.7	76.4	79.1	81.7	84.4	6.6	7.4	8.3	9.4	10.6	12.1	13.8
	3	69.3	72.0	74.8	77.5	80.2	83.0	85.7	6.7	7.6	8.5	9.6	10.9	12.4	14.1
	4	70.2	73.0	75.8	78.6	81.4	84.2	87.0	6.9	7.7	8.7	9.8	11.1	12.6	14.5
	5	71.1	74.0	76.8	79.7	82.5	85.4	88.2	7.0	7.9	8.9	10.0	11.4	12.9	14.8
1	6	72.0	74.9	77.8	80.7	83.6	86.5	89.4	7.2	8.1	9.1	10.2	11.6	13.2	15.1
	7	72.8	75.8	78.8	81.7	84.7	87.6	90.6	7.3	8.2	9.2	10.4	11.8	13.5	15.4
	8	73.7	76.7	79.7	82.7	85.7	88.7	91.7	7.5	8.4	9.4	10.6	12.1	13.7	15.7
	9	74.5	77.5	80.6	83.7	86.7	89.8	92.9	7.6	8.6	9.6	10.9	12.3	14.0	16.0
	10	75.2	78.4	81.5	84.6	87.7	90.8	94.0	7.8	8.7	9.8	11.1	12.5	14.3	16.4
	11	76.0	79.2	82.3	85.5	88.7	91.9	95.0	7.9	8.9	10.0	11.3	12.8	14.6	16.7
2	0	76.7	80.0	83.2	86.4	89.6	92.9	96.1	8.1	9.0	10.2	11.5	13.0	14.8	17.0

注：若24月龄的女童使用立式身高计测量身高，则数值请参见"2~5岁女童身高、体重标准差单位数值表"的24月龄数据。

2006年WHO儿童生长标准

附件30 2~7岁女童身长/年龄、体重/年龄标准差数值表

年龄		身长（cm）							体重（kg）						
岁	月	-3SD	-2SD	-1SD	中位数	+1SD	+2SD	+3SD	-3SD	-2SD	-1SD	中位数	+1SD	+2SD	+3SD
2	0	76.0	79.3	82.5	85.7	88.9	92.2	95.4	8.1	9.0	10.2	11.5	13.0	14.8	17.0
	1	76.8	80.0	83.3	86.6	89.9	93.1	96.4	8.2	9.2	10.3	11.7	13.3	15.1	17.3
	2	77.5	80.8	84.1	87.4	90.8	94.1	97.4	8.4	9.4	10.5	11.9	13.5	15.4	17.7
	3	78.1	81.5	84.9	88.3	91.7	95.0	98.4	8.5	9.5	10.7	12.1	13.7	15.7	18.0
	4	78.8	82.2	85.7	89.1	92.5	96.0	99.4	8.6	9.7	10.9	12.3	14.0	16.0	18.3
	5	79.5	82.9	86.4	89.9	93.4	96.9	100.3	8.8	9.8	11.1	12.5	14.2	16.2	18.7
2	6	80.1	83.6	87.1	90.7	94.2	97.7	101.3	8.9	10.0	11.2	12.7	14.4	16.5	19.0
	7	80.7	84.3	87.9	91.4	95.0	98.6	102.2	9.0	10.1	11.4	12.9	14.7	16.8	19.3
	8	81.3	84.9	88.6	92.2	95.8	99.4	103.1	9.1	10.3	11.6	13.1	14.9	17.1	19.6
	9	81.9	85.6	89.3	92.9	96.6	100.3	103.9	9.3	10.4	11.7	13.3	15.1	17.3	20.0
	10	82.5	86.2	89.9	93.6	97.4	101.1	104.8	9.4	10.5	11.9	13.5	15.4	17.6	20.3
	11	83.1	86.8	90.6	94.4	98.1	101.9	105.6	9.5	10.7	12.0	13.7	15.6	17.9	20.6
3	0	83.6	87.4	91.2	95.1	98.9	102.7	106.5	9.6	10.8	12.2	13.9	15.8	18.1	20.9
	1	84.2	88.0	91.9	95.7	99.6	103.4	107.3	9.7	10.9	12.4	14.0	16.0	18.4	21.3
	2	84.7	88.6	92.5	96.4	100.3	104.2	108.1	9.8	11.1	12.5	14.2	16.3	18.7	21.6
	3	85.3	89.2	93.1	97.1	101.0	105.0	108.9	9.9	11.2	12.7	14.4	16.5	19.0	22.0
	4	85.8	89.8	93.8	97.7	101.7	105.7	109.7	10.1	11.3	12.8	14.6	16.7	19.2	22.3
	5	86.3	90.4	94.4	98.4	102.4	106.4	110.5	10.2	11.5	13.0	14.8	16.9	19.5	22.7
3	6	86.8	90.9	95.0	99.0	103.1	107.2	111.2	10.3	11.6	13.1	15.0	17.2	19.8	23.0
	7	87.4	91.5	95.6	99.7	103.8	107.9	112.0	10.4	11.7	13.3	15.2	17.4	20.1	23.4
	8	87.9	92.0	96.2	100.3	104.5	108.6	112.7	10.5	11.8	13.5	15.3	17.6	20.4	23.7
	9	88.4	92.5	96.7	100.9	105.1	109.3	113.5	10.6	12.0	13.6	15.5	17.8	20.7	24.1
	10	88.9	93.1	97.3	101.5	105.8	110.0	114.2	10.7	12.1	13.7	15.7	18.1	20.9	24.5
	11	89.3	93.6	97.9	102.1	106.4	110.7	114.9	10.8	12.2	13.9	15.9	18.3	21.2	24.8
4	0	89.8	94.1	98.4	102.7	107.0	111.3	115.7	10.9	12.3	14.0	16.1	18.5	21.5	25.2
	1	90.3	94.6	99.0	103.3	107.7	112.0	116.4	11.0	12.4	14.2	16.3	18.8	21.8	25.5
	2	90.7	95.1	99.5	103.9	108.3	112.7	117.1	11.1	12.6	14.3	16.4	19.0	22.1	25.9
	3	91.2	95.6	100.1	104.5	108.9	113.3	117.7	11.2	12.7	14.5	16.6	19.2	22.4	26.3
	4	91.7	96.1	100.6	105.0	109.5	114.0	118.4	11.3	12.8	14.6	16.8	19.4	22.6	26.6
	5	92.1	96.6	101.1	105.6	110.1	114.6	119.1	11.4	12.9	14.8	17.0	19.7	22.9	27.0

年龄		身长（cm）							体重（kg）						
岁	月	−3SD	−2SD	−1SD	中位数	+1SD	+2SD	+3SD	−3SD	−2SD	−1SD	中位数	+1SD	+2SD	+3SD
4	6	92.6	97.1	101.6	106.2	110.7	115.2	119.8	11.5	13.0	14.9	17.2	19.9	23.2	27.4
	7	93.0	97.6	102.2	106.7	111.3	115.9	120.4	11.6	13.2	15.1	17.3	20.1	23.5	27.7
	8	93.4	98.1	102.7	107.3	111.9	116.5	121.1	11.7	13.3	15.2	17.5	20.3	23.8	28.1
	9	93.9	98.5	103.2	107.8	112.5	117.1	121.8	11.8	13.4	15.3	17.7	20.6	24.1	28.5
	10	94.3	99.0	103.7	108.4	113.0	117.7	122.4	11.9	13.5	15.5	17.9	20.8	24.4	28.8
	11	94.7	99.5	104.2	108.9	113.6	118.3	123.1	12.0	13.6	15.6	18.0	21.0	24.6	29.2
5	0	95.2	99.9	104.7	109.4	114.2	118.9	123.7	12.1	13.7	15.8	18.2	21.2	24.9	29.5
	1	95.3	100.1	104.8	109.6	114.4	119.1	123.9	12.4	14.0	15.9	18.3	21.2	24.8	29.5
	2	95.7	100.5	105.3	110.1	114.9	119.7	124.5	12.5	14.1	16.0	18.4	21.4	25.1	29.8
	3	96.1	101.0	105.8	110.6	115.5	120.3	125.2	12.6	14.2	16.2	18.6	21.6	25.4	30.2
	4	96.5	101.4	106.3	111.2	116.0	120.9	125.8	12.7	14.3	16.3	18.8	21.8	25.6	30.5
	5	97.0	101.9	106.8	111.7	116.6	121.5	126.4	12.8	14.4	16.5	19.0	22.0	25.9	30.9
5	6	97.4	102.3	107.2	112.2	117.1	122.0	127.0	12.9	14.6	16.6	19.1	22.2	26.2	31.3
	7	97.8	102.7	107.7	112.7	117.6	122.6	127.6	13.0	14.7	16.8	19.3	22.5	26.5	31.6
	8	98.2	103.2	108.2	113.2	118.2	123.2	128.2	13.1	14.8	16.9	19.5	22.7	26.7	32.0
	9	98.6	103.6	108.6	113.7	118.7	123.7	128.8	13.2	14.9	17.0	19.6	22.9	27.0	32.3
	10	99.0	104.0	109.1	114.2	119.2	124.3	129.3	13.3	15.0	17.2	19.8	23.1	27.3	32.7
	11	99.4	104.5	109.6	114.6	119.7	124.8	129.9	13.4	15.2	17.3	20.0	23.3	27.6	33.1
6	0	99.8	104.9	110.0	115.1	120.2	125.4	130.5	13.5	15.3	17.5	20.2	23.5	27.8	33.4
	1	100.2	105.3	110.5	115.6	120.8	125.9	131.1	13.6	15.4	17.6	20.3	23.8	28.1	33.8
	2	100.5	105.7	110.9	116.1	121.3	126.4	131.6	13.7	15.5	17.8	20.5	24.0	28.4	34.2
	3	100.9	106.1	111.3	116.6	121.8	127.0	132.2	13.8	15.6	17.9	20.7	24.2	28.7	34.6
	4	101.3	106.6	111.8	117.0	122.3	127.5	132.7	13.9	15.8	18.0	20.9	24.4	29.0	35.0
	5	101.7	107.0	112.2	117.5	122.8	128.0	133.3	14.0	15.9	18.2	21.0	24.6	29.3	35.4
6	6	102.1	107.4	112.7	118.0	123.3	128.6	133.9	14.1	16.0	18.3	21.2	24.9	29.6	35.8
	7	102.5	107.8	113.1	118.4	123.8	129.1	134.4	14.2	16.1	18.5	21.4	25.1	29.9	36.2
	8	102.9	108.2	113.6	118.9	124.3	129.6	135.0	14.3	16.3	18.6	21.6	25.3	30.2	36.6
	9	103.2	108.6	114.0	119.4	124.8	130.2	135.5	14.4	16.4	18.8	21.8	25.6	30.5	37.0
	10	103.6	109.0	114.5	119.9	125.3	130.7	136.1	14.5	16.5	18.9	22.0	25.8	30.8	37.4
	11	104.0	109.5	114.9	120.3	125.8	131.2	136.7	14.6	16.6	19.1	22.2	26.1	31.1	37.8
7	0	104.4	109.9	115.3	120.8	126.3	131.7	137.2	14.8	16.8	19.3	22.4	26.3	31.4	38.3

2006 年 WHO 儿童生长标准

附件31 女童体重/身长标准差数值表

身长（cm）	体重（kg）						
	-3SD	-2SD	-1SD	中位数	+1SD	+2SD	+3SD
45.0	1.9	2.1	2.3	2.5	2.7	3.0	3.3
45.5	2.0	2.1	2.3	2.5	2.8	3.1	3.4
46.0	2.0	2.2	2.4	2.6	2.9	3.2	3.5
46.5	2.1	2.3	2.5	2.7	3.0	3.3	3.6
47.0	2.2	2.4	2.6	2.8	3.1	3.4	3.7
47.5	2.2	2.4	2.6	2.9	3.2	3.5	3.8
48.0	2.3	2.5	2.7	3.0	3.3	3.6	4.0
48.5	2.4	2.6	2.8	3.1	3.4	3.7	4.1
49.0	2.4	2.6	2.9	3.2	3.5	3.8	4.2
49.5	2.5	2.7	3.0	3.3	3.6	3.9	4.3
50.0	2.6	2.8	3.1	3.4	3.7	4.0	4.5
50.5	2.7	2.9	3.2	3.5	3.8	4.2	4.6
51.0	2.8	3.0	3.3	3.6	3.9	4.3	4.8
51.5	2.8	3.1	3.4	3.7	4.0	4.4	4.9
52.0	2.9	3.2	3.5	3.8	4.2	4.6	5.1
52.5	3.0	3.3	3.6	3.9	4.3	4.7	5.2
53.0	3.1	3.4	3.7	4.0	4.4	4.9	5.4
53.5	3.2	3.5	3.8	4.2	4.6	5.0	5.5
54.0	3.3	3.6	3.9	4.3	4.7	5.2	5.7
54.5	3.4	3.7	4.0	4.4	4.8	5.3	5.9
55.0	3.5	3.8	4.2	4.5	5.0	5.5	6.1
55.5	3.6	3.9	4.3	4.7	5.1	5.7	6.3
56.0	3.7	4.0	4.4	4.8	5.3	5.8	6.4
56.5	3.8	4.1	4.5	5.0	5.4	6.0	6.6
57.0	3.9	4.3	4.6	5.1	5.6	6.1	6.8
57.5	4.0	4.4	4.8	5.2	5.7	6.3	7.0
58.0	4.1	4.5	4.9	5.4	5.9	6.5	7.1
58.5	4.2	4.6	5.0	5.5	6.0	6.6	7.3
59.0	4.3	4.7	5.1	5.6	6.2	6.8	7.5
59.5	4.4	4.8	5.3	5.7	6.3	6.9	7.7
60.0	4.5	4.9	5.4	5.9	6.4	7.1	7.8
60.5	4.6	5.0	5.5	6.0	6.6	7.3	8.0
61.0	4.7	5.1	5.6	6.1	6.7	7.4	8.2
61.5	4.8	5.2	5.7	6.3	6.9	7.6	8.4
62.0	4.9	5.3	5.8	6.4	7.0	7.7	8.5
62.5	5.0	5.4	5.9	6.5	7.1	7.8	8.7
63.0	5.1	5.5	6.0	6.6	7.3	8.0	8.8
63.5	5.2	5.6	6.2	6.7	7.4	8.1	9.0
64.0	5.3	5.7	6.3	6.9	7.5	8.3	9.1
64.5	5.4	5.8	6.4	7.0	7.6	8.4	9.3
65.0	5.5	5.9	6.5	7.1	7.8	8.6	9.5
65.5	5.5	6.0	6.6	7.2	7.9	8.7	9.6
66.0	5.6	6.1	6.7	7.3	8.0	8.8	9.8
66.5	5.7	6.2	6.8	7.4	8.1	9.0	9.9
67.0	5.8	6.3	6.9	7.5	8.3	9.1	10.0

身长（cm）	体重（kg）						
	-3SD	-2SD	-1SD	中位数	+1SD	+2SD	+3SD
67.5	5.9	6.4	7.0	7.6	8.4	9.2	10.2
68.0	6.0	6.5	7.1	7.7	8.5	9.4	10.3
68.5	6.1	6.6	7.2	7.9	8.6	9.5	10.5
69.0	6.1	6.7	7.3	8.0	8.7	9.6	10.6
69.5	6.2	6.8	7.4	8.1	8.8	9.7	10.7
70.0	6.3	6.9	7.5	8.2	9.0	9.9	10.9
70.5	6.4	6.9	7.6	8.3	9.1	10.0	11.0
71.0	6.5	7.0	7.7	8.4	9.2	10.1	11.1
71.5	6.5	7.1	7.7	8.5	9.3	10.2	11.3
72.0	6.6	7.2	7.8	8.6	9.4	10.3	11.4
72.5	6.7	7.3	7.9	8.7	9.5	10.5	11.5
73.0	6.8	7.4	8.0	8.8	9.6	10.6	11.7
73.5	6.9	7.4	8.1	8.9	9.7	10.7	11.8
74.0	6.9	7.5	8.2	9.0	9.8	10.8	11.9
74.5	7.0	7.6	8.3	9.1	9.9	10.9	12.0
75.0	7.1	7.7	8.4	9.1	10.0	11.0	12.2
75.5	7.1	7.8	8.5	9.2	10.1	11.1	12.3
76.0	7.2	7.8	8.5	9.3	10.2	11.2	12.4
76.5	7.3	7.9	8.6	9.4	10.3	11.4	12.5
77.0	7.4	8.0	8.7	9.5	10.4	11.5	12.6
77.5	7.4	8.1	8.8	9.6	10.5	11.6	12.8
78.0	7.5	8.2	8.9	9.7	10.6	11.7	12.9
78.5	7.6	8.2	9.0	9.8	10.7	11.8	13.0
79.0	7.7	8.3	9.1	9.9	10.8	11.9	13.1
79.5	7.7	8.4	9.1	10.0	10.9	12.0	13.3
80.0	7.8	8.5	9.2	10.1	11.0	12.1	13.4
80.5	7.9	8.6	9.3	10.2	11.2	12.3	13.5
81.0	8.0	8.7	9.4	10.3	11.3	12.4	13.7
81.5	8.1	8.8	9.5	10.4	11.4	12.5	13.8
82.0	8.1	8.8	9.6	10.5	11.5	12.6	13.9
82.5	8.2	8.9	9.7	10.6	11.6	12.8	14.1
83.0	8.3	9.0	9.8	10.7	11.8	12.9	14.2
83.5	8.4	9.1	9.9	10.9	11.9	13.1	14.4
84.0	8.5	9.2	10.1	11.0	12.0	13.2	14.5
84.5	8.6	9.3	10.2	11.1	12.1	13.3	14.7
85.0	8.7	9.4	10.3	11.2	12.3	13.5	14.9
85.5	8.8	9.5	10.4	11.3	12.4	13.6	15.0
86.0	8.9	9.7	10.5	11.5	12.6	13.8	15.2
86.5	9.0	9.8	10.6	11.6	12.7	13.9	15.4
87.0	9.1	9.9	10.7	11.7	12.8	14.1	15.5
87.5	9.2	10.0	10.9	11.8	13.0	14.2	15.7
88.0	9.3	10.1	11.0	12.0	13.1	14.4	15.9
88.5	9.4	10.2	11.1	12.1	13.2	14.5	16.0
89.0	9.5	10.3	11.2	12.2	13.4	14.7	16.2
89.5	9.6	10.4	11.3	12.3	13.5	14.8	16.4

续　表

身长（cm）	体重（kg）						
	-3SD	-2SD	-1SD	中位数	+1SD	+2SD	+3SD
90.0	9.7	10.5	11.4	12.5	13.7	15.0	16.5
90.5	9.8	10.6	11.5	12.6	13.8	15.1	16.7
91.0	9.9	10.7	11.7	12.7	13.9	15.3	16.9
91.5	10.0	10.8	11.8	12.8	14.1	15.5	17.0
92.0	10.1	10.9	11.9	13.0	14.2	15.6	17.2
92.5	10.1	11.0	12.0	13.1	14.3	15.8	17.4
93.0	10.2	11.1	12.1	13.2	14.5	15.9	17.5
93.5	10.3	11.2	12.2	13.3	14.6	16.1	17.7
94.0	10.4	11.3	12.3	13.5	14.7	16.2	17.9
94.5	10.5	11.4	12.4	13.6	14.9	16.4	18.0
95.0	10.6	11.5	12.6	13.7	15.0	16.5	18.2
95.5	10.7	11.6	12.7	13.8	15.2	16.7	18.4
96.0	10.8	11.7	12.8	14.0	15.3	16.8	18.6
96.5	10.9	11.8	12.9	14.1	15.4	17.0	18.7
97.0	11.0	12.0	13.0	14.2	15.6	17.1	18.9
97.5	11.1	12.1	13.1	14.4	15.7	17.3	19.1
98.0	11.2	12.2	13.3	14.5	15.9	17.5	19.3
98.5	11.3	12.3	13.4	14.6	16.0	17.6	19.5
99.0	11.4	12.4	13.5	14.8	16.2	17.8	19.6
99.5	11.5	12.5	13.6	14.9	16.3	18.0	19.8
100.0	11.6	12.6	13.7	15.0	16.5	18.1	20.0
100.5	11.7	12.7	13.9	15.2	16.6	18.3	20.2
101.0	11.8	12.8	14.0	15.3	16.8	18.5	20.4
101.5	11.9	13.0	14.1	15.5	17.0	18.7	20.6
102.0	12.0	13.1	14.3	15.6	17.1	18.9	20.8
102.5	12.1	13.2	14.4	15.8	17.3	19.0	21.0
103.0	12.3	13.3	14.5	15.9	17.5	19.2	21.3
103.5	12.4	13.5	14.7	16.1	17.6	19.4	21.5
104.0	12.5	13.6	14.8	16.2	17.8	19.6	21.7
104.5	12.6	13.7	15.0	16.4	18.0	19.8	21.9
105.0	12.7	13.8	15.1	16.5	18.2	20.0	22.2
105.5	12.8	14.0	15.3	16.7	18.4	20.2	22.4
106.0	13.0	14.1	15.4	16.9	18.5	20.5	22.6
106.5	13.1	14.3	15.6	17.1	18.7	20.7	22.9
107.0	13.2	14.4	15.7	17.2	18.9	20.9	23.1
107.5	13.3	14.5	15.9	17.4	19.1	21.1	23.4
108.0	13.5	14.7	16.0	17.6	19.3	21.3	23.6
108.5	13.6	14.8	16.2	17.8	19.5	21.6	23.9
109.0	13.7	15.0	16.4	18.0	19.7	21.8	24.2
109.5	13.9	15.1	16.5	18.1	20.0	22.0	24.4
110.0	14.0	15.3	16.7	18.3	20.2	22.3	24.7

2006 年 WHO 儿童生长标准

附件 32 女童体重/身高标准差数值表

身长（cm）	体重（kg）						
	−3SD	−2SD	−1SD	中位数	+1SD	+2SD	+3SD
65.0	5.6	6.1	6.6	7.2	7.9	8.7	9.7
65.5	5.7	6.2	6.7	7.4	8.1	8.9	9.8
66.0	5.8	6.3	6.8	7.5	8.2	9.0	10.0
66.5	5.8	6.4	6.9	7.6	8.3	9.1	10.1
67.0	5.9	6.4	7.0	7.7	8.4	9.3	10.2
67.5	6.0	6.5	7.1	7.8	8.5	9.4	10.4
68.0	6.1	6.6	7.2	7.9	8.7	9.5	10.5
68.5	6.2	6.7	7.3	8.0	8.8	9.7	10.7
69.0	6.3	6.8	7.4	8.1	8.9	9.8	10.8
69.5	6.3	6.9	7.5	8.2	9.0	9.9	10.9
70.0	6.4	7.0	7.6	8.3	9.1	10.0	11.1
70.5	6.5	7.1	7.7	8.4	9.2	10.1	11.2
71.0	6.6	7.1	7.8	8.5	9.3	10.3	11.3
71.5	6.7	7.2	7.9	8.6	9.4	10.4	11.5
72.0	6.7	7.3	8.0	8.7	9.5	10.5	11.6
72.5	6.8	7.4	8.1	8.8	9.7	10.6	11.7
73.0	6.9	7.5	8.1	8.9	9.8	10.7	11.8
73.5	7.0	7.6	8.2	9.0	9.9	10.8	12.0
74.0	7.0	7.6	8.3	9.1	10.0	11.0	12.1
74.5	7.1	7.7	8.4	9.2	10.1	11.1	12.2
75.0	7.2	7.8	8.5	9.3	10.2	11.2	12.3
75.5	7.2	7.9	8.6	9.4	10.3	11.3	12.5
76.0	7.3	8.0	8.7	9.5	10.4	11.4	12.6
76.5	7.4	8.0	8.7	9.6	10.5	11.5	12.7
77.0	7.5	8.1	8.8	9.6	10.6	11.6	12.8
77.5	7.5	8.2	8.9	9.7	10.7	11.7	12.9
78.0	7.6	8.3	9.0	9.8	10.8	11.8	13.1
78.5	7.7	8.4	9.1	9.9	10.9	12.0	13.2
79.0	7.8	8.4	9.2	10.0	11.0	12.1	13.3
79.5	7.8	8.5	9.3	10.1	11.1	12.2	13.4
80.0	7.9	8.6	9.4	10.2	11.2	12.3	13.6
80.5	8.0	8.7	9.5	10.3	11.3	12.4	13.7
81.0	8.1	8.8	9.6	10.4	11.4	12.6	13.9
81.5	8.2	8.9	9.7	10.6	11.6	12.7	14.0
82.0	8.3	9.0	9.8	10.7	11.7	12.8	14.1

续 表

身长（cm）	体重（kg）						
	-3SD	-2SD	-1SD	中位数	+1SD	+2SD	+3SD
82.5	8.4	9.1	9.9	10.8	11.8	13.0	14.3
83.0	8.5	9.2	10.0	10.9	11.9	13.1	14.5
83.5	8.5	9.3	10.1	11.0	12.1	13.3	14.6
84.0	8.6	9.4	10.2	11.1	12.2	13.4	14.8
84.5	8.7	9.5	10.3	11.3	12.3	13.5	14.9
85.0	8.8	9.6	10.4	11.4	12.5	13.7	15.1
85.5	8.9	9.7	10.6	11.5	12.6	13.8	15.3
86.0	9.0	9.8	10.7	11.6	12.7	14.0	15.4
86.5	9.1	9.9	10.8	11.8	12.9	14.2	15.6
87.0	9.2	10.0	10.9	11.9	13.0	14.3	15.8
87.5	9.3	10.1	11.0	12.0	13.2	14.5	15.9
88.0	9.4	10.2	11.1	12.1	13.3	14.6	16.1
88.5	9.5	10.3	11.2	12.3	13.4	14.8	16.3
89.0	9.6	10.4	11.4	12.4	13.6	14.9	16.4
89.5	9.7	10.5	11.5	12.5	13.7	15.1	16.6
90.0	9.8	10.6	11.6	12.6	13.8	15.2	16.8
90.5	9.9	10.7	11.7	12.8	14.0	15.4	16.9
91.0	10.0	10.9	11.8	12.9	14.1	15.5	17.1
91.5	10.1	11.0	11.9	13.0	14.3	15.7	17.3
92.0	10.2	11.1	12.0	13.1	14.4	15.8	17.4
92.5	10.3	11.2	12.1	13.3	14.5	16.0	17.6
93.0	10.4	11.3	12.3	13.4	14.7	16.1	17.8
93.5	10.5	11.4	12.4	13.5	14.8	16.3	17.9
94.0	10.6	11.5	12.5	13.6	14.9	16.4	18.1
94.5	10.7	11.6	12.6	13.8	15.1	16.6	18.3
95.0	10.8	11.7	12.7	13.9	15.2	16.7	18.5
95.5	10.8	11.8	12.8	14.0	15.4	16.9	18.6
96.0	10.9	11.9	12.9	14.1	15.5	17.0	18.8
96.5	11.0	12.0	13.1	14.3	15.6	17.2	19.0
97.0	11.1	12.1	13.2	14.4	15.8	17.4	19.2
97.5	11.2	12.2	13.3	14.5	15.9	17.5	19.3
98.0	11.3	12.3	13.4	14.7	16.1	17.7	19.5
98.5	11.4	12.4	13.5	14.8	16.2	17.9	19.7
99.0	11.5	12.5	13.7	14.9	16.4	18.0	19.9
99.5	11.6	12.7	13.8	15.1	16.5	18.2	20.1
100.0	11.7	12.8	13.9	15.2	16.7	18.4	20.3
100.5	11.9	12.9	14.1	15.4	16.9	18.6	20.5
101.0	12.0	13.0	14.2	15.5	17.0	18.7	20.7
101.5	12.1	13.1	14.3	15.7	17.2	18.9	20.9
102.0	12.2	13.3	14.5	15.8	17.4	19.1	21.1

身长（cm）	体重（kg）						
	-3SD	-2SD	-1SD	中位数	+1SD	+2SD	+3SD
102.5	12.3	13.4	14.6	16.0	17.5	19.3	21.4
103.0	12.4	13.5	14.7	16.1	17.7	19.5	21.6
103.5	12.5	13.6	14.9	16.3	17.9	19.7	21.8
104.0	12.6	13.8	15.0	16.4	18.1	19.9	22.0
104.5	12.8	13.9	15.2	16.6	18.2	20.1	22.3
105.0	12.9	14.0	15.3	16.8	18.4	20.3	22.5
105.5	13.0	14.2	15.5	16.9	18.6	20.5	22.7
106.0	13.1	14.3	15.6	17.1	18.8	20.8	23.0
106.5	13.3	14.5	15.8	17.3	19.0	21.0	23.2
107.0	13.4	14.6	15.9	17.5	19.2	21.2	23.5
107.5	13.5	14.7	16.1	17.7	19.4	21.4	23.7
108.0	13.7	14.9	16.3	17.8	19.6	21.7	24.0
108.5	13.8	15.0	16.4	18.0	19.8	21.9	24.3
109.0	13.9	15.2	16.6	18.2	20.0	22.1	24.5
109.5	14.1	15.4	16.8	18.4	20.3	22.4	24.8
110.0	14.2	15.5	17.0	18.6	20.5	22.6	25.1
110.5	14.4	15.7	17.1	18.8	20.7	22.9	25.4
111.0	14.5	15.8	17.3	19.0	20.9	23.1	25.7
111.5	14.7	16.0	17.5	19.2	21.2	23.4	26.0
112.0	14.8	16.2	17.7	19.4	21.4	23.6	26.2
112.5	15.0	16.3	17.9	19.6	21.6	23.9	26.5
113.0	15.1	16.5	18.0	19.8	21.8	24.2	26.8
113.5	15.3	16.7	18.2	20.0	22.1	24.4	27.1
114.0	15.4	16.8	18.4	20.2	22.3	24.7	27.4
114.5	15.6	17.0	18.6	20.5	22.6	25.0	27.8
115.0	15.7	17.2	18.8	20.7	22.8	25.2	28.1
115.5	15.9	17.3	19.0	20.9	23.0	25.5	28.4
116.0	16.0	17.5	19.2	21.1	23.3	25.8	28.7
116.5	16.2	17.7	19.4	21.3	23.5	26.1	29.0
117.0	16.3	17.8	19.6	21.5	23.8	26.3	29.3
117.5	16.5	18.0	19.8	21.7	24.0	26.6	29.6
118.0	16.6	18.2	19.9	22.0	24.2	26.9	29.9
118.5	16.8	18.4	20.1	22.2	24.5	27.2	30.3
119.0	16.9	18.5	20.3	22.4	24.7	27.4	30.6
119.5	17.1	18.7	20.5	22.6	25.0	27.7	30.9
120.0	17.3	18.9	20.7	22.8	25.2	28.0	31.2

2006 年 WHO 儿童生长标准

附件33 儿童营养性疾病管理登记表

编号	姓名	性别	出生日期	年龄	家庭住址	联系电话	评估	分度	开始管理日期（年/月/日）	结案日期（年/月/日）	转归#

#：转归：痊愈、好转、转院、失访

附件 34　营养不良儿童专案管理记录

儿童姓名：___　性别：__　出生日期：__年__月__日　开始管理日期：__年__月__日

出生史：早产□　低出生体重□　多胎□

6 个月内喂养史：纯母乳□　部分母乳□　配方奶□　　开始食物转换年龄：____月

既往患病情况：_____

检查日期	年龄	体格检查		评估	存在问题	指导	检查者
		身高（cm）	体重（kg）				

结案日期：____年__月__日　　　转归：痊愈□　好转□　转院□　失访□

附件35 营养性缺铁性贫血儿童专案管理记录

儿童姓名：____ 性别：__出生日期：__年__月__日 开始管理日期：__年__月__日

母妊娠期贫血情况：妊娠周____周 Hb__g/L

铁剂治疗：无□ 有□（药物：____剂量：____疗程：__周）

母乳喂养情况：纯母乳□ 部分母乳□ 配方奶□ 儿童开始添加含铁食物年龄：____月

儿童既往患病情况：_____

检查日期	年龄	Hb（g/L)	存在问题	治疗（药物、剂量）	指导	检查者

结案日期：____年__月__日 转归：痊愈□ 好转□ 转院□ 失访□

附件36　维生素D缺乏性佝偻病儿童专案管理记录

儿童姓名：_____ 性别：__ 出生日期：_____年__月日　　　开始管理日期：__年月日

母妊娠期和哺乳期：未补充VitD □　日照不足 □　下肢痉挛 □

儿童服用VitD：无□　有□（开始服用VitD年龄：__月__天　品名：__剂量：__U/d）

儿童既往患病情况：_____

体征：方颅□　肋骨串珠□　肋软骨沟□　鸡胸□　手（足）镯□　X形腿□　O形腿□

血液检查：血钙：_____血磷：_____血AKP：_____血25-（OH）D：_____

X线检查：_____

检查日期	年龄	户外活动时间（小时/日）	存在问题	VitD治疗（品名、剂量）	指导	检查者

结案日期：_____年__月__日　　转归：痊愈□　好转□　转院□　失访□

附件37 新生儿家庭访视记录表

姓名：　　　　　　　　　　　　　　　　　　　编号□□□-□□□□□

性　别	0 未知的性别　1 男　2 女 9 未说明的性别　　　　　□	出生日期	□□□□ □□ □□
身份证号		家庭住址	

父　亲	姓名	职业	联系电话	出生日期
母　亲	姓名	职业	联系电话	出生日期

出生妊娠周＿＿＿＿周	母亲妊娠期患病情况　1 糖尿病　2 妊娠期高血压 　　　　　　　　　　3 其他＿＿＿＿＿＿　　　　　　　　□
助产机构名称＿＿＿＿＿＿	出生情况　1 顺产　2 胎头吸引　3 产钳　4 剖宫 　　　　　5 双多胎　6 臀位　7 其他＿＿＿＿＿＿　□/□
新生儿窒息　1 无　2 有　　　　　　　□ （Apgar 评分：1 分钟　　　5 分钟　　　不详）	是否有畸形　1 无　2 有＿＿＿＿＿　　□
新生儿听力筛查　1 通过　2 未通过　3 未筛查　4 不详　　　　　　　　　　□	
新生儿疾病筛查：1 甲低　2 苯丙酮尿症　3 其他遗传代谢病＿＿＿＿　　　　□	

新生儿出生体重　＿＿＿kg	目前体重　＿＿＿kg	出生身长　＿＿＿cm
喂养方式　1 纯母乳　2 混合　3 人工 □	*吃奶量　＿＿＿＿毫升/次	*吃奶次数 ＿次/日
*呕吐　1 无　2 有　　　　　　□	*粪便　1 糊状　2 稀 □	*排便次数＿＿次/日
体温　＿＿＿℃	脉率＿＿＿次/分	呼吸频率　＿＿＿次/分

面色 1 红润　2 黄染 3 其他＿＿＿＿＿＿	黄疸部位 1 面部 2 躯干 3 四肢 4 手足 □
前囟　　　＿＿＿cm×＿＿＿cm 1 正常 2 膨隆 3 凹陷 4 其他＿＿＿＿＿ □	
眼外观　1 未见异常　2 异常＿＿＿＿　□	四肢活动度 1 未见异常 2 异常＿＿＿＿ □
耳外观　1 未见异常　2 异常＿＿＿＿　□	颈部包块　1 无　2 有＿＿＿＿＿　□
鼻　　　1 未见异常　2 异常＿＿＿＿＿　□	皮肤　1 未见异常　2 湿疹 　　　3 糜烂　4 其他＿＿＿＿＿　□
口　腔　1 未见异常　2 异常＿＿＿＿　□	肛门　　　　1 未见异常 2 异常＿＿＿＿ □
心肺听诊 1 未见异常　2 异常＿＿＿＿＿　□	外生殖器　1 未见异常　2 异常＿＿＿＿＿ □
腹部触诊 1 未见异常　2 异常＿＿＿＿＿　□	脊柱　　　1 未见异常　2 异常＿＿＿＿＿ □
脐带　　1 未脱　2 脱落　3 脐部有渗出　4 其他＿＿＿＿＿＿＿＿＿＿＿　□	
转诊建议　　1 无　2 有 原因：＿＿＿＿＿＿＿＿＿＿＿＿＿＿＿＿＿＿＿＿ 机构及科室：＿＿＿＿＿＿＿＿＿＿＿＿＿＿＿＿	□
指导 1 喂养指导　2 发育指导 3 防病指导 4 预防伤害指导 5 口腔保健指导	□/□/□/□/□
本次访视日期　　　年　　月　　　日	下次随访地点
下次随访日期　　　年　　月　　　日	随访医生签名

填表说明：

1. 姓名：填写新生儿的姓名。如没有取名则填写母亲姓名+之男或之女。

2. 出生日期：按照年（4 位）、月（2 位）、日（2 位）顺序填写，如 19490101。

3. 身份证号：填写新生儿身份证号，若无，可暂时空缺，待户口登记后再补填。

4. 父亲、母亲情况：分别填写新生儿父母的姓名、职业、联系电话、出生日期。

5. 出生妊娠周：指新生儿出生时母亲妊娠周数。

6. 新生儿听力筛查：询问是否做过新生儿听力筛查，将询问结果相应在"通过"、"未通过"、"未筛查"上划"√"。若不清楚在"不详"上划"√"。

7. 新生儿疾病筛查：询问是否做过新生儿甲低、新生儿苯丙酮尿症及其他遗传代谢病的筛查，筛查过的在相应疾病上面划"√"；若是其他遗传代谢病，将筛查的疾病名称填入。

8. 喂养方式

母乳喂养：指婴儿只吃母乳，不加任何其他食品，但允许在有医学指征的情况下，加喂药物、维生素和矿物质。

混合喂养：指婴儿在喂母乳同时，喂其他乳类及乳制品。

人工喂养：指无母乳，完全喂其他乳类和代乳品。将询问结果在相应方式上划"√"。

9. "＊"为低出生体重、双胎或早产儿需询问项目。

10. 查体

眼外观：婴儿有目光接触，眼球能随移动的物体移动，结膜无充血、溢泪、溢脓时，判断为未见异常，否则为异常。

耳外观：当外耳无畸形、外耳道无异常分泌物，无外耳湿疹，判断为未见异常，否则为异常。

鼻：当外观正常且双鼻腔通气良好时，判断为未见异常，否则为异常。

口腔：当无唇腭裂、高腭弓、诞生牙、口腔炎症（口炎或鹅口疮）及其他口腔异常时，判断为未见异常，否则为异常。

心肺：当未闻及心脏杂音，心率和肺部呼吸音无异常时，判断为未见异常，否则为异常。

腹部：肝脾触诊无异常时，判断为未见异常，否则为异常。

四肢活动度：上下肢活动良好且对称，判断为未见异常，否则为异常。

颈部包块：触摸颈部是否有包块，根据触摸结果，在"有"或"无"上划"√"。

皮肤：当无色素异常，无黄疸、发绀、苍白、皮疹、包块、硬肿、红肿等，腋下、颈部、腹股沟部、臀部等皮肤皱褶处无潮红或糜烂时，判断为未见异常，否则为其他相应异常。

肛门：当肛门完整无畸形时，判断为未见异常，否则为异常。

外生殖器：当男孩无阴囊水肿、鞘膜积液、隐睾，女孩无阴唇粘连，外阴颜色正常时，判断为未见异常，否则为异常。

11. 指导：做了哪些指导请在对应的选项上划"√"，可以多选，未列出的其他指导请具体填写。

12. 下次随访日期：根据儿童情况确定下次随访的日期，并告知家长。

附件38 1岁以内儿童健康检查记录表

姓名：   编号□□□-□□□□□

月龄		满月	3月龄	6月龄	8月龄
随访日期					
体重（kg）		_____上中下	_____上中下	_____上中下	_____上中下
身长（cm）		_____上中下	_____上中下	_____上中下	_____上中下
头围（cm）					
体格检查	面色	1红润　2黄染 3其他	1红润　2黄染 3其他	1红润　2其他	1红润　2其他
	皮肤	1未见异常　2异常	1未见异常　2异常	1未见异常　2异常	1未见异常　2异常
	前囟	1闭合　2未闭 __cm×__cm	1闭合　2未闭 __cm×__cm	1闭合　2未闭 __cm×__cm	1闭合　2未闭 __cm×__cm
	颈部包块	1有　2无	1有　2无	1有　2无	
	眼外观	1未见异常　2异常	1未见异常　2异常	1未见异常　2异常	1未见异常　2异常
	耳外观	1未见异常　2异常	1未见异常　2异常	1未见异常　2异常	1未见异常　2异常
	听力	_____		1通过2未通过	_____
	口腔	1未见异常　2异常	1未见异常　2异常	出牙数（颗）__	出牙数（颗）__
	心肺	1未见异常　2异常	1未见异常　2异常	1未见异常　2异常	1未见异常　2异常
	腹部	1未见异常　2异常	1未见异常　2异常	1未见异常　2异常	1未见异常　2异常
	脐部	1未脱　2脱落　3脐部有渗出4其他	1未见异常　2异常		
	四肢	1未见异常　2异常	1未见异常　2异常	1未见异常　2异常	1未见异常　2异常
	可疑佝偻病症状	——	1无　　2夜惊 3多汗　4烦躁	1无　　2夜惊 3多汗　4烦躁	1无　　2夜惊 3多汗　4烦躁
	可疑佝偻病体征	1无　　2颅骨软化 3方颅　4枕秃	1无　　2颅骨软化 3方颅　4枕秃	1肋串珠2肋外翻3肋软骨沟 4 鸡胸5手镯征	1肋串珠　2肋外翻3肋软骨沟　4鸡胸5手镯征
	肛门/外生殖器	1未见异常　2异常	1未见异常　2异常	1未见异常　2异常	1未见异常　2异常
	血红蛋白值	_____g/L	_____g/L	_____g/L	_____g/L
户外活动		_____小时/日	_____小时/日	_____小时/日	_____小时/日
服用维生素D		_____U/d	_____U/d	_____U/d	_____U/d
发育评估		1通过　　2未过	1通过　　2未过	1通过　　2未过	1通过　　2未过
2次随访间患病情况		1未患病　2患病	1未患病　2患病	1未患病　2患病	1未患病　2患病
其他					
转诊建议		1无　　2有 原因： 机构及科室：____	1无　　2有 原因： 机构及科室：____	1无　　2有 原因： 机构及科室：____	1无　　2有 原因： 机构及科室：____
指导		1科学喂养 2生长发育 3疾病预防 4预防意外伤害 5口腔保健	1科学喂养 2生长发育 3疾病预防 4预防意外伤害 5口腔保健	1科学喂养 2生长发育 3疾病预防 4预防意外伤害 5口腔保健	1科学喂养 2生长发育 3疾病预防 4预防意外伤害 5口腔保健
下次随访日期					
随访医生签名					

填表说明：

1. 填表时，按照项目栏的文字表述，将在对应的选项上划"√"。若有其他异常，请具体描述。"——————"表示本次随访时该项目不用检查。

2. 体重、身长：指检查时实测的具体数值。并根据卫生部选用的儿童生长发育参照标准，判断儿童体格发育情况，在相应的"上"、"中"、"下"上划"√"。

3. 体格检查

（1）满月：皮肤、颈部包块、眼外观、耳外观、心肺、腹部、脐部、四肢、肛门/外生殖器的未见异常判定标准同新生儿家庭访视。满月及 3 月龄时，当无口腔炎症（口炎或鹅口疮）及其他口腔异常时，判断为未见异常，否则为异常。

（2）3、6、8 月龄

皮肤：当无皮疹、湿疹、增大的体表淋巴结等，判断为未见异常，否则为异常。

眼外观：结膜无充血、溢泪、溢脓判断为未见异常，否则为异常。

耳外观：外耳无湿疹、畸形、外耳道无异常分泌物，判断为未见异常，否则为异常。

听力：6 月龄时使用行为测听的方法进行听力筛查。检查时应避开婴儿视线，分别从不同的方向给予不同强度的声音，观察孩子的反应，大致地估测听力正常与否。

口腔：3 月龄时，无口腔炎症（口炎或鹅口疮）及其他口腔异常，判断为未见异常，否则为异常，6、8 月龄时按实际出牙数填写。

心肺：未闻及心脏杂音，肺部呼吸音也无异常，判断为未见异常，否则为异常。

腹部：肝脾触诊无异常，判断为未见异常，否则为异常。

脐部：无脐疝，判断为未见异常，否则为异常。

四肢：上下肢活动良好且对称，判断为未见异常，否则为异常。

可疑佝偻病症状：根据症状的有无在对应选项上划"√"。

可疑佝偻病体征：根据体征的有无在对应选项上划"√"。

肛门/外生殖器：男婴无阴囊水肿，无睾丸下降不全；女婴无阴唇粘连，肛门完整无畸形，判断为未见异常，否则为异常。

4. 户外活动：询问家长儿童在户外活动的平均时间后填写。

5. 服用维生素 D：填写具体的维生素 D 名称、每日剂量，按实际补充量填写，未补充，填写"0"。

6. 发育评估：按照"儿童生长发育监测图"的运动发育指标进行评估，每项发育指标至箭头右侧月龄通过的，为通过。否则为不通过。

7. 2 次随访间患病情况：填写上次随访（访视）到本次随访间儿童所患疾病情况，若有，填写具体疾病名称。

8. 指导：做了哪些指导请在对应的选项上划"√"，可以多选，未列出的其他指导请具体填写。

9. 下次随访日期：根据儿童情况确定下次随访日期，并告知家长。

附件39 1~2岁儿童健康检查记录表

姓名：   编号□□□-□□□□□

月（年）龄		12月龄	18月龄	24月龄	30月龄
随访日期					
体重（kg）		___上 中 下	___上 中 下	___上 中 下	___上 中 下
身长（cm）		___上 中 下	___上 中 下	___上 中 下	___上 中 下
体格检查	面色	1红润　2其他	1红润　2其他	1红润　2其他	1红润　2其他
	皮肤	1未见异常 2异常	1未见异常 2异常	1未见异常 2异常	1未见异常 2异常
	前囟	1闭合　2未闭 __cm×__cm	1闭合　2未闭 __cm×__cm	1闭合　2未闭 __cm×__cm	
	眼外观	1未见异常　2异常	1未见异常　2异常	1未见异常　2异常	1未见异常　2异常
	耳外观	1未见异常　2异常	1未见异常　2异常	1未见异常　2异常	1未见异常 2异常
	听力	1通过　2未通过		1通过　2未通过	
	出牙/龋齿数（颗）	/	/	/	/
	心肺	1未见异常　2异常	1未见异常　2异常	1未见异常　2异常	1未见异常 2异常
	腹部	1未见异常　2异常	1未见异常　2异常	1未见异常　2异常	1未见异常 2异常
	四肢	1未见异常　2异常	1未见异常　2异常	1未见异常　2异常	1未见异常 2异常
	步态		1未见异常　2异常	1未见异常　2异常	1未见异常　2异常
	可疑佝偻病体征	1 "O" 形腿 2 "X" 形腿	1 "O" 形腿 2 "X" 形腿	1 "O" 形腿 2 "X" 形腿	
	血红蛋白值	_____	_____g/L	_____	_____g/L
户外活动		___小时/日	___小时/日	___小时/日	___小时/日
服用维生素D		___U/d	___U/d	___U/d	
发育评估		1通过　2未过	1通过　2未过	1通过　2未过	
2次随访间患病情况		1未患病 2患病	1未患病 2患病	1未患病 2患病	1未患病 2患病
其他					
转诊建议		1无　　2有 原因：_____ 机构及科室：___	1无　　2有 原因：_____ 机构及科室：___	1无　　2有 原因：_____ 机构及科室：___	1无　　2有 原因：_____ 机构及科室：___
指导		1科学喂养 2生长发育 3疾病预防 4预防意外伤害 5口腔保健 _____	1科学喂养 2生长发育 3疾病预防 4预防意外伤害 5口腔保健 _____	1合理膳食 2生长发育 3疾病预防 4预防意外伤害 5口腔保健 _____	1合理膳食 2生长发育 3疾病预防 4预防意外伤害 5口腔保健 _____
下次随访日期					
随访医生签名					

填表说明：

1. 填表时，按照项目栏的文字表述，根据查体结果在对应的序号上划"√"。"————"表示本次随访时该项目不用检查。

2. 体重、身长：指检查时实测的具体数值。并根据卫生部选用的儿童生长发育参照标准，判断儿童体格发育情况，在相应的"上"、"中"、"下"上划"√"。

3. 体格检查

皮肤：当无皮疹、湿疹、增大的体表淋巴结等，判断为未见异常，否则为异常。

前囟：如果未闭，请填写具体的数值。

眼外观：结膜无充血、无溢泪、无流脓判断为未见异常，否则为异常。

耳外观：外耳无湿疹、畸形、外耳道无异常分泌物，判断为未见异常，否则为异常。

听力：使用行为测听的方法进行听力筛查。检查时应避开小儿的视线，分别从不同的方向给予不同强度的声音，观察婴儿的反应，根据所给声音的大小，估测听力正常与否。

出牙数/龋齿数（颗）：填入出牙颗数和龋齿颗数。出现褐色或黑褐色斑点或斑块，表面粗糙，甚至出现明显的牙体结构破坏为龋齿。

心肺：未闻及心脏杂音，肺部呼吸音也无异常，判断为未见异常，否则为异常。

腹部：肝脾触诊无异常，判断为未见异常，否则为异常。

四肢：上下肢活动良好且对称，判断为未见异常，否则为异常。

步态：无跛行，判断为未见异常，否则为异常。

维生素 D 缺乏症体征：根据体征的有无在对应选项上划"√"。

4. 户外活动：询问家长儿童在户外活动的平均时间后填写。

5. 服用维生素 D：填写具体的维生素 D 名称、每日剂量，按实际补充量填写，未补充，填写"0"。

6. 发育评估：按照"儿童生长发育监测图"的运动发育指标进行评估（见服务规范指南），每项发育指标至箭头右侧月龄通过的，为通过。否则为不通过。

7. 2 次随访间患病情况：填写上次随访到本次随访间儿童所患疾病情况，若有，填写具体疾病名称。

8. 其他：将需要记录又不在标目限制范围之内的内容记录在此。

9 转诊建议：转诊无、有在相应数字上划"√"。并将转诊原因及接诊机构名称填入。

10. 指导：做了哪些指导请在对应的选项上划"√"，可以多选，未列出的其他指导请具体填写。

11. 下次随访日期：根据儿童情况确定下次随访的日期，并告知家长。

附件40 3~6岁儿童健康检查记录表

姓名: 编号□□□-□□□□□

月龄		3岁	4岁	5岁	6岁
随访日期					
体重（kg）		___上 中 下	___上 中 下	___上 中 下	___上 中 下
身长（cm）		___上 中 下	___上 中 下	___上 中 下	___上 中 下
体格发育评价		1正常 2低体重 3消瘦 4发育迟缓 5超重	1正常 2低体重 3消瘦 4发育迟缓 5超重	1正常 2低体重 3消瘦 4发育迟缓 5超重	1正常 2低体重 3消瘦 4发育迟缓 5超重
体格检查	视力	————			
	听力	1通过 2未过			
	牙数（颗）/龋齿数	/	/	/	/
	心肺	1未见异常 2异常	1未见异常 2异常	1未见异常 2异常	1未见异常 2异常
	腹部	1未见异常 2异常	1未见异常 2异常	1未见异常 2异常	1未见异常 2异常
	血红蛋白值	_____g/L	_____g/L	_____g/L	_____g/L
	其他				
2次随访间患病情况		1无 2肺炎___次 3腹泻___次 4外伤___次 5其他___	1无 2肺炎___次 3腹泻___次 4外伤___次 5其他___	1无 2肺炎___次 3腹泻___次 4外伤___次 5其他___	1无 2肺炎___次 3腹泻___次 4外伤___次 5其他___
转诊建议		1无 2有 原因: 机构及科室: ____	1无 2有 原因: 机构及科室: ____	1无 2有 原因: 机构及科室: ____	1无 2有 原因: 机构及科室: ____
指导		1合理膳食 2生长发育 3疾病预防 4预防意外伤害 5口腔保健	1合理膳食 2生长发育 3疾病预防 4预防意外伤害 5口腔保健	1合理膳食 2生长发育 3疾病预防 4预防意外伤害 5口腔保健	1合理膳食 2生长发育 3疾病预防 4预防意外伤害 5口腔保健
下次随访日期					
随访医生签名					

填表说明：

1. 填表时，按照项目栏的文字表述，在对应的选项前划"√"。若有其他异常，请具体描述。"――――"表示本次随访时该项目不用检查。

2. 体重、身长：指检查时实测的具体数值。并根据卫生部选用的儿童生长发育参照标准，判断儿童体格发育情况，在相应的"上"、"中"、"下"上划"√"，并作出体格发育评价。

3. 体格检查

（1）视力检查：填写具体数据，使用国际视力表或对数视力表均可。

（2）听力检查：3 岁时使用行为测听的方法进行听力筛查，将结果在相应数字上划"√"。

（3）牙齿数与龋齿数：据实填写牙齿数和龋齿数。出现褐色或黑褐色斑点或斑块，表面粗糙，甚至出现明显的牙体结构破坏为龋齿。

（4）心肺：未闻及心脏杂音，肺部呼吸音也无异常，判断为未见异常，否则为异常。

（5）腹部：肝脾触诊无异常，判断为未见异常，否则为异常。

（6）血红蛋白值：填写实际测查数据。

（7）其他：将体格检查中需要记录又不在标目限制范围之内的内容记录在此。

4. 2 次随访间患病情况：在所患疾病后填写住院次数。

5. 其他：当有表格上未列入事宜，但须记录时，在"其他"栏目上填写。

6. 指导：做了哪些指导请在对应的选项上划"√"，可以多选，未列出的其他指导请具体填写。

7. 下次随访日期：根据儿童情况确定下次随访的日期，并告知家长。

附件 41 高危妊娠评分标准

异常情况		代号	评分	异常情况		代号	评分
一般情况	年龄<18 岁或≥35 岁	1	10	本次妊娠异常情况	骶耻外径<18cm	32	10
	身高≤1.45m	2	10		坐骨结节间径≤8cm	33	10
	体重<40kg 或>80kg	3	5		畸形骨盆	34	15
	胸廓脊柱畸形	4	15		臀位、横位（30 周后）	35	15
异常产史	自然流产≥2 次	5	5		先兆早产<34 周	36	15
	人工流产≥2 次	6	5		先兆早产 34~36 周+6	37	10
	早产史≥2 次	7	5		盆腔肿瘤	38	10
	早期新生儿死亡史 1 次	8	5		羊水过多或过少	39	10
	死胎、死产史≥2 次	9	10		妊娠期高血压、轻度子痫前期	40	5
	先天异常儿史 1 次	10	5		重度子痫前期	41	15
	先天异常儿史≥2 次	11	10		子痫	42	20
	难产史	12	10		妊娠晚期阴道流血	43	10
	巨大儿分娩史	13	5		胎心持续≥160 次/分	44	10
	产后出血史	14	10		胎心≤120 次/分、但>100 次/分	45	10
严重内科合并症	贫血　血红蛋白<100g/L	15	5		胎心≤100 次/分	46	15
	贫血　血红蛋白<60g/L	16	10		胎动<20 次/12 小时	47	10
	活动性肺结核	17	15		胎动<10 次/12 小时	48	15
	心脏病心功能　Ⅰ级、Ⅱ级	18	15		多胎	49	10
	心脏病心功能　Ⅲ级、Ⅳ级	19	20		胎膜早破	50	10
	糖尿病	20	15		估计巨大儿或 IUGR	51	10
	乙肝病毒携带者	21	10		妊娠 41~41 周+6	52	5
	活动性病毒性肝炎	22	15		妊娠≥42 周	53	10
	肺心病	23	15		母儿 ABO 血型不合	54	10
	甲状腺功能亢进或低下	24	15		母儿 Rh 血型不合	55	20
	高血压	25	15	致畸因素	孕妇及一级亲属有遗传病史	56	5
	慢性肾炎	26	15		妊娠早期接触可疑致畸药物	57	5
妊娠合并性病	淋病	27	10		妊娠早期接触物理化学因素及病毒感染等	58	5
	梅毒	28	10	社会因素	家庭贫困	59	5
	艾滋病	29	10		孕妇或配偶为文盲或半文盲	60	5
	尖锐湿疣	30	10		配偶长期不在家	61	5
	沙眼衣原体感染	31	10		由居住地到卫生院需要 1 小时以上	62	5

注：同时占表内 2 项以上者，其分数累加。分级，轻：5 分；中：10~15 分；重≥20 分。

附件42 乡（镇）卫生院妊娠期和产时高危孕产妇
处理和转诊原则图表

		危险因素	可能发生的危险	检查方法	乡级单位处理原则
妊娠期	历史性因素	年龄<18岁，≥35岁	难产	问年龄（包括属相）	常规产前检查，转送县级分娩
		身高<1.45m	同上	测身高	同上
		异常孕产史，如产后出血、难产史、胎死宫内、畸胎史、产后出血史、新生儿死亡史等	以前疾病再发	问病史	同上
		骨盆狭窄	难产 子宫破裂 产伤	测骨盆（狭窄标准骶耻外径<18cm，出口横径≤8cm）	同上
妊娠期	并发症	流产	出血休克死亡	问病史，妇科检查	出血多及时清宫
		异位妊娠	同上	问病史，体检，量血压，腹痛拒按，板状腹，移动性浊音，必要时阴道后穹隆穿刺	输液或输血 无输血及手术条件，输液同时及时上转（陪送）
		前置胎盘	同上	1. 无痛性阴道出血，出血量与贫血程度符合 2. 腹软先露高浮，有或无胎心	无输血及手术条件及时上转（陪送），禁肛查

续　表

危险因素			可能发生的危险	检查方法	乡级单位处理原则
妊娠期	并发症	胎盘早剥	同上	1. 有诱因：如外伤、高血压等 2. 有痛性阴道出血，阴道出血与贫血程度常不符 3. 腹硬，压痛，胎心常听不能	输液或输血，无输血及手术条件及时上转（陪送），禁止肛查
		妊娠期高血压疾病	抽搐死亡	1. 测血压 ≥ 140/90 mmHg 2. 全身水肿情况或每周体重增加>0.5kg 3. 尿蛋白阳性 4. 有无头痛、视物模糊、恶心等症状	妊娠期高血压及轻度子痫前期可去乡镇卫生院治疗，左侧卧位，间断吸氧、监测母儿状态。遇重度子痫前期给镇静、降压、解痉药后陪送上转
		胎位不正	难产 新生儿窒息	四步触诊法	纠正胎位，如 30 周后膝胸卧位，胎位已纠正者可在乡镇卫生院分娩。胎位未能纠正，临产前转县级分娩
		子宫过大（巨大儿、多胎、羊水过多等）	难产 产后出血	测宫高，检查原因	针对原因考虑治疗。预防难产及出血、必要时转上级医院分娩
		早产	新生儿死亡	计算妊娠周	住院保胎，早产不可避免时，转上级医院，以提高早产儿存活率
妊娠期	并发症	过期妊娠	难产 产后出血 胎儿死亡	问病史 妊娠≥42 周	注意胎心，上转

危险因素			可能发生的危险	检查方法	乡级单位处理原则
妊娠期	内科合并症	贫血	宫缩乏力、贫血性心脏病、胎儿缺血缺氧	测血红蛋白<100g/L（轻），＜80g/L（中），＜60g/L（重）	轻度贫血药物治疗（如补铁等），严重贫血及时上转
		心脏病	心衰	问病史，听心音，必要时做心电图	早期妊娠心功能Ⅲ级以上终止妊娠，继续妊娠者上转
		病毒性肝炎	肝昏迷产后出血	问病史、摸肝脾、查肝功能（主要查SGPT）	早期妊娠肝功不好及时终止妊娠为宜。继续妊娠者应上转
产时		早破水	脐带脱垂、早产、感染	临产前破水	上转
		产程延长	难产、滞产	初产妇第一产程>12小时第二产程>2小时经产妇第一产程>8小时第二产程>1小时初（经）产妇第三产程>30分钟	进行阴道检查寻找原因，对症处理，无阴道助产及手术产条件及早上转

附件 43　高危孕产妇逐级转诊流程图

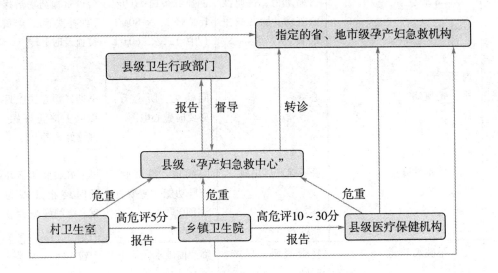

附件44　高危孕产妇转诊及反馈通知单

孕妇姓名		年龄		民族		文化程度		住址			
入院时情况（主诉）						亲属姓名、关系			联系电话		
入院前诊疗过程简介 　　1. 诊断： 　　2. 处理简要经过： 　　3. 孕妇生命体征：BP：　　　　R：　　　　　P： 　　4. 胎心率：　　　胎儿（死、活、窒息） 　　5. 宫缩： 　　6. 产科出血情况：　　　　　　　　　　　　　　　已出血＿＿＿ml 　　7. 已经历的产程时间：											
转诊原因											
途中处理记录											
转出医院		转诊医生签名		转出时间		年　月　日　时　分		护送者姓名、身份			
转入医院		接诊医生签名		转入时间		年　月　日　时　分		转诊工具			
向转诊单位反馈结局：1. 抢救成功　2. 抢救失败　3. 入院时已死亡											
接受转诊的单位向卫生局报告转诊结局：1. 抢救成功　2. 抢救失败　3. 入院时已死亡											
向转诊单位反馈转诊评价：1. 及时　2. 延误　3. 应纠正的情况：											

附件 45 高危孕产妇管理卡

编号_____ 姓名_____ 工作单位_____ 职业_____ 住址_____

预产期 _____年_____月_____日 主要异常情况_____ 准备分娩地点_____

检查日期	孕周	血压	体重	宫底高度	胎位	胎心	12小时胎动	先露	衔接	水肿	蛋白尿	异常情况	高危评分				特殊检查和处理	检查处理单位	签名
													孕12周	孕28周	孕36周	临产前			

结果

分娩日期_____ 分娩孕周_____ 分娩地点_____

分娩方式：顺产、胎吸、产钳、臀牵引、剖宫产、其他_____

产妇情况：存活 死亡 死亡原因_____

围生儿情况：活产、死胎、死产、7天内死亡、死亡原因_____

附件46　孕产妇艾滋病抗体检测及服务流程

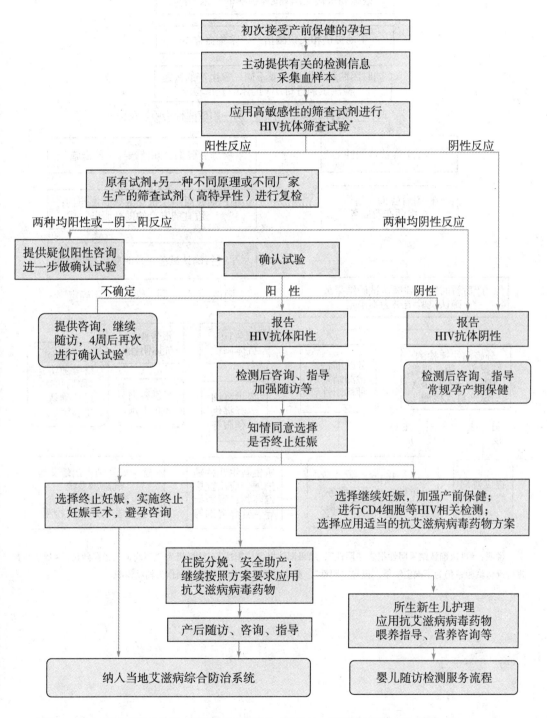

说明：＊筛查试验包括快速检测、酶联免疫吸附试验（ELISA）、明胶颗粒凝集试验（PA）等。

#再次确认结果阴性报告"阴性"，结果阳性报告"阳性"，结果仍为"不确定"继续随访，4周后再次进行确认试验；仍为不确定结果，报告"阴性"。必要时可进行HIV核酸检测作为辅助诊断。

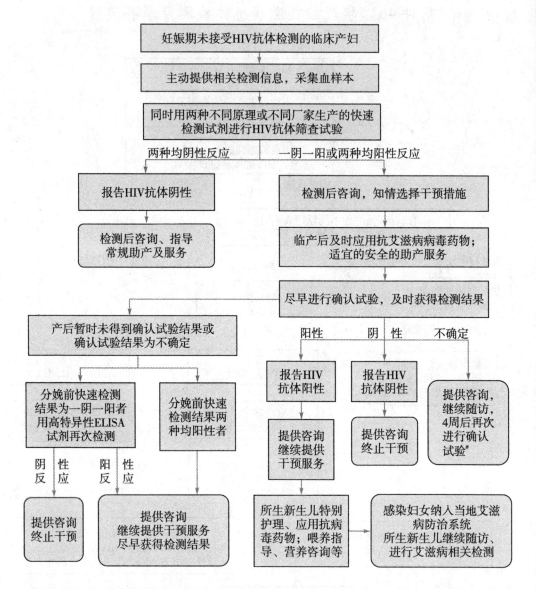

说明：#再次确认结果阴性报告"阴性"，结果阳性报告"阳性"，结果仍为"不确定"继续随访，4周后再次进行确认试验；仍为不确定结果，报告"阴性"。必要时可进行HIV核酸检测作为辅助诊断。

附件 47　孕产妇梅毒检测及服务流程

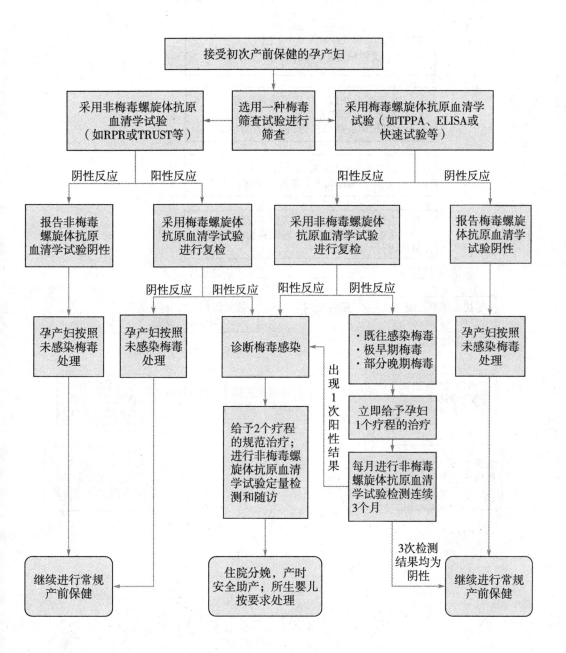

附件 48　艾滋病感染孕产妇所生儿童艾滋病感染早期诊断检测及服务流程

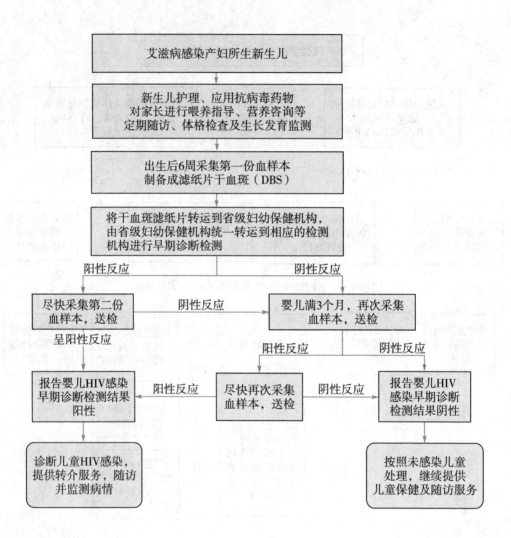

附件 49　艾滋病感染孕产妇所生儿童艾滋病抗体检测及服务流程

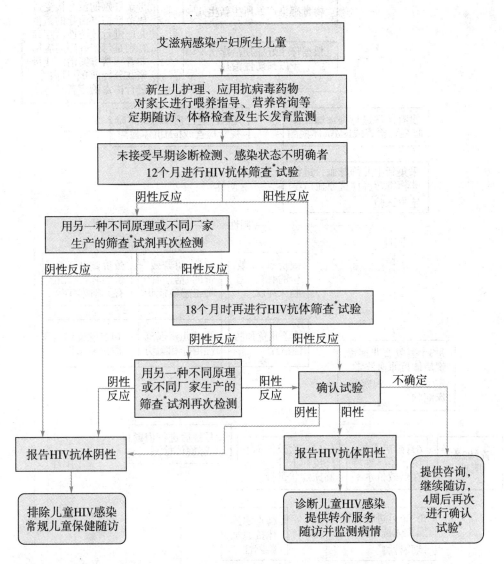

说明：＊筛查试验包括快速检测、酶联免疫吸附试验（ELISA）、明胶颗粒凝集试验（PA）等。

#再次确认结果阴性报告阴性，结果阳性报告阳性，结果仍为不确定继续随访，4周后再次进行确认试验；仍为不确定结果，报告阴性。必要时可进行 HIV 核酸检测作为辅助诊断。

附件50 梅毒感染孕产妇所生儿童的随访
与先天梅毒感染状态监测

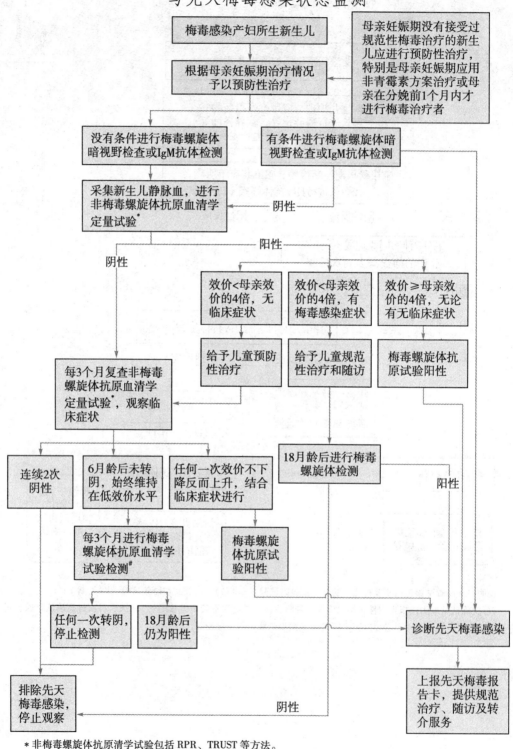

* 非梅毒螺旋体抗原清学试验包括 RPR、TRUST 等方法。

#梅毒螺旋体抗原血清学试验包括 TPPA、TPHA 及应用该原理的快速检测等方法。

附件51 第1次产前随访服务记录表

姓名：　　　　　　　　　　　　　　　　　　　　　　　编号□□□-□□□□□

填表日期	年 月 日	填表孕周		周
孕妇年龄				
丈夫姓名		丈夫年龄		丈夫电话	
孕 次		产 次	阴道分娩__次 剖宫产___次	

末次月经	年 月 日 或不详	预产期	年 月 日

既往史	1无 2心脏病 3肾脏疾病 4肝脏疾病 5高血压 6贫血 7糖尿病 8其他_____ □/□/□/□/□/□/□/
家族史	1遗传性疾病史 2精神疾病史 3其他_____　　　　　　　　　　　□/□/□
个人史	1吸烟 2饮酒 3服用药物 4接触有毒有害物质 5接触放射线 6其他 _____　　　　　　　　　　　　　　　　　　　　　□/□/□/□/□/□
妇科手术史	1无 2有_____　　　　　　　　　　　　　　　　　　　　　□
孕产史	1流产___2死胎___3死产___4新生儿死亡___5出生缺陷儿___

身 高	cm	体 重	kg
体质指数		血 压	/ mmHg

听 诊	心脏：1未见异常 2异常___ □	肺部：1未见异常 2异常_____ □
妇科检查	外阴：1未见异常 2异常___ □	阴道：1未见异常 2异常_____ □
	宫颈：1未见异常 2异常___ □	子宫：1未见异常 2异常_____ □
	附件：1未见异常 2异常_____	□

辅助检查	血常规	血红蛋白值_____g/L 白细胞计数值_____/L 血小板计数值_____/L 其他_____
	尿常规	尿蛋白___尿糖___尿酮体___尿潜血___其他___
	血型 ABO	
	Rh *	
	血糖 *	_____mmol/L
	肝功能	血清谷丙转氨酶___U/L 血清谷草转氨酶___U/L 白蛋白___g/L 总胆红素___μmol/L 结合胆红素___μmol/L
	肾功能	血清肌酐___μmol/L 血尿素氮___mmol/L
	阴道分泌物 *	1未见异常 2滴虫 3假丝酵母菌 4其他_____ □/□/□
		阴道清洁度：1Ⅰ度 2Ⅱ度 3Ⅲ度 4Ⅳ度 □
	乙型肝炎五项	乙型肝炎表面抗原___ 乙型肝炎表面抗体___ 乙型肝炎e抗原___ 乙型肝炎e抗体___ 乙型肝炎核心抗体___
	梅毒血清学试验 *	1阴性 2阳性 □
	HIV抗体检测 *	1阴性 2阳性 □
	B超 *	

总体评估	1未见异常 2异常_____ □
保健指导	1个人卫生 2心理 3营养 4避免致畸因素和疾病对胚胎的不良影响 5产前筛查宣传告知 6其他_____　　　　　□/□/□/□/□/□

转诊 1无 2有　　　　　　　　　　　　　　　　　　　　　　　□
原因：_____机构及科室：_____

下次随访日期	年 月 日	随访医生签名	

填表说明：

1. 本表由医生在第一次接诊孕妇（尽量在妊娠 12 周前）时填写。若未建立居民健康档案，需同时建立。随访时填写各项目对应情况的数字。

2. 填表妊娠周：为填写此表时孕妇的妊娠周数。

3. 孕次：妊娠的次数，包括本次妊娠。

4. 产次：指此次妊娠前，妊娠超过 28 周的分娩次数。

5. 末次月经：此妊娠前最后一次月经的第一天。

6. 预产期：可按照末次月经推算，为末次月经日期的月份加 9 或减 3，为预产期月份数；天数加 7，为预产期日。

7. 既往史：孕妇曾经患过的疾病，可以多选。

8. 家族史：填写孕妇父亲、母亲、丈夫、兄弟姐妹或其他子女中是否曾患遗传性疾病或精神疾病，若有，请具体说明。

9. 个人史：可以多选。

10. 孕产史：根据具体情况填写，若有，填写次数，若无，填写"0"。

11. 体质指数=体重（kg）/身高的平方（m²）。

12. 体格检查、妇科检查及辅助检查：进行相应检查，并填写检查结果。

13. 总体评估：根据孕妇总体情况进行评估，若发现异常，具体描述异常情况。

14. 保健指导：填写相应的保健指导内容，可以多选。

15. 转诊：若有需转诊的情况，具体填写。

16. 下次随访日期：根据孕妇情况确定下次随访日期，并告知孕妇。

17. 随访医生签名：随访完毕，核查无误后随访医生签署姓名。

附件 52 第 2~5 次产前随访服务记录表

姓名：　　　　　　　　　　　　　　　　　　　编号□□□-□□□□□

项　目		第 2 次	第 3 次	第 4 次 *	第 5 次 *
随访日期					
孕周（周）					
主　诉					
体重（kg）					
产科检查	宫底高度（cm）				
	腹围（cm）				
	胎位				
	胎心率（次/分）				
血压（mmHg）		/	/	/	/
血红蛋白（g/L）					
尿蛋白					
其他辅助检查 *					
分　类		1 未见异常　□ 2 异常 _____	1 未见异常　□ 2 异常 _____	1 未见异常　□ 2 异常 _____	1 未见异常　□ 2 异常 _____
指　导		1. 个人卫生 2. 膳食 3. 心理 4. 运动 5. 其他__	1. 个人卫生 2. 膳食 3. 心理 4. 运动 5. 自我监护 6. 母乳喂养 7. 其他__	1. 个人卫生 2. 膳食 3. 心理 4. 运动 5. 自我监测 6. 分娩准备 7. 母乳喂养 8. 其他__	1. 个人卫生 2. 膳食 3. 心理 4. 运动 5. 自我监测 6. 分娩准备 7. 母乳喂养 8. 其他__
转　诊		1 无 2 有　□ 原因：_____ 机构及科室： _____	1 无 2 有　□ 原因：_____ 机构及科室： _____	1 无 2 有　□ 原因：_____ 机构及科室： _____	1 无 2 有　□ 原因：_____ 机构及科室： _____
下次随访日期					
随访医生签名					

填表说明：

1. 孕周：为此次随访时的妊娠周数。

2. 主诉：填写孕妇自述的主要症状和不适。

3. 体重：填写此次测量的体重。

4. 产科检查：按照要求进行产科检查，填写具体数值。

5. 血红蛋白、尿蛋白：填写血红蛋白、尿蛋白检测结果。

6. 其他检查：若有其他辅助检查，填写此处。

7. 分类：根据此次随访的情况，对孕妇进行分类，若发现异常，写明具体情况。

8. 指导：可以多选，未列出的其他指导请具体填写。

9. 转诊：若有需转诊的情况，具体填写。

10. 下次随访日期：根据孕妇情况确定下次随访日期，并告知孕妇。

11. 随访医生签名：随访完毕，核查无误后医生签名。

12. 第 4 次和第 5 次产前随访服务，应该在确定好的分娩医疗卫生机构或有助产资质的医疗卫生机构进行相应的检查，由乡镇卫生院和社区卫生服务中心提供健康管理服务和记录。

附件 53　产后访视记录表

姓名：　　　　　　　　　　　　　　　　　　　　　编号□□□-□□□□□

随访日期	年　　月　　日	
体温	℃	
一般健康情况		
一般心理状况		
血压	／　　　　　mmHg	
乳　房	1 未见异常　2 异常＿＿＿＿＿＿＿＿＿	□
恶　露	1 未见异常　2 异常＿＿＿＿＿＿＿＿＿	□
子　宫	1 未见异常　2 异常＿＿＿＿＿＿＿＿＿	□
伤　口	1 未见异常　2 异常＿＿＿＿＿＿＿＿＿	□
其　他		
分　类	1 未见异常　2 异常＿＿＿＿＿＿＿＿＿	□
指　导	1 个人卫生 2 心理 3 营养 4 母乳喂养 5 新生儿护理与喂养 6 其他＿＿＿＿＿＿＿	□/□/□/□/□
转　诊	1 无　2 有 原因：＿＿＿ 机构及科室：＿＿＿＿＿＿＿＿＿＿	□
下次随访日期		
随访医生签名		

填表说明：

1. 本表为产妇出院后 3~7 天内由医务人员到产妇家中进行产后检查时填写，产妇情况填写此表，新生儿情况填写"新生儿家庭访视表"。

2. 一般健康状况：对产妇一般情况进行检查，具体描述并填写。

3. 血压：测量产妇血压，填写具体数值。

4. 乳房、恶露、子宫、伤口：对产妇进行检查，若有异常，具体描述。

5. 分类：根据此次随访情况，对产妇进行分类，若为其他异常，具体写明情况。

6. 指导：可以多选，未列出的其他指导请具体填写。

7. 转诊：若有需转诊的情况，具体填写。

8. 随访医生签名：随访完毕，核查无误后随访医生签名。

附件54 产后42天健康检查记录表

姓名：　　　　　　　　　　　　　　　　　编号□□□-□□□□□

随访日期	年　　　月　　　日	
一般健康情况		
一般心理状况		
血　压	/　　mmHg	
乳　房	1 未见异常　2 异常＿＿＿＿＿＿	□
恶　露	1 未见异常　2 异常＿＿＿＿＿＿	□
子　宫	1 未见异常　2 异常＿＿＿＿＿＿	□
伤　口	1 未见异常　2 异常＿＿＿＿＿＿	□
其　他		
分　类	1 已恢复　　2 未恢复＿＿＿＿＿＿	□
指　导	1 性保健 2 避孕 3 婴儿喂养及营养 4 其他＿＿＿＿＿＿＿＿＿＿	□/□/□/□
处　理	1 结案 2 转诊 原因：＿＿＿＿＿＿＿＿＿＿ 机构及科室：＿＿＿＿＿＿＿＿	□
随访医生签名		

填表说明：

1. 一般健康状况：对产妇一般情况进行检查，具体描述并填写。

2. 血压：如有必要，测量产妇血压，填写具体数值。

3. 乳房、恶露、子宫、伤口：对产妇进行检查，若有异常，具体描述。

4. 分类：根据此次随访情况，对产妇进行分类，若为未恢复，具体写明情况。

5. 指导：可以多选，未列出的其他指导请具体填写。

6. 处理：若产妇已恢复正常，则结案。若有需转诊的情况，具体填写。

7. 随访医生签名：检查完毕，核查无误后检查医生签名。

附件55 高血压患者随访服务记录表

姓名：   编号□□□-□□□□□

随访日期		年 月 日	年 月 日	年 月 日	年 月 日
随访方式		1门诊2家庭3电话□	1门诊2家庭3电话□	1门诊2家庭3电话□	1门诊2家庭 3电话□
症状	1 无症状 2 头痛头晕 3 恶心呕吐 4 耳鸣 5 呼吸困难 6 心悸胸闷 7 鼻出血不止 8 四肢发麻 9 下肢水肿 10 视物模糊	□/□/□/□/□/ □/□ 其他：	□/□/□/□/□/ □/□ 其他：	□/□/□/□/□/ □/□ 其他：	□/□/□/□/□/ □/□ 其他：
体征	血压（mmHg）				
	体重（kg）	/	/	/	/
	体质指数	/	/	/	/
	心 率				
	其 他				
生活方式指导	日吸烟量（支）	/	/	/	/
	日饮酒量（两）	/	/	/	/
	运 动	次/周　分钟/次 次/周　分钟/次	次/周　分钟/次 次/周　分钟/次	次/周　分钟/次 次/周　分钟/次	次/周　分钟/次 次/周　分钟/次
	摄盐情况（咸淡）	轻/中/重　/轻/中/重	轻/中/重　/轻/中/重	轻/中/重　/轻/中/重	轻/中/重　/轻/中/重
	心理调整	1良好 2一般 3差□	1良好 2一般 3差□	1良好 2一般 3差□	1良好 2一般 3差□
	遵医行为	1良好 2一般 3差□	1良好 2一般 3差□	1良好 2一般 3差□	1良好 2一般 3差□
辅助检查*					
服药依从性		1规律2间断3不服药□	1规律2间断3不服药□	1规律2间断3不服药□	1规律2间断3不服药□
药物不良反应		1无2有_____□	1无2有_____□	1无2有_____□	1无2有_____□
此次随访分类		1控制满意2控制不满意 3不良反应4并发症 □	1控制满意2控制不满意 3不良反应4并发症 □	1控制满意2控制不满意 3不良反应4并发症 □	1控制满意2控制不满意 3不良反应4并发症 □
用药情况	药物名称1				
	用法用量	每日 次 每次 mg	每日 次 每次 mg	每日 次 每次 mg	每日 次 每次 mg
	药物名称2				
	用法用量	每日 次 每次 mg	每日 次 每次 mg	每日 次 每次 mg	每日 次 每次 mg
	药物名称3				
	用法用量	每日 次 每次 mg	每日 次 每次 mg	每日 次 每次 mg	每日 次 每次 mg
	其他药物				
	用法用量	每日 次 每次 mg	每日 次 每次 mg	每日 次 每次 mg	每日 次 每次 mg
转诊	原 因				
	机构及科别				
下次随访日期					
随访医生签名					

填表说明：

1. 本表为高血压患者在接受随访服务时由医生填写。每年的健康体检后填写城乡居民健康档案管理服务规范的健康体检表。

2. 体征：体质指数＝体重（kg）／身高的平方（m²），体重和体质指数斜线前填写目前情况，斜线后下填写下次随访时应调整到的目标。如果是超重或是肥胖的高血压患者，要求每次随访时测量体重并指导患者控制体重；正常体重人群可每年测量 1 次体重及体质指数。如有其他阳性体征，请填写在"其他"一栏。

3. 生活方式指导：询问患者生活方式时，同时对患者进行生活方式指导，与患者共同制定下次随访目标。

日吸烟量：斜线前填写目前吸烟量，不吸烟填"0"，吸烟者写出每天的吸烟量"××支"，斜线后填写吸烟者下次随访目标吸烟量"××支"。

日饮酒量：斜线前填写目前饮酒量，不饮酒填"0"，饮酒者写出每天的饮酒量相当于白酒"××两"，斜线后填写饮酒者下次随访目标饮酒量相当于白酒"××两"。白酒 1 两相当于葡萄酒 4 两、黄酒半斤、啤酒 1 瓶、果酒 4 两。

运动：填写每周几次，每次多少分钟。即"××次／周，××分钟／次"。横线上填写目前情况，横线下填写下次随访时应达到的目标。

摄盐情况：斜线前填写目前摄盐的咸淡情况。根据患者饮食的摄盐情况，按咸淡程度在列出的"轻、中、重"之一上划"√"分类，斜线后填写患者下次随访目标摄盐情况。

心理调整：根据医生印象选择对应的选项。

遵医行为：指患者是否遵照医生的指导去改善生活方式。

4. 辅助检查：记录患者在上次随访到这次随访之间到各医疗机构进行的辅助检查结果。

5. 服药依从性："规律"为按医嘱服药，"间断"为未按医嘱服药，频次或数量不足，"不服药"即为医生开了处方，但患者未使用此药。

6. 药物不良反应：如果患者服用的降压药物有明显的药物不良反应，具体描述哪种药物，何种不良反应。

7. 此次随访分类：根据此次随访时的分类结果，由随访医生在 4 种分类结果中选择一项在"□"中填上相应的数字。"控制满意"意为血压控制满意，无其他异常；"控制不满意"意为血压控制不满意，无其他异常；"不良反应"意为存在药物不良反应；"并发症"意为出现新的并发症或并发症出现异常。如果患者同时并存几种情况，填写最严重的一种情况，同时结合上次随访情况确定患者下次随访时间，并告知患者。

8. 用药情况：根据患者整体情况，为患者开具处方，并填写在表格中，写明用法、用量。

9. 转诊：如果转诊要写明转诊的医疗机构及科室类别，如××市人民医院心内科，并在原因一栏写明转诊原因。

10. 下次随访日期：根据患者此次随访分类，确定下次随访日期，并告知患者。

11. 随访医生签名：随访完毕，核查无误后随访医生签署姓名。

附件56　2型糖尿病患者随访服务记录表

姓名：　　　　　　　　　　　　　　　　　　　　　　　　编号□□□-□□□□□

随访日期					
随访方式		1门诊2家庭3电话　□	1门诊2家庭3电话　□	1门诊2家庭3电话　□	1门诊2家庭3电话　□
症状	1 无症状 2 多饮 3 多食 4 多尿 5 视物模糊 6 感染 7 手足麻木 8 下肢水肿 9 体重明显下降	□/□/□/□/□/ □/□ 其他	□/□/□/□/□/ □/□ 其他	□/□/□/□/□/ □/□ 其他	□/□/□/□/□/ □/□ 其他
体征	血压（mmHg）				
	体重（kg）	／	／	／	／
	体质指数	／	／	／	／
	足背动脉搏动	1 未触及　2 触及　□	1 未触及　2 触及　□	1 未触及　2 触及　□	1 未触及　2 触及　□
	其他				
生活方式指导	日吸烟量	／　　　支	／　　　支	／　　　支	／　　　支
	日饮酒量	／　　　两	／　　　两	／　　　两	／　　　两
	运动	次/周　　分钟/次 次/周　　分钟/次	次/周　　分钟/次 次/周　　分钟/次	次/周　　分钟/次 次/周　　分钟/次	次/周　　分钟/次 次/周　　分钟/次
	主食（克/天）	／	／	／	／
	心理调整	1 良好2一般3差　□	1 良好2一般3差　□	1 良好2一般3差　□	1 良好2一般3差　□
	遵医行为	1 良好2一般3差　□	1 良好2一般3差　□	1 良好2一般3差　□	1 良好2一般3差　□
辅助检查	空腹血糖值	＿＿＿＿mmol/L	＿＿＿＿mmol/L	＿＿＿＿mmol/L	＿＿＿＿mmol/L
	其他检查*	糖化血红蛋白＿＿% 检查日期：＿月＿日	糖化血红蛋白＿＿% 检查日期：＿月＿日	糖化血红蛋白＿＿% 检查日期：＿月＿日	糖化血红蛋白＿＿% 检查日期：＿月＿日
服药依从性		1规律2间断3不服药□	1规律2间断3不服药□	1规律2间断3不服药□	1规律2间断3不服药□
药物不良反应		1无2有　　　　□	1无2有　　　　□	1无2有　　　　□	1无2有　　　　□
低血糖反应		1无2偶尔3频繁　□	1无2偶尔3频繁　□	1无2偶尔3频繁　□	1无2偶尔3频繁　□
此次随访分类		1控制满意　2控制不满意　3不良反应　4并发症　□	1控制满意　2控制不满意　3不良反应　4并发症　□	1控制满意　2控制不满意　3不良反应　4并发症　□	1控制满意　2控制不满意　3不良反应　4并发症　□
用药情况	药物名称1				
	用法用量	每日　次　每次　mg	每日　次　每次　mg	每日　次　每次　mg	每日　次　每次　mg
	药物名称2				
	用法用量	每日　次　每次　mg	每日　次　每次　mg	每日　次　每次　mg	每日　次　每次　mg
	药物名称3				
	用法用量	每日　次　每次　mg	每日　次　每次　mg	每日　次　每次　mg	每日　次　每次　mg
	胰岛素	种类： 用法和用量：	种类： 用法和用量：	种类： 用法和用量：	种类： 用法和用量：
转诊	原因				
	机构及科别				
下次随访日期					
随访医生签名					

填表说明：

1. 本表为 2 型糖尿病患者在接受随访服务时由医生填写。每年的健康体检填写居民健康档案的健康体检表。

2. 体征：体质指数＝体重（kg）/身高的平方（m²），体重和体质指数斜线前填写目前情况，斜线后填写下次随访时应调整到的目标。如果是超重或是肥胖的患者，要求每次随访时测量体重并指导患者控制体重；正常体重人群可每年测量 1 次体重及体质指数。如有其他阳性体征，请填写在"其他"一栏。

3. 生活方式指导：询问患者生活方式时，同时对患者进行生活方式指导，与患者共同制定下次随访目标。

日吸烟量：斜线前填写目前吸烟量，不吸烟填"0"，吸烟者写出每天的吸烟量"××支"，斜线后填写吸烟者下次随访目标吸烟量"××支"。

日饮酒量：斜线前填写目前饮酒量，不饮酒填"0"，饮酒者写出每天的饮酒量相当于白酒"××两"，斜线后填写饮酒者下次随访目标饮酒量相当于白酒"××两"。白酒 1 两相当于葡萄酒 4 两、黄酒半斤、啤酒 1 瓶、果酒 4 两。

运动：填写每周几次，每次多少分钟。即"××次/周，××分钟/次"。横线上填写目前情况，横线下填写下次随访时应达到的目标。

主食：根据患者的实际情况估算主食（米饭、面食、饼干等淀粉类食物）的摄入量。为每天各餐的合计量。

心理调整：根据医生印象选择对应的选项。

遵医行为：指患者是否遵照医生的指导去改善生活方式。

4. 辅助检查：为患者进行空腹血糖检查，记录检查结果。若患者在上次随访与此次随访之间到各医疗机构进行过糖化血红蛋白或其他辅助检查，应如实记录。

5. 服药依从性：规律为按医嘱服药，间断为未按医嘱服药，频次或数量不足，不服药即为医生开了处方，但患者未使用此药。

6. 药物不良反应：如果患者服用的降糖药物有明显的药物不良反应，具体描述哪种药物，何种不良反应。

7. 低血糖反应：根据上次随访与此次随访之间患者出现的低血糖反应情况。

8. 此次随访分类：根据此次随访时的分类结果，由责任医生在 4 种分类结果中选择一项在"□"中填上相应的数字。"控制满意"意为血糖控制满意，无其他异常；"控制不满意"意为血糖控制不满意，无其他异常；"不良反应"意为存在药物不良反应；"并发症"意为出现新的并发症或并发症出现异常。如果患者同时并存几种情况，填写最严重的一种情况，结合上次随访情况确定患者下次随访时间，并告知患者。

9. 用药情况：根据患者整体情况，为患者开具处方，并填写在表格中，写明用法、用量。

10. 转诊：如果转诊要写明转诊的医疗机构及科室类别，如××市人民医院心内科，并在原因一栏写明转诊原因。

11. 下次随访日期：根据患者此次随访分类，确定下次随访日期，并告知患者。

12. 随访医生签名：随访完毕，核查无误后随访医生签署姓名。

附件 57　重性精神疾病患者个人信息补充表

姓名：　　　　　　　　　　　　　　　　　　　　　编号□□□-□□□□□

监护人姓名		与患者关系	
监护人住址		监护人电话	
辖区村（居）委会联系人、电话			
知情同意	1 同意参加管理　0 不同意参加管理 签字：_____ 签字时间_____年_____月_____日		□
初次发病时间	_____年_____月_____日		
既往主要症状	1 幻觉 2 交流困难 3 猜疑 4 喜怒无常　5 行为怪异　6 兴奋话多 7 伤人毁物 8 悲观厌世　9 无故外走 10 自语自笑　11 孤僻懒散 12 其他_____ 　　　　　　□/□/□/□/□/□/□/□/□/□/□/□		
既往治疗情况	门诊	1 未治　　2 间断门诊治疗　　　3 连续门诊治疗 首次抗精神病药治疗时间_____年　　月　　日	□
	住院	曾住精神专科医院/综合医院精神专科____次	
目前诊断情况	诊断_____确诊医院_____确诊日期_____		
最近一次治疗效果	1 痊愈　　2 好转　　3 无变化　4 加重		□
患病对家庭社会的影响	1 轻度滋事_____次　2 肇事_____次　　　3 肇祸_____次 4 自伤_____次　　5 自杀未遂_____次　6 无		
关锁情况	1 无关锁　2 关锁　3 关锁已解除		□
经济状况	1 贫困，在当地贫困线标准以下　2 非贫困　3 不详		□
专科医生的意见 （如果有请记录）			
填表日期	年　月　　日	医生签字	

填表说明：

1. 对于重性精神疾病患者，建立居民健康档案时，除填写个人基本信息表外，还应填写此表。随访中发现个人信息有所变更时，要及时变更。

2. 监护人姓名：法律规定的、目前行使监护职责的人。

3. 监护人住址及监护人电话：填写患者监护人目前的居住地址及可以随时联系的电话。

4. 初次发病时间：患者首次出现精神症状的时间，尽可能精确，可只填写到年份。

5. 既往主要症状：根据患者从第一次发病到填写此表之时的情况，填写患者曾出现过的主要症状。

6. 既往治疗情况：根据患者接受的门诊和住院治疗情况填写。首次抗精神病药治疗时间，尽可能精确，可只填写到年份。若未住过精神专科医院或综合医院精神科，填写"0"，住过院的填写次数。

7. 目前诊断情况：填写患者目前所患精神疾病的诊断名称，并填写确诊医院名称和日期。

8. 患病对家庭社会的影响：根据患者从第一次发病到填写此表之时的情况，若未发生过，填写"0"；若发生过，填写相应的次数。

轻度滋事：是指公安机关出警但仅作一般教育等处理的案情，例如，患者打、骂他人或者扰乱秩序，但没有造成生命财产损害的，属于此类。

肇事：是指患者的行为触犯了我国《治安管理处罚法》，但未触犯《刑法》，例如，患者有行凶伤人毁物等，但未导致被害人轻、重伤的。

肇祸：是指患者的行为触犯了《刑法》，属于犯罪行为的。

9. 关锁情况：关锁指出于非医疗目的，使用某种工具（如绳索、铁链、铁笼等）限制患者的行动自由。

10. 经济状况：指患者经济状况。贫困指低保户。

11. 专科医生意见：是指建档时由家属提供或患者原治疗医疗机构提供的精神专科医生的意见。如没有相关信息则填写"无"。

附件 58　重性精神疾病患者随访服务记录表

姓名：　　　　　　　　　　　　　　　　　　　　　编号□□□-□□□□□

随访日期	＿＿＿ 年 ＿ 月 ＿ 日			
危险性	0（0级）1（1级）2（2级）　3（3级）　4（4级）　5（5级）			□
目前症状	1幻觉 2交流困难 3猜疑 4喜怒无常　5行为怪异　6兴奋话多 7伤人毁物 8悲观厌世　9无故外走 10自语自笑　11孤僻懒散 12其他＿＿＿＿＿＿＿ □/□/□/□/□/□/□/□/□/□/□/□			
自知力	1自知力完全　　2自知力不全　　3自知力缺失			□
睡眠情况	1良好　　2一般　　3较差			□
饮食情况	1良好　　2一般　　3较差			□
社会 功能 情况	个人生活料理	1良好　　2一般　　3较差		□
	家务劳动	1良好　　2一般　　3较差		□
	生产劳动及工作	1良好　　2一般　　3较差　9此项不适用		□
	学习能力	1良好　　2一般　　3较差		□
	社会人际交往	1良好　　2一般　　3较差		□
患病对家庭 社会的影响	1轻度滋事＿＿＿次　　2肇事＿＿＿次　　　3肇祸＿＿＿次 4自伤＿＿＿次　　　5自杀未遂＿＿＿次　　6无			
关锁情况	1无关锁　2关锁　3关锁已解除			□
住院情况	0从未住院　1目前正在住院　2既往住院，现未住院 末次出院时间＿＿＿年　　月　　日			□
实验室检查	1无　　2有＿＿＿＿＿＿＿			□
服药依从性	1规律　2间断　3不服药			□
药物不良反应	1无　　2有＿＿＿＿＿＿＿			□
治疗效果	1痊愈　2好转　3无变化　4加重			□
是否转诊	1否　2是 转诊原因：＿＿＿＿ 转诊至机构及科室：＿＿＿＿＿＿			□
用药情况	药物1：	用法：每日（月）　次	每次剂量　mg	
	药物2：	用法：每日（月）　次	每次剂量　mg	
	药物3：	用法：每日（月）　次	每次剂量　mg	
康复措施	1生活劳动能力　2职业训练　3学习能力　4社会交往　5其他　＿＿＿＿＿ □/□/□/□			
本次随访分类	1不稳定　2基本稳定　3稳定　0未访到			□
下次随访日期	＿＿＿＿年＿＿月＿＿日	随访医师签名		

填表说明：

1. 目前症状：填写从上次随访到本次随访期间发生的情况。

2. 自知力：是患者对其自身精神状态的认识能力。

自知力完全：患者精神症状消失，真正认识到自己有病，能透彻认识到哪些是病态表现，并认为需要治疗。

自知力不全：患者承认有病，但缺乏正确认识和分析自己病态表现的能力。

自知力缺失：患者否认自己有病。

3. 患病对家庭社会的影响：填写从上次随访到本次随访期间发生的情况。若未发生过，填写"0"；若发生过，填写相应的次数。

4. 实验室检查：记录从上次随访到此次随访期间的实验室检查结果，包括在上级医院或其他医院的检查。

5. 服药依从性："规律"为按医嘱服药，"间断"为未按医嘱服药，服药频次或数量不足，"不服药"即为医生开了处方，但患者未使用此药。

6. 药物不良反应：如果患者服用的药物有明显的药物不良反应，应具体描述哪种药物以及何种不良反应。

7. 此次随访分类：根据从上次随访到此次随访期间患者的总体情况进行选择。未访到指本次随访阶段因各种情况未能直接或间接访问到患者。

8. 是否转诊：根据患者此次随访的情况，确定是否要转诊，若给出患者转诊建议，填写转诊医院的具体名称。

9. 用药情况：根据患者的总体情况，填写患者即将服用的抗精神病药物名称，并写明用法。

10. 康复措施：根据患者此次随访的情况，给出应采取的康复措施，可以多选。

11. 下次随访日期：根据患者的情况确定下次随访时间，并告知患者和家属。

附件59　儿童入托入学查验预防接种证登记表

年级＿＿＿＿＿　班＿＿＿＿＿

（学校、托幼机构）＿＿＿＿＿

编号	儿童姓名	性别	出生日期	预防接种证（有无）	卡介苗（打√）	脊灰疫苗（打√） 基础免疫 1	2	3	加强	百白破疫苗（打√） 基础免疫 1	2	3	加强	白破疫苗（打√）	麻疹疫苗（打√） 初种	复种	乙肝疫苗（打√） 基础免疫 1	2	3	流脑疫苗（打√） 基础 1	2	加强 1	2	乙脑疫苗（打√） 基础	加强	是否需要补种	是否需要补证
																								是否	是否

填表单位（盖章）　　　　　　　　　填表人　　　　　　　　　填表日期　　　年　　　月　　　日

备注：以上接种结果以"儿童疫苗预防接种情况查验证明"为准，已接种打"√"。

附件 60 门诊日志登记

就诊日期	姓名	性别	年龄	职业	现住址	发病日期	主要症状体征	初步诊断	初诊	复诊	备注

附件 61　中华人民共和国传染病报告卡

卡片编号：_____　　　　　报卡类别：1. 初次报告　　2. 订正报告

患者姓名*：_____（患儿家长姓名：_____）

身份证号：□□□□□□□□□□□□□□□□□□　性别*：□ 男　□ 女

出生日期*：_____年____月____日（如出生日期不详，实足年龄：_____　年龄单位：岁□月□天）

工作单位：_____　联系电话：_____

病人属于*：□本县区　□本市其他县区　□本省其他地市　□外省　□港澳台　□外籍

现住址（详填）*：_____省_____市_____县（区）_____乡（镇、街道）_____村（门牌号）

患者职业*：

□幼托儿童　□散居儿童　□学生(大中小学)　□教师　□保育员及保姆　□餐饮食品业　□商业服务　□医务人员

□工人　□民工　□农民　□牧民　□渔（船）民　□干部职员　□离退人员　□家务及待业

其他（　）　□不详

病例分类*：(1) □疑似病例　□临床诊断病例　□实验室确诊病例　□病原携带者

　　　　　　(2) □急性　□慢性（乙型肝炎　血吸虫病填写）

发病日期*：_____年____月____日（病原携带者填初检日期或就诊时间）

诊断日期*：_____年____月____日

死亡日期：_____年____月____日

甲类传染病*：□鼠疫　□霍乱

乙类传染病*：□传染性非典型肺炎　□艾滋病　（□甲型　□乙型　□丙型　□戊型　□未分型）病毒性肝炎　□脊髓灰质炎　□人感染高致病性禽流感　□麻疹　□流行性出血热　□狂犬病　□流行性乙型脑炎　□登革热　（□肺炭疽　□皮肤炭疽　□未分型）炭疽（□细菌性　□阿米巴性）痢疾（□涂阳　□仅培阳　□菌阴　□未痰检）肺结核（□伤寒　□副伤寒）伤寒　□流行性脑脊髓膜炎　□百日咳　□白喉　□新生儿破伤风　□猩红热　□布鲁菌病　□淋病（□Ⅰ期　Ⅱ期　□Ⅲ期　□胎传　□隐性）梅毒　□钩端螺旋体病　□血吸虫病（□间日疟　□恶性疟　未分型）疟疾

丙类传染病*：□流行性感冒　□流行性腮腺炎　□风疹　□急性出血性结膜炎　□麻风病　□流行性和地方性斑疹伤寒　□黑热病　□包虫病　□丝虫病　□除霍乱、细菌性和阿米巴性痢疾伤寒和副伤寒以外的感染性腹泻病

其他法定管理以及重点监测传染病：

订正病名：_____　　　　退卡原因：_____

报告单位：_____　　　　联系电话：_____

报告医生：_____　　　　填卡日期*：_____年____月____日

备注：

《中华人民共和国传染病报告卡》填卡说明

卡片编码： 由报告单位自行编制填写。

患者姓名： 填写患者的名字（性病/AIDS 等可填写代号），如果登记身份证号码，则姓名应该和身份证上的姓名一致。

家长姓名： 14 岁以下的患儿要求填写患者家长姓名。

身份证号： 尽可能填写。既可填写 15 位身份证号，也可填写 18 位身份证号。

性　　别： 在相应的性别前打√。

出生日期： 出生日期与年龄栏只要选择一栏填写即可，不必既填出生日期，又填年龄。

实足年龄： 对出生日期不详的用户填写年龄。

年龄单位： 对于新生儿和只有月龄的儿童请注意选择年龄单位，默认为岁。

工作单位： 填写患者的工作单位，如果无工作单位则可不填写。

联系电话： 填写患者的联系方式。

病例属于： 在相应的类别前打√。用于标识患者现住地址与就诊医院所在地区的关系。

现住地址： 须详细填写到乡镇（街道）。现住址的填写，原则是指患者发病时的居住地，不是户籍所在地址。

职　　业： 在相应的职业名前打√。

病例分类： 在相应的类别前打√。乙肝、血吸虫病例须分急性或慢性填写。

发病日期： 本次发病日期。

诊断日期： 本次诊断日期。

死亡日期： 死亡病例或死亡订正时填入。

疾病名称： 在作出诊断的病名前打√。

其他传染病： 如有，则分别填写病种名称，也可填写不明原因传染病和新发传染病名称。

订正病名： 直接填写订正后的病种名称。

退卡原因： 填写卡片填报不合格的原因。

报告单位： 填写报告传染病的单位。

报 告 人： 填写报告人的姓名。

填卡日期： 填写本卡日期。

备　　注： 用户可填写一些文字信息，如传染途径、最后确诊非传染病病名等。

注：报告卡带"＊"部分为必填项目。

附件62 突发公共卫生事件相关信息报告卡

□初步报告 □进程报告（ 次） □结案报告

填报单位（盖章）：_____ 填报日期：_____年_____月_____日

报告人：_____联系电话：_____

事件名称：_____

信息类别：1. 传染病 2. 食物中毒 3. 职业中毒 4. 其他中毒事件 5. 环境卫生 6. 免疫接种
   7. 群体性不明原因疾病 8. 医疗机构内感染 9. 放射性卫生 10. 其他公共卫生

突发事件等级：1. 特别重大 2. 重大 3. 较大 4. 一般 5. 未分级 6. 非突发事件

初步诊断：_____ 初步诊断时间：_____年_____月_____日

订正诊断：_____ 订正诊断时间_____年_____月_____日

确认分级时间：____年___月___日 订正分级时间：_____年_____月_____日

报告地区：_____省_____市_____县（区）

发生地区：_____省_____市_____县（区）_____乡（镇）

详细地点：_____

事件发生场所：1. 学校 2. 医疗卫生机构 3. 家庭 4. 宾馆饭店写字楼 5. 餐饮服务单位
  6. 交通运输工具 7. 菜场、商场或超市 8. 车站、码头或机场 9. 党政机关办
  公场所 10. 企事业单位办公场所 11. 大型厂矿企业生产场所 12. 中小型厂矿
  企业生产场所 13. 城市住宅小区 14. 城市其他公共场所 15. 农村村庄
  16. 农村农田野外 17. 其他重要公共场所 18. 如是医疗卫生机构，则：（1）类
  别：①公办医疗机构 ②疾病预防控制机构 ③采供血机构 ④检验检疫机构
  ⑤其他及私立机构 （2）感染部门：①病房 ②手术室 ③门诊 ④化验室
  ⑤药房 ⑥办公室 ⑦治疗室 ⑧特殊检查室 ⑨其他场所 19. 如是学校，则类
  别：①托幼机构 ②小学 ③中学 ④大、中专院校 ⑤综合类学校 ⑥其他

事件信息来源：1. 属地医疗机构 2. 外地医疗机构 3. 报纸 4. 电视 5. 特服号电话95120
  6. 互联网 7. 市民电话报告 8. 上门直接报告 9. 本系统自动预警产生 10.
  广播 11. 填报单位人员目睹 12. 其他

事件信息来源详细：_____

事件波及的地域范围：_____

新报告病例数：_____新报告死亡数：_____排除病例数：_____

累计报告病例数：_____累计报告死亡数：_____

事件发生时间：_____年_____月_____日_____时_____分

接到报告时间：_____年_____月___日_____时_____分

首例病人发病时间：_____年_____月___日_____时_____分

末例病人发病时间：_____年_____月___日_____时_____分

主要症状：1. 呼吸道症状 2. 胃肠道症状 3. 神经系统症状 4. 皮肤黏膜症状 5. 精神症状
  6. 其他(对症状的详细描述可在附表中详填)

主要体征（对体征的详细描述可在附表中详填）：

主要措施与效果（见附表中的选项）：

附表：传染病、食物中毒、职业中毒、农药中毒、其他化学中毒、环境卫生事件、群体性不明原因疾病、免疫接种事件、医疗机构内感染、放射卫生事件、其他公共卫生事件相关信息表。

注：请在相应选项处划"○"。

《突发公共卫生事件相关信息报告卡》填卡说明

填报单位（盖章）：填写本报告卡的单位全称。

填报日期：填写本报告卡的日期。

报告人：填写事件报告人的姓名，如事件由某单位上报，则填写单位。

联系电话：事件报告人的联系电话。

事件名称：本起事件的名称，一般不宜超过 30 字，名称一般应包含事件的基本特征，如发生地，事件类型及级别等。

信息类别：在作出明确的事件类型前画"○"。

突发事件等级：填写事件的级别，未经过分级的填写"未分级"，非突发事件仅适用于结案报告时填写。

确认分级时间：本次报告级别的确认时间。

初步诊断及时间：事件的初步诊断及做出诊断的时间。

订正诊断及时间：事件的订正诊断及做出诊断的时间。

报告地区：至少填写到县区，一般指报告单位所在的县区。

发生地区：须详细填写到乡镇（街道），如发生地区已超出一个乡镇范围，则填写事件的源发地或最早发生的乡镇（街道），也可直接填写发生场所所在的地区。

详细地点：事件发生场所所处的详细地点，越精确越好。

事件发生场所：在作出明确的事件类型前画"○"。如是医疗机构，其类别：选择相应类别，并选择事件发生的部门。如是学校，其类别：选择学校类别，如发生学校既有中学，又有小学，则为综合类学校，余类似。

事件信息来源：填写报告单位接收到事件信息的途径。

事件信息来源详细：填写报告单位接收到事件信息的详细来源，机构需填写机构详细名称，报纸注明报纸名称、刊号、日期、版面；电视注明哪个电视台，几月几日几时哪个节目；互联网注明哪个 URL 地址；市民报告需注明来电号码等个人详细联系方式；广播需注明哪个电台、几时几分哪个节目。

事件波及的地域范围：指传染源可能污染的范围。

新报告病例数：上次报告后到本次报告前新增的病例数。

新报告死亡数：上次报告后到本次报告前新增的死亡数。

排除病例数：上次报告后到本次报告前排除的病例数。

累计报告病例数：从事件发生始到本次报告前的总病例数。

累计报告死亡数：从事件发生始到本次报告前的总死亡数。

事件发生时间：指此起事件可能的发生时间或第一例病例发病的时间。

接到报告时间：指网络报告人接到此起事件的时间。

首例病人发病时间：此起事件中第一例病人的发病时间。

末例病人发病时间：此起事件中到本次报告前最后一例病例的发病时间。

主要症状体征：填写症状的分类。

主要措施与效果：选择采取的措施与效果。

附件 63 常见传染病隔离期和接触者观察期

病名		隔离期	接触者观察期
鼠疫	腺鼠疫	腺鼠疫隔离至淋巴腺完全痊愈，肺鼠疫应在临床症状消失后，痰连续培养6次阴性方能出院	留验9天
	肺鼠疫		
霍乱		临床症状消失后，隔日粪便培养，连续2次阴性或症状消失后14天解除隔离	留验5天，并连续做粪便培养2次，阴性者解除隔离
传染性非典		体温正常7天以上，呼吸系统症状明显改善，胸部X线显示阴影有明显吸收	医学观察14天
艾滋病		应立即采取隔离措施，并送卫生行政部门指定单位治疗	严密观察，长期追踪
病毒性肝炎	甲型	临床症状消失，肝功能恢复正常，但不少于病后30天，幼托机构要隔离40天	密切接触者医学观察45天
	乙型	急性期应隔离到HbsAg阴转，恢复期仍不阴转者按HbsAg携带者处理	目前无法定措施
	丙型	急性期隔离至病情稳定，慢性病例按病原携带者处理	目前无法定措施
	丁型	同乙型肝炎	目前无法定措施
	戊型	自发病起隔离3周	医学观察45天
脊髓灰质炎		隔离期不少于病后40天	医学观察20天
人禽流感		体温正常7天以上，呼吸系统症状明显改善，胸部X线显示阴影有明显吸收	医学观察14天
麻疹		隔离至出疹后5天	医学观察21天
流行性出血热		隔离至急性症状消失止	不检疫
狂犬病		患者须住院隔离	不检疫
流行性乙型脑炎		隔离至体温正常为止	不检疫
登革热		起病后7天	不检疫
炭疽病		皮肤炭疽隔离至创伤口痊愈、痂皮脱落为止，其他类型患者在症状消失后细菌培养2次阴性后取消隔离	医学观察8天
细菌性痢疾		临床症状消失后，连续2~3次粪检阴性或便正常后1周可解除隔离	医学观察7天
阿米巴痢疾		隔离至症状消失，粪便连续3次检查滋养体及包囊阴性解除隔离	目前无法定措施

续　表

病名		隔离期	接触者观察期
伤寒和副伤寒		体温正常 15 天可解除隔离，可热退后 5 天和 10 天做 2 次粪便培养，阴性者可解除隔离	医学观察 21 天
流行性脑脊髓膜炎		临床症消失后 3 天，但不少于病后 7 天	医学观察 7 天
百日咳		发病起 40 天或自痉咳后 30 天	医学观察 21 天
白喉		症状消失后鼻咽分泌物 2 次培养阴性或症状消失后 30 天可解除隔离	医学观察 7 天
猩红热		症状消失后咽拭培养 3 次阴性，可解除隔离，一般不少于病后 1 周	医学观察 7~21 天
布鲁菌病		临床症状消失后解除隔离	不检疫
疟疾	间日疟	不需隔离，应给予患者系统治疗，居室内应做好防蚊、灭蚊	不检疫
	三日疟		
	恶性疟		
钩端螺旋体病		隔离至症状消失，应注意尿的消毒处理，防止接触传播	不检疫
流行性感冒		隔离至症状消失，且不少于 7 天	医学观察 7 天
流行性腮腺炎		从发病起至腮腺肿大完全消退	成人一般不检疫，托幼机构儿童医学观察 21 天
急性出血性结膜炎		症状消失且隔离期不少于 7 天	不检疫
风疹		隔离至出疹后 5 天	不检疫
手足口病		隔离时间不少于 10 天	不检疫
水痘		隔离至脱痂为止，但不得少于发病后 2 周	医学观察 21 天

附件64　卫生监督协管服务（宣传教育、培训、咨询、指导）记录表

时间：	地点：
形式：	主办单位：
合作单位：	参与人数：

宣传教育、培训、咨询、指导材料发放种类及数量：
主题：
小结：
活动评价： 　负责人（签字）：　　　　　　　填表时间：　年 月　日
存档材料附后：书面材料、图片材料、印刷材料、影音材料、签到表、其他材料

附件 65   卫生监督协管信息报告登记表

机构名称：

序号	发现时间	信息类别	信息内容	报告时间	报告人

注：①信息类别：食品安全、职业病危害、饮用水卫生、学校卫生、非法行医（采供血）；②信息内容：对发现问题（隐患）的地点、内容等有关情况简单描述。

附件 66　可疑职业病患者登记与报告记录表

姓名	性别	年龄	身份证号	工作单位	工种	接害时间	可疑职业病名称	工作单位电话	患者电话	接报方单位、接报人姓名、电话	报告人	报告日期

附件67 学校基本信息登记表

一、基本情况

法定代表人（负责人）：_____ 身份证件号：_____

学生总数□□□□□□ 教职员工数□□□□□□

学校卫生负责人员：_____联系方式：_____

学校医务室（有医疗机构执业许可证）许可项目：_____

专职校医□□名 （医师□□名 护士□□名）

兼职校医□□名 （是否为专业技术人员 是□ 否□）

学校保健室（无医疗机构执业许可证）：

保健老师□□名 （是否为专业技术人员 是□ 否□）

学生宿舍：有□ 无□

住宿学生：□□□□□□

二、学校类别

初等教育□ 中等教育□ 职业技术教育□ 其他教育□

三、办学性质

公办□ 民办□ 其他□

四、校内教学环境及卫生设施

1. 教室间数□□□□

2. 宿舍间数□□□□ 男生宿舍数□□□□ 女生宿舍数□□□□

3. 教学环境监测（专业技术部门出具的检测报告）：有□（ 次/年）无□

五、饮用水

1. 集中式供水□ 供水单位名称

2. 二次供水□ 供水设施的卫生许可证号

3. 分质供水□ 供水设施的卫生许可证号

4. 分散式供水□ 取水点 消毒方式

5. 其他□ 取水点 消毒方式 _____

附件68　卫生监督协管巡查登记表

机构名称　　　　　　　　　　年度

序号	巡查地点与内容	发现的主要问题	巡查日期	巡查人	备注

注：对医疗机构、饮用水卫生安全、学校卫生、非法行医（采供血）开展巡查，填写本表。备注栏填写发现问题后的处置方式（如报告卫生监督机构或帮助整改等内容）。

附件 69 老年人中医药健康管理服务记录表

姓名：　　　　　　　　　　　　　　　　　　　　　　　　　编号：□□□-□□□□□

请根据近一年的体验和感觉，回答以下问题

问题	没有（根本不/从来没有）	很少（有一点/偶尔）	有时（有些/少数时间）	经常（相当/多数时间）	总是（非常/每天）
(1) 您精力充沛吗？（指精神头足，乐于做事）	1	2	3	4	5
(2) 您容易疲乏吗？（指体力如何，是否稍微活动一下或做一点家务劳动就感到累）	1	2	3	4	5
(3) 您容易气短，呼吸短促，接不上气吗？	1	2	3	4	5
(4) 您说话声音低弱无力吗？（指说话没有力气）	1	2	3	4	5
(5) 您感到闷闷不乐、情绪低沉吗？（指心情不愉快，情绪低落）	1	2	3	4	5
(6) 您容易精神紧张、焦虑不安吗？（指遇事是否心情紧张）	1	2	3	4	5
(7) 您因为生活状态改变而感到孤独、失落吗？	1	2	3	4	5
(8) 您容易感到害怕或受到惊吓吗？	1	2	3	4	5
(9) 您感到身体超重不轻松吗？（感觉身体沉重）[BMI=体重（kg）/身高（m²）]	1（BMI<24）	2（24≤BMI<25）	3（25≤BMI<26）	4（26≤BMI<28）	5（BMI≥28）
(10) 您眼睛干涩吗？	1	2	3	4	5
(11) 您手足发凉吗？（不包含因周围温度低或穿着少导致的手足发冷）	1	2	3	4	5
(12) 您胃脘部、背部或腰部怕冷吗？（指上腹部，背部，腰部或膝关节等，有一处或多处怕冷）	1	2	3	4	5
(13) 您比一般人耐受不了寒冷吗？（指比别人容易害怕冬天或受夏天的冷空调、电扇等）	1	2	3	4	5
(14) 您容易患感冒吗？（指每年感冒的次数）	1（1年<2次）	2（1年感冒2~4次）	3（1年感冒5~6次）	4（1年>8次以上）	5（几乎每月都感冒）

请根据近一年的体验和感觉，回答以下问题	没有（根本不/从来没有）	很少（有一点/偶尔）	有时（有些/少数时间）	经常（相当/多数时间）	总是（非常/每天）
(15) 您没有感冒时也会鼻塞、流鼻涕吗？	1	2	3	4	5
(16) 您有口黏口腻，或睡眠打鼾吗？	1	2	3	4	5
(17) 您容易过敏（对药物、食物、气味、花粉或在季节交替、气候变化时）吗？	从来没有 1年1、2次	1年1、2次 2	1年3、4次 3	1年5、6次 4	每次遇到上述原因都过敏 5
(18) 您的皮肤容易起荨麻疹吗？（包括风团、风疹块、风疙瘩）	1	2	3	4	5
(19) 您的皮肤在不知不觉中会出现青紫瘀斑、皮下出血吗？（指皮肤在没有外伤的情况下出现青一块紫一块的情况）	1	2	3	4	5
(20) 您的皮肤一抓就红，并出现抓痕吗？（指被指甲或钝物划过后皮肤的反应）	1	2	3	4	5
(21) 您皮肤或口唇干吗？	1	2	3	4	5
(22) 您有肢体麻木或固定部位疼痛的感觉吗？	1	2	3	4	5
(23) 您面部或鼻部有油腻感或者油亮发光吗？（指脸上或鼻子）	1	2	3	4	5
(24) 您面色或目眶晦暗，或出现褐色斑块、斑点吗？	1	2	3	4	5
(25) 您有皮肤湿疹、疮疖吗？	1	2	3	4	5
(26) 您感到口唇燥，总想喝水吗？	1	2	3	4	5
(27) 您感到口苦或嘴里有异味吗？（指口苦或口臭）	1	2	3	4	5
(28) 您腹部肥大吗？（指腹部脂肪肥厚）	（腹围<80cm，相当于2.4尺） 1	（腹围80~85cm，2.4~2.55尺） 2	（腹围86~90cm，2.56~2.7尺） 3	（腹围91~105cm，2.71~3.15尺） 4	（腹围>105cm，或3.15尺） 5

续　表

请根据近一年的体验和感觉，回答以下问题

	没有（根本不/从来没有）1	很少（有一点/偶尔）2	有时（有些/少数时间）3	经常（相当/多数时间）4	总是（非常/每天）5
(29) 您吃（喝）凉的东西会感到不舒服或者怕吃（喝）凉的东西吗？（指不喜欢吃凉的食物，或吃了凉的食物后会不舒服）	1	2	3	4	5
(30) 您有排便黏滞不爽、排不尽的感觉吗？（粪便容易粘在马桶或便坑壁上）	1	2	3	4	5
(31) 您容易大便干燥吗？	1	2	3	4	5
(32) 您舌苔厚腻或有舌苔厚厚的感觉吗？（如果自我感觉不清楚可由调查员观察后填写）	1	2	3	4	5
(33) 您舌下静脉瘀紫或增粗吗？（可由调查员辅助观察后填写）	1	2	3	4	5

体质类型	气虚质	阳虚质	阴虚质	痰湿质	湿热质	血瘀质	气郁质	特禀质	平和质
体质辨识	1. 得分＿ 2. 是 3. 倾向是	1. 得分＿ 2. 是 3. 倾向是	1. 得分＿ 2. 是 3. 倾向是	1. 得分＿ 2. 是 3. 倾向是	1. 得分＿ 2. 是 3. 倾向是	1. 得分＿ 2. 是 3. 倾向是	1. 得分＿ 2. 是 3. 倾向是	1. 得分＿ 2. 是 3. 倾向是	1. 得分＿ 2. 是 3. 基本是
中医药保健指导	1. 情志调摄 2. 饮食调养 3. 起居调摄 4. 运动保健 5. 穴位保健 6. 其他：＿	1. 情志调摄 2. 饮食调养 3. 起居调摄 4. 运动保健 5. 穴位保健 6. 其他：＿	1. 情志调摄 2. 饮食调养 3. 起居调摄 4. 运动保健 5. 穴位保健 6. 其他：＿	1. 情志调摄 2. 饮食调养 3. 起居调摄 4. 运动保健 5. 穴位保健 6. 其他：＿	1. 情志调摄 2. 饮食调养 3. 起居调摄 4. 运动保健 5. 穴位保健 6. 其他：＿	1. 情志调摄 2. 饮食调养 3. 起居调摄 4. 运动保健 5. 穴位保健 6. 其他：＿	1. 情志调摄 2. 饮食调养 3. 起居调摄 4. 运动保健 5. 穴位保健 6. 其他：＿	1. 情志调摄 2. 饮食调养 3. 起居调摄 4. 运动保健 5. 穴位保健 6. 其他：＿	1. 情志调摄 2. 饮食调养 3. 起居调摄 4. 运动保健 5. 穴位保健 6. 其他：＿
填表日期　　年　　月　　日					医生签名				

填表说明：

1. 采集信息时要能够反映老年人平时的感受，避免采集老年人的即时感受。

2. 采集信息时要避免主观引导老年人的选择。

3. 记录表所列问题不能空项，须全部询问填写。

4. 询问结果应在相应分值内划"√"，并将计算得分填写在相应空格内。

5. 体质辨识：医务人员应根据体质判定标准表（附件70）进行辨识结果判定，偏颇体质为"是"、"倾向是"，平和体质为"是"、"基本是"，并在相应选项上划"√"。

6. 中医药保健指导：请在所提供指导对应的选项上划"√"，可多选。其他指导请注明。

附件 70　体质判定标准表

体质类型及对应条目	条　件	判定结果
气虚质（2）（3）（4）（14） 阳虚质（11）（12）（13）（29） 阴虚质（10）（21）（26）（31） 痰湿质（9）（16）（28）（32） 湿热质（23）（25）（27）（30） 血瘀质（19）（22）（24）（33） 气郁质（5）（6）（7）（8） 特禀质（15）（17）（18）（20）	各条目得分相加≥11 分	是
	各条目得分相加 9~10 分	倾向是
	各条目得分相加≤8 分	否
平和质（1）（2）（4）（5）（13）（其中，（2）（4）（5）（13）反向计分，即 1→5，2→4，3→3，4→2，5→1）	各条目得分相加≥17 分，同时其他 8 种体质得分都<8 分	是
	各条目得分相加≥17 分，同时其他 8 种体质得分都<10 分	基本是
	不满足上述条件者	否

附件71　1岁以内儿童中医药健康管理服务记录表

姓名：　　　　　　　　　　　　　　　　　　　编号□□□-□□□□□

月龄	满月	3月龄	6月龄	8月龄
随访日期				
中医药健康管理服务			1. 中医饮食调养指导 2. 中医起居调摄指导 3. 传授摩腹、捏脊方法 4. 其他：＿＿＿＿＿＿	
下次随访日期				
随访医生签名				

附件72 1~2岁儿童中医药健康管理服务记录表

姓名： 编号□□□-□□□□□

月龄	12月龄	18月龄	24月龄	30月龄
随访日期				
中医药健康管理服务	1. 中医饮食调养指导 2. 中医起居调摄指导 3. 传授摩腹、捏脊方法 4. 其他：_____	1. 中医饮食调养指导 2. 中医起居调摄指导 3. 传授按揉迎香穴、足三里穴方法 4. 其他：_____	1. 中医饮食调养指导 2. 中医起居调摄指导 3. 传授按揉迎香穴、足三里穴方法 4. 其他：_____	1. 中医饮食调养指导 2. 中医起居调摄指导 3. 传授按揉四神聪穴方法 4. 其他：_____
下次随访日期				
随访医生签名				

附件 73 3~6岁儿童中医药健康管理服务记录表

姓名：　　　　　　　　　　　　　　　　　　　编号□□□-□□□□□

年龄	3 岁	4 岁	5 岁	6 岁
随访日期				
中医药健康管理服务	1. 中医饮食调养指导 2. 中医起居调摄指导 3. 传授按揉四神聪穴方法 4. 其他：＿＿＿＿			
下次随访日期				
随访医生签名				

填表说明：

1. 印制新表格时可在原"0~6岁儿童健康管理服务规范"所列儿童健康检查记录表基础上增加"中医药健康管理服务"内容。

2. 中医药健康管理服务：请在所提供服务对应的选项上划"√"，可多选。其他服务请注明。

参 考 文 献

［1］卫生部关于印发《国家基本公共卫生服务规范（2011 年版）》的通知.

［2］卫生部办公厅关于印发《扩大国家免疫规划实施方案》的通知. 卫疾控发〔2007〕305 号.

［3］王陇德. 预防接种实践与管理. 预防接种实施. 北京：人民卫生出版社，2006. 111-113.

［4］王陇德. 预防接种实践与管理. 北京：人民卫生出版社，2006. 256.

［5］关于印发《全国疑似预防接种异常反应监测方案》的通知. 卫办疾控发〔2010〕94 号. 卫生部办公厅，国家食品药品监督管理局办公室.

［6］卫生部. 预防接种工作规范. 常见疑似预防接种异常反应的诊治原则. 卫疾控发〔2005〕373 号，130-132.

［7］中华人民共和国传染病防治法.

［8］突发公共卫生事件相关信息报告管理规范.

［9］突发公共卫生事件应急条例.

［10］国家突发公共卫生应急预案.

［11］卫生部. 传染病信息报告管理规范.

［12］突发公共卫生事件与传染病疫情监测信息报告管理办法.

［13］中国高血压防治指南-基层版.

［14］糖尿病防治方案，2011.